实用心血管学

马慧琴等◎主编

吉林科学技术出版社

图书在版编目（CIP）数据

实用心血管学 / 马慧琴等主编. -- 长春：吉林科学技术出版社，2017.7
ISBN 978-7-5578-2732-8

Ⅰ．①实… Ⅱ．①马… Ⅲ．①心脏血管疾病－诊疗
Ⅳ．①R54

中国版本图书馆CIP数据核字(2017)第140983号

实用心血管学

SHIYONG XINXUEGUAN XUE

主　　编　马慧琴等
出 版 人　李　梁
责任编辑　刘建民　韩志刚
封面设计　长春创意广告图文制作有限责任公司
制　　版　长春创意广告图文制作有限责任公司
开　　本　787mm×1092mm　1/16
字　　数　350千字
印　　张　26.5
印　　数　1—1000册
版　　次　2017年7月第1版
印　　次　2018年3月第1版第2次印刷

出　　版　吉林科学技术出版社
发　　行　吉林科学技术出版社
地　　址　长春市人民大街4646号
邮　　编　130021
发行部电话/传真　0431-85635177　85651759　85651628
　　　　　　　　　　85652585　85635176

储运部电话　0431-86059116
编辑部电话　0431-86037565
网　　址　www.jlstp.net
印　　刷　永清县晔盛亚胶印有限公司

书　　号　ISBN 978-7-5578-2732-8
定　　价　168.00元

前　　言

　　随着医学的发展,我们探究威胁人类的疾病越来越深入,心血管疾病便是严重威胁之一,同时它也是世界范围内的公共卫生问题。人们通过临床试验结果不断提供医学依据,诊断技术和治疗水平得以提升,进一步提高了我们的有效治疗水平,同时我们不断更新新技术,希望能为心血管疾病患者提供更有效的治疗方法。我们参考了近年来国内专著和文献,编写了《实用心血管学》一书,系统地介绍目前的新技术,希望能为大家的诊断治疗提供参考,得以临床推广应用。

　　本书内容上以心脏解剖学、生理、临床常见病及治疗技术为主,体现目前心血管疾病药物治疗领域新进展。对每一个疾病的诊断要点与依据,治疗原则,治疗方案的选用及药物的使用详细介绍。内容丰富,资料详实,又鉴于临床疾病诊疗的复杂性,以及编者水平的限制,故书中不妥疏漏在所难免,尚请广大读者批评指正,提出宝贵意见,以便今后再版时加以改正。

《实用心血管学》编委会

2017 年

目　　录

第一章 心血管疾病常见症状

第一节 胸痛

胸痛主要由胸部疾病引起,少数由其他部位的病变所致,心血管系统疾病是胸痛的常见原因,但其他部位的疾病亦可引起胸痛症状,如肝脓肿等。因痛阈个体差异性大,胸痛的程度与原发疾病的病情轻重并不完全一致。

一、病因

1. 胸壁疾病

肋软骨炎、带状疱疹、流行性肌炎、颈胸椎疾病、外伤,肋间神经痛和肋骨转移瘤。

2. 呼吸系统疾病

胸膜炎、肺炎、支气管肺癌和气胸。

3. 纵隔疾病

急性纵隔炎、纵隔肿瘤、纵隔气肿。

4. 心血管疾病

心绞痛、心肌梗死、心包炎、胸主动脉瘤、肺栓塞和夹层动脉瘤等。

5. 消化系统疾病

食管炎、胃十二指肠溃疡、胆囊炎、胰腺炎等。

6. 膈肌疾病

膈疝、膈下脓肿。

7. 其他

骨髓瘤、白血病胸骨浸润、心脏神经官能症等。

二、临床表现

1. 发病年龄

青壮年胸痛,应注意结核性胸膜炎、自发性气胸、心肌炎、心肌病、风湿性心瓣膜病;40 岁以上还应注意心绞痛、心肌梗死与肺癌。

2. 胸痛部位

(1)包括疼痛部位及其放射部位,胸壁疾病特点为疼痛部位局限。

(2)局部有压痛,炎症性疾病,尚伴有局部红、肿、热表现。

(3)带状疱疹是成簇水疱沿一侧肋间神经分布伴剧痛,疱疹不越过体表中线。

(4)非化脓性肋骨软骨炎多侵犯第 1~2 肋软骨,对称或非对称性,呈单个或多个肿胀隆起,局部皮色正常,有压痛,咳嗽、深呼吸或上肢大幅度活动时疼痛加重。

(5)食管及纵隔病变,胸痛多位于胸骨后,进食或吞咽时加重。

(6)心绞痛和心肌梗死的疼痛多在心前区与胸骨后或剑突下,疼痛常放散至左肩、左臂内侧,达环指与小指,亦可放散于左颈与面颊部,误认为牙痛。

（7）夹层动脉瘤疼痛位于胸背部，向下放散至下腹、腰部及两侧腹股沟和下肢。

（8）自发性气胸、胸膜炎和肺梗死的胸痛多位于患侧腋前线与腋中线附近，后二者如累及肺底、膈胸膜，则疼痛也可放散于同侧肩部。肺尖部肺癌（肺上沟癌、Pancoast 癌）以肩部、腋下痛为主，向上肢内侧放射。

3. 胸痛性质

（1）带状疱疹呈刀割样痛或灼痛，剧烈难忍。

（2）食管炎则为烧灼痛。

（3）心绞痛呈绞窄性并有重压窒息感。

（4）心肌梗死则疼痛更为剧烈并有恐惧、濒死感。

（5）纤维素性胸膜炎常呈尖锐刺痛或撕裂痛。

（6）肺癌常为胸部闷痛，而 Pancoast 癌疼痛，则呈火灼样痛，夜间尤甚。

（7）夹层动脉瘤为突然发生胸背部难忍撕裂样剧痛。

（8）肺梗死亦为突然剧烈刺痛或绞痛。常伴呼吸困难及发绀。

4. 持续时间

（1）平滑肌痉挛或血管狭窄缺血所致疼痛为阵发性。

（2）炎症、肿瘤、栓塞或梗死所致疼痛呈持续性。如心绞痛发作时间短暂，而心肌梗死疼痛持续时间很长且不易缓解。

5. 影响疼痛因素

包括发生诱因、加重与缓解因素。劳累、体力活动、精神紧张，可诱发心绞痛发作，休息、含服硝酸甘油或硝酸异山梨酯，可使绞痛缓解，而对心肌梗死疼痛则无效。胸膜炎和心包炎的胸痛则可因深呼吸与咳嗽而加剧。

反流性食管炎的胸骨后灼痛，饱餐后出现，仰卧或俯卧位加重，服用抗酸剂和促动力药多潘立酮或西沙必利后可减轻或消失。

三、伴随症状

（1）伴吞咽困难或咽下痛者，提示食管疾病，如反流性食管炎。

（2）伴呼吸困难者，提示较大范围病变，如大叶性肺炎、自发性气胸、渗出性胸膜炎和肺栓塞等。

（3）伴面色苍白、大汗、血压下降或休克表现时，多考虑心肌梗死、夹层动脉瘤、主动脉窦瘤破裂和大块肺栓塞等。

第二节　心悸

心悸是一种患者自觉心慌、心跳的常见症状。当心率加快时多伴有心前区不适感，心率缓慢时则感搏动有力。心悸时心率可快、可慢也可有心律失常、心搏增强，部分患者心率和心律亦可正常。

一、发生机制

心悸发生机制尚未完全清楚，一般认为心脏活动过度是心悸发生的基础，常与心率及心搏出量改变有关。

在心动过速时,舒张期缩短、心室充盈不足,当心室收缩时心室肌与心瓣膜的紧张度突然增加,可引起心搏增强而感心悸。

心律失常如过早搏动,在一个较长的代偿期之后的心室收缩,往往强而有力,会出现心悸。心悸出现与心律失常出现及存在时间长短有关,如突然发生的阵发性心动过速,心悸往往较明显,而在慢性心律失常,如心房颤动可因逐渐适应而无明显心悸。

心悸的发生常与精神因素及注意力有关,焦虑、紧张及注意力集中时易于出现。心悸可见于心脏病者,但与心脏病不能完全等同,心悸不一定有心脏病,反之心脏病患者也可不发生心悸,如慢性心房颤动可因逐渐适应而无明显心悸。

二、病因

1.心脏搏动增强

心脏收缩力增强引起的心悸,可为生理性或病理性。

(1)生理性者见于:①健康人在剧烈运动或精神过度紧张时;②饮酒、浓茶或咖啡后;③应用某些药物,如肾上腺素、麻黄碱、咖啡因、阿托品、甲状腺片等。

(2)病理性者见于下列情况:①心室肥大。如高血压心脏病、各种原因所致的主动脉瓣关闭不全、风湿性二尖瓣关闭不全等引起的左心室肥大,心脏收缩力增强。动脉导管未闭、室间隔缺损回流量增多,增加心脏的工作量,导致心室增大,也可引起心悸。此外脚气性心脏病,因微小动脉扩张,阻力降低,回心血流增多,心脏工作量增加,也可出现心悸。②其他引起心脏搏出量增加的疾病:甲状腺功能亢进:由于基础代谢与交感神经兴奋性增高,导致心率加快;贫血:以急性失血时心悸为明显。贫血时血液携氧量减少,器官及组织缺氧,机体为保证氧的供应,通过增加心率,提高排出量来代偿,于是心率加快导致心悸;发热时基础代谢率增高,心率加快,心排血量增加,也可引起心悸;低血糖症、嗜铬细胞瘤引起的肾上腺素增多,心率加快,也可发生心悸。

2.心律失常

心动过速、过缓或心律不齐时,均可出现心悸。

(1)心动过速:各种原因引起的窦性心动过速、阵发性室上性或室性心动过速等,均可发生心悸。

(2)心动过缓:高度房室传导阻滞(二、三度房室传导阻滞)、窦性心动过缓或病态窦房结综合征,由于心率缓慢,舒张期延长,心室充盈度增加,心搏强而有力,引起心悸。

(3)心律失常:房性或室性的期前收缩、心房颤动,由于心脏跳动不规则或有一段间歇,使患者感到心悸甚至有停跳感觉。

3.心脏神经官能症

由自主神经功能紊乱所引起,心脏本身并无器质性病变。多见于青年女性。临床表现除心悸外尚有心率加快、心前区或心尖部隐隐作痛以及疲乏、失眠、头晕、头痛、耳鸣、记忆力减退等神经衰弱表现,且在焦虑、情绪激动等情况下更易发生。肾上腺素能受体反应亢进综合征也与自主神经功能紊乱有关,易在紧张时发生,其表现除心悸、心动过速、胸闷、头晕外尚可有心电图的一些改变,出现窦性心动过速,轻度 ST 段下移及 T 波平坦或倒置,易与心脏器质性病变相混淆。本病进行普萘洛尔(心得安)试验可以鉴别肾上腺素受体能反应亢进综合征,在应用普萘洛尔后心电图可恢复正常,显示其改变为功能性。

三、伴随症状

1.伴心前区痛

见于冠状动脉硬化性心脏病(如心绞痛、心肌梗死)、心肌炎、心包炎,亦可见于心脏神经官能症等。

2.伴发热

见于急性传染病、风湿热、心肌炎、心包炎、感染性心内膜炎等。

3.伴晕厥或抽搐

见于高度房室传导阻滞、心室颤动或阵发性室性心动过速、病态窦房结综合征等。

4.伴贫血

见于各种原因引起的急性失血,此时常有虚汗、脉搏微弱、血压下降或休克,慢性贫血则心悸多在劳累后较明显。

5.伴呼吸困难

见于急性心肌梗死、心包炎、心肌炎、心力衰竭、重症贫血等。

6.伴消瘦及出汗

见于甲状腺功能亢进。

第三节　呼吸困难

呼吸困难是指患者主观上感到氧气不足、呼吸费力;客观表现用力呼吸,重者鼻翼扇动、张口耸肩,甚至出现发绀,呼吸肌及呼吸辅助肌也参与呼吸运动,并伴有呼吸频率、深度与节律的异常。

一、病因

引起呼吸困难的原因主要是呼吸系统和心血管系统疾病。

(一)肺源性呼吸困难

1.气道阻塞

咽后壁脓肿、喉头水肿、支气管哮喘、慢性阻塞性肺疾病及喉、气管与支气管的炎症、水肿、肿瘤或异物所致狭窄或阻塞,主动脉瘤压迫等。

2.肺疾病

如大叶性或支气管肺炎、肺脓肿、肺气肿、肺栓塞、肺淤血、肺水肿、肺泡炎、弥漫性肺间质纤维化、肺不张、细支气管肺泡癌等。

3.胸膜疾病

胸腔积液、气胸、胸膜肿瘤、胸膜肥厚粘连、脓胸等。

4.胸廓疾患

如严重胸廓脊柱畸形、气胸、大量胸腔积液和胸廓外伤等。

5.神经肌肉疾病

如脊髓灰质炎病变累及颈髓、急性多发性神经根神经炎和重症肌无力累及呼吸肌,药物

（肌松药、氨基苷类药等）导致呼吸肌麻痹等。

6.膈运动障碍

纵隔气肿、纵隔肿瘤、急性纵隔炎、膈麻痹、高度鼓肠、大量腹水、腹腔巨大肿瘤、胃扩张和妊娠末期等。

（二）心源性呼吸困难

风湿性心脏病、缩窄性心包炎、心肌炎、心肌病、急性心肌梗死、肺心病等所致心力衰竭、心脏压塞、原发性肺动脉高压和肺栓塞等。

（三）血液和内分泌系统疾病

重度贫血、高铁血红蛋白血症、硫化血红蛋白血症、甲状腺功能亢进或减退、原发性肾上腺功能减退症等。

（四）神经精神因素

脑血管意外、脑水肿、颅内感染、颅脑肿瘤、脑及脑膜炎症致呼吸中枢功能障碍；精神因素所致呼吸困难，如癔症等。

（五）中毒性呼吸困难

酸中毒、一氧化碳中毒、氰化物中毒、亚硝酸盐中毒、吗啡类药物中毒、农药中毒、尿毒症、糖尿病酮症酸中毒等。

二、发生机制及临床表现

从发生机制及症状表现分析，将呼吸困难分为如下几种类型。

（一）肺源性呼吸困难

肺源性呼吸困难是呼吸系统疾病引起的通气、换气功能障碍，导致缺氧和（或）二氧化碳潴留引起。临床上分为三种类型。

1.吸气性呼吸困难

特点是吸气费力、显著困难，重者由于呼吸肌极度用力，胸腔负压增大，吸气时胸骨上窝、锁骨上窝和肋间隙明显凹陷，称"三凹征"，常伴有干咳及高调吸气性喉鸣。见于各种原因引起的喉、气管、大支气管的狭窄与阻塞：①喉部疾患，如急性喉炎、喉水肿、喉痉挛、喉癌、白喉、会厌炎等；②气管疾病，如气管肿瘤、气管异物或气管受压（甲状腺肿大、淋巴结肿大或主动脉瘤压迫等）。

2.呼气性呼吸困难

特点是呼气费力，呼气时间明显延长而缓慢，常伴有干啰音。这主要是由于肺泡弹性减弱和（或）小支气管狭窄阻塞（痉挛或炎症）所致；当有支气管痉挛时，可听到哮鸣音。常见于支气管哮喘、喘息型慢性支气管炎、弥漫性细支气管炎和慢性阻塞性肺气肿合并感染等。此外，后者由于肺泡通气/血流比例失调和弥散膜面积减少，严重时导致缺氧、发绀、呼吸增快。

3.混合性呼吸困难

特点是吸气与呼气均感费力，呼吸频率增快、变浅，常伴有呼吸音异常（减弱或消失），可有病理性呼吸音。其原因是由于肺部病变广泛或胸腔病变压迫，致呼吸面积减少，影响换气功能所致。常见于重症肺结核、大面积肺不张、大块肺栓塞、肺尘埃沉着症、肺泡炎、弥漫性肺间质纤维化、肺泡蛋白沉着症、大量胸腔积液、气胸、膈肌麻痹和广泛显著胸膜增厚等。后者发生呼吸困难主要与胸壁顺应性降低，呼吸运动受限。肺通气明显减少，肺泡氧分压降低引起缺氧有关。

（二）心源性呼吸困难

主要由左侧心力衰竭和（或）右侧心力衰竭引起，两者发生机制不同，左侧心力衰竭所致呼吸困难较为严重。

（1）左侧心力衰竭发生呼吸困难的主要原因是肺淤血和肺泡弹性降低。其机制为：①肺淤血，使气体弥散功能降低；②肺泡张力增高，刺激牵张感受器，通过迷走神经反射兴奋呼吸中枢；③肺泡弹性减退，其扩张与收缩能力降低，肺活量减少；④肺循环压力升高对呼吸中枢的反射性刺激。

左侧心力衰竭引起的呼吸困难特点是活动时出现或加重，休息时减轻或缓解，仰卧加重，坐位减轻。因活动时加重心脏负荷，机体耗氧量增加；坐位时下半身回心血量减少，减轻肺淤血的程度；同时坐位时膈肌位置降低，膈肌活动增大，肺活量可增加 10%～30%。因此，病情较重患者，常被迫采取半坐位或端坐体位呼吸。

急性左侧心力衰竭时，常出现阵发性呼吸困难，多在夜间睡眠中发生，称夜间阵发性呼吸困难。其发生机制为：①睡眠时迷走神经兴奋性增高，冠状动脉收缩，心肌供血减少，心功能降低；②小支气管收缩，肺泡通气减少；③仰卧位时肺活量减少，下半身静脉回心血量增多，致肺淤血加重；④呼吸中枢敏感性降低，对肺淤血引起的轻度缺氧反应迟钝，当淤血程度加重、缺氧明显时，才刺激呼吸中枢作出应答反应。

发作时，患者常于熟睡中突感胸闷憋气惊醒，被迫坐起，惊恐不安，伴有咳嗽，轻者数分钟至数十分钟后症状逐渐减轻、缓解；重者高度气喘、面色青紫、大汗，呼吸有哮鸣声，咳浆液性粉红色泡沫样痰，两肺底部有较多湿性啰音，心率增快，可有奔马律。此种呼吸困难，又称"心源性哮喘"，常见于高血压性心脏病、冠状动脉性心脏病、风湿性心瓣膜病、心肌炎和心肌病等。

（2）右侧心力衰竭时呼吸困难的原因主要是体循环淤血所致。其发生机制为：①右心房与上腔静脉压升高，刺激压力感受器反射性地兴奋呼吸中枢；②血氧含量减少以及乳酸、丙酮酸等酸性代谢产物增多，刺激呼吸中枢；③淤血性肝大、腹水和胸水，使呼吸运动受限，肺受压气体交换面积减少。

临床上主要见于慢性肺心病；渗出性或缩窄性心包炎，无右心衰竭，其发生呼吸困难的主要机制是由于大量心包渗液致心脏压塞或心包纤维性增厚、钙化、缩窄，使心脏舒张受限，引起体循环静脉淤血所致。

（三）中毒性呼吸困难

在急、慢性肾衰竭、糖尿病酮症酸中毒和肾小管性酸中毒时，血中酸性代谢产物增多，强烈刺激颈动脉窦、主动脉体化学受体或直接兴奋、强烈刺激呼吸中枢，出现深长、规则的呼吸，可伴有鼾声，称为酸中毒大呼吸（Kussmaul 呼吸）。

急性感染和急性传染病时，由于体温升高和毒性代谢产物的影响，刺激兴奋呼吸中枢，使呼吸频率增快。

某些药物和化学物质如吗啡类、巴比妥类、苯二氮䓬类药物和有机磷杀虫药中毒时，呼吸中枢受抑制，致呼吸变缓慢、变浅，且常有呼吸节律异常如 Cheyne－Stokes 呼吸或 Biots 呼吸。

某些毒物可作用于血红蛋白，如一氧化碳中毒时，一氧化碳与血红蛋白结合成碳氧血红蛋白;亚硝酸盐和苯胺类中毒,该两药使血红蛋白转变为高铁血红蛋白,失去携氧功能致组织缺氧。氰化物和含氰化物较多之苦杏仁、木薯中毒时,氰离子抑制细胞色素氧化酶的活性,影响细胞的呼吸作用,导致组织缺氧均可引起呼吸困难,严重时可引起脑水肿抑制呼吸中枢。

（四）神经精神性呼吸困难

重症颅脑疾患如颅脑外伤、脑出血、脑炎、脑膜炎、脑脓肿及脑肿瘤等,呼吸中枢因受增高的颅内压和供血减少的刺激,使呼吸变慢变深,并常伴呼吸节律的异常,如呼吸遏制(吸气突然终止)、双吸气(抽泣样呼吸)等。

癔症患者由于精神或心理因素的影响可有呼吸困难发作,其特点是呼吸浅表而频,1 min 可达 60～100 次,并常因通气过度而发生呼吸性碱中毒,出现口周、肢体麻木和手足搐搦,严重时可有意识障碍。

叹息样呼吸,患者自述呼吸困难,但并无呼吸困难的客观表现。偶然出现一次深大吸气,伴有叹息样呼气,在叹息之后自觉轻快,这实际上是一种神经症的表现。

（五）血液病

重度贫血、高铁血红蛋白血症或硫化血红蛋白血症等,因红细胞携氧减少,血氧含量降低,致呼吸加速,同时心率加快。大出血或休克时,因缺血与血压下降刺激呼吸中枢,也可使呼吸加速。

三、伴随症状

1. 发作性呼吸困难伴有哮鸣音

见于支气管哮喘、心源性哮喘;骤然发生的严重呼吸困难,见于急性喉水肿、气管异物、大块肺栓塞、自发性气胸等。

2. 伴一侧胸痛

见于大叶性肺炎、急性渗出性胸膜炎、肺梗死、自发性气胸、急性心肌梗死、支气管癌等。

3. 伴发热

见于肺炎、肺脓肿、胸膜炎、急性心包炎、咽后壁脓肿等。

4. 伴咳嗽、咳脓痰

见于慢性支气管炎、阻塞性肺气肿并发感染、化脓性肺炎肺脓肿、支气管扩张症并发感染等,后二者脓痰量较多;伴大量浆液性泡沫样痰,见于急性左侧心力衰竭和有机磷杀虫药中毒。

5. 伴昏迷

见于脑出血、脑膜炎、尿毒症、糖尿病酮症酸中毒、肺性脑病、急性中毒等。

第四节　水肿

人体组织间隙有过多的液体积聚使组织肿胀称为水肿。水肿可分为全身性与局部性。当液体在体内组织间隙呈弥漫性分布时呈全身性水肿(常为凹陷性);液体积聚在局部组织间隙时呈局部性水肿;发生于体腔内称积液,如胸腔积液、腹腔积液、心包积液。一般情况下,水肿这一术语,不包括内脏器官局部的水肿,如脑水肿、肺水肿等。

一、发生机制

在正常人体中,血管内液体不断地从毛细血管小动脉端滤出至组织间隙成为组织液,另一方面组织液又不断从毛细血管小静脉端回吸入血管中。两者经常保持动态平衡,因而组织间隙无过多液体积聚。

保持这种平衡的主要因素有:①毛细血管内静水压;②血浆胶体渗透压;③组织间隙机械压力(组织压);④组织液的胶体渗透压。当维持体液平衡的因素发生障碍出现组织间液的生成大于回吸收,则可产生水肿。

产生水肿的主要因素为:①钠与水的潴留,如继发性醛固酮增多症等;②毛细血管滤过压升高,如右侧心力衰竭等;③毛细血管通透性增高,如急性肾炎等;④血浆胶体渗透压降低,如血浆白蛋白减少;⑤淋巴回流受阻,如丝虫病等。

二、病因与临床表现

(一)全身性水肿

1. 心源性水肿

风心病、冠心病、肺心病等各种心脏病引起右侧心力衰竭时出现。

发生机制主要是有效循环血量减少,肾血流量减少,继发性醛固酮增多引起钠、水潴留以及静脉淤血,毛细血管滤过压增高,组织液回吸收减少所致。前者决定水肿程度,后者决定水肿的部位。水肿程度可由于心力衰竭程度而有不同,可自轻度的踝部水肿以至严重的全身性水肿。

水肿特点是首先出现于身体下垂部位(下垂部流体静水压较高)。能起床活动者,最早出现于踝内侧,行走活动后明显,休息后减轻或消失;经常卧床者以腰骶部为明显。颜面部一般不肿。水肿为对称性、凹陷性。此外通常有颈静脉怒张、肝大、静脉压升高,严重时还出现胸、腹水等右侧心力衰竭的其他表现。

2. 肾源性水肿

见于急慢性肾炎、肾盂肾炎、急慢性肾衰竭等。

发生机制主要是由多种因素引起肾排泄水钠减少,导致钠、水潴留,细胞外液增多,毛细血管静水压升高,引起水肿。钠、水潴留是肾性水肿的基本机制。

导致钠、水潴留可能与下列因素相关:①肾小球超滤系数及滤过率下降,而肾小管回吸收钠增加(球-管失衡)导致钠水潴留;②大量蛋白尿致低蛋白血症,血浆胶体渗透压下降致使水分外渗;③肾实质缺血,刺激肾素-血管紧张素,醛固酮活性增加,醛固酮活性增多导致钠、水潴留;④肾内前列腺素产生减少,致使肾排钠减少。水肿特点是疾病早期晨间起床时有眼睑与颜面水肿,以后发展为全身水肿(肾病综合征时为重度水肿)。常有尿改变、高血压、肾功能损害的表现。

3. 肝源性水肿

任何肝脏疾病引起血浆白蛋白明显下降时均可引起水肿。

失代偿期肝硬化主要表现为腹水,也可首先出现踝部水肿,逐渐向上蔓延,而头、面部及上肢常无水肿。

门脉高压症、低蛋白血症、肝淋巴液回流障碍、继发醛固酮增多等因素是水肿与腹水形成的主要机制。肝硬化在临床上主要有肝功能减退和门脉高压两方面表现。

4.营养不良性水肿

慢性消耗性疾病长期营养缺乏、神经性厌食、胃肠疾患、妊娠呕吐、消化吸收障碍、重度烧伤、排泄或丢失过多、蛋白质合成障碍等所致低蛋白血症或维生素 B,缺乏均可产生水肿。

特点是水肿发生前常有消瘦、体重减轻等表现。皮下脂肪减少所致组织松弛,组织压降低,加重了水肿液的潴留。

水肿常从足部开始逐渐蔓延至全身。

5.其他原因的全身水肿

(1)黏液性水肿时产生非凹陷性水肿(是由于组织液所含蛋白量较高之故),颜面及下肢较明显。

(2)特发性水肿为一种原因不明或原因尚未确定的综合征,多见于妇女。特点为月经前 7～14 天出现眼睑、踝部及手部轻度水肿,可伴乳房胀痛及盆腔沉重感,月经后水肿逐渐消退。

(3)药物性水肿,可见于糖皮质激素、雄激素、雌激素、胰岛素、萝芙木制剂、甘草制剂等疗程中。

(4)内分泌性水肿,腺垂体功能减退症、黏液性水肿、皮质醇增多症、原发性醛固酮增多症等。

(5)其他可见于妊娠中毒症、硬皮病、血管神经性水肿等。

(二)局部性水肿

1.局部炎症所致水肿

为最常见的局部水肿,见于丹毒、疖肿、蛇毒中毒等。

2.淋巴回流障碍性水肿

多见于丝虫病、非特发性淋巴管炎、肿瘤等。

3.静脉阻塞性水肿

常见于肿瘤压迫或肿瘤转移、静脉血栓形成、血栓性静脉炎、上腔或下腔静脉阻塞综合征等。

4.变态反应性水肿

如荨麻疹、血清病以及食物、药物等引起的变态反应等。

5.血管神经性水肿

属变态反应或神经源性病变,部分病例与遗传有关。

三、伴随症状

1.水肿伴肝大

可为心源性、肝源性与营养不良性,而同时有颈静脉怒张者则为心源性。

2.水肿伴重度蛋白尿

常为肾源性,而轻度蛋白尿也可见于心源性。

3.水肿伴呼吸困难与发绀

常提示由于心脏病、上腔静脉阻塞综合征等所致。

4.水肿与月经周期有明显关系

可见于特发性水肿。

5.水肿伴失眠、烦躁、思想不集中等

见于经前期紧张综合征。

第五节　发绀

发绀是指血液中还原血红蛋白增多,使皮肤、黏膜呈青紫色的表现。广义的发绀还包括少数由于异常血红蛋白衍化物(高铁血红蛋白、硫化血红蛋白)所致皮肤黏膜青紫现象。发绀在皮肤较薄、色素较少和毛细血管丰富的部位,如口唇、鼻尖、颊部与甲床等处较为明显,易于观察。

一、发生机制

发绀是由于血液中还原血红蛋白绝对含量增多所致。还原血红蛋白浓度可用血氧的未饱和度表示。正常动脉血氧未饱和度为5%,静脉内血氧未饱和度为30%,毛细血管中血氧未饱和度约为前二者的平均数。每1 g血红蛋白约与1.34 ml氧结合。当毛细血管血液的还原血红蛋白量超过50 g/L(5 g/dl)时,皮肤黏膜即可出现发绀。

临床实践表明,此学说不尽完全可靠,因为以正常血红蛋白浓度150 g/L计,50 g/L为还原血红蛋白时,提示已有1/3血红蛋白不饱和。当动脉血氧饱和度为66%时,相应动脉血氧分压已降低至4.5 kPa(34 mmHg)的危险水平。

事实上,在血红蛋白浓度正常的患者,如动脉血氧饱和度<85%时,口腔黏膜和舌面的发绀已明确可辨。近来,观察分析发绀与动脉血氧饱和度的关系,发现轻度发绀者中,动脉血氧饱和度>85%者近60%。此外,在红细胞增多症时,动脉血氧饱和度虽>85%,亦会有发绀出现;相反,重度贫血(血红蛋白<60 g/L)患者,即使动脉血氧饱和度有明显降低,亦难出现发绀。可见,临床所见发绀,有相当大部分不能确切反映动脉血氧下降情况。

二、病因与临床表现

由于病因不同,发绀可分:为血液中还原血红蛋白增多和血液中存在异常血红蛋白衍化物两大类。

(一)血液中还原血红蛋白增多

1.中心性发绀

此类发绀是由于心、肺疾病导致动脉血氧饱和度降低引起。发绀的特点是全身性的,除四肢与面颊外,亦见于黏膜(包括舌及口腔黏膜)与躯干的皮肤,但皮肤温暖。

中心性发绀又可分为:

(1)肺性发绀。见于各种严重呼吸系统疾病,如呼吸道(喉、气管、支气管)阻塞、肺部疾病(肺炎、阻塞性肺气肿、弥漫性肺间质纤维化、肺淤血、肺水肿、急性呼吸窘迫综合征)和肺血管疾病(肺栓塞、原发性肺动脉高压、肺动静脉瘘)等,其发生机制是由于呼吸功能衰竭,通气或换气(通气/血流比例、弥散)功能障碍,肺氧合作用不足,致体循环血管中还原血红蛋白含量增多而出现发绀。

(2)心性混血性发绀。见于发绀型先天性心脏病,如法洛四联症、艾森门格综合征等,其发绀机制是由于心与大血管之间存在异常通道,部分静脉血未通过肺进行氧合作用,即经异常通道分流混入体循环动脉血中,如分流量超过心排血量的 1/3 时,即可引起发绀。

2. 周围性发绀

此类发绀是由于周围循环血流障碍所致,发绀特点是常见于肢体末梢与下垂部位,如肢端、耳垂与鼻尖,这些部位的皮肤温度低、发凉,若按摩或加温耳垂与肢端,使其温暖,发绀即可消失。此点有助于与中心性发绀相鉴别,后者即使按摩或加温青紫也不消失。

周围性发绀又可分为:

(1)淤血性周围性发绀。如右侧心力衰竭、渗出性心包炎心脏压塞、缩窄性心包炎、局部静脉病变(血栓性静脉炎、上腔静脉综合征、下肢静脉曲张)等,其发生机制是因体循环淤血、周围血流缓慢,氧在组织中被过多摄取所致。

(2)缺血性周围性发绀。常见于重症休克,由于周围血管痉挛收缩及心排血量减少,循环血容量不足,血流缓慢,周围组织血流灌注不足、缺氧,致皮肤黏膜呈青紫、苍白。

局部血循环障碍,如血栓闭塞性脉管炎、雷诺现象、肢端发绀症、冷球蛋白血症、网状青斑、严重受寒等,由于肢体动脉阻塞或末梢小动脉强烈痉挛、收缩,可引起局部冰冷、苍白与发绀。

真性红细胞增多症所致发绀亦属周围性,除肢端外口唇亦可发绀。其发生机制是由于红细胞过多,血液黏稠,致血流缓慢,周围组织摄氧过多,还原血红蛋白含量增高所致。

3. 混合性发绀

中心性发绀与周围性发绀并存,可见于心力衰竭(左侧心力衰竭、右侧心力衰竭和全心衰竭),因肺淤血或支气管、肺病变,致肺内氧合不足以及周围血流缓慢,毛细血管内血液脱氧过多所致。

(二)血液中存在异常血红蛋白衍化物

1. 药物或化学物质中毒所致的高铁血红蛋白血症

由于血红蛋白分子的二价铁被三价铁所取代,致失去与氧结合的能力,当血中高铁血红蛋白含量达 30 g/L 时,即可出现发绀。此种情况通常由伯氨喹、亚硝酸盐、氯酸钾、次硝酸铋、磺胺类、苯丙砜、硝基苯、苯胺等中毒引起。其发绀特点是急骤出现,暂时性,病情严重,经过氧疗青紫不减,抽出的静脉血呈深棕色,暴露于空气中也不能转变成鲜红色,若静脉注射亚甲蓝溶液、硫代硫酸钠或大剂量维生素 C,均可使青紫消退。分光镜检查可证明血中高铁血红蛋白的存在。由于大量进食含有亚硝酸盐的变质蔬菜,而引起的中毒性高铁血红蛋白血症,也可出现发绀,称"肠源性青紫症"。

2. 先天性高铁血红蛋白血症

患者自幼即有发绀,有家族史,而无心肺疾病及引起异常血红蛋白的其他原因,身体一般健康状况较好。

此外,有所谓特发性阵发性高铁血红蛋白血症,见于女性,发绀与月经周期有关,机制未明。

3. 硫化血红蛋白血症

硫化血红蛋白并不存在于正常红细胞中。凡能引起高铁血红蛋白血症的药物或化学物质也能引起硫化血红蛋白血症,但须患者同时有便秘或服用硫化物(主要为含硫的氨基酸),在肠内形成大量硫化氢为先决条件。所服用的含氮化合物或芳香族氨基酸则起触媒作用,使硫化氢作用于血红蛋白,而生成硫化血红蛋白,当血中含量达 5 g/L 时,即可出现发绀。发绀的特点是持续时间长,可达几个月或更长时间,因硫化血红蛋白一经形成,不论在体内或体外均不能恢复为血红蛋白,而红细胞寿命仍正常;患者血液呈蓝褐色,分光镜检查可确定硫化血红蛋白的存在。

三、伴随症状

1.伴呼吸困难

常见于重症心、肺疾病和急性呼吸道阻塞、气胸等;先天性高铁血红蛋白血症和硫化血红蛋白血症虽有明显发绀,而一般无呼吸困难。

2.伴杵状指(趾)

病程较长,主要见于发绀型先天性心脏病及某些慢性肺部疾病。

3.急性起病伴意识障碍和衰竭表现

见于某些药物或化学物质急性中毒、休克、急性肺部感染等。

第六节　牙痛

利兹总医院心脏病专家克劳斯·威特博士表示,心绞痛是心脏病典型信号,而心绞痛症状也会体现在脖颈、下巴、手臂和肩胛骨之间或牙齿等身体其他部位。走路(特别是上坡)用力导致牙痛,是心脏病的一大典型却经常被忽视的症状。

现代都市人生活压力过大,免疫力下降,常常会出现上火牙疼的现象。不要忽视牙疼,我们常常说"牙疼不是病,疼起来真要命",这绝不是危言耸听,牙疼真的可能是致命的。牙痛很可能是心脏病发作的早期征兆,女性出现这一征兆的可能性要比男性高出近40%。早在三四十年前,国外的一些研究者就展开了牙齿与风湿性关节炎、风湿性心脏病等疾病关系的探讨。螺旋藻所含的 γ 一亚麻酸(GLA)对于风湿性关节炎患者很有帮助。

通常情况下,心脏病发作的症状一般是胸部的疼痛,而牙痛和心脏病之间好像是风马牛不相及,而事实上很多心肌梗塞型心脏病患者在发作时,却是首先出现了牙痛的症状,这在医学上被称为心源性牙痛,这种牙痛和一般的牙病导致的疼痛有所不同,常常是疼痛部位不确定,几乎所有的牙齿都发生疼痛而且难以缓解,病人出汗虚脱。而一旦心脏病的症状得到控制和解除,牙痛症状也会相应的消失。如果是高血压和冠心病患者,如果发生剧烈的牙痛症状,就要及时考虑到心肌梗塞的发作,一旦出现心肌梗塞症状就要及时服用急救药物,并立刻进行就诊。

其实牙齿的损害是一个日积月累的过程,生活中人们的饮食、刷牙的方法、抽烟,吃一些抗高血压的药物等都可能对牙齿造成很大的伤害。但是天生牙齿好并不是终身保险,这只能说病变的时间可能会晚一点,如果不注意牙齿的保护,牙齿出现问题不及时治疗,都有很大的危害。而那些以牙痛为表征的疾病,如果只是忍一忍,吃点消炎药抗一抗就过去了,很有可能会延误了治病的良机,最终酿成大病。研究人员指出,并不是所有的牙痛都是心脏病的先兆,人们如果双侧牙齿均感到疼痛且咀嚼食物会加重疼痛,则应多加注意并及时寻求医生的帮助。

第七节　声嘶

声音嘶哑常为喉部病变所致,也可由于全身性疾病造成。根据先天性心脏病的轻重程度,可出现不同的症状。声音嘶哑可能是先天性心脏病,先天性心脏病严重时可出现哭声低微,声音嘶哑,应及早检查心脏彩超,以明确诊断。患儿如果出现烦躁不安、哭声高尖或哭不出声、吃奶时吸吮无力、呼吸急促、哭闹或活动后易气喘,伴有口唇青紫,很有可能是有先天性心脏病。先天性心脏病通常都需要手术治疗,术后绝大多数能够治愈。

当然,孩子声音嘶哑也可能是由其他原因造成的。如呼吸道感染、咽喉部的过敏变态反应、喉部外伤、喉部肿瘤,和一些可侵犯喉部关节的全身疾病,都可导致声带水肿,引起声音嘶哑。应及时查明原因,有针对性地进行处理。

另外,心脏病心力衰竭时,肺部瘀血、毛细气管渗出,会引起咳嗽。某些心血管病如二尖瓣狭窄、肺动脉高压、主动脉瘤等可以因造成喉返神经压迫而引起声音嘶哑。二尖瓣狭窄所致左心房扩大以及肺动脉高压所致的肺动脉或左肺动脉扩张可以压迫左侧喉返神经,造成一侧的声带麻痹。动脉粥样硬化、多发性大动脉炎、感染性动脉内膜炎、梅毒性心脏病、马方综合征等可以形成主动脉瘤,主动脉瘤亦可以压迫喉返神经造成声音嘶哑。

第八节　上腹痛

因为由心脏疾病所引起的腹痛称为心源性腹痛。老年人心源性腹痛较容易发生误诊,常被误诊为急性胆囊炎、急性肠胃炎、肝炎、胃痉挛、胃穿孔、急性胰腺炎等。当老年人出现腹痛时,要警惕下列疾病发生,特别是有心脏病史的人,应及时去医院行心电图等检查,以免误诊。

心绞痛冠状血管痉挛导致冠脉血流量减少,不能满足心肌的代谢需要,心肌急剧缺血、缺氧,使心肌内积聚过多的代谢产物,如乳酸等,刺激心脏内自主神经的传入神经末梢,经 $1\sim5$ 胸交感神经带和相应的脊髓段传至大脑而产生疼痛感觉,表现为上腹疼痛,易被误认为是急性肠胃炎的一种牵扯痛,而误诊为急性胃肠炎。

心肌梗死特别是下壁心梗,因迷走神经传入纤维感受器几乎均位于心脏下壁的表面,当心肌缺血、缺氧时,刺激迷走神经,产生腹痛、呕吐、腹泻等,易误诊为胆囊炎、胃穿孔、急性肠胃炎等。

心包炎心脏壁层下膈神经被炎症侵袭至膈胸膜时,可引起疼痛放射至肩、背、上腹部时,易误诊为胆囊炎。

心包积液积液压迫下腔静脉,出现肝淤血,累及肝被膜引起腹痛,易被误诊为肝炎、胃炎等。

扩张性心肌病此病伴体循环淤血、肝脾肿大、肝被膜紧张等引起腹痛,易误诊为胃炎、胆囊炎等。

夹层动脉瘤此病可影响腹腔脏器的供血、刺激相应的交感神经,出现酷似急腹症表现,易误诊为急性胃肠炎等。

（马慧琴）

第二章　心血管疾病的体格检查

近年来,由于超声心动的普及及其较好的安全性和较高的准确性,心内科医生逐渐忽视了病人临床查体技术的重要性。但心脏病的诊断要求医生对物理诊断有着深入的理解和掌握,精要的病史和体格检查为许多临床问题提供了诊断和解决的线索,如果缺乏这些概念,一些细微的线索往往会被忽略。本章着重介绍一些对于理解和诊断心血管疾病非常重要的物理诊断要点。

一、脉搏

（一）正常脉搏

(1)通过升支、波峰和波形描述。

(2)由叩击波(左室射血产生)和潮汐波(从外周血管反流形成)组成。

(3)分为0～4级。

(4)正常脉压为4.0～5.3 kPa(30～40 mmHg)(即收缩压与舒张压的差值)。

(5)动脉收缩时上升支产生首个波峰。

(6)当舒张期主动脉瓣关闭时,下降支会产生第2个波峰称为重搏波。

（二）交替脉

(1)触诊为节律规整而强弱交替的脉搏。

(2)反映心肌功能不全,但未必是由于前、后负荷及心肌收缩力改变的失代偿表现。

（三）奇脉

(1)收缩压在吸气时下降幅度超过正常水平＞1.3 kPa(10 mmHg)。

(2)病因包括心脏压塞,慢性肺疾病、急性哮喘发作,大块肺栓塞,右室梗死,心功能衰竭,张力性气胸,妊娠,肥胖以及少见的缩窄性心包炎。

(3)发生机制包括:①吸气时右室的静脉回心血量增加,室间隔随之左移,导致左室搏出量下降;②吸气时肺静脉系统储血增加导致左心回心血量减少。

(4)存在左室舒张末压力升高(主动脉反流、左室功能不全),房间隔缺损(ASD、吸气/呼气时向左房分流),或右室肥厚(RVH)及肺动脉高压的情况下,心包压塞时也可能不出现奇脉。

（四）双峰脉

(1)形成脉搏波幅增大并且伴有两个收缩峰。

(2)由于主动脉反流引起叩击波和潮汐波增强所致,在颈动脉最容易扪及。

(3)最常见的原因为严重的主动脉瓣关闭不全(AR、重搏脉)伴或不伴主动脉狭窄(AS),也可见于肥厚性梗阻性心肌病(HOCM、双峰脉、"尖顶－穹窿状"脉),高动力循环状态(如动脉导管未闭、动静脉瘘)。

（五）迟微脉

(1)升支上升缓慢和波幅低平。

(2)最常见于主动脉瓣狭窄,但伴颈动脉硬化的老年人即使有严重的主动脉瓣狭窄也可能不出现。

(3)只表现在升支波上。

(六)升支波脉

(1)颈动脉脉波升支上的峰值(升支波切迹),可能触不到。

(2)可以观察到两个明显的波,起始的上升支缓慢,峰值延迟,接近于 S_2。

(3)见于主动脉狭窄。

(七)复脉

(1)上升波增强,在重搏波之后伴随出现另一个舒张期波峰。

(2)第 2 个波峰出现在舒张期,即 S_2 之后,区别于重搏脉。

(3)见于低心排血量(CO)和高外周阻力(SVR)或高心排血量和低外周阻力(两种情况下,收缩压均降低)。

(八)关于动脉搏动的各种其他体征和表现

1. Osler 征

(1)经用血压计袖带阻滞肱动脉仍可触及桡动脉的清晰搏动。

(2)有创式血压测量法的结果不同于袖带测量,可能诊断为假性高血压。

2. 脉搏短绌

(1)当心房纤颤时,直接心脏听诊的心率与脉率不等。

(2)短的 RR 间期意味着舒张期缩短,导致心肌收缩不全,不能产生足够的心搏量到达外周,因此脉率可能低于心率。

3. 肱-股动脉脉搏延迟

(1)一般情况下,肱动脉和股动脉的脉搏波几乎同时出现(股动脉稍早)。

(2)当血管狭窄导致血流受阻,股动脉脉搏可能延迟出现。

(3)当处于仰卧位时,下肢血压低于上肢血压。

4. 上型主动脉口狭窄

致血流被引向右侧,右侧的脉搏和血压高于左侧(包括双侧颈动脉脉搏不等)。

5. 双上肢血压、脉搏不等(收缩压>1.3 kPa)

(1)由动脉硬化、栓塞及动脉炎引起的主动脉、无名动脉和锁骨下动脉阻塞所致;也见于颈肋综合征或前斜角肌综合征、胸腔出口综合征、锁骨下动脉盗血综合征、瓣上型主动脉口狭窄或主动脉夹层。

(2)有主动脉缩窄的锁骨下动脉缝合修复术史或体-肺动脉分流。

6. 主动脉瓣重度反流引起高排血量的脉搏异常体征

(1)Hill 征:①股动脉收缩压明显高于肱动脉(>5.3 kPa);②提示慢性重度主动脉瓣关闭不全的可靠体征;③是由流向主动脉远端的叠加波形成的。

(2)Traube 征:"枪击音",听诊器胸件放到股动脉上,可听到"放枪声"。

(3)Corrigan 脉:①水冲脉;②由心脏的高排低阻导致洪大的上升支和下降支。

(4)Duroziez 征:股动脉的收缩/舒张双期杂音,最具有预测性。

(九)颈静脉脉搏

1. 基本原则

(1)应同时测量压力和波形。

(2)调整头和躯干的位置,直到能够清楚地观察到静脉搏动,通常约为45°。

(3)观察颈静脉时颈内静脉优于颈外静脉,右侧优于左侧。

(4)正常人的颈静脉脉搏吸气时下降。

2.颈静脉压力

(1)测量高度在颈部胸骨角上方(锁骨与胸骨柄连接处),不论患者为何种体位下,该位置均被认为在右心房的中心之上5 cm。

(2)≥9 cm时认为颈静脉压力升高。

(3)换算:1 mmHg=1.36 cmH_2O=0.133 kPa。

(4)腹部静脉回流被用来证实或确定静脉压升高;持续压迫右季肋区10~30 s致压力升高超过0.39 kPa(4 cmH_2O)并且撤除压迫后升高持续超过10 s;检查时患者须避免用力,因可导致假阳性结果。

3.颈静脉脉搏波形

(1)"a"峰(正向波):心房压缩(心房收缩)。

(2)"x"谷(负向波):心室收缩期心房舒张导致右房压下降。

(3)"v"峰(正向波):收缩期右房充盈。

(4)"y"谷(负向波):舒张期三尖瓣开放,右室充盈。

4.病理状态

(1)心房纤颤:"a"波消失,仅出现一个正向波。

(2)完全性心脏阻滞或房室分离:大炮"a"波,为心房收缩与三尖瓣关闭同时发生所致。

(3)三尖瓣狭窄(右室肥厚、肺动脉高压、部分重度左室肥厚):表现为巨大的"a"波及平缓下降的"y"谷。

(4)重度三尖瓣反流(TR)或房间隔缺损:明显的"v"波和快速下降形成的"y"波。

(5)缩窄性心包炎:显著的"y"波(由于充盈主要在舒张早期),并且随着颈静脉压力增高和Kussmaul征有时会出现的显著"x"波,与前者形成W形波。

(6)限制性心肌病:可能会出现显著的"x"和"y"波。

(7)心脏压塞:"x"波显著,"y"波消失,代表着随着颈静脉压力的升高舒张期充盈消失。

(8)下腔静脉(SVC)阻塞:颈静脉压升高但搏动消失。

5.其他体征和表现

Kussmaul征:由于吸气时右房充盈、阻力升高,颈静脉压力反常升高,为缩窄性心包炎的典型表现;也可见于右室梗死、重度三尖瓣反流,极少出现在心脏压塞情况下。

二、心前区搏动

1.原则

(1)心尖部未必是搏动最强点(PMI)(如在风湿性二尖瓣狭窄患者中,PMI可能由右室产生)。

(2)正常情况下心尖部在收缩早期移向胸壁,并且在锁骨中线内第4或5肋间最易触及。

(3)范围是直径1~2 cm,持续时间小于半程收缩期。

2.心肌肥厚

(1)左室肥厚(LVH)的心尖搏动持久但不弥散。

（2）右室肥厚（RVH）或肺动脉高压致左胸骨旁持久但不弥散的抬举样搏动。

（3）肥厚性心肌病导致收缩期 2 或 3 次的显著心尖搏动。

3.心肌扩张

（1）左室扩大导致心尖搏动左移并且搏动弥散。

（2）右室扩大导致心尖搏动弥散,搏动点位于胸骨旁。

4.病理状态

（1）左室室壁瘤的心尖搏动可弥散性向外膨出并呈摆动样。

（2）缩窄性心包炎可以收缩时胸壁回缩为特点（而不是向外运动）。

（3）容量负荷过重时可导致心前区搏动增强（重度主动脉瓣或三尖瓣反流,大量的左向右分流）。

三、心音

（一）第一心音

1.查体

（1）二尖瓣（第一成分）和三尖瓣（第二成分）的关闭为心室收缩期的开始。

（2）最好应用鼓型听诊器在心尖部听诊二尖瓣、胸骨左缘听诊三尖瓣。

（3）二尖瓣和三尖瓣的开瓣音为病理性杂音。

2.强度

（1）二尖瓣关闭音通常强于三尖瓣。

（2）S_1 在心尖部和胸骨左缘强于 S_2,在胸骨左、右第 2 肋间弱于 S_2。

（3）S_1（特别是 M_1 成分）增强见于：PR 间期缩短（由于心室开始收缩时瓣叶处于低垂状态,关闭震动幅度大）；瓣叶活动度好的 MS；左室收缩功能增强或因分流导致跨瓣血流增加（瓣叶关闭的力度增加）；三尖瓣狭窄或房间隔缺损（T_1 成分增强）。④S_1 减弱见于：PR 间期延长（心室开始收缩时瓣叶接近）；瓣叶活动度差的 MS；重度主动脉反流（由于二尖瓣漂浮而提前关闭和左室舒张末压升高）；由于瓣膜脱垂或连枷导致三尖瓣反流（MR）（瓣叶接合不良）；重度左室功能不全致心排血量下降（瓣叶关闭力量减弱）。⑤S_1 强弱不等见于：心房纤颤（AF）；完全性心脏阻滞和房室分离。

3.心音分裂

（1）出现在右束支传导阻滞（RBBB）（通常是 S_2 分裂）、左心室起搏、预激或 Ebstein 异常。

（2）S_1 的逆分裂少见,可由重度二尖瓣狭窄、左束支传导阻滞以及右心室起搏引起的 M_1 关闭延迟所致。

（3）S_1 分裂必须与 S_4、喷射音鉴别,S_4 为使用钟形听件于心尖部听诊最明显,喷射音（肺动脉或主动脉区）于心底部听诊明显。

（二）第二心音

1.查体

（1）出现在心室收缩末期,为主动脉瓣（第一成分）和肺动脉瓣（第二成分）关闭产生。

（2）用鼓形听件在胸骨左缘和右缘的第 2 肋间听诊最为清晰。

2.强度

（1）主动脉瓣关闭在胸骨右缘第 2 肋间最清楚,通常强于肺动脉瓣第 2 心音,后者的听诊区为胸骨左缘第 2 肋间。

(2)高血压、主动脉扩张时 $S_2(A_2)$ 增强,主动脉瓣狭窄时 $S_2(A_2)$ 减弱;肺动脉高压、肺动脉扩张时 $S_2(P_2)$ 亢进,肺动脉狭窄(PS)时 $S_2(P_2)$ 减弱。

3. 心音分裂

(1)正常情况下,A_2 和 P_2 在吸气时分离、呼气时重叠(生理性分裂),是由于右室的射血时间比左室长以及肺血管床的阻抗下降导致。

(2)S_2 分裂可以是生理性的,也可以为病理性。

(3)病理性分裂:①固定分裂:由于右心容量在吸气和呼气时变化微小,分裂时距不受呼吸影响。见于房间隔缺损、肺动脉狭窄、右心衰竭。②通常分裂:为正常分裂时距的延长,贯穿于整个呼吸周期,分裂在吸气和呼气时均存在但不固定。原因为 P_2 延迟,见于 RBBB、肺动脉高压、右心功能不全、肺动脉瓣狭窄、肺动脉扩张;A_2 提前,见于重度二尖瓣反流、室间隔缺损(VSD)、WPW(左室预激)。③反常分裂:分裂在呼气时出现(P_2 在前,A_2 在后),吸气相消失。原因为 A_2 延迟,见于 LBBB、AS、左心功能不全、HOCA、主动脉扩张、栓塞;P_2 提前,见于 WPW(右室预激)。

(三)第 3 心音

(1)由充盈早期血流突然减速形成。

(2)青年人为生理性,可于立位时消失。几乎所有的成人在 40 岁以后 S_3 消失。

(3)使用钟形听件(低频)轻置于左侧卧位心尖部听诊。

(4)右室的 S_3 可在胸骨左缘,吸气时可能增强。

(5)最常在高速血流通过房室瓣时听到。

(6)S_3 紧跟在开瓣音和心包叩击音之后。

(7)S_3 与心房波形的"y"波或超声心动中的 E 峰相对应。

(8)S_3 极少出现在明显的 MS 情况下。

(四)第 4 心音

(1)因心室充盈阻抗增加、血流减速和心室顺应性下降导致心房收缩瓣膜震动所产生。

(2)S_4 通常为病理性(心房奔马律),但也偶尔见于年轻人。

(3)听诊 S_4 最好使用钟形听件,出现在 S_1 之前,心电图的 P 波之后,等同于超声心动中的 A 峰。

(4)左心 S_4 的听诊最好在呼气相,左侧卧位的心尖部;右心 S_4 最好在吸气时的胸骨左缘至胸骨中部。

(5)常见的左心 S_4 的病理状态有主动脉狭窄、高血压、HCM 及缺血性心脏病;右心 S_4 可在肺动脉高压和肺动脉狭窄时闻及。

(6)心房纤颤时听不到 S_4 奔马律。

(7)如果同时听到 S_3 和 S_4,可能见于心动过速和 PR 间期延长,称为"复合奔马律"。

(8)带有明显的 S_3 和 S_4 的四联律可能见于心动过速。

(五)额外心音

1. 舒放期开瓣音(OS)

(1)病理性杂音由二尖瓣或三尖瓣狭窄时瓣膜在舒张早期突然开放产生。

(2)开瓣音为一心尖内侧的高调杂音,听诊时最好用鼓形听件。

（3）如果瓣膜活动性差或同时合并二尖瓣关闭不全，可以不出现开瓣音。

（4）如果与 S_2 的间期少于 70 ms 提示为重度二尖瓣狭窄，但该时限也受其他因素的影响，如左房和左室压力和顺应性。

（5）S_2-OS 间期在心率加快或伴随主动脉瓣狭窄、主动脉瓣关闭不全或二尖瓣关闭不全时可能没有意义。

（6）肿瘤扑落音与开瓣音的出现时间相同。

（7）开瓣音在心包叩击音或 S_3 之前。

（8）右心开瓣音在胸骨左缘听诊最为清晰，并随着呼吸变化。

2.舒张期的其他杂音

（1）肿瘤扑落音与开瓣音出现在同一时间段内，是由于肿瘤如黏液瘤在舒张期随血流进入心室。

（2）心包叩击音出现在 S_3 之前、开瓣音之后，利用鼓形听件在心尖部最易闻及并随呼吸发生变化，发生在缩窄性心包炎的舒张早期心室的快速充盈期。

（六）收缩期杂音

1.喷射音（ES）

（1）喷射音出现在收缩早期，在瓣膜开放后。

（2）喷射音在颈动脉搏动之前。

（3）利用鼓形听件听诊为一高调心音。

（4）主动脉喷射音随主动脉瓣二叶开放出现，可在胸骨、胸骨左缘或心尖部闻及。主动脉扩张时也可出现，不随呼吸发生改变。

（5）肺动脉喷射音在呼气时增强、吸气时减弱（仅有右侧的心音随吸气降低），肺动脉扩张时亦可出现。

2.非喷射性喀喇音（收缩中晚期）

（1）主要见于二尖瓣黏液瘤样变后发生的二尖瓣脱垂（MVP）。

（2）喀喇音是由于收缩期腱索突然拉紧产生的震动所致。

（3）利用鼓形听件在心尖部最易闻及。

（4）其他少见原因包括房间隔室壁瘤、肿瘤或非黏液瘤样二尖瓣病变。

（5）喀喇音可以是单发或多发，并可能随时间变化。

（6）左室的后负荷容量降低时喀喇音接近 S_1，左室容量或后负荷增加时远离 S_1。

3.心包摩擦音和其他额外心音

（1）为高调搔抓音。

（2）患者在取坐位前倾或呼气末时明显。

（3）典型杂音由三相组成，但通常仅可闻及一或两项：①心房收缩；②心室收缩；③心室舒张期。

4.起搏器起搏音

起搏器起搏音为第一心音之前出现的胸壁肌肉收缩产生的高频额外心音。

5.心脏人工瓣膜音

（1）开放与关闭时的心音强度随修复瓣膜的类型和构造而不同。

（2）球门形瓣膜为响亮的开放音及关闭音。

（3）双瓣尖或斜形盘状瓣膜，关闭音强于开放音。

（4）在主动脉瓣修复后，正常情况下不应出现收缩期杂音（若出现说明主动脉关闭不全）。

（5）二尖瓣修复术后，正常情况下不应出现全收缩期杂音（若出现说明有二尖瓣关闭不全）。

（七）收缩期心脏杂音——喷射样杂音

1. 主动脉瓣狭窄

位置：利用鼓形听件在胸骨右侧或左侧第 2 肋间最清楚。

性质：主要为递增/递减性质粗糙音；老年患者为一高调乐音并向心尖部传导（Gallavardin 音）。

传导：向颈部和颈动脉传导，有时在老年患者可能向心尖部传导，但不会超过心尖部。

强度：与血流量相关，因此可能不反映狭窄的严重度。

严重度：射血时间延长提示重度主动脉瓣狭窄（期限延长高峰延迟）。

影响因素：主动脉瓣狭窄杂音可在做 Valsalva 动作时减弱，室性早搏后增强。

伴随表现：明显的"a"波（室间隔肥厚导致右室顺应性下降——Bernheim 效应）；颈动脉搏动的升支波表现得微小而低平，但老年动脉硬化患者不一定出现；颈动脉震颤（shudder）；心尖搏动持久而位置固定；先天性主动脉瓣狭窄早期喷射音；第 2 心音为单音（P_2）或可出现反常分裂；重度主动脉瓣狭窄时 A_2 强度减弱；触诊及听诊可及 S_4；脉压减低。

变异：先天性瓣上型主动脉缩窄的杂音可于胸骨右缘第 1 或第 2 肋间闻及，并且左侧脉搏相对减弱。

2. 主动脉硬化

位置：利用鼓形听件在胸骨右缘第 2 肋间听诊。

性质：柔和。

传导：无明显传导。

强度和严重度：与血流及早高峰相关。

伴随表现：无主动脉瓣狭窄表现，P_2 正常，无颈动脉传导。

3. 肥厚型心肌病

位置：左室流出道（LVOT）梗阻杂音沿胸骨左缘最为清晰。

性质：粗糙。

传导：LVOT 梗阻杂音可广泛传导但无颈部传导。

强度和严重度：与梗阻程度有关。

影响因素：影响左室容量，收缩力和血管阻力的血流动力学改变所引起的杂音变化有助于 HCM 与 AS 鉴别。站立时 AS 杂音减弱，而 HOCM 增强；Valsalva（用力时）HOCM 杂音增强，而 AS 杂音减弱或不变；硝酸酯药物使 HOCM 及 AS 杂音增强；室性早搏后 HOCM 及 AS 的杂音增强。

伴随表现："a"波增强（室间隔肥厚继发右室顺应性减低）；颈静脉脉搏波升支陡立，有时为双峰，"峰—穹窿"现象；左室心尖部抬举样搏动，双相或三相（前收缩期及收缩期的双外向搏动）；S_2 反常分裂；S_4 奔马律。

4. 肺动脉瓣狭窄

位置：肺动脉瓣听诊区。

性质：递增/递减型，低或中调粗糙杂音。

传导：指向左肩或颈部。

强度和严重度：取决于血流量，反映在杂音持续时间、达峰时间和 S_2 分裂程度。

影响因素：吸气时增强。

伴随表现："a"波增强；持续的胸骨旁抬举样搏动；P_2 消失或减弱；S_2 分裂增宽；早期肺动脉瓣喷射音随吸气减弱；可闻及右心 S_4。

5. 无害性和功能性杂音（在儿童为 Still 杂音）

位置：胸骨左或右缘。

性质：柔和、短促，收缩中期。

传导性：无传导。

强度和严重度：与血流量有关，但通常性质柔和。

影响因素：强度可随不同体位改变或消失，如站立位。

伴随表现：主动脉相对狭窄，左室假腱索。

6. 关闭不全

（1）二尖瓣关闭不全。

位置：采用鼓形听件在心尖部听诊。

性质：吹风样，高调。

传导性：典型者向左腋下传导，与主动脉瓣狭窄不同。

强度和严重度：随血压、负荷情况、机制和反流程度而变化。

影响因素：可在呼气时增强或心脏等容收缩期增强。

变异：由后叶脱垂导致的二尖瓣反流可沿前向传导至胸骨左缘和颈部。二尖瓣关闭不全杂音可不为全收缩期；伴随在喀喇音之后可出现在收缩中或晚期；急性二尖瓣关闭不全时杂音可出现在收缩早期（跨瓣压力迅速平衡）。

伴随表现：心尖搏动移位，S_1 减弱，出现 S_3，$S_2（P_2）$在肺动脉高压时可表现为亢进。

（2）三尖瓣关闭不全（TR）。

位置：胸骨下缘，也可位于胸骨右缘。

性质：吹风样，高调。

传导性：右侧传导，不超过腋下，与二尖瓣不同。

强度：吸气时增强（Carvallo 征），有时重度三尖瓣关闭不全的杂音较低，吸气时可不增强（当右室容量不变时发生右心衰竭）。

严重度：可与杂音强度相关，肯定与颈静脉压增高相关。

变异：如右室明显扩张，占据左侧心前区时，三尖瓣反流杂音可向心尖部传导。

伴随表现：左侧胸骨旁抬举样搏动（由右室肥厚导致）；颈静脉压增高伴随巨大"v"波和迅速下降的"y"谷；肝可触及，右心 S_3，舒张期隆隆样杂音，S_2 分裂变窄以及肺动脉高压时出现 P_2 亢进。

（3）室间隔缺损。

位置：胸骨下缘。

性质：粗糙，高调。

传导性：沿胸骨而无腋下传导。

强度:通常响亮,但也取决于分流量。

严重度:通常伴随震颤,但杂音强度与分流程度不成正比(响亮:局限的杂音通常分流量小、柔和:非局限杂音通常分流量大)。

影响因素:与三尖瓣关闭不全不同,吸气时无增强,应用硝酸酯药物杂音减弱。

变异:根据左、右室相对压力水平,可有收缩早期喷射音。如杂音在胸骨左缘第1和第2肋间最响、向左侧锁骨方向传导,则怀疑嵴上缺损。

伴随表现:震颤,S_2 一般正常。

(八)舒张期心脏杂音

1. 二尖瓣狭窄

位置:心尖部附近,最清晰在左侧卧位。

性质:最好使用钟形听件,为舒张期递增型低调隆隆样杂音,杂音于收缩期前增强(在正常窦性心律或心房颤动时可闻及)。

传导性:无传导。

严重度:与杂音的持续时间有关,A_2 到开瓣音的间期可能与严重程度相关。

影响因素:硝酸酯药物使杂音增强,由于产生心动过速所致。

变异:当血流量增加时,无二尖瓣狭窄时也可能听到舒张早到中期隆隆样杂音(如较大的室间隔缺损、PDA)。

伴随表现:S_1 可能增强;开瓣音伴开瓣音—A_2 间期缩短,P_2 增强以及左侧胸骨旁抬举样搏动。

2. 主动脉瓣关闭不全

位置:胸骨或右缘。

性质:吹风样,高调递减型,最好使用鼓形听件,紧随在 A_2 之后。最佳听诊体位为前倾坐位呼气状态。

传导性:如上述部位的杂音清楚并向胸骨右缘传导,则应考虑主动脉根部病变;如为瓣叶畸形,杂音位于左胸并向心尖部传导。

强度:与主动脉舒张压压和左室舒张末压压差相关,并且受主动脉瓣关闭不全的大小影响。

严重度:严重程度不取决于杂音持续时间,但全收缩期杂音与严重的主动脉瓣关闭不全有关;其他的伴随表现是决定严重度的重要因素。

变异:瓣叶的吻合口缝隙可产生杂音,急性主动脉瓣关闭不全为舒张早期杂音。

伴随表现:主动脉瓣区收缩期喷射性杂音,Austin—Flint 杂音为舒张期心尖部低调杂音,并在收缩期前增强、类似于 MS 时的杂音,S_1 减弱(提前关闭),S_2 反常分裂,出现 S_3,心尖搏动增强并且发生移位,收缩压降低、脉压增宽,脉搏洪大并可能出现双峰脉;Hill 征阳性;可出现舒张期二尖瓣反流。

3. 肺动脉瓣关闭不全(PR)

位置:胸骨左缘第2或第3肋间隙。

性质:高调吹风样,舒张早期递减型,如果出现有肺动脉高压通常紧随 P_2 之后(Graham Steel);如无肺动脉高压则为 P_2 之后的低调杂音。

传导:非常局限。

强度:吸气时增强。

严重度:重度肺动脉瓣关闭不全时出现往返型杂音。

伴随表现:S_2 响亮不伴主动脉瓣关闭不全的周围血管征。

4.三尖瓣狭窄

性质:固定位于胸骨左缘下段或剑突下。

特点和音调:比二尖瓣狭窄杂音频率高、开始时间早,在收缩期前增强.最好使用钟形听件听诊。

传导性:局限。

强度:吸气时增强。

严重度:与杂音持续时间有关。

影响因素:开瓣音在吸气时增强。

变异:在血流增加(如伴随房间隔缺损)的情况下,可能出现短促的舒张早到中期的隆隆样杂音。

伴随表现:"a"波增强,缓慢下降"y"波;S_2 分裂和 S_2/T_2 响亮;肝大、腹水、水肿。

5.连续性心脏杂音

包括部分或全收缩期和舒张期,但一定为覆盖 S_2 的连续性杂音。全收缩期和全舒张期杂音同时出现,但不掩盖 S_2 则不属于连续性杂音。连续性杂音的出现是由于在腔室或血管结构之间存在压差所致(主动脉－肺动脉、动脉－动脉、动脉－静脉、静脉－静脉)。良性的连续性杂音包括静脉瘘和乳房杂音。病理性杂音包括动脉导管未闭、冠状血管瘘、肺动静脉瘘及主动脉缩窄。

6.动脉导管未闭

(1)在胸骨左缘第 2 肋间可闻及,传导至左锁骨区。

(2)粗糙,响亮,机械样杂音,有时伴震颤。

(3)逐渐增强,高峰在 S_2 处,然后逐渐下降,可不全部覆盖舒张期。

(4)发展至肺动脉高压时,舒张期成分缩短。当肺动脉收缩压明显升高时,舒张期成分会消失。

7.冠状动脉瘘

可发生在右房、右室、左房或肺动脉,因此杂音位置不固定。

8.静脉瘘

(1)为良性杂音,多数儿童可闻及。

(2)锁骨上窝(最好在右侧)坐位时最易闻及。

(3)性质可变,可为嘤嘤声或喘鸣音。

(4)杂音中最响亮的成分在舒张期。

(5)头部活动时可出现,压迫及仰卧位可消失。

9.心包摩擦音

(1)在胸骨左缘可闻及一高调搔抓样杂音。

(2)在患者前倾坐位呼气时最易闻及。

(3)包括 3 种成分:心房收缩、心室收缩(最主要成分)和心室舒张。

10.乳房杂音

(1)良性杂音,出现在妊娠晚期或哺乳期。

(2)收缩期最响。

(3)用力压迫可使杂音消除。

(九)动态听诊

1.呼吸

(1)总体来讲,吸气时右心杂音和心音增强,左心杂音及心音减弱。

(2)特例包括:合并右心衰竭时,三尖瓣关闭不全杂音在吸气时可不增强;二尖瓣脱垂的喀喇音接近 S_1 时,杂音在吸气时可延长并增强;肺动脉瓣狭窄的喀喇音吸气时减弱。

2. Valsalva 动作

(1)深吸气然后向着关闭的声门用力呼气 $1 \sim 10$ s。

(2)在第 2 阶段的用力期间可于床边发现静脉回流减少、血压降低和反射性心动过速。

(3)第 4 阶段是特征性的体循环动脉血压升高和反射性心动过缓。

(4)在用力时唯一增强的杂音是肥厚梗阻型心肌病,二尖瓣脱垂引起的二尖瓣关闭不全杂音将会延长,强度将会增加。

(5)右心杂音在 Valsalva 动作结束后的 2 或 3 个心搏后恢复至基线水平。

3. 血流动力学影响

(1)仰卧位时抬高下肢增加静脉回流,可最大程度上放大左侧和右侧的心音,肥厚梗阻型心肌病的杂音则消失。

(2)紧攥双手可升高血压和心率;主动脉瓣狭窄杂音不变或可减弱,其他大多数左心杂音增强。肥厚梗阻型心肌病的杂音减弱,二尖瓣脱垂的喀喇音和杂音延迟并减弱。

4. 药物作用

(1)硝酸酯药物可显著地短暂性减少前负荷和后负荷(血压),并随之增加心室率。

(2)有利于鉴别主动脉瓣狭窄(增强)和二尖瓣关闭不全(减弱);二尖瓣狭窄(增强)和 Austin Flint 杂音(减弱);二尖瓣脱垂喀喇音时限延长。

5. 室性期前收缩后

肥厚型心肌病的脉压下降(Brockenbrough 现象),主动脉瓣狭窄的脉压升高。

四、特殊疾病

1. 急性心肌梗死

心动过速;S_1 减弱;S_2 反常分裂;S_3 奔马律;S_4(心肌缺血时左室顺应性下降);二尖瓣反流的收缩期杂音(乳头肌功能不全或左室扩张)。

2. 右室梗死

"a" 波增强;Kussmaul 征(由于右室顺应性降低,吸气时颈静脉压增加);低血压;S_3,S_4;三尖瓣收缩期杂音(乳头肌功能不全);无肺部啰音。

3. 扩张型心肌病

颈静脉压力升高,"a"、"v" 波增强;血压降低,脉压减小,交替脉;心尖搏动侧移,通常弥散;合并左束支传导阻滞或左室射血时间延长时,出现 S_2 反常分裂,肺动脉高压时 $S_2(P_2)$ 亢进;心动过速时出现 S_4、S_3 或重叠奔马律;二尖瓣、三尖瓣反流杂音。

4. 限制型心肌病

颈静脉压升高,迅速下降的"y"波;Kussmaul 征;脉压变窄;S_3 或 S_4;房室瓣反流杂音;肝大、水肿、腹水。

5. 心脏压塞

颈静脉压升高;低血压(Beck 三联征:颈静脉压升高、心音遥远和低血压);心动过速;奇脉;"x"波下降支显著,"y"波下降支减小或消失;可有心包摩擦音。

6. 缩窄性心包炎

颈静脉压升高;"x"波升支和"y"波降支陡峭;Kussmaul 征;收缩期心尖搏动回缩;心包叩击音;肝大、水肿、腹水。

7. 肺动脉高压

"a"波明显;左锁骨旁收缩期抬举样搏动;P_2 亢进,可传导至心前区;S_2 通常分裂;右心 S_4 或 S_3;肺动脉瓣区喷射音;肺动脉瓣反流;三尖瓣反流。

8. 房间隔缺损

巨大"v"波;右心室收缩期强有力的抬举样搏动;P_2 增强;S_2 固定分裂;肺动脉喷射音;收缩中期喷射性杂音;舒张期三尖瓣区低调隆隆样杂音;肺动脉瓣关闭不全;Holt-Oran 综合征(手-心综合征);Lutembacher 综合征:房间隔继发孔缺损合并二尖瓣狭窄。

9. 室间隔缺损

S_2 正常;S_2 分裂增宽(大型缺损);左室 S_3(大型缺损);收缩期杂音强度和持续时间变化;震颤。

10. 动脉导管未闭

水冲脉;心尖搏动移位,弥散;S_2 被杂音掩盖,但通常正常;S_3;左锁骨处连续性机械样杂音,杂音高峰在 S_2 附近;杂音的收缩期成分在发生反向分流时消失;"差异性发绀",即反向分流时发生紫绀或杵状指。

(马慧琴)

第三章 心血管病常用辅助检查技术

心脏病的诊断技术种类繁多,发展迅速,大致上可分为无创性和创伤性检查。本节简述临床最常用无创诊断技术及其临床意义。

第一节 体表心电图

常规体表心电图(electrocardiogram,ECG)是利用心脏每次机械收缩之前,必先产生心电激动,此电流传布全身各处产生不同的电位,因电流强弱与方向不断变动,身体各处电位也随之变动,通过心电图机把这种变动的电位进行放大,然后以机械方式连续描记成曲线,即构成心电图。常规体表心电图主要用于以下诊断。

(一)诊断心律失常

包括窦性心动过速(>100 次/min)、窦性心动过缓(<60 次/min)、窦性心律不齐(P-P间隔最长与最短之差>0.12 s)、过早搏动(房性、房室交界区性、室性等)、阵发性心动过速(室上性、室性)、房室传导阻滞(一度、二度、三度)、室内传导阻滞(左、右束支传导阻滞以及左前分支、左后分支阻滞)、预激综合征以及心房扑动、心房颤动,心室扑动和心室颤动等。由于常规体表心电图诊断心律失常主要是依靠分析心房和心室波的速度、节律、形态和时限的变化以及心房波与心室波之间的时间关系及其变化,对一般常见的心律失常多能做出诊断,但也有一些限制,如对2∶1窦房传导阻滞的诊断及其与窦性心动过缓之鉴别、房室传导阻滞部位的准确定位及心动过速的定位诊断均有困难。

(二)诊断心房和心室肥大

当心肌肥大时,心肌除极过程所产生的电压增高且除极时间延长。心电图就是根据P波(心房)和QRS波(心室)振幅和时限的改变做出相应房室肥大的诊断。按目前左室肥大的心电图诊断标准,其敏感性不超过60%,但特异性可达95%,也存在假阴性问题。诊断右室肥大的心电图指标,其敏感性更低,只有30%~40%。当左、右心室同时肥大时,可表现为正常心电图、左室肥大、右室肥大和左右室肥大,因此诊断心房、心室肥大,临床上应以超声心动图或X线检查更为准确、可靠。

(三)诊断冠心病

尤其对急性心肌梗死的诊断帮助最大。根据心电图上出现典型的病理性Q波(Q波振幅>1/4 R波,时间>0.04 s)、ST段及T波的动态演变规律,一般认为80%的急性心肌梗死可从常规心电图中作出诊断,根据异常Q波、S-T段抬高(弓背向上)与T波倒置等改变出现在哪些导联,尚可判断梗死部位。对于无Q波性心肌梗死,有时必须结合临床和心肌酶学检查才能确诊。此外,心电图出现病理性Q波,也可见于心肌病、心肌炎、肺动脉栓塞等多种情况,应密切结合临床注意鉴别。约20%的急性心肌梗死由于梗死部位和范围或其他原因,心电图可表现不典型或不能从常规心电图中作出诊断。对于陈旧性心肌梗死只有40%~60%可从常规心电图中作出诊断,尤其是下壁心肌梗死、无Q波性梗死、心内膜下梗死或梗死范围较小及少见部位梗死等,经过一段时间,心电图可恢复正常,有时必须通过定期随诊和梗死前后心电图对比才能提供诊断依据。左室梗死合并右室梗死在尸检中发现较多,根据症状合并下壁心梗及心电图改变作出诊断的只占10%。右室梗死心电图主要表现为V_{4R}呈Qr型,ST段在V_{4R}~V_{5R}抬高$\geq$1 mm,尤其V_{4R}更为重要,可表现为水平或弓背向上型ST段抬高伴动态变化。此外,下壁梗死者ST段抬高Ⅲ导联大于Ⅱ导联也有参考价值。心绞痛是由于心肌暂时性缺血缺氧所致,历时短暂,约50%的患者在不发作时心电图可正常。心绞痛发作时部分病例可表现为ST段下移、T波低平、双向或倒置,而变异型心绞痛可呈ST段抬高,常伴T波高耸,在对应导联可有ST段下降。慢性冠状动脉供血不足可表现为静息时持久的ST段下移和T波改变,而无症状性心肌缺血有时可呈发作性或间隙性ST段和T波改变,24 h动态心电图监测对此诊断颇有帮助。对于静息状态下心电图正常的冠心病,可通过心电图负荷试验来提高敏感性。

(四)诊断心肌疾患

当心肌发生病变或损伤时,可引起心电图改变,其中最常见的表现是ST段移位(特别是下移)、T波倒置或平坦以及Q—T间期延长。上述改变可见于各种原因所致的心肌炎或心肌损伤,如风湿性、病毒性心肌炎,某些药物(如吐根碱、阿霉素、洋地黄、抗心律失常药物)等。少数健康人如有心脏β受体兴奋综合征、早期复极综合征等以及情绪变化时也可引起ST—T的改变。

(五)诊断心包炎

在急性期可出现普遍性ST段升高(弓背向下),aVF导联ST段下降,随后可出现T波倒置或平坦。

(六)诊断某些电解质紊乱

低血钾时可表现ST段缩短,T波降低,U波明显与T波融合,甚至出现ST段下垂,融合性T—U倒置及各种类型心律失常(以过早搏动、阵发性心动过速较常见)。高血钾早期为T波高尖呈帐篷状,随血钾增高,R波逐渐降低,S波渐加深加宽,ST段下移,继之呈窦房、束支、房内和室内传导阻滞,P波电压降低、增宽,P—R间期延长,直到P波消失,QRS波及T波逐渐变为正弦波。高血钙可呈ST段缩短或消失,Q—T间期缩短ST段下降,T波倒置;血钙过低可呈ST段明显延长,Q—T间期延长。高镁血症时可见P—R间期延长,QRS波增宽,T波高耸及出现室性早搏;低镁血症时可呈心动过速,室性早搏,ST段下降,P—R间期缩短、心前区导联T波倒置等。

心电图对心脏病的诊断虽有一定帮助,但它只是记录心肌生物电的变化,对心脏病的病因、瓣膜病变以及心功能状态的诊断仍有困难。目前认为心电图对心肌梗死(尤其是急性)、心律失常的诊断价值最大。

第二节 心电图负荷试验

心电图负荷试验主要用于检出静息时心电图正常的冠心病患者,通过运动或药物,增加心肌耗氧量促发病变冠状动脉供血不足,致使心肌发生缺血此时心电图可出现缺血性ST段改变,借此提高诊断冠心病的阳性率。

(一)心电图药物负荷试验

包括双嘧达莫(潘生丁)诱发试验、双嘧达莫—食管心房调搏复合试验、腺苷诱发试验、多巴酚丁胺诱发试验以及异丙肾上腺素实验等,限于篇幅,不做赘述。

(二)运动负荷试验

常用的包括活动平板、踏车运动的次极量或极量运动试验,至于双倍二级梯运动实验由于运动量小,在运动中不能监测心电图变化,在发达国家已趋向淘汰。鉴于国情和基层单位需要也略加叙述。

1.活动平板心电图试验(简称平板试验,treadmill test)

也称为踏旋器运动试验。其基本原理是利用马达带动且能调整一定斜度的转速装置,让受检者迎着转动的平板作就地踏步运动,同时记录受检者心电图变化,判断是否患冠心病的一种方法。目前国内外常用的是 Bruce 运动方案,运动量分为 7 级:Ⅰ级速度为 1.7 m/h,坡度为 10°;每 3 min 增加为Ⅱ级速度,即为坡度 12°,2.5 m/h;Ⅲ级速度为 14°,3.3 m/h;Ⅳ级为 16°,4.1 m/h;Ⅴ级为 18°,4.9 m/h;Ⅵ级 20°,5.7 m/h;Ⅶ级为 22°,6.5 m/h。而氧耗量Ⅰ~Ⅴ级分别为 18,25,34,46,55 ml/(kg·min)。

一般达次极级或极量级运动量时终止运动。极量级运动量指达最大心率时的运动量,次极量级运动量一般指达到最大心率的 85%(即标准心率)时的运动量。不同年龄其运动最大心率和标准心率不同。各年龄组最大心率和标准心率见表 3—1。

表 3—1　年龄与最大心率及标准心率的关系

年龄(岁)	25	30	35	40	45	50	55	60	65
最大心率	200	194	188	182	176	171	165	159	153
标准心率	170	165	160	155	150	145	140	135	130

(1)适应证:运动试验是通过强体力活动诱发心肌缺血,以协助诊断冠心病和评估心功能的方法,必须掌握好适应证。一般认为其主要指征是:①作为诊断试验,对疑有但不能肯定为冠心病者,以协助诊断,例如有胸痛而常规心电图正常,不能肯定胸痛性质;②估计冠心病的预后与严重程度,包括急性心肌梗死恢复期患者;③估计心功能及劳动耐量;④估价冠脉搭桥手术或 PTCA 的治疗效果等。

(2)禁忌证:包括不稳定型心绞痛、急性心肌梗死的头 2~3 周内、严重心律失常(包括高度房室传导阻滞)、重度心衰、高度主动脉瓣狭窄、急性心肌炎及其他急性或严重疾病、严重高血压、近期有栓塞性疾病等。

由于平板试验过程中有可能出现意外,因此必须在试验前先做 12 导联常规心电图,严密监护(心电、血压)下进行。检查室应配备完整的生命支持系统。包括急救药品、氧气、电击复律器等。运动结束后在卧位或坐位继续测心电图至少 6~8 min,视情况隔 2~3 min 测血压 1 次。

(3)阳性判定标准:除运动中出现典型心绞痛或血压下降 1.33 kPa(10 mmHg)为阳性标准外,其心电图的评定标准为:运动中或运动后,缺血性心电图改变是 ST 段水平型或下垂型压低≥1 mm,超过 2 min(指 J 点后 0.08 s 测定),持续时间越长,ST 段压低越明显,其诊断价值越大。ST 段抬高较少见,却有很高的诊断特异性,但如在有 Q 波的导联上出现 ST 段抬高,常反映以往坏死的心肌伴有局部反常运动的结果,未必有缺血的意义;ST 段抬高在 R 波为主导的导联应抬高≥3 mm,持续 2 min。

(4)可疑阳性:以 R 波为主的导联,ST 段缺血型压低≥0.05 mV 且<0.1 mV,QX/Q-T≥50%持续 2 min;U 波倒置;以 R 波为主的导联,T 波由直立变为倒置,尤其呈"冠状 T"者;

出现以下任何一种心律失常：多源室早、短阵室速、房颤、房扑、窦房阻滞、房室传导阻滞、完全性左束支或右束支传导阻滞、不定型室内传导阻滞等。

（5）试验的敏感性、特异性、假阳性和假阴性：运动试验的敏感性和特异性随年龄增长而增加，40 岁以下患者的假阳性≥20％，而 60 岁以上者则<10％。假阴性也可能发生，如单支冠脉病变较多支病变的敏感性低、导联过少；某些心外因素也可能影响结果，β 阻滞剂也可能影响阳性结果。女性 55 岁以下易产生假阳性，尤其在经绝期前后。其他如神经官能症、二尖瓣脱垂、应用洋地黄或利尿剂、原有左室肥厚均可能影响心电图的阳性结果，判定时必须加以考虑。

运动试验对拟诊为心绞痛的男性胸痛者，其特异性为 70％，敏感性为 90％。运动试验对冠心病预后及程度的估计：下述改变提示病变重和预后较差，如在低运动量时即出现心绞痛及 ST 段改变、ST 段压低≥0.3 mV 并持续 6 min；运动中血压持续降低超过 1.33 kPa（10 mmHg）；运动后 ST 段抬高（无变异型心绞痛病史而出现除 aVR 之外无异常 Q 波的导联）或 U 波倒置也提示预后不良。

（6）急性心肌梗死患者出院前运动试验的目的：有利于识别易发生心脏事件的高危患者，以便进一步确定治疗方案，包括冠脉造影、是否需作 PTCA；对患者心功能状态作出评估，对今后的劳动强度作出鉴定。

急性心肌梗死后运动试验应在发病 3 周以后进行，一般采用心率限制性（最大心率 130 次/min）、症状自限性或运动量限制在 5METS［代谢当量，相当于摄取氧气 3.5 ml/（kg·min）］或 Bruce 方案Ⅰ级，蹬车功量 450 kg/（m·min）。

急性心肌梗死运动试验指征，仅适用于急性心肌梗死无并发症的患者，对于有梗死后心绞痛、失代偿性心衰、严重心律失常者应禁忌。终止运动试验的标准应低于一般冠心病，心率达 130 次/min 即可；患者感疲劳、不适或有胸痛等应立即终止运动。

出现下列情况属高危患者，应密切随访：ST 段下斜型或水平型压低≥1 mm 时，1 年病死率达 15％，其心脏事件的危险性增加 3~8 倍；收缩压不能达到 14.6 kPa（110 mmHg）或收缩压升高<1.33 kPa（10 mmHg）或降至原血压水平以下；运动中出现心绞痛；出现频发室早、短阵室速或其他严重心律失常者。

2. 踏车试验（bicycle test）

采用特制的踏车，受检者坐位或卧位作踏车运动，由踏车功量计改变踏车阻力而逐级增加运动量，所做之功可由功量计直接显示，功量单位为 kg/（m·min），每级运动 3 min，运动中连续监测心电图。每级运动前记录心电图和测血压 1 次。运动方案：男性从 300 kg/（m·min）开始，每 3 min 增加 300 kg/（m·min），即由 300 kg/（m·min），增至 600，900，1 200，1 500 kg/（m·min），直至运动终点。女性和心肌梗死恢复期患者从 200 kg/（m·min）开始，每 3min 增加 200 kg/（m·min），即由 200 kg/（m·min），增至 400，600，800，1 000 kg/（m·min），直至运动终点。心肌梗死出院前做运动试验评价心功能和预后，应从低运动量开始，如 100 kg/（m·min），每 3 min 增加 100 kg/（m·min），当心率达 120~125 次/min 即终止运动。

踏车试验的阳性诊断标准、注意事项等可参考平板运动试验。

3. 双倍二级梯试验（Master test）

让受检者在每级高 23 cm 的二级梯上作往返运动，用秒表或节拍器来控制登梯的速率和时间,共运动 3 min,登梯次数按性别、年龄、体重计算。

阳性判定标准为:运动中出现典型心绞痛或运动后有下列条件之一者为阳性:①R 波占优势的导联上,运动后出现水平型或下垂型(即缺血型)ST 段压低(ST 段与 R 波顶点垂线的交角≥90°)超过 0.05 mV,持续 2 min 者。如原有 ST 段压低者,运动后在原有基础上再压低超过 0.05 mV,持续≥2 min;②R 波占优势的导联上,运动后出现 ST 段抬高(弓背向上)超过 0.5 mV 者。

可疑阳性是指符合下列条件之一者:①R 波占优势的导联上,运动后出现水平型或下垂型 ST 段压低 0.05 mV 或接近 0.05 mV 及 QX/Q-T 比例≥50%,持续≥2 min。②R 波占优势的导联上,运动后出现 T 波由直立变为倒置,持续≥2 min 者。③U 波倒置者。④运动后出现下列任何一种心律失常者:多源性室性早搏、阵发性室性心动过速、房颤或房扑、房室传导阻滞、窦房传导阻滞、左束支传导阻滞或左前分支阻滞、完全性右束支传导阻滞或室内阻滞。近年来为了提高诊断率,有人提出二级梯加强运动试验及 3 倍量运动试验,前者要求受检者按双倍二级梯加运动试验规定的登梯次数再增加 15%,3 min 内完成。后者要求受检者 4.5 min 完成三倍量的登梯次数,同时提高试验阳性的标准,将缺血型 ST 段降低标准提高到 ≥0.1 mV,以提高冠心病的检出率。

第三节 动态心电图

动态心电图(dynamic electrocardiogram,DCG)也称为活动心电图检查法(ambulatory electrocardicalgraphy),系美国理学博士 Hoher N J 于 1957 年发明,1961 年应用于临床,故又称为 Holter 心电图,可连续记录 24~72 h 的体表心电图。BCG 不仅可分别显示监测期内的心搏总数,心率的高限、低限、平均心率和每小时心率,并能分析和测出每小时室上性、室性早搏,室上性和室性心动过速的次数、程度和形态,一度、二度、三度房室传导阻滞,心脏停搏的情况以及 P-R,QRS 波,ST-T 变化的轨迹图像及趋势图,其结果可用不同方式显示,为临床提供有用的资料。近年来 DCG 的设备不断改进和更新,已由原来的双极单导,发展成同步双极双导、三导、多功能(除实时记录心电图外,尚有血压监测、起搏心电图分析、心室晚电位及心率变异性分析等),此外新的 12 导联同步 DCG 系统已经问世,具有高性能软件和广泛的编辑能力,经信息分析系统及回放打印系统,可进行实时分析,重叠扫描,全息屏幕回放,综合回放,并可做直方图、趋势图、形态图,精确测量 ST 段,能清晰印出所记录的心电图,自动打印出数据报告。

DCG 可视为常规心电图时间容量的增大,可弥补常规心电图的记录时间短暂和不足。经过 30 多年临床实践,DCG 在临床应用方面已累积了不少经验,其应用范围日益广泛,加上仪器的不断更新,DCG 已成为临床心电图学的重要发展和不可缺少的组成部分。现就 DCG 在心血管疾病中的应用价值、局限性及其临床意义简介如下。

(一)DCG 在冠心病中的应用

1.检出有猝死倾向的高危病例

众所周知,约 1/4 的冠心病患者以猝死作为最初和唯一的临床表现。防止猝死已成为人类对医学界最大的挑战,而猝死的主要原因是严重心律失常,但常规心电图由于检测时间短暂往往难以发现。对于这些可疑患者 DCG 检查有可能发现严重而短暂的心律失常,如 R-on-T室性早搏、短阵室速、室扑或室颤,从而为防治猝死提供有用的资料,以指导临床治疗。

2. DCG可提高诊断心绞痛的阳性率和精确性

由于心绞痛历时短暂,常规心电图难以捕捉到心绞痛发作时的ST-T改变或心律失常,DCG则有可能观察到心电图缺血性改变及心律失常,结合其发作特点可确定心绞痛的类型及程度,对劳累型、变异型和自发型心绞痛作出判断。

3. 鉴别胸痛原因

临床上有时难以明确判断胸痛的原因,即使是心源性胸痛也不一定是冠心病,如二尖瓣脱垂、心包炎、主动脉夹层等均可引起胸痛。心外原因如胸部肌肉痛、神经根炎、肋软骨炎、食管炎、食管裂孔疝、胆囊炎、胸膜炎、肺炎以及心脏神经官能症等均可引起胸痛。DCG检查有助于胸痛原因的鉴别。冠心病心绞痛者可能检出一过性心肌缺血性改变,而其他原因的胸痛无此改变。但必须指出,心绞痛发作时也可以无ST改变,应结合临床资料作综合分析。

4. DCG检查与运动负荷试验相结合可提高冠心病诊断的准确性

运动时出现的ST段下移只是表示冠脉血流与心肌氧供需失衡,并非冠脉病理改变的唯一证据,尚有许多因素可引起ST段下移,而不少变异型和自发型心绞痛患者运动试验可以为阴性,因其胸痛发作与心肌需氧量的增加无明显关系,故运动试验有时难以诱发出ST-T改变,再加上这类心绞痛常在夜间或休息时发生。对于这些患者,运动试验与DCG检查相结合可提高诊断率。对于疑诊冠心病,因并有某些缺陷和疾病而不能进行和/或耐受运动试验者,如截肢、瘫痪、多发性神经炎、跛足、身体虚弱、心功能差和高龄等,可应用DCG检查代替运动试验,虽然不能按运动试验标准来评价,但在DCG检测期内出现缺血性ST-T改变,结合有关资料对冠心病的诊断仍有一定价值。此外,对于运动试验的结果不能肯定阳性或阴性者,加做DCG检查有助于两者鉴别。DCG可使75%的运动试验结果含糊不定者获得确诊。

5. 有利于检出无痛性(无症状性)或隐匿性缺血性ST段改变

自从DCG广泛应用以来,发现不少冠心病患者常有无痛性或隐匿性缺血性ST段改变。据统计,冠心病患者中无痛性心肌缺血的发生率为20%～88%,平均高达50%,这种缺血性ST段改变不仅发生在无症状性冠心病患者中,也常见于有心绞痛发作、心肌梗死后或运动试验阳性的患者。对于心绞痛患者而言,无痛性缺血性ST-T改变的发生频率可远高于心绞痛的发作。目前已认识到,胸痛不是心肌缺血的一项敏感指标,心绞痛患者经治疗后症状缓解,不一定代表心肌缺血已获明显改善,因为不少患者作DCG复查时仍能检出发作性ST-T改变。因此有人提出心肌缺血总负荷的概念,即24小时内有症状与无症状的心肌缺血发作时间的总和。如果经过治疗心肌缺血总负荷明显减少,则说明治疗有效,反之亦然。尽管DCG对于检出无症状性冠心病有一定临床价值,但必须指出,对于DCG中ST改变的临床意义应持慎重态度和作客观的评价,不能凭1～2次短暂的ST段下移或上抬,随便下无症状性冠心病的诊断,因为DCG检测的导联与常规心电图导联不尽相同,对ST段的判定标准要严格。在R波为主的导联上水平型或下垂型压低≥0.1 mV,原先已有ST段压低者,应在原有基础上再压低大≥0.1 mV,并持续超过1 min以上;ST段抬高必须≥0.15 mV,持续>1 min,才考虑为缺血性ST段改变。此外,必须考虑体位改变、排便、排尿、屏气动作、服药(如洋地黄、β受体阻滞剂)、导联电极接触不良、干扰和自主神经功能紊乱等对ST段的影响。

6. 其他

DCG尚可用于心肌梗死后劳动力的鉴定、防治冠心病的药物疗效考核以及冠心病康复期的监护。

(二)监测心律失常及评价

自从 DCG 广泛应用以来,发现在正常人群中也可出现各种类型的心律失常,尤其是室性心律失常。DCG 对心律失常的检出率极高,这对疾病的早期诊断、治疗及预后估价,均有重要价值,但对心律失常应作具体分析,即使为复杂的心律失常,如多形性室早、成对或短阵室速、R—on—T 等,也并不意味着一定会发生室颤,必须结合其基本病因及临床表现作出分析和判断。对于无器质性心脏病及心功能正常者,经随访发现极少可能引起严重的心律失常,相反,有器质性心脏病和心功能不佳者,常可检出严重的心律失常。前者一般不需常规抗心律失常治疗,后者则可酌情应用抗心律失常药物,与此同时应密切观察抗心律失常药物的毒副反应及可能的致心律失常作用,以便及时调整药物种类及剂量。当然,对于属于 Lown 分级 3~5 级者,长时间全面随访仍属必要,以便发现潜在的心肌病变。

(三)DCG 在病态窦房结综合征(简称病窦)中的诊断价值

典型病窦诊断不难。对于早期和不典型病窦,DCG 可作为重要的辅助检查之一,具有重要的临床价值。病窦时 DCG 中可表现为显著窦缓(心室率常<50 次/min),在缓慢窦性心律基础上常合并窦性暂停、窦房阻滞,在窦性暂停后出现交界性逸搏或逸搏心律以及各种快速的心律失常(所谓慢快综合征);病窦所致房颤或房扑,心室率多较缓慢,窦房结恢复时间多显著延长(>1.5 s),且各种心律失常多在夜间睡眠中发生,故患者可无自觉症状,以致长期误诊,也是导致患者猝死的重要原因。DCG 较常规心电图可更多地发现双结病变所引起的心律失常。DCG 也可评价病窦的严重程度,对患者是否需要安置人工心脏起搏器提供有用资料。此外,DCG 也可用于晕厥、眩晕病因的探讨和鉴别。心源性晕厥常因显著心动过缓、窦性停搏和/或严重心律失常所致,可通过 DCG 检查加以证实,而非心源性晕厥或眩晕,如短暂性脑缺血发作(TIA)、血管舒缩障碍或耳源性眩晕等,在 DCG 中常无相应心律失常之改变。但必须指出,显著心动过缓不一定产生晕厥。有人证实有时正常人的心率降至 33 次/min,体育运动员心率甚至降至 28 次/min 而无任何症状。必要时应作窦房结功能测定和心脏电生理检查,以明确诊断。

(四)DCG 在二尖瓣脱垂综合征中的应用

二尖瓣脱垂综合征患者可以无症状或有心悸、头晕、胸痛、乏力、气短等症状;合并严重二尖瓣关闭不全者需手术治疗。本征也是年轻人猝死的重要原因,多数具有心尖区收缩中、晚期喀喇音(click)和(或)收缩期杂音。近年来由于超声心动图的广泛应用,检出率有了很大提高。

30%~40%的二尖瓣脱垂患者在常规心电图的Ⅱ、Ⅲ、aVF 及 $V_4 \sim V_6$ 导联上可有 T 波低平、双相或倒置,ST 段压低或轻度升高;极少数病例可有 Q—T 间期延长和 U 波增大,但这些改变却提示有可能发生猝死的危险。DCG 不仅比常规心电图易检出二尖瓣脱垂患者的各种心律失常,并可对各种心律失常的严重程度作出评价,有利于指导治疗和估价预后。此外,DCG 也有助于解释二尖瓣脱垂的各种临床症状,如二尖瓣脱垂患者的心悸可能与心律失常有关,但也可能无关,因为在 DCG 中显示有心律失常时患者不一定有心悸的感觉,相反,患者感到心悸时而 DCG 中并未见有心律失常,除非症状与心律失常反复同时出现。少数二尖瓣脱垂患者可表现为反复晕厥甚至猝死。这些病例多被认为是与严重心律失常、自发性室颤或心动过缓及二度或三度房室传导阻滞有关。

（五）DCG 在其他心脏病中的应用

1. 心律失常

心肌病中 DCG 较常规心电图易于检出各型心肌病患者的各种心律失常，且对心律失常的严重程度可作出评价，有利于指导临床用药。DCG 也有助于评定心肌病患者的某些症状，如肥厚型心肌病时以往认为患者晕厥发作可能与左室流出道狭窄的程度呈正相关，但 Cane-do 曾对 12 例反复晕厥的肥厚型心肌病患者作 DCG 及有关检查，结果发现只有 5 例有严重左室流出道狭窄，而其余病例的狭窄并不严重，其晕厥主要原因与心律失常有关。肥厚型心肌病所致的猝死过去认为可能与心脏收缩时流出道阻塞加重，冠脉供血减少，心肌灌注不足和心脏射血减少引起心源性脑缺血综合征有关，经 DCG 广泛应用，目前已认识到肥厚型心肌病所致猝死，其主要原因是发生了致命性心律失常。

2. 肺源性心脏病

DCG 不仅可检查出肺心病患者有无心律失常，且可对其合并心律失常的意义作出评价。一般认为肺心病加剧时，因缺氧常可诱发心律失常，相反，随缺氧改善，心律失常可以减少甚至消失，因此 DCG 可作为监测肺心病的病情和严重程度的辅助检查之一。肺心病患者若出现严重室性心律失常，常提示呼吸衰竭加重或并存冠心病。

3. 预激综合征

由于预激综合征可呈持续性或间歇性，尤其是后者有时常规心电图难以发现，DCG 则可提高预激综合征的检出率。60%～80% 的预激综合征患者可合并心律失常，DCG 有助于分清心律失常的类型和程度。

（六）DCG 在安置心脏起搏器患者中的应用

一般而言，根据病史、常规心电图和临床表现可以确定是否适于安置起搏器，但对某些病例，特别是呈间歇性发作，根据上述检查难以确定是否需要安置起搏器者，DCG 检查有助于确定指征。如无症状的高度或完全性房室传导阻滞者，在 DCG 中若发现有 QRS 波增宽和有室性逸搏者，常提示其起搏点不稳定或位于希氏束以下，易发生心室停搏或室颤，尽管无症状也需安置起搏器；病窦患者即使无症状，若发现有较长时间的窦性暂停（>3 s）或伴短阵复杂的室性期前收缩（室性早搏）患者，也是安装起搏器的指征。此外，DCG 易于检出间歇性高度或完全性房室传导阻滞以及危险性心律失常，为临床上是否需安置起搏器提供客观资料。

对于已安置起搏器的患者，DCG 可用于考核起搏效应和对起搏器功能进行检查。如在心率趋势图上，若出现心率比预期的起搏频率慢，则可能提示起搏器功能有故障。DCG 也易于检出有无起搏器"奔放"现象及起搏不良。

（七）DCG 可用于药物治疗的疗效考核

1. 评价抗心律失常药物

根据 DCG 检查，首先可以确定患者心律失常的类型及其严重程度，为临床上是否需要应用抗心律失常药物以及应用何种药物及其剂量提供理论根据。对于已接受抗心律失常药物治疗者，治疗前后做 DCG 检查有助于评价药物的疗效以及指导用药的剂量。一般认为，经治疗后室早数量较治疗前减少 80% 以上，复杂性室性早搏消失，即已达治疗目的。反之，说明治疗效果不佳。

2. 评价抗心绞痛治疗的效果

心绞痛治疗后是否有效，DCG 检查可提供较为客观的指标，根据治疗前后 DCG 检查及跟踪复查的对比分析,可评价治疗效果。治疗后若发作性缺血性 ST－T 改变明显减少或消失,则说明治疗有效。反之,如 PTCA 治疗后,缺血性 ST－T 改变一度缓解或消失,经随访后缺血性 ST－T 改变再度出现或加重,则常提示 PTCA 后冠脉可能再狭窄。

3. 评价正性肌力药物的疗效

心衰患者应用洋地黄及其他正性肌力药物后是否有效,DCG 也可提供客观指标,如通过用药前后心率趋势图的分析,若治疗后心率比治疗前减慢,临床症状改善,则说明治疗有效,反之,说明疗效欠佳。此外,DCG 也可及早发现洋地黄中毒的迹象,服用洋地黄患者在 DCG 跟踪复查中,出现室性心律失常、交界性心律及不伴传导阻滞的房性心动过速,则常提示洋地黄过量。

第四节　心室晚电位

心室晚电位(ventricular late potential,VLP)是指出现在 QRS 波终末部和 ST 段的高频(约 100 Hz)、低振幅($<20\sim25\ \mu V$)的电活动,因该电活动发生在心室活动的晚期,故称为晚电位。VLP 多发生在心肌梗死患者,系受损心室肌延迟除极所致。由于梗死区存在着心肌变性、坏死、纤维病灶和岛状存活心肌混杂交织在一起,使组织形态学或电生理功能都呈现不均匀状态,当激动在此处传导时,可出现单向阻滞、缓慢传导和心肌应激时间不一致,可用电极直接从心内膜或心外膜记录到这种延迟出现的低振幅高频电活动,即碎裂电活动(fragmented activity),也就是 VLP。

VLP 可通过创伤性或无创性方法录得。目前临床应用最广的是通过无创方法应用计算机将体表连续 200 个左右的心动周期的心电图,经滤波叠加技术,将微弱的 VIP 信号放大,把不规则的噪音予以消除,这样记录下来的心电图称为信号叠加平均心电图(SAECG)。信号叠加 VLP 分析方法很多,包括时域法、频域法、时频标测、空间叠加及体表电位标测等等。临床上应用较广的是时域分析(time domain analysis,TDA)。

VLP 的判别标准迄今尚未统一,应用 25 Hz 为高通角频率(截止频率)时,VLP 阳性指征为:①滤波 QRS 间期(HFQRSD):>120 ms;②滤波 QRS 终末 40 ms 的电压均方根(RMS40)$<25\ \mu V$;③滤波后 QRS$<40\ \mu V$ 的持续时间(LAS40)>40 ms。若用 40 Hz 为高通角频率时,则 VLP 阳性标准为:①HFQRSD:>114 ms;②RMS40$<20\ \mu V$;③LAS40>38 ms。上述判断标准用 2 个参数还是 3 个参数尚未统一。若用 2 个参数异常作为 VLP 阳性指标,则敏感性增加,但准确性不如 3 个参数异常。

VLP 检查的临床意义包括:①评价室性心动过速。VLP 是预测折返性室性心动过速的一个可靠指标,VLP 阳性的室速(VT)患者往往属于高危病例,易发生持续性室速和室颤。对于这类患者应进一步作有创电生理检查,以便选择适当药物或采用导管介入疗法及手术,以防治危重性心律失常。相反,VLP 阴性的室速患者,其预后相对良好。②急性心肌梗死时应用。急性心肌梗死发病后 3 小时即可检出 VLP,但多数在 24 小时内出现。急性心肌梗死时,VLP 阳性发生率各家报道不一,一般认为在 20%～50%,少数患者 VLP 可间歇出现。VLP 阳性者易发生持续性室速和/或室颤。相反,梗死后若 VLP 持续阴性者,发生持续性室速的几率明显降低。心肌梗死后 VLP 呈持续阳性者,日后发生心律失常事件明显增加。心肌梗死患者在随访中若 VLP 由阳性转为阴性,往往表明病情和心功能状态改善,反之亦然。在心肌梗死并室壁瘤患者 VLP 阳性多见于伴有心功能较差的患者,其猝死和心律失常的发生率也相应提高。总之,对于心肌梗塞伴 VLP 阳性者,应积极防治严重心律失常的发生。③非缺血性心脏病中 VLP 的临床意义。在扩张型心肌病中,20%～30%的患者 VLP 阳性;阳性者中持续性室速或室颤的发生率为阴性者的 3.5～4 倍,而致心律失常性右室发育不良患者中,VLP 几乎均呈阳性。肥厚型心肌病中 VLP 阳性率约为 20%,阳性患者发生危重心律失常、昏厥和猝死概率明显增加。在正常人群中、VLP 阳性极少见。④疗效判断。VLP 阳性的室速患者,若能成功地予以相应治疗,如给予有效抗心律失常药物治疗、切除心室壁瘤、心内膜下环切、导管消融术切断折返径路等等,则 VLP 可由阳性转为阴性。反之,治疗不成功的病例,VLP 仍可呈阳性,因此 VLP 是否转阴可作为疗效考核的指标。⑤其他。如用于不明原因晕厥的鉴别和筛选等。

第五节　动态血压监测

无创性动态血压监测(ambulatory blood pressure monitoring,ABPM)的应用已有 30 多年历史,但该项技术近年来才获得极大的发展,已广泛应用于临床和高血压防治工作中,使人们对血压及其波动规律的认识提高到一个新水平。ABPM 通常采用上臂袖带间断性自动充气间接测压,根据压力承载法或柯氏音听诊法原理拾取信号并记录贮存。也有根据脉搏波传导速度利用理论或经验公式推算受测血压者。一般每 15～30 min 测定一次,取 24 h 血压平均值,包括 24 h 平均收缩压(MSBP)、平均舒张压(MDBP)、平均脉压(MAP)、基础血压(BBP)。血压负荷范围(指 24 小时内 SBP 或 DBP 超过正常范围次数的百分比)以及血压波动趋势等。毫无疑问,ABPM 比既往随测血压有很多优点,包括具有更好的重复性,较少受心理行为或安慰剂的影响,无白大衣效应,有利于揭示血压昼夜变化规律,观察血压动态变化,有利于评价降压药物的疗效,使我们对于血压病的诊治和研究发生了质的飞跃,对预测高血压并发症的发生和发展以及死亡也颇有价值。

(一)血压变化的昼夜节律

1.正常人血压昼夜节律的特点

一般情况下日间血压大于夜间,日间血压波动大,尤其是收缩压。血压曲线类型:①双峰一谷(长柄勺形),上午 8～9 时血压上升(第一峰),下午 17～18 时上升(第二峰),半夜 2～3 时血压最低形成低谷;②双峰双谷,上午 6～11 时上午峰(M 峰),13～14 时为午间谷(N 谷),16～19 时下午峰(A 峰),22～4 时睡眠谷(S 谷)。

血压昼夜变异的机制尚未阐明,可能与生物钟的控制作用,白昼以交感兴奋为主,夜间以副交感占优势以及去甲肾上腺素、皮质激素、神经体液活动的昼夜节律变化有关。

2.正常血压者 24 h ABPM 各项参数的数值及波动范围

ABPM 迄今尚无统一的正常值标准,不同作者、地区、民族和人群其值不尽相同,一般参考下列标准:①24 h 血压均值<16.7/10.7 kPa(125/80 mmHg);②日间血压均值<18.0/11.3 kPa(135/85 mmHg);③夜间血压均值<16.0/10.0 kPa(120/75 mmHg);④昼夜血压波动差值范围:2.8～6.5 kPa(21～49 mmHg);⑤血压负荷值<10%(即 24 h 内 SBP 或 DBP

超过正常范围次数的百分比）。

3. 高血压患者血压昼夜节律特点

（1）大多数轻、中度原发性高血压保持与正常人相似的血压昼夜变化节律，只是总的血压较高，波动较大。

（2）老年高血压、严重高血压、有明显靶器官受损者，血压昼夜变化的节律消失或波动幅度减少。其机制可能包括：下丘脑－垂体－肾上腺系统周期失调或交感神经系统失调以及维持器官供血以防夜间组织缺血的代偿机制失调。

4. 动态高血压的诊断标准

根据 1997 年美国 JNC7 的建议，ABPM 白天＞18.0/11.3 kPa(135/85 mmHg)，夜间睡眠＞16.0/10.0 kPa(120/75 mmHg)，即应视为高血压。

（二）ABPM 的临床应用

1. 用于诊断轻度高血压

有利于识别"白大衣高血压"或"诊所高血压"。事实上 1/5 的轻型高血压属于"白大衣高血压"，因这类受检者 ABPM 正常。此外，ABPM 还能显示"假阴性"，即有时偶测血压正常，但 ABPM 有高血压改变。

2. 原发性与继发性高血压的鉴别

原发性高血压绝大多数仍保持血压昼夜变化的节律，而 70% 的继发性高血压缺乏昼夜变化节律，包括嗜铬细胞瘤、肾性高血压、原发性醛固酮增多症等。

3. 评估高血压的严重程度

重度高血压不仅使血压昼夜节律消失，夜间血压仍持续升。高者左室肥厚、心脏急性事件的发生率也增高。ABPM 有助于分析心肌缺血、心律失常、脑卒中，尤其与 Hoher、ECG 同时监测，可观察冠心病心绞痛、心律失常与血压升高和降低之间的因果关系和时间顺序，有利于制订合理的治疗方案。业已证实，上午 6～12 时是急性心血管事件如急性心肌梗死、心源性猝死、脑卒中的好发时间，而此时往往是血压上升和波动较大的时候，也是血小板聚集率最高、血中去甲肾上腺素和皮质激素浓度增高之时，因此控制这段时间的血压对预防心脏急性事件颇有价值。

4. 指导临床选用降压药和评价疗效

ABPM 不仅能观察降压药的作用持续时间和降压效果，且能确定药物能否有效控制 24 h 血压，有利于选择治疗方案。业已证实，β－阻滞剂使夜间 SBP 下降减少，血管紧张素转换酶抑制剂（ACEI）降低夜间 SBP 和 DBP 均较明显，钙拮抗剂或利尿剂对昼夜节律的影响不明显。一般认为 24 h 降压谷峰（T/P）比值＞50% 的降压药为理想药物，反之为不理想降压药。

评定抗高血压治疗的疗效标准，目前有两种方法：①治疗后异常血压值比治疗前下降＞90% 为显效，较前减少 50%～90% 为有效，＜50% 为无效；②治疗后血压非正常值下降至正常的＞90% 为显效，50%～90% 为有效，＜50% 为无效。

ABPM 是一项有发展前景的诊断新技术，但 ABPM 还不是真正连续的动态血压监测，即使每 20 min 测 1 次血压，仅获得 0.1% 的血压数据，无法取得短时间内血压波动的信息，而且上臂运动还可导致测值误差，目前监测方法也不尽完善等等，均有待进一步改正，但可以预见它对高血压病的诊治将发挥越来越大的作用。

第六节　超声心动图

超声心动图（echocardiogram）是继心电图之后最广泛用于心血管病诊断的主要设备，它能以自然显像形式显示心脏并记录心脏结构的运动。目前用于心血管病诊断的超声心动图主要有以下几种类型。

（一）M 型超声心动图（M—mode echocardiogram）

M 型超声心动图能以极高的灵敏度检测心脏的搏动，测量精度达毫米级，对测量心脏大小、心壁厚薄，了解瓣膜结构和功能，心腔内肿物和心包积液均有很大帮助。由于它属于一维图像，因此探测不到心脏某些部位是其缺点。根据 M 型超声心动图对各种心脏病诊断的准确程度和应用价值，大致可分为三类。

1. 具有确诊价值的疾病

二尖瓣狭窄、瓣膜赘生物（如感染性心内膜炎赘生物）、腱索断裂、心包积液（积液量＞50 ml 即能发现）、心内肿瘤（如左房黏液瘤）、肥厚型心肌病等。

2. 具有重要参考价值的疾病

二尖瓣脱垂、Fallot 四联症、房间隔缺损、主动脉窦瘤破裂、右心室双出口、单心室、三尖瓣下移畸形、主动脉瓣狭窄及关闭不全、室间隔缺损、肺动脉瓣狭窄。能鉴别心脏负荷过重的类型，即属于容量（舒张期）负荷过重还是压力（收缩期）负荷过重。对扩张型心肌病也有重要诊断价值。

3. 作为一般性诊断参考

有冠心病、肺心病、心肌炎、二尖瓣关闭不全、高血压和心律失常、限制型心肌病等。

4. 通过心脏声学造影

由外周静脉或直接在心内（通过心导管）注射声学造影剂，如 3% 双氧水（按 0.01 ml/kg）释放的氧气，及碳酸氢钠与维生素 C 或醋酸产生二氧化碳以改变血液的均质性，在超声束通过时产生浓密的回声反射，可确定心脏解剖结构，确定心内分流部位，测定臂心循环时间以了解心功能状态，观察和确定有无瓣膜关闭不全，也可作为确定心腔大小、心壁厚度及血流速度的参考。

5. 测定心功能和心动周期时相

M 型超声心动图可测定：①心脏泵血功能，包括左心室每搏排血量（SV）、心排血量（CO）和心脏指数（CI）、射血分数（EF）等；②心肌收缩力的测定，包括左室短轴缩短率（△D）、左心室周径向心缩短率（Vcf）和平均左室周径向心缩短率（mVcf）、收缩期左心室后壁或室间隔的增厚率（△T）以及左室后壁和室间隔平均收缩速度（Vpw，Vivs）等；③左心室舒张功能测定，包括二尖瓣前叶 EF 斜率、E/A 峰比值、左心室快速充盈期、缓慢充盈期、心房充盈期及其相应充盈分数的测定等。应用 M 型超声心动图也可对心动周期中收缩时间间期以及舒张期各时期进行测定和评估，有利于对患者心功能状态的判定。

（二）二维超声心动图（two—dimensional echocardiogram）

二维超声心动图能形象地直观地显示心脏、大血管的结构平面及其活动状态，分辨率高的仪器尚能观察冠状动脉主干及其主要分支。对心脏的观察比 M 型超声心动图优越，但对某一线上心壁与瓣膜的活动幅度、速度及各界面间的前后径测定，却没有 M 型超声心动图精确。因此,二维超声心动图不能完全代替 M 型超声心动图的作用。目前新型二维超声心动图仪多附有 M 型装置,两者结合可起到相互补充,扬长避短的作用。

由于二维超声心动图能直观实时地显示心脏各大血管的解剖形态及瓣膜、心壁的运动状态,能一目了然地观察出正常与病态变化。与心电图、心音、颈动脉波、心尖搏动图等相结合,能准确地获得心动周期中某个时相的心脏静止图像,并能检测心脏各种功能,如泵血功能、心搏出量、心肌缩短速率、射血分数、收缩时间间期测定等。与多普勒超声检查相结合,可以检出心腔及大血管内任一点的血流信息(血流速度、血流量及湍流发生的部位及时相,判断出心脏杂音产生的部位、来源及血流动力学的变化)。

根据二维超声心动图对各种心脏病诊断的可靠程度和应用价值,可分为以下几类。

1.具有确诊价值的疾病

二尖瓣和三尖瓣狭窄、主动脉瓣和肺动脉瓣狭窄、心包积液、心内占位性病变(包括肿瘤、血栓、赘生物)、肥厚型心肌病、感染性心内膜炎赘生物(一般情况下不能区别感染属于活动期还是静止期,必须结合临床)、心室壁瘤、假性动脉瘤、主动脉夹层、房间隔或室间隔缺损、法洛四联症、右心室双出口、单心室、三尖瓣下移畸形等。

2.可提供重要诊断线索的疾病

扩张型心肌病、心肌梗死、慢性肺源性心脏病、二尖瓣或三尖瓣关闭不全、心腔内血栓、主动脉窦瘤破裂、二尖瓣脱垂、二尖瓣环钙化、退行性瓣膜病变、完全性大动脉转位、永存动脉干等。

3.能提供参考价值的疾病

高血压、缩窄性心包炎、限制型心肌病、心脏淀粉样变、心肌炎、心绞痛、人造瓣膜功能状态的观察等。

通过心脏声学造影可提高二维超声心动图诊断心血管疾病的准确性,尤其对伴有右向左或双向分流的先天性心脏病的诊断价值更大。此外配合运动试验或药物负荷试验,如静注双嘧达莫,可提高冠心病的检出率。

(三)多普勒超声心动图(Doppler echocardiogram)

多普勒超声心动图常与 M 型或二维超声心动图相结合,以心脏或大血管内血流中的红细胞为声靶,采用高灵敏度电路收集血流后向散射信号,根据多普勒效应原理,对其声波频移信号进行快速傅立叶转换后,将血流的方向、速度及性状用频谱或彩色编码方式显示,故多普勒超声心动图可分为频谱型(包括脉冲多普勒和连续多普勒)和彩色多普勒超声心动图(常用)。

彩色多普勒血流显像(Doppler color flow imaging)是将声波频移的大小和方向的信息,通过色强显示(intensity map)、色彩显示(hue map)和色差显示(variance map),能一目了然地用彩色显示血流方向及流量,能快速确定地测定有无异常血流以及其出现时间、所在部位、波及范围等。

临床上常先用 M 型或二维超声心动图确定心脏和大血管的解剖结构,后用彩色多普勒超声心动图作宏观扫描,以迅速发现异常血流的位置、方向、角度与范围,然后用频谱多普勒对异常血流部位作取样容积选择,以更精确地检测与计算血流的速度、方向及有关参数。目前多普勒超声心动图主要用于判断心内有无分流和反流的存在,鉴别杂音来源,确定心杂音部位。可用于诊断瓣膜狭窄和返流,对二尖瓣和三尖瓣、主动脉瓣和肺动脉瓣的狭窄和关闭不全能作出诊断,其敏感性和特异性均＞90％。检测分流性疾病,如房、室间隔缺损,动脉导管未闭等,通过对血流和瓣口面积的观察,可检测瓣膜前后的压力阶差,对分流量和心输出量也可作定量测定。

晚近应用彩色多普勒能量图,通过采集红细胞运动的动能,能完整清晰地显示血管床和网络,有利于末梢血流、低速血流的显示。多普勒组织成像技术也已应运而生,通过从运动的心肌中采集多普勒频移信息,删除血流信息,用彩色多普勒编码心肌的运动,可快速检测与评估心肌的灌注与活性情况。应用声学定量及彩色编码室壁运动分析技术,可对整体心功能、室壁运动状况作出动态、实时的评估。这些新方法的问世,对心血管病的诊治必将发挥越来越大的作用。

(四)经食管超声心动图(transesophageal echocardiogram,TEE)

经食管超声心动图是将特制的超声探头置于食管内,由后向前近距离检查心脏深部结构,能清晰地获得相应的超声图像,有利于提高心脏病诊断的敏感性和特异性,且可克服经胸壁作超声心动图检查时,当遇到肺气肿、气胸、肥胖、胸廓畸形等情况,常难以获得满意超声图像的缺点。目前经食管超声心动检查可获得 M 型,二维和多普勒超声心动图图像,与常规超声检查相结合,能更全面地观察心脏大血管的结构形态学、功能状态和血流动力学的变化,有利于心血管疾病的诊断,特别对观察和发现左房及左心耳内的深部血栓及赘生物,主动脉夹层,人造瓣膜的功能异常、有无撕裂、钙化及瓣周漏以及冠状动脉病变(狭窄、局限性扩张、动静脉瘘等)与上腔静脉阻塞和畸形等有重要诊断价值。经食管超声心动图可于心脏直视手术中或导管介入性治疗中(如经皮二尖瓣球囊成形术治疗二尖瓣狭窄),在不干扰手术的情况下,实时监测术中及围术期的心功能变化,协助手术方案的确定和修订,对有关心脏手术如对心瓣膜病变、先天性心脏病心内畸形矫治的情况及疗效,进行即刻评价。对于有肝硬化食管静脉曲张、各种原因所致的食管狭窄、严重心功能不全或心律失常者,不宜作经食管超声心动图检查。

近年来经食管超声心动图采用多平面纵轴和横轴切面扫查,经计算机贮存、分析和处理后,可获得较理想的三维(立体)超声心动图像。这些方法进一步完善后,相信将为心血管疾病的诊断、心功能评价、疗效考核开辟新途径。

(五)血管内超声显像技术(intravasc ularultrasound imaging)

血管内超声显像技术又称为管腔内超声或导管探头超声显像,主要用于血管病变的检查,在介入性治疗前检查,可做定性及定量诊断;介入性治疗后复查,可以评价治疗效果,并可及时发现与治疗相关的并发症,有助于预后判断。

血管内超声可提供高质量的血管壁切面图像,有助于观察血管壁粥样斑块的形态、性质、范围、厚度、成分和血管阻塞程度等,有利于鉴别富含脂质的"软斑块"和富含胶原纤维、钙化的"硬斑块"。目前应用最广的是用来观察冠状动脉和外周血管的病变。血管内超声技术与介入性治疗技术结合为一体的导管应用,使其能够观察各种介入性治疗的过程(如经皮冠状动脉腔内成形术,即 PTCA),提示血管内膜分离情况,帮助临床医生选择最佳介入性治疗方案、评价疗效、估计预后和决定是否需要进一步的介入治疗,且能及时发现介入治疗的并发症如内膜下夹层形成,以便及时采取补救措施。

(六)三维和四维超声心动图(three—and four—dimensional echocardiogram)

将二维超声心动图探头置于胸前或食管内,通过连续截取不同角度平面的二维超声心动图,将此图像数字化,经计算机分析、储存,然后重建心脏立体结构图像,即为三维超声心动图。由于心脏是不断跳动的脏器,在三维超声心动图基础上,根据不同时相和位置模拟正常的心脏跳动,提供动态三维超声心动图,即为四维超声心动图。

三维和四维超声心动图的出现,在超声史上具有划时代的意义。三维和四维超声心动图不仅能重建心室、心房,且对二尖瓣、三尖瓣、冠状动脉、先天性心脏病、心内占位病变(肿瘤、血栓、赘生物等)皆可进行重建;不仅可观察心脏大血管的形态、位置、厚度、内径,而且有助于了解各结构的空间关系与活动情况,能更准确地测量心室容积和心功能的有关参数,更直观逼真地显示左心室壁的整体、局部活动情况,有利于对心室功能做更准确的定量分析。该项技术的进一步完善,必将在心血管病的诊断、判断病情、疗效考核和预后评估方面发挥积极作用。

目前结合超声进行心血管病介入治疗已应运而生,而应用超声能量直接参与心脏和血管内介入治疗的技术也已供临床试用。

第七节　心血管放射学检查

(一)普通 X 线检查

普通 X 线检查属心血管病常规检查之一,无论透视或摄片检查只能从不同体位或角度观察心脏的周边轮廓,不能观察心脏的内部结构。因此,一般仅提供以下参数供临床判断。

1. 确定心脏和房室有无增大

根据心腔增大的数目和程度不同,临床上常见病理性心外形改变包括以下几种。

(1)"二尖瓣型"心,又称为"梨形心",其特点为肺动脉段(心腰部)膨凸,常反映右心负荷过重或以其为主的心腔变化,常见于二尖瓣狭窄、房间隔缺损、肺动脉狭窄和肺动脉高压等疾病。

(2)"主动脉型心",又称为"靴形心",其特点是肺动脉段(心腰部)凹陷,主动脉常可延长增宽,常反映左心负荷过重或以其为主的心腔变化,常见于主动脉瓣病变、高血压、冠心病等。

(3)"普遍增大型"或称为"普大型心",其特点是心影较均匀地向两侧增大,肺动脉段平直,主动脉结正常,有时可呈球形或烧瓶形。临床上常见的如扩张型心肌病,往往表现为 4 个心腔普遍性增大而搏动减弱。心包积液时心影常呈烧瓶形,且心影大小可随体位而改变,一般认为,心包积液>150 ml,X 线才能发现,而超声心动图检查时,心包积液>50 ml 即可诊断。此外,心肌炎、多瓣膜病变、缺血性心脏病、心肌硬化也可表现为"普大型心"。

(4)"移行型",其特点是上述三种心型相互组合,即"二尖瓣－主动脉型心"、"主动脉－普大型心"、"二尖瓣－普大型心"等等,常反映左右心负荷不均称增加的心腔变化;也可以某一心形为主,如二尖瓣病变为主,伴主动脉瓣型改变,风湿性二尖瓣病变并风湿性心肌炎时,可呈"二尖瓣－普大型心"改变等等。

(5)其他:如心包或纵隔肿瘤可使心影呈"怪异形"改变,心上形完全性肺静脉畸形引流可呈"雪人征"心形;必须指出,心影大小正常不能保证心脏正常,如严重心绞痛、限制型心肌病患者心影可以正常。但心影扩大可以肯定有器质性心脏病存在。此外,上述心影外形的描述,并不代表具体心脏病,必须结合临床体征及有关检查,才能作出正确诊断。

2.心脏钙化

钙的沉积可在心影中见到,包括以下几种。

(1)瓣膜钙化。多见于二尖瓣和主动脉瓣,常因风湿性心瓣膜病和老年性瓣膜退行性变所致。前者常累及瓣膜本身,后者以瓣环处尤为明显。

(2)心包钙化。多见于缩窄性心包炎(以慢性结核性为主),也见于心包积血或心包肿瘤钙化。

(3)心房或心室壁钙化。左心房壁钙化多见于风湿性二尖瓣病变者;心室壁钙化常见于心肌梗死后瘢痕钙化或心室壁瘤、附壁血栓钙化。

(4)主动脉和冠状动脉钙化。主动脉粥样硬化钙盐沉着,在普通X线可发现主动脉壁有条索状或斑点状钙化影,而冠脉钙化一般较难发现,偶尔可见钙化影。

3.胸主动脉异常

主要表现为主动脉迂曲延长、扩张、钙化和动脉瘤等。主动脉迂曲延长常见于高血压、动脉粥样硬化和老年性退行性变,而主动脉扩张可见于动脉硬化、主动脉夹层(近期内主动脉进行性扩张)和大动脉炎等。主动脉瘤系局部病理性扩张所致,常见于梅毒、Marfarn综合征、主动脉粥样硬化、大动脉炎和先天性动脉瘤等。主动脉钙化多见于动脉粥样硬化和梅毒性主动脉炎。此外,尚可发现右位主动脉弓、主动脉缩窄等畸形。

4.肺循环异常

胸部X线检查不仅需要判断有无心影和大血管的异常,同时必须注意有无肺部病变和肺循环异常,这对心血管疾患的诊断和鉴别诊断也有重要价值。肺循环异常的主要表现如下所述。

(1)肺血增多:主要见于左向右分流或有动静脉血混合的双向分流的先天性心脏病,如房室间隔缺损、动脉导管未闭、单心室等。此外,甲亢、体动—静脉瘘、高动力循环时也可表现为肺血增多,其特点为肺血管纹理增多增粗肺门影增大,肺动脉搏动增强,可呈肺门舞蹈症。

(2)肺血减少:常见于肺动脉狭窄、法洛三联症、法洛四联症、肺动脉闭锁等,其特点为肺血管纹理纤细、稀疏,肺门动脉阴影缩小,搏动减弱,肺动脉段可表现为膨隆(如肺动脉瓣狭窄、肺动脉高压)或平直或凹陷(见于肺动脉瓣下狭窄),肺野透亮度增加。此外,严重肺动脉狭窄或闭锁,可见代偿性肺侧支循环建立。

(3)肺淤血:常见于二尖瓣狭窄,左房黏液瘤和各种原因所致左心衰竭,引起肺静脉压力增高,导致肺小静脉和毛细血管淤血,其特点为肺纹理普遍增多,边缘模糊,肺门影增大,尤其是上肺门影增宽更明显,肺透亮度降低,肺内可有含铁血黄素沉着。

(4)肺水肿:当肺静脉压升高超过血浆蛋白渗透压,则可发生血浆外渗,导致肺水肿。早期表现为肺间质水肿,若肺静脉压继续升高,则血浆渗入到肺泡内可出现肺泡性肺水肿。前者在肺淤血基础上出现KerleyA、B、C线,可伴叶间胸膜影增厚和少量胸腔积液;后者表现为肺门大片状模糊阴影,并向肺野扩散,呈"蝴蝶状"或"翼状",而肺尖、肺底及肺外围相对清晰。

(5)肺动脉高压:多见于左向右分流的先天性心脏病,继发于各种原因的左心衰患者以及原发性肺动脉高压症和肺动脉栓塞等,其特点为肺动脉段明显膨隆,肺门动脉扩张和右室增大,外围肺动脉纤细、减少,呈"残根样"改变。

(6)肺梗死:常是外周静脉血栓脱落栓塞肺动脉的结果,急性期X线可缺乏特异性改变,典型者可表现为梗死区呈三角形实变阴影,患侧胸腔少量积液伴膈肌上升和活动受限。

总之,普通 X 线检查对心血管病的诊断可提供极有用的信息和参数,但缺乏特异性,必须密切结合临床和有关检查,才能发挥其积极作用。对于复杂病例,按需可施行心血管造影、CT 和磁共振检查,以明确诊断。

(二)电子计算机 X 线体层摄影(computed tomograph,CT)

自从 1972 年英国学者 Ambrose 和 Hounsfield 研制成功第一台电子计算机 X 线体层摄影机以来,经 30 多年不断改进和完善,CT 技术已发展到采用高速或超高速多层面扫描技术,适用于检测不断跳动的心脏的第三、第四代产品。新型 CT 不仅能实时观察心脏运动和解剖结构的变化,并能快速重建心脏的三维图像。由于 CT 有良好的密度分辨率,可清晰地分辨各种组织结构,如骨骼、肌肉、脂肪、液体和气体等等,不仅能满足心脏大血管形态学的诊断,且能提供无组织结构重叠的人体横断面图像。后者可弥补普通 X 线平片、心脏和血管造影时有影像重叠的现象。CT 扫描视野宽阔,可全面观察心脏、大血管和周围组织器官(如肺、肋骨、纵隔)的关系,此点优于超声心动图,因此,CT 已成为现代诊断心血管病的重要手段之一。

目前心血管系统 CT 检查主要采用三种方法:①静态扫描,仅适用于心血管的解剖学研究。②心电图门控扫描,利用心电图同步门控收集心动周期中任何时相(收缩期或舒张期)的 CT 扫描数据,可解决因心脏搏动带来的成像困难,可停帧和动态观察心动周期中心脏舒缩功能和解剖结构的变化,对心血管疾病不仅可作出解剖学诊断,也可作出功能学诊断,并能提供心脏舒缩功能的参数。③动态扫描,指短时间内对某一心脏平面进行反复连续扫描,为了增强效果,常需配合注射血管造影剂,以便动态观察心脏解剖结构和心功能的变化。

CT 对下列心血管疾病的诊断有较大价值。

1. 主动脉夹层(以往称主动脉夹层动脉瘤)

视情况可采用单纯静态扫描、CT 造影(由外周静脉急速推注 75%泛影葡胺 100 ml)和连续快速扫描,可获得主动脉夹层的主要征象,包括:①主动脉明显扩大。②证实剥离的内膜有钙化。③有可能发现剥离内膜的存在,此为主动脉夹层的特异征象。④证实主动脉内有两个腔,即主动脉本来的腔(真腔,此腔可变形)和夹层形成的假腔,在真假腔之间有撕裂的内膜片,有时尚可发现假腔内血栓和血液由破裂主动脉流出,根据上述特点可作出主动脉夹层的诊断。CT 对本病诊断的敏感性和特异性较高,对于主动脉弓部和降部的夹层检出率高于超声心动图。

2. 冠心病

应用心电图门控 CT 扫描和快速实时动态 CT 扫描技术对心肌梗死的诊断有较大价值,不仅有利于确定梗死部位和范围,且能检出临床上诊断颇感困难的无 Q 波性心肌梗死病例。CT 能发现坏死和缺血心肌部位的心壁在收缩期不增厚甚至变薄,不仅不向内收缩甚至向外膨出,产生矛盾运动,而正常部位的心肌收缩期厚度呈代偿性增加和运动幅度增大,两者形成鲜明对比从而可以确诊。此外,尚可进行无创伤性心功能测定,以估价预后。

CT 对早期发现心肌梗死后心室壁瘤形成和鉴别真假室壁瘤也有一定价值。CT 可发现心室壁瘤部位心壁变薄并向外膨突,收缩期运动减弱、无运动或呈矛盾运动,有时尚能发现附壁血栓,据此可以作出室壁瘤的诊断。所谓假性室壁瘤是指心肌梗死的心室壁破裂后形成的局限性心包积血,瘤壁仅由心包纤维组织和凝血块构成而无心肌成分,往往形成巨大囊腔以狭窄通道与左室相通。CT 不仅可发现心壁外与心包之间的囊状或球状血肿(假性室壁瘤),且能见到自左心室腔通过左室壁的一个小破裂口,即所谓"窄颈",与假性室壁瘤相通,据此可与真性室壁瘤作出鉴别。

晚近有人用CT评价冠脉搭桥术后移植血管是否通畅,以代替血管造影,但有关技术尚未完全解决,有待今后进一步研究。采用超高速CT(UFCT),已能直接观察冠脉病变,根据冠脉内钙化程度评估有无冠心病。

3. 心内占位性病变

最常见的心内占位病变是血栓。超声心动图能检出多数心腔内血栓,对于较小血栓、新鲜血栓和特殊部位的血栓,如邻近心脏膈面的心腔内血栓、心房顶部和心耳部血栓,超声心动图常难以检出,而采用造影增强的CT扫描,有可能发现上述部位的血栓。因此,CT可作为超声心动图检查的补充。至于左房黏液瘤等肿瘤性疾病和感染性心内膜炎赘生物,超声心动图多能诊断,因此,一般无须作CT检查。

4. 心包疾病

由于心包内脂肪和周邻肺组织密度差较大,CT有良好的密度分辨率,因此,用CT对心包膜观察优于超声心动图检查,不仅对心包积液检出率和敏感性高,只要心包腔内有50 ml以上积液即能发现,且可对积液量、部位和积液性质作出判断。一般漏出液其密度与软组织相似,据此可判断心包积液的性质。由于CT对心包膜观察较为满意,因此能检测心包膜厚度,易于检出心包钙化和增厚,这对缩窄性心包炎的诊断有利。此外,CT也可用于诊断心包缺损、心包囊肿和心包肿瘤等心包疾病。

5. 先天性心脏病

CT的横断扫描,避免了影像的重叠,加上良好的密度和空间分辨率,适用于心血管形态学诊断。应用超高速CT可清晰显示心房、心室及大血管的解剖形态、连接关系、方位及血流动力学状况,有助于先心病的诊断。目前CT主要用于心脏和大血管的位置异常、主动脉缩窄、主动脉弓畸形等疾病的诊断,至于心内畸形如房室间隔缺损、法洛四联症等的诊断价值不如超声心动图、多普勒血流彩色显像等检查技术方便可靠。

6. 心瓣膜病

CT电影扫描对显示瓣膜活动及心室壁的运动等特别有利,有助于诊断各种心瓣膜病,尤其对观察瓣膜关闭不全和狭窄的定量诊断有一定帮助,可作为超声心动图的补充。

7. 其他

CT对心肌病(包括扩张型、肥厚型、限制型心肌病)和肺动脉疾病的诊断有一定帮助。此外,CT也可用于心功能、血流动力学的检查。

总之,CT作为新型的医学影像技术,随着设备和设计的改进,必将扩大其在心血管疾病诊断领域中的应用。晚近有人将CT与磁共振成像术(magnetic resonance imaging,MRI)结合起来,不仅可提高图像清晰度,而且能三维重建心脏图像,其应用前景宽广。

(三)磁共振成像(MRI)

磁共振成像首先由美国学者 Blaeh. F 和 Pucell. E. M 提出,20世纪80年代初应用于临床。随着MRI设备的不断更新,技术发展日趋成熟,目前已成为心血管病影像诊断的重要组成部分。MRI是生物磁自旋成像技术,利用人体自身存在的氢原子核自旋运动的特点,使用磁场标定人体层面的空间位置,再以无线电波(射频脉冲)进行序列照射,激发原子核,而产生磁共振现象。一旦无线电波照射停止,则被激发的原子核又回复到静止的平衡状态,而把吸收的能量释放出来,这一能量信号可由检测器检测,经电子计算机进行空间编码,然后由转换器重建图像。MRI 依照磁体类型可分为永磁型、常导型和超导型。用于心血管病检查的 MRI 以磁场和梯度场强度较高的超导型为佳。由于心脏是不断搏动的脏器,因此心脏 MRI 必须采用心电门控自旋回波技术,才能清晰地显示心脏及大血管的解剖结构及周邻关系。近年来应用电影梯度回波序列、快速梯度回波序列和屏气快速梯度回波技术以及回波平面成像技术,不仅能显示心血管的形态学变化,且可对心功能状态、心肌灌注状态作出客观评价。MRI 血管造影业已开展,主要采用时间飞跃效应、位相对比效应等原理,经三维数据采集及图像重建,获得与周围静止组织相比较强的血流信号,达到血管成像。

MRI 临床上主要适用于下列心血管疾病的诊断。

1. 冠心病

MRI 对急性心肌梗死、急性心肌缺血有诊断价值,可表现为弛豫时间 T_1(自旋-晶格弛豫时间)和弛豫时间孔(自旋-自旋弛豫时间)延长,梗死区 T_2 加权像信号增强,心肌变薄。使用 MRI 腰磁性造影剂 Gd-DTPA 后,梗死区 T_1 加权像呈均匀性或边缘性强化,能准确判定梗死的边界和范围,有利于心肌梗死的定量诊断,跟踪复查可评估心肌再灌注的范围和程度,动态评价疗效。陈旧性心肌梗死表现为局部心壁变薄,信号强度变弱,弛豫时间缩短,且能发现梗死的并发症如心室壁瘤、心腔内附壁血栓等,对心功能状态也能作出客观评价。以 MRI 显示冠状动脉已有报道,主要采用屏气快速梯度回波技术、回波平面成像技术以及时间飞跃效应原理,但该技术尚需进一步完善,才能供临床应用。

2. 心肌病

MRI 对肥厚型心肌病诊断准确,可清楚显示肥厚心肌的分布部位、范围和程序。通过 T_1、T_2 可以测定心肌特性,能定量测定扩张型心肌病的心室容积及心功能状态,对限制型心肌病显示心内膜增厚也颇有帮助。

3. 先天性心脏病

由于 MRI 能清晰显示心脏及大血管的解剖结构,确定各房室及大血管的形态、大小、数目及房室与大血管的连接关系,因此对各种简单或复杂的心血管畸形均能作出较准确的诊断。鉴于一般常见先心病可用超声心动图和普通 X 线及心血管造影作出诊断,MRI 主要用于复杂先心病的诊断。MRI 对先天性瓣膜畸形的显示尚欠满意,电影 MRI 和回波平面成像技术的应用可提高诊断率。

4. 瓣膜病

电影 MRI 对瓣膜反流十分敏感,且可定量评估瓣膜反流的程度,由于超声心动图和多普勒彩色血流显像技术对心瓣膜病已能作出诊断,故一般情况下不必应用 MRI 等设备昂贵的技术。

5. 心包疾病

MRI 能清楚显示心包结构,对心包膜厚度可准确测定,故有利于早期心包增厚的诊断;对心包积液也很敏感,根据积液对 T_1 和 T_2 信号不同,可判断积液成分为漏出液、渗出液、积血和积脓。对心包内占位性病变诊断准确率极高,对心包膜病变的性质如纤维化、钙化的分辨率高于超声和 CT 技术。

6. 心腔内占位性病变

MRI 对确定心腔内有无占位性病变(肿瘤、血栓、赘生物等)有确诊价值,且可根据 T_1、T_2 值对占位病变的性质作出判断,如黏液瘤常呈中等信号,血栓早期呈高信号,晚期呈低信号。

此外,MRI尚可确定心腔内占位性病变的部位、大小、数目、性质、与房室瓣的关系等,对鉴别心脏良恶性肿瘤也有一定帮助。

7.大血管疾病

MRI对主动脉夹层、主动脉瘤、多发性大动脉炎的诊断优于超声和CT,对上述方法难以确诊者可作MRI检查。MRI不仅能确定有无大血管疾病,且对有关病变可作出定量分析,如对主动脉瘤可了解其部位、形态、长度、大小、范围、受累分支的情况、有无合并血栓以及与周邻组织的关系等。

由于MRI无电离辐射,对人体无害,空间分辨率及心电图门控三维成像优于超声心动图和放射性核素技术,多维成像方法优于CT仅能作横断面显像。因此MRI是极有发展前途的影像技术,基于MRI费用高昂,一般不作为首选,仅在常规心血管影像技术仍难以确定诊断者,予以应用。

第八节　放射性核素检查技术

放射性核素检查技术(radionuclide techniques)是利用放射性核素或其标记化合物,代替同类的非放射性物质引入体内,追踪其在体内脏器及组织中的位置、数量及转变,据此可用于对器官功能进行动态观察、器官显像以及机体内涪陛物质的超微量分析。该技术在心血管疾病应用方面主要包括:①心功能测定。②心血池显像和心肌显像。③放射性核素心血管造影。④放射免疫分析。

(一)心功能测定

临床上常用的如心排血量测定、左心室射血分数(EF)以及肺稀释曲线测定。心排出量测定是通过静脉快速注入放射性^{131}I-人血清白蛋白,于心前区描记放射性标记物通过心脏各房室的时间-放射性浓度曲线。根据稀释法原理,放射性标记物通过心脏的时间-放射性浓度曲线的积分,与通过心脏的血流量成反比关系,从而计算出心排出量。

本检测主要用于估价心脏储备功能,了解急性循环衰竭患者的血流动力学改变,估价病情和指导治疗。

左室射血分数可采用^{99m}Tc在体内标记红细胞或转铁蛋白,短期内不能透过血管壁,并在血液中呈均匀分布的特性,用"心脏核素听诊器"探测或用门电路控制的γ照相机照相,便可获得左心室内放射性涨落或心室随收缩或舒张而发生的容量变化的数据,通过电子计算机处理,即得到左心室射血分数。本参数对于冠心病的诊断及对冠心病患者心肌缺血的监测和药物、介入或手术治疗的疗效观察,对心肌梗死患者预后的评价,均有重要参考价值。

放射性核素肺稀释曲线是一种测定中心循环内有无左向右分流的检查方法。正常人当静脉快速注入^{99m}Tc或^{111m}In"弹丸"后,在肺部所记录到的时间-放射性浓度曲线应是上升和下降都十分陡峭的曲线,继之出现体循环混合后的再循环峰。当中心循环存在左向右分流时,第一次通过肺的放射性物质经分流通道过早地又回到肺中,这时记录到肺的时间-放射性浓度曲线下降支变得延缓且出现分流峰。据对曲线的分析,计算出肺循环和体循环血量(QP/QS)比值,据此可算出左向右分流量的大小,对先天性房、室间隔缺损等疾病的病情估计颇有帮助。

（二）心血池显像

心血池显像是利用放射性核素标记物注入人体血管内,在短期内不透过血管壁,并均匀地分布于心腔和大血管内,通过扫描或 γ 照相机可在体外显示心脏大血管血池的影像。常用的心血池显像有如下几种。

1. 静态心血池显像

常用的血池显像剂有 ^{99m}Tc 标记的人血清白蛋白($^{99m}Tc-$human Serum abumin,$^{99m}Tc-$HSA)和 ^{99m}Tc 标记的红细胞($^{99m}Tc-$RBC),经静脉注射 10~15 min 后,应用闪烁扫描仪或 γ 照相机进行多体位扫描或照相,可获得心脏大血管及其周邻组织器官的有关显像图。临床上主要用于下列疾病的诊断和鉴别诊断:①鉴别心包积液与扩张型心肌病引起的球形大心脏;②确定心内有无占位性病变,如左房黏液瘤;③主动脉瘤与纵隔肿瘤,腹主动脉瘤与腹腔实质性肿瘤的鉴别;④诊断心室壁瘤等。

2. 门电路心血池显像

静脉注射血池放射性核素显像剂之后,应用受检者自身心电图 R 波为触发 γ 照相机的信号,选择性地或连续快速拍摄心动周期中各时相的影像,可实时显示心脏舒缩过程的动态图像,有利于观察分析心室壁运动的情况。通过血池显像可获得心室容积曲线,可定量分析心室舒张末期(EDV)和收缩末期的容量(ESV),采用容积法可计算出心排出量、射血分数、心脏指数(CI)等心功能指标,有利于对受检者心功能的评估。心血池显像目前已能建立三维空间图像,可更真实地对心脏的解剖形态学和心功能状态作出更客观的评价。门电路心血池显像结合运动负荷试验或药物介入试验,可提高冠心病诊断的灵敏度,对某些无症状性心肌缺血的诊断也很有价值。基于心肌收缩的位相变化与激动传导的时序有恒定关系,因此应用位相动态分析可直接观察激动传导的起点和途径,对确定室上性心动过速的折返途径、预激综合征旁路定位以及左、右束支传导阻滞的定位等,可与心电生理检查相媲美,甚至更为准确。此外,对心室壁瘤室壁运动情况的评价和心脏起搏器起搏点及传导途径的监测也颇有价值。

（三）心肌显像

心肌显像是利用某些放射性核素或其标记物直接显示心肌形态的技术。目前多采用单光子断层显像(SPECT)和正电子断层显像(PET),统称为 ECT,尤以前者应用较广。因使用的显像剂不同而有两类心肌显像法:一类是能在正常心肌浓聚,反映有功能的心肌组织,该类放射性核素常用的如 ^{201}Tl 和 ^{99m}Tc 标记甲氧基异丁基异腈($^{99m}Tc-$MIBI)等,若局部心肌血供减少,心肌细胞坏死或瘢痕组织形成,则该部分心肌无吸收这类放射性核素的功能,在病灶处表现为放射性"冷区",故称为"冷区"显像。另一类放射性核素刚好相反,新鲜梗死的心肌组织能摄取放射性物质,而正常心肌不吸收,常用的如 ^{99m}Tc 焦磷酸盐($^{99m}Tc-$PYP),结果在病灶处有放射性核素浓聚,呈现放射性"热区",而正常心肌部位无放射性核素而不显影,故称为"热区"显像。心肌显像能直接显示心肌缺血、心肌梗死的部位、大小和形态,具有定量诊断的价值,是心电图、心肌肌钙蛋白和血清酶学等各项诊断心肌梗死指标的重要补充。近年来采用放射性核素 ^{111m}In 标记肌凝蛋白抗体可更准确地显示心肌梗死的范围,对心肌梗死诊断的敏感性和特异性均在 95% 以上。$^{99m}Tc-$MIBI 心肌灌注显像结合运动试验可早期发现冠心病,检出不典型心绞痛、无症状性心肌缺血,通过心室壁节段分析可推算出哪一支冠脉狭窄。此外,心肌显像也可用于冠脉搭桥手术后、PTCA 术后的疗效评价。

（四）放射性核素心血管造影

核素心血管造影是应用^{99m}Tc进行"弹丸"式静脉注射。当放射性核素沿着循环途径首次通过心脏和大血管时,用沿着循环途径首次通过心脏和大血管时,用γ照相机以每秒1～2帧的速度连续拍照25 s,以获得放射性核素通过心脏、大血管的连续影像。通过分析这一系列图像中心脏和大血管的显影顺序、时相变化和解剖形态的改变以及放射性时间—浓度曲线,可观察心脏血流动力学的变化。本法主要用于确定心内有无分流及分流量大小,对心瓣膜病、大血管瘤、心内占位病变、心室壁瘤等也有一定诊断价值。近年来根据"首次通过"放射性核素心血管造影及门电路控制的心脏血池显像,与运动试验相结合,可分析心室壁的整体和局部动作及心动周期中心室容量的系列变化,对于检出冠心病患者节段性室壁运动异常和估价射血分数异常有重要价值,有利于对冠心病的心功能估价和早期诊断。

（五）放射免疫分析

放射免疫分析技术已普遍开展,通过测定血浆肾素、血管紧张素Ⅰ、Ⅱ和醛固酮的浓度,有利于鉴别各种类型的高血压病,对高血压病的发病机制的研究也有一定价值。血清肌红蛋白和心肌肌凝蛋白轻链以及心肌肌钙蛋白的测定,对于急性心肌梗死的诊断、梗死范围大小的判断优于酶学检查。此外,通过血清地高辛浓度测定,对临床合理使用洋地黄,避免毒副反应也有一定参考价值。

心血管病的诊断技术繁多,如心尖搏动图、颈动脉图、颈静脉图、心阻抗图、心音图等等,由于篇幅所限不予赘述。

第九节　直立倾斜试验

血管迷走性晕厥是最常见的晕厥之一,约占全部晕厥的58.4%。它与神经介导的、反射性的、短暂的低血压和心动过缓有关,故又称为神经心脏性晕厥。在过去30年里,直立倾斜试验已被广泛接受,成为临床上评估晕厥患者的有效方法。

1996年美国心脏病学会（ACC）制定了有关直立倾斜试验用于诊断晕厥的指南,并在同年的JACC杂志上发表,起到了规范直立倾斜试验检查方法的作用。我国于20世纪90年代初期开始应用直立倾斜试验技术诊断血管迷走性晕厥。并于1998年由中华心血管病杂志编委会倾斜试验对策专题组提出了我国的"倾斜试验用于诊断血管迷走性晕厥的建议"。

（一）适应证

根据美国ACC发表的有关直立倾斜试验的专家共识文件和我国的"倾斜试验用于诊断血管迷走性晕厥的建议",直立倾斜试验的适应证与禁忌证如下。

1. Ⅰ类适应证

（1）反复晕厥,或单次晕厥,但从事高空危险工作的患者,无论病史是否提示神经介导性（血管迷走性）晕厥.而且具备下列情况的患者:无器质性心脏病证据;存在器质性心脏病,但通过一定的检查方法已排除晕厥的其他原因。

（2）晕厥的原因（如心脏停搏,房室传导阻滞）已经明确,但须进一步确定对神经介导性晕厥的易感性,以便调整治疗计划（如进行医学知识宣教、树立患者对疾病的信心或给予药物治疗,而不是单纯地或联合地应用起搏器治疗）。

（3）为评价运动诱发或与运动相关性晕厥的检查方法的一部分。

2. Ⅱ类适应证

(1)惊厥性晕厥与癫痫的鉴别。

(2)评估反复出现不明原因的跌倒,特别是老年人。

(3)评估反复的眩晕或近似晕厥患者。

(4)评估有周围神经病变或自主神经功能衰竭患者的不明原因的晕厥。

(5)追踪评价神经介导性晕厥的治疗效果。

(6)反复发作的特发性眩晕。

(7)反复发作的短暂性脑缺血发作。

(8)慢性疲劳综合征。

3. Ⅲ类适应证

(1)单次晕厥发作,不伴外伤史或非高危工作患者,临床上明显支持血管迷走性晕厥诊断的患者。

(2)晕厥原因明确,进一步明确神经介导的易感性也不会改变治疗计划的患者。

(二)禁忌证

(1)左心室流出道严重阻塞的晕厥患者。

(2)严重二尖瓣狭窄的晕厥患者。

(3)冠状动脉近端严重狭窄的晕厥患者。

(4)严重脑血管狭窄的晕厥患者。

(三)直立倾斜试验的检查方法

试验前 3 d 停用影响自主神经的药物,试验前禁食 4 h 以上,给患者介绍试验过程和试验中应注意的问题,然后让被试者平卧于倾斜床上,安静平卧 10 min,连接好血压、心电监测仪。开放静脉通道,在监测下按摩左颈动脉窦 5～10 s(60 岁以上患者不作此项试验),若无颈动脉窦过敏表现,常规测血压心率后,3～5 s 内将倾斜床倾斜至 60°～80°,持续 30～45 min,每 3～5 min 测血压、心率一次,如出现低血压和(或)心动过缓相关的晕厥或先兆晕厥为直立倾斜试验阳性。将患者回复到平卧位,终止试验。

在试验过程中,根据血压和心率的变化患者可以有三种不同的反应类型:①心脏抑制性反应,是以心率陡降为特征,心率下降幅度≥20%,收缩压无下降;②血管抑制性反应,收缩压<10.7 kPa(80 mmHg),同时伴有心率增加;③混合性反应,收缩压<10.7 kPa(80 mmHg),心率下降幅度 20%。

(四)阳性结果的判断

根据中华心血管病杂志编委会直立倾斜试验对策专题组于 1998 年推出的建议规定,在直立倾斜试验中,患者出现:①血压下降,收缩压≤10.7 kPa(80 mmHg)和/或舒张压≤6.7 kPa(50 mmHg),或平均动脉压下降≥25%。②过缓性心律失常,如窦性心动过缓(<50 次/min),窦性停搏代以交界性逸搏心律,一过性二度或以上房室传导阻滞或长达 3 s 以上的心脏停搏。罕有长时间的心搏停止,一旦发生,必须静脉注射阿托品或进行短暂的心肺复苏。③直立倾斜试验中患者出现面色苍白,出汗,胸闷,过度换气,继之黑矇,听力减退,反应迟钝,但无意识丧失,恢复平卧位后症状立即消失。如不恢复平卧位,可能很快发生意识丧失。④晕厥突发的短暂的意识丧失伴不能维持自主体位,晕厥前可伴有或不伴有接近晕厥的先兆症状,恢复平卧位,意识可在几秒后自行恢复,5 min 内应完全恢复正常。

具备①和②任意一项加上患者出现接近晕厥或晕厥即可判断为阳性。

（五）严重反应及处理

直立倾斜试验虽属无创性检查方法，但在检测的过程中，尤其是药物的激发试验可以出现下列严重反应：①心脏停搏，在基础试验时，当倾斜时间至 15 min 内患者可有头晕主诉，血压可以降低，心电图先表现为窦性心动过缓，随即出现窦性停搏，停搏的 R-R 间距可长达 4～5 s，此时患者出现晕厥。②室性心律失常，以异丙基肾上腺素诱发试验时，可以出现心慌、大汗、随即晕厥，心电图记录到非阵发性交界性心动过速，室性自主心律（70 次/min）或加速性室性自主心律，并伴明显血压下降。③倾斜试验引起心房颤动和反复阵发性房室传导阻滞，严重者 R-R 间期可长达 20 s 以上。

为了减少倾斜试验的严重反应，试验前应向患者介绍检测设备、过程及注意事项，使之消除紧张心理；应该严格掌握倾斜试验的适应证，排除冠心病、脑血管意外史及基础血压较高者，对老年人应十分慎重；检查室应配备心电、血压监护仪、除颤仪、吸氧装置及必备的抢救药品如阿托品、多巴胺、阿拉明、利多卡因、心律平等，检查人员应包括医师、护师和技师；严格掌握异丙基肾上腺素剂量，在基础直立倾斜表现为阴性反应时，再进入异丙基肾上腺素激发试验，异丙基肾上腺素剂量从 1 μg/min 逐渐递增至 5 μg/min，严密观察患者的血压、心率变化。

严重反应的紧急处理措施是即刻放平倾斜床给予吸氧。出现室性心律或心脏停搏，立即予心外按压，同时静脉推注阿托品 1 mg；出现持续低血压，给予阿托品以及高渗葡萄糖静脉注射，个别患者处理后，低血压仍持续，可继续推注阿托品 0.5 mg。

第十节　食道电生理

经食道心脏调搏是一种无创性的临床电生理诊断和治疗技术。它包括经食道心房调搏和经食道心室调搏。食道和心脏解剖关系密切，都位于纵隔内，心脏在前，食道在后，食道的前壁与左心房后壁紧贴在一起。利用这种解剖关系，应用食道调搏仪，经放置在食道的电板导管，间接刺激心房和心室，同时记录体表心电图，这样便可以对人体心脏各个部位的电生理参数进行测量，揭示心律失常的发生机理，诱发某些不易观察到的心律失常，为体表心电图某些图形的分析、诊断提供确切的依据，检测和评价某些心律失常，如病态窦房结综合征、心房颤动、预激综合征、房结双通道以及由此引起的室上性心动过速等，亦可作为非药源性治疗室上性心动过速的有效手段，为射频消融术提供了第一手资料。由于安全、可靠、简便、有效，而又能解决较多的临床诊疗问题，已经成为心脏病学的重要组成部分。使众多的心血管病患者受益，对诊断和治疗提供了科学的依据，并成功地预防了不少高危患者的心性猝死。

（一）食道心电生理检查的临床应用

（1）测定窦房结功能：主要测定窦房结恢复时间、窦房结传导时间、窦房结不应期。

（2）测定全传导系统的不应期：主要测定窦房结、心房、房室结、希-普系及心室的不应期。

（3）预激综合征中的应用：可用来测定旁路的不应期、制造完全预激图形、诊断隐性预激、多旁道预激、研究预激综合征并发心律失常的机制。

（4）阵发性室上性心动过速中的应用：研究室上速的发病机制，诱发和终止室上速，测定室上速患者的回声带，有助于室上速的治疗和预后的估计，也有助于药物治疗效果的客观评价和治疗药物的筛选。

(5)研究和诊断某些特殊的生理现象:如隐匿性传导、超常传导、房室结双通道及裂隙现象。

(6)药物研究中的应用:可用来研究和评价某种药物对心脏传导系统的影响,从而揭示和解释抗心律失常药物的作用机理。

(7)临时起搏器:用于Ⅲ度房室传导阻滞和心搏骤停患者的抢救。也可作为心脏电复律术和外科危重患者手术时的保护措施。

(二)术前准备

(1)检查前停止使用心脏活性药物(多巴胺、多巴酚丁胺等)3 d以上。

(2)检查当日禁用咖啡饮料或油脂食物。

(三)基本操作方法

(1)用石蜡油润滑导管前端后从患者的鼻孔插入,到达咽部时,嘱患者做深呼吸以抑制恶心反射,并作吞咽动作,使导管一步一步进入食管。

(2)插入导管的深度为30~40 cm,具体深度因人而异,可按患者身高计算:(受检者身高+200)÷10(cm),也可以患者自身的耳垂到剑突基底部加10 cm为参考深度。

(3)将导管尾端电极接心电图机的胸导联,记录P-QRS-T波群,当P为先正后负双向并且振幅最大,QRS呈QR型,T波倒置即是理想的定位标志。

(4)将导管撤离心电图机,与心脏刺激仪接通,调节刺激仪输出脉冲的幅度和频率,使之能完全起搏心脏为止。

(5)根据不同的检查目的而设置起搏程序进行起搏,连续显示或记录心电图进行分析以取得诊断结果。

(四)结果判断

1.窦房结功能测定

(1)窦房结恢复时间(SNRT):成年人>1 500 ms、老年人>1 600 ms为异常。当窦房结恢复时间≥2 000 ms、或继发性窦房结恢复时间延长、或交界区恢复时间>1 500 ms,可诊断病态窦房结综合征。

(2)窦房传导时间测定(SACT):窦房结传导时间:>120 ms或房性早搏之后造成窦性停搏或代偿间歇显著延长为窦房传导异常,窦房传导时间>160 ms可诊断为窦房传导阻滞。由于窦房传导时间测定受多种因素影响,重复性差,因此对病态窦房结综合征诊断中的价值较小。

(3)窦房结有效不应期:测定>600 ms为异常。

2.检测房室结双径路

常用S_1S_2程序期前刺激法,S_1S_2周长常采用600 ms或500 ms、400 ms,当S_1S_2缩短10 ms时,S_2R跳跃式延长60 ms以上,出现房室传导曲线中断,即S_2R曲线不连续者为存在房室结双径路。

3.检测旁路

常采用S_1S_2分级递增刺激法使可疑预激,即隐性预激或隐匿性预激明显化或诱发房室折返;采用S_1S_2程序期前刺激法测定旁路前向不应期并判断预后:不应期>270 ms为长不应期,发生室上性心动过速时频率多不超过200次/min;不应期<270 ms为短不应期,发生室

上性心动过速时频率多超过 200 次/min,发生心房颤动时频率过快易导致心室颤动。

4.房室传导功能检测

(1)房室传导文氏点:正常人≥130 次/min,<130 次/min 提示存在隐性房室传导阻滞或迷走神经张力过高。

(2)房室传导 2:1 阻滞点:正常人≥180 次/min,>200 次/min 提示存在房室加速传导或旁路传导;若<150 次/min 提示隐性房室传导阻滞或迷走神经张力过高。

(3)房室结功能不应期:正常人≤500 ms,>550 ms 提示隐性房室传导阻滞或迷走神经张力过高。

(4)有效不应期>400 ms 为异常。

5.诱发和终止阵发性室上性心动过速

经食道心房调搏可寻找室上性心动过速的诱发窗和终止室上性心动过速的发作,后者用于室上性心动过速的急症治疗、药物难治性或药物治疗产生严重副作用的室上性心动过速、和在终止心律失常时作为长时间心脏停搏的替代起搏治疗。

6.终止室性心动过速和鉴别部分宽 QRS 心动过速

以 S_1S_2 分级递增刺激法或 S_1S_2 程序期前刺激法终止药物治疗无效的、或不能耐受药物治疗的室性心动过速。当出现宽 QRS 心动过速不能明确室上性或室性心动过速时,可通过观察心动过速时室房传导关系、及起搏终止心动过速时的情况来进行初步诊断。

7.心脏负荷试验

食道心房调搏心脏负荷试验适用于年老、体弱、病残或有生理缺陷不能接受运动试验者。采用 S_1S_2 分级递增刺激法,调搏频率 70、90、110、130、150 次/min 逐级递增,每级起搏 1 min,刺激达到最大心率后维持 3 min,起搏突然终止后,记录即刻、2、4、6、8 min 心电图。如起搏频率<120 次/min 即出现房室传导阻滞者,应注射阿托品 1~2 mg 后检查。阳性标准为:①试验过程中出现心绞痛。②出现缺血性 ST 压低>1 mm 及维持 2 min。

第十一节　心脏 X 线检查

一、心脏 X 线平片

X 线检查在医学领域的应用非常普及,传统 X 线平片仍广泛应用于临床。尽管超声、CT、MRI 以及核医学等诊断技术的兴起使影像医学发生了革命性变化,但在某些器官(如肺和心脏)和组织(如骨骼)病变诊断方面,X 线平片仍是一种简便、经济和有效的检查方法。

心脏 X 线平片检查要求立位吸气下屏气摄片,X 线球管焦点至胶片距离为 1.8~2 m,心影放大率不超过 5%。常规投照体位如下:

(1)后前位:观察心脏大血管疾病的基本体位,除了能显示心脏和大血管整体形态、大小和位置外,还可了解胸部包括双肺尤其肺循环的改变。

(2)左前斜位(常规 60°):观察胸主动脉和分析左、右房室增大的重要体位。

(3)右前斜位(常规 45°):食管服钡摄片,主要用于观察左房增大对食管的压移情况,也有助于观察肺动脉段突出和右室漏斗部增大等征象。

(4)侧位:一般采用左侧位食管服钡摄片,兼有左、右斜位的作用,还可用于测量心脏和胸廓前后径。

心脏X线平片检查一般采用以下两种组合方式：①后前位和左、右前斜位；②后前位和左侧位。心脏X线平片能显示心脏整体、心房、心室以及大血管大小、形态和位置改变及其程度，可对比观察两侧肺门血管影改变。食管服钡摄片可评价左房大小，也有助于主动脉病变（如主动脉瘤、大动脉炎）以及头臂动脉先天异常（如主动脉缩窄、双主动脉弓）的诊断。在食管（胃）服钡摄片上借助胃（泡）与肝脏相对关系可判断有无腹部内脏转位，有助于心脏和心房位置异常的评价，为某些合并心脏转位的复杂心内畸形诊断提供有价值的信息。

二、心血管造影

随着超声、CT、MRI以及核医学等影像学技术的发展和普及应用，导管法X线心血管造影（简称心血管造影）的适用范围逐渐发生变化，其用于心血管疾病诊断受到挑战，在一些心血管疾病诊断方面已部分被替代。

心血管造影主要通过导管技术实施，选择性心房、心室和血管内注射对比剂，采用正位、侧位以及多轴位角度投照，用于显示心脏和血管解剖结构和血流动力学改变。目前，心血管造影主要用于以下情况：X线平片结合临床检查和心电图、超声、CT、MRI以及核医学成像等技术难以诊断的心血管疾病，例如心脏复杂及复合畸形特别是外科治疗适应证的选择而要求显示病变细节的病例，同时可实施心导管检查（如心脏和大血管各部位测压以及血氧分析等），为某些心血管疾病诊断以及复杂先天性心脏病（简称先心病）手术适应证选择提供重要诊断信息。

几十年来，冠状动脉影像学评价主要依赖导管法造影，其优点是能很好地显示冠状动脉管腔，对于血管狭窄可直接在造影引导下实施介入治疗，但它不能评价血管壁。近年来，多层螺旋CT（multislice spiral CT，MSCT）冠状动脉成像技术逐渐成熟，其优点是能显示血管壁，但该方法对血管腔的显示与导管法造影相比仍有一定差距。MR冠状动脉成像技术仍处于亚临床阶段。目前，对于冠状动脉及分支病变的诊断而言，导管法造影仍占据重要地位。

近年来，MSCT和MR血管成像技术均取得进展，导管法造影用于心脏以外的血管（如主动脉和肺动脉及其分支血管、内脏血管以及外周血管），疾病诊断有逐年减少趋势，主要用于血管介入治疗引导、细小血管显示、血流动态观察以及血管疑难疾病诊断。

（一）心血管造影设备

1. X线电影摄影

使用大功率X线机，采用单相或双相电影摄影，配以影像增强器与高分辨率电视监视和录像系统以保证导管定位和图像回放。目前，X线电影摄影已逐步被数字化成像系统替代。

2. 数字化成像系统

使用全数字化平板X线机，它具有数字减影血管造影（DSA）、数字化存储和图像后处理功能。DSA可减掉重叠的骨骼和软组织影以清晰显示含有对比剂的血管和组织，减少了对比剂用量，降低了X线剂量。

（二）心血管造影的投照体位

选择性多心腔、多轴位角度投照在一定程度上解决了心脏各房室和大血管某些部位重叠对一些心脏疾病诊断的影响。轴位角度投照使观察部位与X线呈切线位，对心脏疾病尤其先心病诊断有很大帮助。常用投照体位如下。

1. 右心房、右心室(包括肺动脉)系统

一般采用前后位＋足头位 20°与侧位,可较全面地显示心脏各房室以及主动脉、肺动脉(肺动脉主干及分支)的大小、形态、位置排列和连接关系、体—肺动脉侧支血管以及动脉导管未闭的部位。

2. 左心房、左心室系统

一般采用前后位＋足头位 20°与侧位,在心脏复杂畸形(如大动脉错位)用于显示心房、心室及两大动脉的连接和空间排列关系。长轴斜位(左前斜位 60°～70°＋足头轴位 20°～30°)用于显示室间隔前部和左心室流出道,适于观察前部室间隔缺损、左侧心室流出道狭窄以及二尖瓣病变等。四腔位(左前斜 45°＋足头轴位 30°＋体轴向右 15°)使房间隔、室间隔膜部和肌部(后部)、房室瓣环处于切线位,用于观察室间隔缺损、主动脉窦脱垂、二尖瓣以及主动脉瓣的连接关系以及房间隔缺损部位等。

3. 肺动脉造影

前后位＋足头位 20°,适于显示主动脉与肺动脉、分叉部以及左右分支,用于肺动脉及分支病变诊断。观察一侧肺叶、段肺动脉病变时,可辅以左、右前斜位或侧位。

4. 主动脉造影

左前斜位 45°～60°或侧位用于显示胸主动脉包括主动脉弓部的分支血管近段。前后位也适于显示主动脉弓部的分支血管以及乳内动脉。前后位可观察腹主动脉及其分支血管,若供应主要脏器的分支血管开口部或近端因重叠观察不清时,应附加左、右前斜位。

5. 冠状动脉造影

左、右冠状动脉分别发自主动脉的左冠状窦和右冠状窦。左冠状动脉分为前降支和回旋支,前者沿前室间沟下行至心尖,后者走行于左房室沟;右冠状动脉走行于右房室沟。冠状动脉走行特点要求多角度投照以避免血管重叠影响诊断。左冠状动脉的常用投照体位有左前斜 50°～60°、左前斜 50°～60°＋足头 10°～20°、左前斜 50°～60°＋头足 10°～20°、右前斜 20°～30°、右前斜 20°～30°＋头足 10°～20°、右前斜 20°～30°＋足头 10°～20°;右冠状动脉的常用投照体位有左前斜 50°～60°、左前斜 50°～60°＋足头 10°～20°、右前斜 30°～45°。

6. 左室造影

主要用于冠心病尤其怀疑室壁瘤形成者。多采用右前斜 30°和左前斜 60°,观察左室壁运动情况以及二尖瓣功能,为手术适应证以及术式选择提供依据。

(三)对比剂的使用

心血管造影一般要求使用非离子型碘对比剂。选择性心房、心室以及大血管造影时,对比剂用量较大,注射速率较快,须使用高压注射器。冠状动脉以及相对细小的动脉造影时,对比剂用量较小,注射速率较慢,一般采用手推注射方式。

选择性心房、心室或大血管造影时,成人每次注射对比剂 30～45 ml,注射速率为 15～18 ml/s;婴幼儿和儿童每次注射对比剂 1～2 ml/kg,1.5～2 s 内注入。冠状动脉造影时,左冠状动脉每次注射对比剂 6～8 ml,右冠状动脉每次注射对比剂 4～6 ml。成人单次检查的对比剂总量≤200 ml;婴幼儿和儿童单次检查的对比剂总量≤7 ml/kg。

(四)心血管造影的分析方法

1. 显影顺序异常

评价心脏血液循环方向的改变。正常显影顺序为体静脉→腔静脉→右心房→右心室→

肺动脉→肺静脉→左心房→左心室→主动脉。异常改变包括早期或短路显影、延迟显影、不显影、再显影和反向显影等。右心室和肺动脉显影时，主动脉早期显影提示主动脉骑跨。左心室造影时，右心室同时显影（短路显影）提示心室水平左向右分流。右心室流出道和肺动脉狭窄可使肺动脉分支延迟显影。三尖瓣闭锁时，右心室无顺向显影（不显影）；肺动脉闭锁时，肺动脉无顺向显影（不显影）。静脉—右心造影时，右心房、右心室和肺动脉在左心显影期再显影，提示相应部位有左向右分流。升主动脉造影显示对比剂向左心室逆流或者左心室造影显示对比剂向左心房逆流为反向显影，提示瓣膜反流。

2.解剖结构异常

评价心脏各房室和大血管大小、形态、位置改变及其相互关系，尤其对先心病诊断至关重要。例如，单心室泛指心室区仅有一个解剖学心室，应分析心室肌小梁形态结构以明确左心室或右心室；大动脉错位为主动脉、肺动脉与左心室、右心室的异位连接；对于肺动脉闭锁应评价体肺侧支血管来源、供血以及左、右肺动脉是否融合。心腔内、心房或室壁以及心包肿块为心脏占位性病变的主要表现。

冠状动脉以及心脏以外的血管造影时，除了分析血管本身改变［如狭窄、闭塞和（或）扩张］外，还应观察侧支循环情况。对于实质性脏器如肾脏等，应观察实质期和静脉期以及有无新生血管和脏器内外的侧支血管等异常。

3.显影密度异常

在右侧心腔显影早期，左向右分流（不含对比剂的血液流入）可使其腔内产生显影密度减低区（又称显影缺损），依其大小可粗略评估分流程度。在主动脉瓣或二尖瓣关闭不全时，依据左心室或左心房显影密度变化可粗略估计反流程度。在法洛四联症，根据早期显影的升主动脉密度可大致估计主动脉骑跨程度。

第十二节　心脏 CT 检查

一、CT 硬件和基本原理

CT 自 1973 年推出以来已广泛应用于临床。CT 基本原理是 X 线以多角度穿过人体并由探测器阵列检测，由探测器阵列检测的信号经数字化转变为像素图像（薄层横断面图像）。与像素对应的灰阶值以水的灰阶值作为参照并定义为 HU 或 CT 值。空气吸收的 X 线比水少，骨骼吸收的 X 线比水多。人体的 CT 值范围为 - 1000 HU(空气)～0 HU<水)～+1000 HU(骨骼)，代表了人体各种组织的 CT 密度值。

用于心脏成像的 CT 扫描仪包括电子束 CT(Electron bean CT,EBCT)和多层螺旋 CT(Multislice spiral CT,MSCT)。1984 年推出的 EBCT 主要为心血管成像设计，它通过电子枪发射电子束，电子束经电磁偏转系统轰击阳极靶并产生 X 线，X 线穿过人体后由多组探测器检测。电子束偏转速度很快，故 EBCT 的时间分辨力很高(33～100 ms)。但 EBCT 是层面采集，不能实现真正意义的容积扫描。

MSCT 技术的快速发展推动了心脏 CT 的临床应用。目前,16 层和 64 层螺旋 CT 的应用较普及。由于国内 EBCT 装机量极少，仅个别医院在使用。鉴于此，本节仅介绍 MSCT 在心血管疾病诊断中的应用。

1998 年推出的 MSCT 使用旋转的 X 线球管和多排探测器阵列,在扫描床连续进动过程中完成容积扫描。近 10 年来,MSCT 经历了由 4 层螺旋 CT 至 8、16、32、40、64 层螺旋 CT 以及双源 CT 的快速发展,螺旋扫描速度逐步提升。通过新的图像重建算法与心电门控技术,MSCT 的时间分辨力逐步提高(64 层螺旋 CT 和双源 CT 采用单扇区图像重建算法的时间分辨力分别达 165 ms 和 83 ms),明显减轻或消除了心脏运动伪影,冠状动脉 CT 扫描可适用的心率范围逐步扩大;探测器宽度逐渐加大使单位时间内的扫描覆盖范围扩大,心脏 CT 扫描时间更短;实现了更薄层厚扫描,提高了 Z 轴的空间分辨力,可对心脏进行高质量容积成像,通过二维或三维图像重组能获得优良的心脏包括冠状动脉 CT 图像。

二、检查要点

1.层级选择

对冠状动脉检查而言,4 或 8 层螺旋 CT 检查的成功率以及图像质量满足影像学评价的比例很低,其临床应用受限;16 层螺旋 CT 基本能够满足冠状动脉成像的临床应用,但要求使用者具有丰富的操作和诊断经验;32、40、64 层螺旋 CT 以及双源 CT 冠状动脉检查的成功率以及图像质量满足影像学评价的比例很高。由于 MSCT 的时间分辨力偏低,冠状动脉检查对被检者的心率和心律有一定要求。

目前,MSCT 主要用于心脏解剖结构评价和冠状动脉以及中心和外周血管成像,有时也用于冠状动脉钙化积分和心脏功能的定量评价。

2.CT 图像后处理

CT 获得数百至数千幅横断面图像,原始图像的阅读和分析很重要。多平面重组在二维平面(如心室短轴和长轴)上显示心脏解剖结构;曲面重组沿血管轴线在二维平面上显示血管,对血管腔评价很有用;最大密度投影重组显示最大 CT 密度的像素,可做出类似于传统血管造影的图像;容积再现重组以三维模式直观和整体显示心脏和血管。

3.对比剂的使用

除冠状动脉钙化积分测量外,心脏 CT 检查须使用(经外周静脉注射)非离子型碘对比剂。对比剂用量和注射速率主要取决于检查部位和目的以及对比剂碘浓度和 CT 扫描时间。糖尿病、肾功能不全以及充血性心力衰竭增加了对比剂肾病的危险性。对比剂轻度过敏反应常见,对比剂严重过敏反应罕见。对有严重过敏反应史的病人应考虑替代性检查方法。

4.CT 射线剂量

CT 利用 X 线即电离辐射产生信息并获得图像。医生应权衡 X 线的益处和潜在的危害。病人在 CT 检查过程中接受的射线剂量应是获得满意图像质量的最小剂量。心脏(包括冠状动脉)CT 检查通过使用前瞻性心电门控、心电门控射线剂量调节以及解剖学的球管电流调节等技术,其射线剂量已接近导管法冠状动脉造影。

三、心血管 CT 表现

(一)冠状动脉粥样硬化性心脏病(简称冠心病)

1.冠状动脉钙化的检测

冠状动脉钙化是血管粥样硬化的标志。CT 显示钙化的敏感度高,依据 CT 上测得的冠状动脉钙化积分能提供不依赖于常规心血管危险因素并具有个性化的冠心病危险性评估。

随着 MSCT 冠状动脉成像技术逐渐成熟,该项检查的应用逐年减少。

2.心脏形态结构和功能的评价

MSCT 有时可以显示心肌缺血或急性心肌梗死所致的低灌注区,但一般不能鉴别两者。MSCT 能显示陈旧性心肌梗死所致的心室壁变薄和密度减低,还可显示心室壁向外扩张形成的室壁瘤及其附壁血栓形成。多相位 CT(可以电影模式显示)可显示受累部位心肌收缩增厚率降低或消失、局部运动功能异常以及射血分数降低。由于 MSCT 的时间分辨力偏低,在左心室和右心室肌块、容积和射血分数定量评价方面不如 MRI。

3.冠状动脉成像

MSCT 能显示冠状动脉及主要分支,对其有临床意义的狭窄(50%)诊断具有较高敏感度和特异度,基本满足冠心病初步诊断的需要。MSCT 对冠状动脉狭窄诊断的阴性预测值很高,有助于避免冠状动脉正常或不须介入治疗(指无临床意义的狭窄)的病人做有创性的导管法造影,基本满足冠心病介入治疗筛选的需要。MSCT 对冠状动脉其他疾病例如动脉瘤、肌桥以及变异或畸形等的诊断具有优良价值。但 MSCT 不能动态显示和定量评价冠状动脉血流,不易区分局限性重度狭窄(狭窄程度 90%~99%)与完全闭塞。快心率、心律失常和血管壁钙化影响血管腔评价。MSCT 可以显示冠状动脉主干以及较粗大分支血管近段有一定体积的斑块,根据斑块 CT 密度值可初步判断其类型,但其空间分辨力不满足斑块组织结构的细微观察。

(二)心脏瓣膜病

主要有风湿性心脏瓣膜病和退行性主动脉瓣膜病等。超声是评价心脏瓣膜形态学和功能的首选检查方法。近年来,MSCT 用于该疾病评价有增多趋势。CT 能用于显示心脏各房室包括瓣膜形态学(如瓣叶增厚、钙化及程度)以及左心房血栓形成,它对左心房血栓尤其左心房耳血栓的检出率高于超声,其特异度也较高。另外,在横断面 CT 图像上可大致评价冠状动脉及主要分支是否有病变以便了解是否合并冠心病。

(三)原发性心肌病

MSCT 是诊断肥厚性心肌病的优良方法,能准确显示心肌肥厚的部位和程度,可显示心肌肥厚所致的心室腔变形和心室流出道狭窄,能对心肌重量(肌块)增加、心肌收缩期增厚率下降以及射血分数等心功能指标进行定量评价,还能以电影方式动态观察心室壁运动情况。MSCT 能用于评价扩张性心肌病患者的心脏各房室大小、形态尤其心室扩张程度,也可用于监测心室容积和射血分数等变化。在限制性心肌病诊断以及与缩窄性心包炎鉴别方面,MSCT 通过显示心包改变有很大帮助,后者的心包增厚、钙化。

(四)先心病

超声和 MRI 是先心病常用的影像学检查手段。CT 也是评价成人和小儿先心病的一种检查方法。心脏 CT 检查简便、快捷,在多数小儿先心病患者不须使用镇静药或使用少量镇静药即可完成检查。

对先心病诊断而言,MSCT 能准确评价心脏各房室和大血管大小、形态、结构(如房间隔、室间隔以及心脏瓣膜等异常)、位置改变以及相互关系,能为临床提供丰富的诊断信息,主要用于心脏复杂畸形诊断和鉴别。

(1)分析心室肌小梁形态结构以确定左或右心室。

(2)心房—心室—大血管连接关系异常(如大动脉错位为主动脉、肺动脉与左、右心室异位连接)以及位置和排列关系。

(3)肺静脉或体静脉与左心房或右心房连接关系异常(如肺静脉异位引流入右心房)。

(4)肺动脉发育不良、肺血管畸形以及体肺侧支血管的来源和供血情况。

(5)主动脉发育异常(主动脉缩窄或闭锁以及侧支循环情况)及其分支血管畸形。

(6)冠状动脉变异和畸形。

(7)肝、脾和胃腔位置以及肺和支气管形态,有助于内脏和心房位置判断。对于小儿先心病患者,若CT获得的诊断信息满足临床应用,就不必冒全身麻醉或使用镇静药的危险做心脏MRI检查。对于年轻病人须考虑电离辐射和碘对比剂的影响。

(五)心脏肿瘤与心包疾病

MSCT能准确评价心脏肿瘤的发生部位、大小、形态、密度以及与心脏各结构包括心包的关系。对于部分心脏肿瘤(如心房黏液瘤、脂肪瘤),依其发生部位或CT密度等征象可做出明确诊断。CT适于诊断心包积液,还可对心包积液量做出定量评估,依其CT密度值可大致判断其性质。CT是诊断缩窄性心包炎的优良方法,能准确显示直接征象即心包增厚、钙化,还可显示间接征象如心腔变形、心房和上腔静脉扩张以及心室舒张受限等。

(六)心脏以外的血管疾病

MSCT能准确评价体循环和肺循环各部位血管疾病的形态学改变,如主动脉瘤大小、部位及其与分支血管和周围脏器的关系;主动脉夹层类型和范围、分支血管受累情况、内膜破口大小及部位、心包和(或)胸腔积血等;大动脉炎累及的血管(主动脉及其分支血管如头臂动脉和肾动脉等)以及管腔改变的程度。MSCT通过显示肺动脉管腔内低密度充盈缺损影诊断肺动脉栓塞,它对段以上肺动脉栓塞(包括肺动脉主干和叶、段动脉分支)的诊断敏感度和特异度很高,有时也可显示部分亚段及以下的肺动脉栓塞。目前,MSCT是诊断主动脉疾病和肺动脉栓塞的一线影像学检查方法。

第十三节　心脏MRI检查

一、MRI基本原理

MR现象的产生仅限于具有不成对自旋质子的原子核(如氢)。人体内的水、脂肪和肌肉中的氢含量丰富,临床MRI大多涉及氢。磷被用于心脏MR波谱成像。在外磁场(主磁场)中,氢质子像一个小磁体并沿外磁场方向排列,其进动方式类似于重力场中的陀螺。对于1.5 T磁场,进动频率为63 MHz,氢质子仅在该共振频率上被射频波激励,使自身的磁场方向发生转动并与主磁场方向形成角度(反转角);当激励停止后,氢质子沿主磁场方向进动并恢复至原来状态(弛豫),在此过程中,能量转换为无线电信号并由接受线圈接收。弛豫过程包括两部分:T_1弛豫,氢质子在与周围分子的能量交换中缓慢恢复至与主磁场平行的纵向磁化状态;T_2弛豫,是横向矢量迅速减小的过程。梯度磁场在合适的时间切换以便定位来自人体的信号。

心脏MRI检查采用专门的接收线圈、脉冲序列和门控技术。MR脉冲序列是计算机控制的射频脉冲与梯度磁场切换的结合。心脏MRI常用的脉冲序列主要有自旋回波、梯度回波、稳态自由进动、相位流速和反转恢复脉冲序列。自旋回波序列主要用于心血管形态结构评价,快速流动的血液呈暗(黑)信号;梯度回波和稳态自由进动序列(电影模式)主要用于心脏功能评价,快速流动的血液呈亮(白)信号;反转恢复序列(与 MR 对比剂联合应用)主要用于心肌梗死或心肌活力评价,正常心肌呈无(黑)信号,梗死心肌呈亮(白)信号,血液呈中间(灰)信号。心脏 MRI 通过心电门控/触发和呼吸抑制(屏气或呼吸门控)技术减少了图像伪影。与直接获得横断面图像并将其重组为斜面图像的心脏 CT 相比,心脏 MRI 能直接获得斜面图像。非对比增强 MR 血管成像(时间飞跃或相位对比技术)可用于血管形态学评价;对比增强 MR 血管成像以快速三维成像和经静脉注射短 T_1 效应的顺磁性对比剂(钆螯合物)为基础,数据采集在对比剂的动脉期进行,血液呈很高的信号强度。与前者相比,后者的优点是信噪比更高,影像采集更快,不必考虑血流类型和速度。钆对比剂的药物动力学与碘对比剂类似,但其肾毒性和过敏反应的危险性很小,其安全性优于碘对比剂。心肌灌注 MRI 是跟踪经静脉团注的钆对比剂在心肌的首次通过效应。MR 冠状动脉成像需要很高的空间分辨力。流速图能用于测量心血管血流速度。MR 心肌标记技术在所有成像技术中是独有的。

二、心脏 MRI 的安全性

以目前的磁场强度(≤3 T),心脏 MRI 检查非常安全,无短期或长期副作用。少数被检者(占 3%～7%)面临幽闭恐惧问题。自从置入人体的金属材料改为非铁磁性以后,人工髋关节、金属心脏瓣膜、冠状动脉支架和胸骨金属缝合线对于 MRI 检查是安全的,但导致局部伪影。置入人体的电子类物体(如心脏起搏器、灌注或跟踪装置以及神经刺激装置)仍是 MRI 检查的禁忌证。在心脏负荷 MRI 检查时,若需使用大剂量多巴酚丁胺实时显示和评价心脏整体或局部功能以便跟踪心肌缺血的信号,应配备适宜的设备用于监测被检者心电图、血压和血氧饱和度。

三、心血管 MRI 表现

(一)缺血性心脏病

MRI 具有二维和三维成像能力,其时间、空间和对比分辨力很高,是定量评价心脏解剖结构和功能(如心室容积、射血分数、肌块)的准确和可重复的无创检查方法。

1. 心室形态结构和功能的评价

平扫结合对比增强 MRI 可评估心肌梗死范围,还能显示室壁瘤部位、大小和评价有无附壁血栓形成,电影 MRI 能显示受累心肌收缩增厚率降低或消失、局部运动功能异常如运动减弱、消失或矛盾运动以及左心室功能下降(2E 心室收缩末容积增加、左心室每搏排血量和射血分数降低)。

2. 心肌灌注的评价

采用药物(β_1 受体激动药如多巴酚丁胺,血管扩张药如腺苷)负荷 MRI 追踪钆对比剂在心脏的首次通过效应可以评价心肌灌注情况,对局部心肌血流评估有一定价值,心肌信号强度在一定程度上反映了心肌血流量变化,有助于低灌注(缺血)心肌与正常心肌的鉴别。由于病人心电图 ST 段在磁场环境中会失真,因此要求对病人进行严密监测。

3. 心肌活力的评价

心脏 MRI 是评价心肌存活的一项有效技术。反转恢复梯度回波序列通过显示继发于心肌坏死的高强化区而能辨别微血管阻塞所致的灌注异常。对比剂增强 MRI 已用于急性心肌梗死病人的预后评估。对比剂延迟增强反转恢复序列对急、慢性心肌梗死的显示具有很高准确度和敏感度。小剂量多巴酚丁胺与延迟增强技术结合应用在评价血管重建病人的心肌活力方面有一定价值。

4. MR 冠状动脉成像

可用于评价三支冠状动脉近、中段，但对冠状动脉远段以及分支血管的显示在技术上还面临困难（由于血管细小、纤曲以及心脏和呼吸运动伪影影响），其临床应用价值有限。目前的冠状动脉支架对于 MRI 检查是安全的，但伪影干扰影像学评价。

（二）心脏瓣膜病

尽管超声是心脏瓣膜形态学和血流异常评价的首选方法，但 MRI 能用于评价心脏瓣膜反流。电影 MRI 通过动态显示心脏瓣膜反流所致的血液涡流区（流空无信号）可做出诊断，根据涡流区大小可大致评估反流程度，还能评价瓣膜形态学（如瓣叶增厚及程度）和动态显示瓣膜运动情况，有时也可显示瓣膜赘生物。根据右心室和左心室搏出量差异或者主动脉和肺动脉相位－流速数据能计算反流量，以此实现单个瓣膜病变的定量评价。MRI 还能定量评价二尖瓣或主动脉瓣狭窄的跨瓣压差和瓣膜口面积。

（三）原发性心肌病

MRI 在该类疾病评价方面具有很高应用价值。对于肥厚性心肌病，MRI 能准确显示心肌肥厚部位、程度并确定其类型，电影序列可动态显示心肌肥厚所致的心室腔变形和流出道狭窄情况，同时还能定量评价心肌重量（肌块）增加和心肌收缩期增厚率下降及其程度。MRI 能用于致心律失常性右心室发育不良患者的心肌被脂肪或纤维组织替代以及心肌炎的评价。MRI 能评价扩张性心肌病的心室扩张程度以及心室壁变薄等表现，尤其对心室容积监测很有价值。

（四）先心病

是心脏 MRI 的主要适应证之一。尽管超声通常是该类疾病诊断的首选方法，但 MRI 能提供准确和全面的心脏解剖、功能和血流信息，尤其对超声显示窗不理想的病人更有价值。MRI 在先心病诊断方面主要用于心脏复杂畸形的评价。与 CT 相比，MRI 的优势是能提供心脏和血管血流动力学信息（如主动脉缩窄的压力梯度测量，通过显示缺损形成的涡流诊断房间隔或室间隔小缺损），无放射损伤，适用于先心病术后随访。但对小儿先心病患者，应权衡 MRI 的益处和偶尔须高度镇静或全身麻醉下实施检查的危险性。

（五）心脏肿瘤

MRI 能准确评价心脏肿瘤的发生部位、大小、形态以及与心脏各结构的关系，结合肿瘤在多种 MR 序列（如 T_1、T_2 自旋回波以及对比增强序列）上的信号变化有助于某些类型肿瘤的定性诊断以及与附壁血栓的鉴别。梯度回波序列能以电影方式动态显示心脏肿瘤运动情况和定量评价心功能。

（六）心包疾病

MRI 对心包积液的显示非常敏感，尤其能检出心包少量积液，积液在多种 MR 序列上的信号特点有助于确定其性质以及与心包增厚鉴别。MRI 可用于诊断缩窄性心包炎，能显示心包增厚以及心腔变形、心房和上腔静脉扩张以及心室舒张受限等征象。尽管 MRI 不能显示心包钙化，但其优点是定量评价缩窄性心包炎所致心脏功能异常和血流异常。另外，MRI 有助于心包囊肿以及心包肿瘤的显示和诊断及其与心脏、纵隔各结构关系的评价。

（七）心脏以外的血管疾病

MRI 在提供体循环和肺循环各部位血管疾病（如主动脉瘤或夹层以及大动脉炎等）解剖形态学信息方面的价值与 CT 类似。与 CT 相比，MRI 的优势是能定量评价血流，而且 MRI（质子密度，T_1、T_2 自旋回波以及脂肪抑制序列）的软组织对比优良，能用于血管壁病变（如血肿或血栓、炎症和粥样硬化斑块）的评价。另外，MRI 适用于因碘对比剂过敏或肾功能不全而禁忌血管 CT 检查的病人。

第十四节　心血管核医学检查

心血管核医学通常也称为核心脏病学，是核医学中发展最快、应用范围最广的重要分支。早在 1926 年，美国波士顿的内科医师 Blumgard 等首先在循环系统的研究中应用天然放射性核素氡测定动静脉血管床之间的"循环时间"，开创了人体循环系统示踪研究的先河。随着显像仪器和药物的不断发展，目前，核心脏病学不仅是诊断心血管疾病的常用方法，更重要的是已经成为指导临床治疗、提供疾病危险度分级及预后资料、判断心肌细胞活性的一种无创性的有效手段，仅在美国每年有大于 800 万人次的患者接受心血管核医学显像检查，而且还在进一步增长。

心血管核医学所包含的内容十分广泛，大致可分为两个方面：一是心肌显像，包括心肌灌注显像、心肌代谢显像、急性心肌梗死显像和心脏神经受体显像等；二是心脏、大血管血池显像及心室功能测定等。目前以心肌灌注显像和心肌代谢显像最常用。

一、心肌灌注显像

心肌灌注显像是心肌显像中最常用的一种，也是核心脏病学中最重要的检查方法。国外早期常用的显像剂为^{201}Tl，其优点是一次静脉注射后可以获得心肌负荷状态和 3 h 再分布的静息影像。目前国内外多应用^{99m}Tc 标记化合物作为心肌灌注显像剂，如^{99m}Tc－MI－BI 等，其图像质量明显优于^{201}Tl，但是^{99m}Tc－MIBI 没有明显的再分布，故静息和负荷显像需要 2 次注射显像剂分别进行。此外，也可用^{13}N－NH$_3$、^{15}O－H$_2$O、^{82}Rb 等正电子核素进行 PET 心肌灌注显像。

（一）基本原理

心肌灌注显像是利用正常或有功能的心肌细胞选择性摄取某些碱性阳离子或核素标记化合物（如^{201}Tl、^{99m}Tc－MIBI、^{13}N－NH$_3$、^{15}O－H$_2$O、^{82}Rb 等）的作用，静脉注射后应用 γ 照相机、SPECT 或 PET/CT 进行心肌平面或断层显像，可使正常或有功能的心肌显影，而坏死的心肌以及缺血心肌则不显影（缺损）或影像变淡（稀疏），从而达到诊断心肌疾病和了解心肌供血情况的目的。由于心肌局部放射性药物的蓄积量与局部心肌血流量呈比例关系，而且心肌细胞摄取心肌灌注显像剂依赖于心肌细胞本身功能或活性，因此，其心肌灌注显像图除能准确反映心肌局部的血流情况外，心肌对显像剂的摄取也是反映心肌细胞存活与活性的重要标志。目前的心肌灌注断层显像大多使用门控装置采集图像，一次显像不仅可以得到心肌血流灌注资料，而且还可获得心室功能的定量参数，如左心室射血分数等。

为了提高对心肌缺血诊断的敏感性和特异性，常常需要进行负荷试验心肌灌注显像。心脏负荷试验通常分为生理运动负荷试验和药物负荷试验两类，其两类方法的效果基本相同，目的是为了增加心脏的代谢需求,测试冠状循环随着心脏血流需求不断增加的适应或储备能力以及是否诱发心肌缺血,使正常冠状动脉供血区与有明显冠状动脉狭窄的动脉供血区之间的心肌血流产生不一致,提高正常供血区与病灶区血流分布的差别,并通过心肌显像显示出来。正常冠状动脉有较强的储备能力,当躯体剧烈运动时,全身血容量增加,心脏负荷加重,心肌耗氧量增大,并通过神经体液调节,使冠状动脉扩张,血流量增加,心肌收缩功能增强。而在冠状动脉狭窄时,静息状态下动脉狭窄区的心肌仍可能维持其供血,因此心肌显像时其显像剂分布与正常区可能无明显差异或仅轻度减低。但在运动负荷的情况下,供血正常的心肌血流呈 3～5 倍的增加,放射性药物的摄取也随之增多,而冠脉狭窄区的心肌则不能随运动相应地增加血液灌注,使病变区与正常区的心肌显像剂的分布差异增大,有利于显示缺血病灶和鉴别缺血病变是可逆性还是不可逆性。运动负荷试验最广泛使用的是由 Bruce 设计的方案,采用踏车运动;药物负荷试验常用双嘧达莫、腺苷或多巴酚丁胺介入后行心肌灌注显像。

(二)常见异常类型

根据放射性分布缺损的类型不同,临床上又常分为可逆性缺损、部分可逆性缺损、固定缺损、反向再分布和其他异常表现等几种类型。

1. 可逆性缺损

在负荷影像存在有缺损,而静息或延迟显像又出现显像剂分布或充填(恢复到正常),应用^{201}Tl 显像时,这种随时间的改善称为"再分布",这种情况常提示心肌可逆性缺血。

2. 部分可逆性缺损

负荷试验显像呈现放射性缺损,而静息或再分布显像时心肌缺损区明显缩小或显像剂摄取有增加,但没有完全恢复到正常。提示存在部分心肌可逆性缺血或心肌梗死伴有缺血。

3. 固定缺损

指在运动和静息(或延迟)影像都存在缺损而没有变化,通常提示心肌梗死或瘢痕组织。但是,在部分患者^{201}Tl 显像 2～4 小时延迟影像有固定缺损,而 24 小时再分布显像或静息时再次注射显像剂后,其病灶区心肌摄取有改善,提示心肌仍然存活。

4. 反向再分布

这种图像是指心肌负荷显像为正常分布,而静息或延迟显像显示出新的放射性减低;或者负荷心肌显像出现放射性分布减低,静息或再分布显像时更严重。这种情况常见于严重的冠状动脉狭窄、稳定性冠心病以及急性心肌梗死接受了溶栓治疗或经皮冠状动脉成形术治疗的患者,也可出现在个别的正常人,出现此种现象被认为是因为在瘢痕组织和存活的心肌细胞的混合再灌注区初期过剩的显像剂摄取所致,而初期聚集的显像剂随后迅速从瘢痕组织中清除。但目前对于反向再分布的意义还有争议,有作者应用^{18}F-FDGPET 显像以及再次注射法^{201}Tl 心肌显像等证实,多数反向再分布的区域为存活心肌。但须注意排除由于显像剂用量过低所导致的静息或延迟显像的分布差异。

5. 其他异常表现

(1)负荷后肺摄取增加:正常肺与心肌摄取比值<20.5(^{201}Tl)和<0.45(^{99m}Tc-MIBI),摄取比值增高反映运动诱发左室功能障碍。

(2)暂时性左室扩张:左心室在运动负荷后较静息时明显增大也提示运动诱发心室功能障碍或存在大量危险心肌的标志,其比值与同期的左心室射血分数存在负相关关系。

上述征象均提示心室功能障碍、预后较差。

（三）心肌显像定量分析

1. 缺血程度分级

通过简单肉眼法进行半定量分析。临床最常用的是根据放射性缺损（放射性计数减低）的严重程度不同，采用肉眼记分法进行半定量估计（0＝正常，1＝轻度或可疑减低，2＝中度减低，3＝严重减低，4＝没有摄取），最后将不同心室壁节段缺损的积分相加获得总积分，该法常用于不同治疗方法的疗效比较或疗效评估，也可分别评价负荷状态或静息状态的缺血程度等。另一种方法是根据显像剂分布缺损的大小不同，将缺损分为大、中、小缺损，如果在一个以上断层面上出现大于两个心肌节段的较大范围受损则为大的缺损；而中度缺损是指在一个以上的断层面上出现一个心肌壁的受损；小缺损是指小于一个心肌节段的受损。

2. 心肌计数密度测定法

应用勾画感兴趣区法（region of interest，ROI）获得整个左心室心肌中最大计数区作为正常参考区，其他任何心肌节段的计数与正常参考区相比，其计数密度.相当于 $85\%\sim100\%$ 时为衰减等因素所致的非病理性改变；计数密度为 $60\%\sim85\%$ 时为轻度缺损；$50\%\sim60\%$ 的相对减低为中度缺损；而计数密度低于 50% 的为严重减低。一般来讲，计数密度大于 50% 的轻度或中度缺损被认为是存活的心肌。

3. 极坐标靶心图分析

是临床应用最广的心肌断层图像定量分析法，其目的是为了生成一幅包含整个左室心肌显像剂相对分布的图像，但靶心图并非一幅真实的图像而是一模拟影像的简单彩色编码衍生物。其原理是根据圆周剖面分析法的原理将短轴断层影像以及坐标展开成二维图像，并以不同的颜色显示心肌各壁相对计数值的定量分析法。影像的中心为心尖，周边为基底，上部为前壁，下部为下壁和后壁，左侧为前、后间壁，右侧为前、后侧壁。通常可将负荷影像与静息或再分布影像同时显示在一个画面上进行比较，并进行影像相减处理，则可对可逆性缺损进行量化显示，也可将相对计数值与建立的正常参考值比较，将低于正常下限（均值－2.5标准差）的病变区域用黑色显示，使阅片者更容易观察病变的程度与范围，称为变黑靶心图。也可将治疗前后两次心肌显像的靶心图相减，获得相减靶心图，以定量估计治疗后心肌血流改善的情况。

（四）冠心病心肌缺血的评价

心肌灌注显像最有价值的临床应用是与负荷试验相结合评价缺血性心脏病，负荷心肌灌注显像结果与冠状动脉造影的结果有较好的一致性，更重要的是负荷心肌显像的结果可以反映冠状动脉狭窄的血流动力学和功能的意义，即使是一个小于 50% 的狭窄也可能有临床意义，相反，大于 50% 的狭窄也不一定就有意义。因而，可以获得比其他诊断方法更有价值的重要信息，特别是疾病预后的信息。

冠状动脉造影是了解冠状动脉有否狭窄等形态学改变的最好方法，但它不能反映心肌局部的血流灌注与心肌细胞的活性；而心肌灌注显像不仅可以诊断有无心肌缺血，而且还可帮助确定缺血是可逆性还是不可逆性以及冠状动脉的储备功能。

1. 早期诊断

心肌灌注显像是早期诊断冠心病心肌缺血简便、准确、无创伤性的方法，其灵敏度和特异性可达到 90% 以上。心肌缺血的典型表现是负荷试验心肌灌注影像出现显像剂分布稀疏或缺损,而静息或再分布影像呈正常或明显充填,提示为可逆性心肌缺血。负荷试验心肌灌注显像其诊断冠状动脉狭窄的敏感性和特异性明显高于静息显像,而且其敏感性随着病变血管的数目增加而提高,但有时也可因为三支冠状动脉病变而导致心肌的显像剂呈均匀性分布降低而出现假阴性结果。

2.冠心病危险度分级

在已确诊为冠心病的患者,负荷心肌灌注显像对于估计进一步心脏事件发生的危险性是非常有效的,冠状动脉病变愈严重,运动心肌灌注显像异常愈明显。通常高危冠心病的心肌灌注影像具有如下特征:

(1)在两支以上冠状动脉供血区出现多发性可逆性缺损或出现较大范围的不可逆性灌注缺损。

(2)定量或半定量分析有较大范围的可逆性灌注缺损。

(3)运动负荷后心肌显像剂肺摄取增加。

(4)运动后左心室立即呈暂时性扩大或右心室暂时性显影。

(5)左冠状动脉主干分布区的可逆性灌注缺损。

(6)休息时 LVEF 降低。

在有慢性冠状动脉疾病的患者,出现上述征象均预示有较高的心脏事件发生率,这种高危图像对多支冠状动脉病变有较高特异性(约 95%),但敏感性仅 70% 左右,因此,当缺乏上述征象时也不能排除多支血管病变。Bateman 等的研究表明,在高危和低危患者,SPECT 心肌显像结果可以帮助合理选择冠状血管造影病人,避免不必要的心导管检查,因此,可作为冠状动脉造影检查的"筛选试验"。如果定量平面显像或 SPECT 负荷心肌灌注显像任何一项为正常,即使冠状动脉造影证实为冠状动脉狭窄,也提示以后心脏事件(如死亡和非致死性心肌梗死、再发性心绞痛等)的年发生率低于 1%,其预后良好。负荷心肌灌注显像正常与否反映了心肌灌注缺损的范围,它所提供的有价值的生理学和独立的预后信息优于冠状血管造影所获得的解剖学信息。

3.对冠心病的预测价值

尽管心肌灌注显像对冠状动脉疾病诊断的灵敏度和特异性要优于运动心电图,但假阴性和假阳性结果仍可出现,一般来讲,负荷心肌灌注显像的灵敏度和特异性可达 90%~95%。但心肌灌注显像对冠心病概率的预测价值与患者个体的年龄、性别和胸痛的特征等许多因素有关;在冠心病概率较低(<3%)的人群(如年轻无症状者),一个阳性的心肌显像结果其预测价值仅为 36%,与所期望的真阳性结果相比有较高的假阳性;但在冠心病概率较高(如 90%)的人群(如有典型心绞痛症状、年龄为 50~60 岁的男性患者),则阳性结果的预测价值可达 99%,与真阳性结果相比仅有很少的假阳性出现。另一方面,在疾病概率较高的群体,相对大量的假阴性结果同样也可见到。因此,在冠心病概率低的群体,一个阳性结果的预测价值是很低的,而在冠心病概率较高的群体,一个阴性试验结果的实用价值又是很低的。在检查前冠状动脉疾病的概率为 40%~70% 范围的群体,负荷心肌显像的鉴别价值最佳,这类群体包括非典型胸痛、有主要危险因素但无症状的患者或者有阳性的运动心电图结果但无症状的患者。

当负荷心肌显像是以诊断为目的时,应密切结合基础和运动心电图,当最大运动时 S—T 段反应为正常的患者,几乎都有运动心肌灌注显像正常,因此在这种患者心肌显像并不能提高附加的新信息;但是,在有阳性或可疑运动心电图的病人以及有中到高度冠状动脉疾病可能的患者,无论心电图结果如何,心肌灌注显像的结果均有很重要的价值。

4.协助血运重建

治疗病例的选择在有多支血管病变的冠心病和有严重左室功能障碍的患者,常常出现心绞痛或心力衰竭,这些患者如果两个以上的邻近功能障碍的心肌节段有可诱导的缺血,往往适合于行血管再通手术治疗;而心肌灌注显像可以为血管造影确定这些高危病人,估计心肌缺血的严重程度和范围,提供低危不稳定性心绞痛和急性胸痛患者的预后信息。

5.疗效评估

心肌灌注显像不仅能准确、灵敏、无创伤地反映心肌的供血情况,而且还可进行相对定量分析和进行负荷试验,因此是评价冠心病疗效的首选方法。目前已较广泛地应用于定量评价冠状动脉旁路移植手术(CABG)、经皮腔内冠状动脉成形术(PTCA)等治疗前后以及药物治疗前后心肌血流量的改善情况。术后进行运动心肌灌注显像并与手术前结果比较,可以获得血管再通术后血流动力学是否成功的信息。

6.可逆性心肌缺血的预后估计

大量资料表明,心肌灌注显像可逆性缺损的数目与心源性死亡和非致命性心肌梗死之间有密切关系,心肌缺损的范围大小是预测心脏事件重要的指标。而固定性灌注缺损则是由于心肌坏死或心肌冬眠所致,心脏事件发生的危险性主要取决于心肌坏死的范围以及是否有多节段的存活(冬眠)心肌。若梗死范围较小预后好,如梗死范围大或有多发的存活心肌并伴有心功能不良者,则提示预后较差。

7.估计心肌细胞活性

代谢活动是反映心肌细胞存活最可靠的标志,而一定量的血流则是保证代谢活动的基础,由于存活的细胞有赖于细胞膜的完整性,只有保留完整膜的存活细胞才能蓄积和保留^{99m}Tc—MIBI等心肌灌注显像剂。因此,心肌对某些血流显像剂的摄取也间接反映了心肌存活的信息。然而,应用常规的方法(如^{99m}Tc—MIBI运动/静息显像或^{201}Tl运动/再分布显像)虽然能够很好地诊断心肌缺血,但明显低估了心肌细胞的活性。在常规的静息心肌显像表现为不可逆性缺损的心肌中,约有一半的患者,血运重建术后左室功能障碍有明显改善,表明心肌仍然存活。故目前相继建立了许多改进后的心肌灌注显像法估计心肌活性,尽管这些方法的准确性不如PET显像,但较常规法有明显提高。包括硝酸甘油介入^{99m}Tc—MIBI心肌灌注显像、^{201}Tl再分布/延迟显像^{201}Tl再次注射法等。

(五)心肌梗死的评价

心肌灌注显像可用于临床症状和常规检查不典型的心肌梗死的诊断,对已确诊的心肌梗死患者,心肌灌注显像有助于进一步判断梗死范围、侧支循环建立情况以及心肌细胞是否存活。心肌梗死时典型的影像变化为,负荷影像梗死心肌为分布缺损,而静息或再分布影像该区域无充填。急性心肌梗死为负荷试验的禁忌证,只能做静息显像。

1.急性心肌梗死的诊断

心肌灌注显像对急性心肌梗死(AMI)的早期诊断是极其敏感而可靠的方法,通常在急性胸痛发作后几小时即可表现为局部灌注缺损。然而,某些病人在胸痛后有一段时间内可呈正常灌注影像;也有一些急性心肌梗死的患者,梗死灶大小随着时间延长而变小,这种现象的发生可以解释为自发性溶栓的结果,约有20%的急性心肌梗死患者有自发性溶栓发生。心肌灌注显像对急性心肌梗死诊断的阳性率及特异性均在 90% 以上。

2.急性胸痛的评估

在急诊室里,急性胸痛的处理往往很困难,因为常规心电图检查的敏感性和特异性很低,只有少部分能证实或排除急性冠状动脉病变。而大约有 10% 的急性胸痛患者在出院后 48 小时内可能发展为急性心肌梗死,如果都留在急诊室观察,其监护室又不可能容纳如此大量的患者。而急性局部心肌低灌注几乎能同时被心肌灌注显像所发现,因此,静息心肌灌注显像的应用为这类患者发现心肌缺血和梗死提供了一种有效的手段,可作为急诊的首选检测方法。通常在病人到达急诊室后先经过必要的临床处理,然后注射 ^{99m}Tc－MIBI 370 MBq,待病情稳定后再行心肌显像。在这种情况下,由于 ^{99m}Tc－MIBI 没有明显的再分布而优于 ^{201}Tl。在急性心肌梗死的患者,一般静息心肌显像时都会发现有灌注缺损,在胸痛发生后的前 24 小时其可靠性极好。与此相反,临床上急诊心肌显像为正常的患者中,几乎没有急性心肌梗死或不稳定性心绞痛发生;而心肌显像为异常者,80% 以上的病人后来证实为急性心肌梗死或不稳定性心绞痛,足以证明该法对急性胸痛评价的可靠性。

静息心肌灌注显像还有助于鉴别不稳定性心绞痛与急性心肌梗死,如果静息心肌显像是在胸痛的过程中进行,约有一半的不稳定性心绞痛患者在初期的显像都有灌注缺损,而胸痛消退后的延迟显像(^{201}Tl 的再分布显像或 ^{99m}Tc－MIBI 再注射显像剂后显像)可证明其缺损通常为可逆性的,与完全的梗死形成鲜明对比。如果在胸痛过程中显像结果为正常,则有力地证明其胸痛与心肌缺血无关。

3.指导溶栓治疗

急性心肌梗死患者早期施行经皮冠脉血运重建或溶栓介入治疗,能够迅速使梗死相关血管血运得到恢复,挽救濒死的心肌,改善患者的预后。早期静脉溶栓治疗是当今治疗急性心肌梗死的有效方法之一。过去对溶栓治疗后冠状动脉再通与否的评价主要依靠心电图 S－T 降低、心肌酶峰提前、胸痛缓解以及再灌注性心律失常等,而这些指标均缺乏其特异性和客观的定量,在实际应用中比较困难。在急性心肌梗死后最初几个小时,利用心肌灌注显像评价溶栓治疗的效果是很重要的,动态的心肌灌注显像能证明心肌灌注缺损的大小随着患者成功的再灌注而缩小。特别是 ^{99m}Tc－MIBI 显像因无明显的再分布则更为有效,允许在溶栓治疗开始之前注射显像剂,再进行溶栓治疗,其后可在床边进行心肌平面或在核医学科做断层显像,随着闭塞的动脉成功的溶栓治疗,心肌灌注显像也显示缺损缩小。

(六)心肌显像特点及与其他诊断方法的比较

1.心肌显像的独特价值及不足

(1)可为疾病的诊断提供胜过解剖学信息的生理学意义认识。

(2)能够提供独立的预后信息,其价值优于其他临床资料和对比血管造影。

(3)其影像是以计数值为基础,因此可方便地行定量分析,定量分析结果具有高度的可重复性。

(4)只要病人能合作,几乎所有患者均可得到高质量图像,且安全无创伤。

心肌灌注的不足主要是由于心肌血流灌注减低可以是冠心病原因,也可以是其他非冠心病因素所致,因此心肌灌注显像显示的心肌缺血并非冠心病所特有,但该法对于确定是否存在缺血或血流减低以及评价心肌血流的储备功能是非常准确、特异的。

2.心肌灌注显像与冠状动脉造影的比较

冠状动脉造影与心肌灌注显像分别反映了解剖学和血流动力学的两种不同参数。根据临床经验,在动脉血管造影时,冠状动脉的直径狭窄大于50%就提示有血流动力学意义,但在许多情况下,通过常规的血管造影有时很难确定狭窄的精确百分率。而对于造影证实有冠状动脉狭窄的患者,负荷心肌显像有助于确定血流动力学的意义,因为血管造影估计狭窄程度的准确性高低取决于操作技术以及所应用方法。而且血管造影所确定的狭窄,其重要性可能随着血管痉挛加重或小血管病变出现而增加,当然也可能随着较完善且有功能的侧支血管的建立而减低。尽管是一个亚临界的病灶,但如果其狭窄的范围很大或发生在直径已经很小的某支血管以及多支低度狭窄的血管,则仍然有其血流动力学意义。

3.心肌灌注显像与负荷超声心动图对心肌缺血诊断的比较

从理论上讲,负荷超声心动图类似于负荷放射性核素心血池显像。当患者的左心室射血分数及室壁运动无明显异常者,多巴酚丁胺超声心动图显像也如心肌灌注显像一样有用,但是在有较大范围的室壁运动异常或左心室功能障碍时,则负荷超声心动图难以准确诊断心肌缺血。多巴酚丁胺超声心动图结果对于确定低危或高危的冠心病患者还没有像心肌灌注显像那样得到认同。

二、心肌葡萄糖代谢显像

心肌具有利用多种能量底物的能力,根据血浆各底物与激素水平以及局部血供状态等因素,可利用游离脂肪酸、葡萄糖、乳酸、丙酮酸、酮体、氨基酸等。其中葡萄糖和脂肪酸是心肌细胞代谢的重要能量底物。将放射性核素标记的代谢底物给病人静脉注射后,能够被心肌细胞迅速摄取,应用 SPECT 和 PET/CT 即可行心肌代谢断层显像。目前用于心肌代谢显像最常用的显像剂主要是^{18}F—脱氧葡萄糖(^{18}F—FDG),须使用 PET 或带符合线路的双探头 SPECT 进行显像。

在正常情况下,心脏的主要能量代谢底物为脂肪酸,但当各种原因引起血浆脂肪酸浓度降低时,葡萄糖的氧化利用则成为心脏的主要能量来源。因此,正常人禁食状态下,脂肪酸是心脏的主要能量来源,心肌摄取^{18}F—FDG 减少,显影不清,而脂肪酸代谢显像则清晰;在葡萄糖负荷下,血浆葡萄糖和胰岛素水平上升,血浆脂肪酸水平降低,则心脏主要利用葡萄糖作为能源物质,心肌葡萄糖代谢显像清晰。禁食和运动状态下,缺血心肌可摄取^{18}F—FDG,而正常和坏死心肌则不摄取。而在葡萄糖负荷下,正常和缺血心肌都摄取^{18}F—FDG,而坏死心肌则不摄取显像剂,故可根据心肌的代谢状态评价心肌细胞存活的情况。

心肌葡萄糖代谢显像是判断心肌细胞存活准确而灵敏的指标,当心肌灌注缺损区的^{18}F—FDG 摄取正常或增高时,提示心肌细胞存活;而血流灌注缺损区^{18}F—FDG 代谢显像无显像剂摄取,则提示心肌坏死。通常将心肌灌注显像与葡萄糖代谢显像结合起来分析,并根据血流与代谢显像匹配(match)与否判断心肌活性。

在心肌血流灌注显像和葡萄糖代谢显像中,其基本的血流—代谢显像模型有 3 种:①血流与代谢显像两者的心肌显像剂分布均匀,提示为正常心肌。②血流灌注减低,而葡萄糖摄取正常或相对增加。这种血流—代谢不匹配模型在有心室功能障碍的患者,是心肌存活的有力证据,施行血管再通治疗是最佳的选择。③局部心肌血流与葡萄糖代谢呈一致性减低或缺损,呈匹配图像,为心肌瘢痕和心肌坏死的特征,这类患者施行再通手术治疗与药物保守治疗的效果及预后没有明显差别。

但是在实际的临床工作中,心肌血流灌注显像与葡萄糖代谢显像的匹配不一定都是典型的。有些患者缺血区,代谢显像虽然提示有部分充填或有部分存活心肌,但是再通治疗后心室功能虽然有改善,但不能使心室的功能和室壁运动达到完全正常的预期效果,这种情况与缺血区存活心肌细胞的数量密切相关。有些缺血区虽然有存活心肌,但是存活心肌的数量所占比例较小。

已有资料表明,葡萄糖代谢显像对于术前预测成功地血管再通术后室壁运动异常的改善情况是有用的。以代谢/血流不匹配的特征对于冠脉血管再通术后收缩功能改善的阳性预测值为 78%～85%,其阴性预测值达 78%～92%。尤其是表现为心绞痛和慢性左室功能障碍,心肌灌注显像呈缺血改变,而 ^{18}F-FDG 显像有摄取的冬眠心肌节段冠脉再通治疗效果最佳,冠脉旁路移植术后室壁运动可迅速得到恢复,左心室射血分数明显增加;而葡萄糖代谢显像摄取减低的心肌节段,再通术后心室功能改善将不明显。有人比较了 ^{18}F-FDG 代谢显像判断的有活性与无活性心肌的患者经药物或手术治疗后随访中的死亡率差别,发现血流灌注显像与 ^{18}F-FDG 代谢显像呈不匹配的患者,接受了血管再通治疗后随访中死亡率明显低于药物治疗者(8%比 41%),提示缺血区心肌存活者血管再通治疗将是有效的治疗手段;而缺血区心肌无活性的患者,采用两种方法治疗的死亡率没有差别,因此,对于无活性的心肌非手术治疗是最佳的选择。

三、放射性核素心脏功能显像

放射性核素心脏功能显像是核医学一项十分重要的检测技术,已被广泛应用于临床。虽然近几年来受到超声显像特别是门控心肌灌注断层显像估计心室功能的挑战,但由于核素显像方法在定量估计心脏功能方面所具有的某些优势,该法仍是目前临床最重要的检查手段。应用核素心血池显像测量心室功能,不仅能测定静息状态下的左、右心室功能,也可测定运动或药物负荷下的心室功能状态,并可获得整体与局部功能、收缩与舒张期功能的指标。核素显像测定心室功能的方法较多,临床应用最多而且比较准确的方法是 SPECT 平衡多门电路心血池显像法,此外也有首次通过法和 γ 心功能仪非显像法测定左、右心室功能。近年来随着门控心肌断层显像的广泛应用,能够在常规心肌灌注显像的同时获得左心室的收缩功能,包括左心室射血分数、收缩末期和舒张末期容量等参数,但不能像门控心血池显像那样获得舒张期功能及时相等参数。

(一)基本原理与方法

1. 平衡门电路法心血池显像

该法是利用心电图的信号来确定放射性信息的采集与心动周期的容积组分之间的关系。目前常用多门电路技术。给病人静脉注射 ^{99m}Tc 标记红细胞或人血清白蛋白等血池显像剂并在血池内达到平衡后,以受检患者自身的心电 R 波等为 γ 照相机或 SPECT 门控装置的触发信号,按设定的时间间隔连续采集心血池的影像,通过多个心动周期影像的叠加,获得 R-R 间期内一系列的图像。通常一个心动周期采集 16～32 帧图像,每帧图像相当于心动周期的不同部分;由于一个心动周期的信息量很低,获得的图像质量差,因此须连续采集 300～400 个心动周期按对应的时间进行数据叠加,使之达到足够的计数密度要求,最后显示出反映心动周期中不同时间的系列影像,将此系列影像进行重放即可以心动电影方式观察心脏局部室壁运动情况,通过左、右心室的容积曲线还可计算出心室收缩与舒张期功能的指标。为了更好地观察心室各壁的变化,常规显像应做多体位采集。

2. 首次通过法心血池显像

与平衡法一样,该法可以定量分析心脏的功能指标,但与平衡法相比由于技术上要求较高而应用较少。然而,随着^{99m}Tc—MIBI心肌显像的广泛应用,可在注射灌注显像剂的同时进行首次通过法估计心室功能,随后再进行心肌显像,为首次通过法带来了新的用途。该法是将显像剂作"弹丸(bolus)"式静脉注射后,立即启动具有高灵敏的γ照相机进行快速心血管动态照相,然后通过专用软件和感兴趣区(ROI)勾画出左或右心室,获得显像剂首次通过左、右心室的系列影像及心室容积曲线,由此可以得到有关心功能的参数。本法的优点是首次通过时从时间上可以将左、右心室短暂分开,不存在相互重叠因素的影像,其结果应该更可靠,尤其是对于右心室功能的测定,优于X线心血管造影;缺点是"弹丸"注射技术及仪器的灵敏度要求较高,注射显像剂的剂量也较大,而且不能进行多体位的显像。因此,成功的首次通过心血池显像,须严格掌握操作技术:一是要求有高质量的示踪剂"弹丸",其体积小于1 ml,活度不小于740 MBq;二是选择较大的静脉血管注射,并掌握好注射方法,使显像剂进入心室时尽可能集中,频发心律不齐或早搏患者不适合用此法,因为其结果分析是根据至多8~10个心动周期的数据得来的。

门控首次通过法显像也是常采用的一种采集方式,首次通过的数据须与心电图同步,其数据暂时贮存起来,然后将几个心动周期的数据叠加起来形成一个有代表性的心动周期进行分析。待显像剂在循环中达到平衡后还可再行平衡门电路法心血池显像。

3. 负荷试验

为了了解心脏的储备功能,提高诊断缺血性心脏疾病的敏感性,必要时可进行心功能负荷试验,其方法与心肌显像基本相同,即在心血管医师或有经验的医师指导下,给患者加以次极量运动或药物负荷试验。与心肌灌注显像负荷试验不同的是显像须在负荷试验过程中进行,即达到预计心率或其他参数时刻进行采集,以反映负荷状态下的心功能。

(二)检查结果判断

1. 心室功能参数

根据在左前斜位45°获得的系列心血池影像,用ROI技术可生成心室的时间一放射性曲线。由于心室内的放射性计数与心室血容量成正比,因此此曲线也代表心室的容积曲线,通过此曲线可以计算出不同类型的心功能指标,该法测量的心脏功能参数与X线心室造影的结果有很好的相关。常用的指标有以下几类。

(1)反映心室收缩功能的参数:左或右心室射血分数(ejection fraction,EF)、心排血量(cardiac output,CO)、每搏容量(stroke volume,SV)、高峰射血率(PER)、1/3射血分数(1/3EF)等。

(2)心室舒张功能参数:高峰充盈率(peak filling rate,PFR)、高峰充盈率时间(time of peak filling rate,TPFR)、1/3充盈率(1/3FR)和1/3充盈分数(first—third filling fraction,1/3FF)等。

(3)反映心室容量负荷的参数:收缩末期容积(end—systolic volume,ESV)和舒张末期容积(end—diastolic volume,EDV),有助于评价心力衰竭和严重的收缩功能减低患者合理治疗后心室大小的变化。

正常情况下,静息状态与运动负荷时心脏功能指标有明显差别,且各实验室间的正常值亦有一定差异。通常在静息状态下,左心室的总体 EF 和局部 EF 均＞50％,右心室 EF＞40％,否则为 EF 值减低;而负荷试验后射血分数的绝对值应比静息时增加 5％以上,负荷后 EF 值无明显增加甚至下降均提示为心脏储备功能异常;负荷后舒张末期容量也相应增加,收缩末期容量相对减少。须注意的是,有较多心律不齐的患者,可导致对心室功能参数的估计过低。

2.局部室壁运动

通过电影显示可以直观地了解心室各壁的运动情况,临床上一般将心室壁的运动分为正常、运动减低、无运动和反向运动 4 种类型。平衡法适合于定量测定左心室局部功能,为了对心室局部的功能进行定量分析,通常可利用计算机软件将心室分为 5～8 个扇形区域,并分别计算出各个区域的局部射血分数(REF)和室壁轴缩短率,其原理与测定整体心室功能相同。正常情况下,各个节段的轴缩短率均＞20％、左室的 REF＞50％,但相当于间壁的节段可以略低。

3.时相分析

心血池影像的每一个像素都可以生成一条时间-放射性曲线,由于心室的运动呈周期性变化,因而所得的时间-放射性曲线也呈周期性变化,通过对曲线进行正弦或余弦拟合(即傅里叶转换)可以获得心室局部(每个像素)开始收缩的时间(即时相)以及收缩幅度(振幅)两个参数。用这两个参数进行影像重建可以获得心室的时相图、振幅图和时相电影 3 种功能影像及时相直方图。

(1)时相图:是以不同的灰度或颜色反映心肌壁发生收缩的时间,灰度越高表示时相度数越大,即开始收缩的时间越晚。心房与心室开始收缩的时间相差甚远,故表现为完全不同的灰度或颜色,而左、右心室各壁的收缩基本同步,故表现为相同的灰度或颜色,无明显的分界线。

(2)时相直方图:为心室时相度数的频率分布图,纵坐标代表分布的频率,横坐标为时相度数(0°～360°);正常情况下,心室峰高而窄,心房及大血管峰低且较宽,两峰的时相度数相差近 180°,心室峰底的宽度称为相角程,反映心室最早收缩与最晚收缩时间之差,其参数是反映心室协调性的重要指标,正常的心室相角程＜65°。

(3)振幅图:是以不同颜色反映心脏各部位收缩幅度的大小,灰度高提示幅度大,正常左心室收缩幅度明显大于右心室及心房、大血管,局部室壁运动障碍时则表现为病变处灰度减低。

(4)时相电影:将心脏各部位开始收缩的时间以一种显著标志(如黑色或白色)依次进行动态显示,即可直观地观察心肌激动传导的过程。正常时,电影显示可见室壁收缩的兴奋点起源于室间壁基底右侧,然后沿间壁下行,迅速传导至整个心室,最后消失于左、右心室的后基底部,右室的收缩略早于左室;如果有传导异常或室壁运动障碍,则其收缩的顺序和颜色就会发生改变。

(三)常见心脏病诊断与疗效评价

1.冠状动脉粥样硬化性心脏病

(1)早期心肌缺血:冠心病患者静息状态时心脏功能指标多为正常,可能仅表现为舒张期功能的异常,如果心肌缺血较严重时也可表现为静息时心室收缩功能和室壁运动障碍,尤其是室壁运动障碍是诊断冠心病更特异的指标。在冠心病患者,静息时 LVEF 值减低可能提示为不可逆性左室心肌损伤或存在可逆性慢性心肌缺血(心肌冬眠),后者通过血运重建治疗后仍可恢复。在负荷试验后,大多数有明显冠状动脉病变或心肌缺血的患者,由于心室的储备功能受损,心脏功能参数多有不同程度的改变,表现为负荷试验后 EF 绝对值不.仅无明显升高(<5%),甚至减低,节段性室壁运动异常、局部射血分数减低以及时相图相角程增宽等,舒张期功能指标变化将更加明显,其敏感性约为 90%。

多数冠心病患者,高峰充盈率为异常,其敏感性优于收缩期功能指标。而且在冠状血管成形术或抗心绞痛治疗成功的患者,其充盈参数均有改善。在患有无症状心肌缺血的患者,运动心功能测定可作为运动心电图试验的重要补充,以提高其心电图检查的敏感性和特异性。当心肌梗死时,心脏功能的变化取决于病灶范围的大小和程度。一般静息时心室功能指标均有不同程度的异常,局部室壁运动障碍,振幅图和时相图可见病灶区色阶变化分布不均匀。

由于各种心脏病如心肌病或心脏瓣膜病等都可出现负荷后心室功能的异常反应,因此放射性核素心脏功能显像的特异性并不高(约 60%);相比之下,负荷后局部室壁运动异常对于可疑的冠心病患者具有较高的特异性。

(2)冠心病的病情程度与预后估计:心脏功能测定能准确反映病情的严重程度和预测心脏事件(如梗死或死亡等)的发生。通常运动负荷后 LVEF 下降与冠脉造影的严重程度成正比,对于症状较轻、没有左心室功能障碍的冠心病患者,门控心血池显像时出现明显的运动诱发心脏缺血征象可以提供独立的预后信息,特别是有 1 支或 2 支血管病变,而运动负荷门控心血池显像出现左心室功能受损和严重缺血的患者,其未来的心脏事件发生率较高。心肌梗死后的预后与梗死大小有关,并可通过 LVEF 和室壁运动异常的范围和程度反映出来。较大的梗死多伴有明显的 LVEF 减低与广泛性室壁运动异常;而较小的梗死则可能仅有局灶性的室壁运动异常,LVEF 可能正常或仅轻度减低,甚至这些指标均为正常。一般前壁梗死比下壁梗死 LVEF 减低更明显。心肌梗死早期以及在溶栓治疗前及溶栓期间,测定 LVEF 是反映病情程度和预后的重要指标。

2. 室壁瘤

可见心室影像形态失常,室壁瘤部位呈局限性向外膨出,心动电影显示有反向运动,局部射血分数减低,心室轴缩短率呈负值;时相分析见局部时相延迟,时相直方图上可见房、室峰之间出现附加的"室壁瘤"峰,相角程明显增宽。本法对心尖及前壁室壁瘤的诊断符合率达 95%,亦可用于判断手术后疗效和鉴别左心室真性与假性室壁瘤。

3. 心脏传导异常

时相分析可以显示心肌激动的起点和传导的途径,对判断其传导异常有重要价值。当束支传导阻滞时,表现为阻滞的心室时相延迟,时相图上色阶发生改变,相角程增宽,左、右心室峰分界清楚,甚至心室峰出现双峰。预激综合征时表现为预激的起点和旁路部位时相提前,时相图色阶改变,相角程有不同程度的增宽,其诊断符合率约为 90%。通过时相电影显示能更直观地显示传导异常的部位、范围及程度。

4. 心血管疾病疗效评价

应用核素显像测定心脏功能,不仅方法简便、对病人无创伤和痛苦、可以重复检查,而且其结果准确可靠,重复性好。因此,可用于心血管疾病药物或手术治疗前后心功能的定量评价及疗效监测。

5.心肌病辅助诊断

(1)扩张型心肌病:心血池显像表现为整个心腔明显扩大,形态失常,室壁运动呈广泛性减低,心室整体功能不同程度下降,在时相图或振幅图上呈现"补丁"样或"花斑"样改变对本病的诊断有一定价值。一般情况下,有整体功能障碍的双心室增大患者多为非缺血性心脏病,而节段性室壁运动异常且右心室功能相对完好者支持缺血性心肌病的诊断。

(2)肥厚型心肌病:典型改变为左心室腔变小变形,肥厚的心肌壁影使左心室血池周围形成一圈显像剂分布空白区,尤其是左、右心室之间更明显,但 LVEF 正常或增高,呈高动力收缩功能,特别是 1/3EF 增高,射血期延长,80％以上的患者舒张期快速充盈功能受损,顺应性降低,PFR 和 1/3FR 下降。门电路心血池断层显像还可见左心房扩大。

6.慢性阻塞性肺病与肺心病

心血池显像通过区别左心室心力衰竭与慢性肺病所致的呼吸困难,可以帮助鉴别心肺疾病。伴有左心室正常的右心室功能障碍和心腔扩大通常见于慢性阻塞性肺病,而与左心衰有关的肺血管充血通常都合并有左心室增大或功能异常。由于右心室射血分数(RVEF)高度依赖于后负荷,故在右心室本身无病变的慢性阻塞性肺病(COPD)患者,静息时 RVEF＜35％是提示肺动脉高压的一个相对敏感的指标。在 COPD 患者,大多有 RVEF 减低,而肺心病患者几乎都有 RVEF 减低。

7.化疗对心脏毒性作用的监测

许多化学药物尤其是抗肿瘤药物,对心脏具有严重的不良反应,引起充血性心力衰竭和心室功能紊乱,最终导致病人死亡。核医学方法已经成为评估和监测左心室功能的重要手段。最常用的监测指标为静息 LVEF 变化,但舒张期功能障碍的监测可能是反映心脏毒性作用更灵敏的指标,动态监测化疗过程中心脏损害情况以指导停药时间和用药累积剂量,避免造成心脏不可逆性损伤甚至死亡,通常可以在临床症状出现之前发现心脏中毒的征象,且心脏功能损害程度与使用药物的累计剂量密切相关。如果 LVEF 绝对值下降≥10％和(或)最后的 LVEF≤30％时,则应终止化疗。

(马慧琴)

第四章　冠状动脉粥样硬化性心脏病

第一节　动脉粥样硬化

动脉粥样硬化是西方发达国家的流行性疾病,随着我国人民生活水平提高和饮食习惯的改变,该病亦成为我国的主要死亡原因。动脉粥样硬化始发于儿童时代而持续进展,通常在中年或中老年出现临床症状。由于动脉粥样硬化斑块表现为脂质和坏死组织的聚集,因此以往被认为是一种退行性病变。目前认为本病变是多因素共同作用的结果,首先是局部平滑肌细胞、巨噬细胞及 T 淋巴细胞的聚集;其次是包括胶原、弹力纤维及蛋白多糖等结缔组织基质和平滑肌细胞的增生;再者是脂质积聚,其中主要含胆固醇结晶及游离胆固醇和结缔组织。粥样硬化斑块中脂质及结缔组织的含量决定斑块的稳定性以及是否易导致急性缺血事件的发生。

一、病因与发病机制

本病的病因尚不完全清楚,大量的研究表明本病是多因素作用所致,这些因素称为危险因素。

(一)病因

1. 血脂异常

血脂在血液循环中以脂蛋白形式转运,脂蛋白分为乳糜微粒、极低密度脂蛋白(VLDL)、低密度脂蛋白(LDL)、中等密度脂蛋白(IDL)及高密度脂蛋白(HDL)。各种脂蛋白导致粥样硬化的危险程度不同:富含甘油三酯(TG)的脂蛋白如乳糜微粒和 VLDL 被认为不具有致粥样硬化的作用,但它们脂解后的残粒如乳糜微粒残粒和 IDL 能导致粥样硬化。现已明确 VLDL 代谢终末产物 LDL 以及脂蛋白(a)[Lp(a)]能导致粥样硬化,而 HDL 则有心脏保护作用。

血脂异常是指循环血液中的脂质或脂蛋白的组成成分浓度异常,可由遗传基因和(或)环境条件引起,使循环血浆中脂蛋白的形成、分解和清除发生改变,血液中的脂质主要包括总胆固醇(TC)和 TG。采用 3－羟甲基戊二酰辅酶 A(HMG－CoA)还原酶抑制剂(他汀类)降低血脂,可以使各种心血管事件(包括非致命性 MI、全因死亡、脑血管意外等)的危险性降低 30%。其中 MI 危险性下降 60% 左右。调整血脂治疗后还可能使部分粥样硬化病灶减轻或消退。

2. 高血压

无论地区或人种,血压和心脑血管事件危险性之间的关系连续一致,持续存在并独立于其他危险因素。年龄在 40~70 岁之间,血压在 15.3/10.0 kPa～24.7/15.3 kPa(115/75 mmHg～185/115 mmHg)的个体,收缩压每增加 2.7 kPa(20 mmHg),舒张压每增加 1.3 kPa(10 mmHg),其心血管事件的危险性增加一倍,临床研究发现,降压治疗能减少 35%～45% 的脑卒中、20%～25% 的 MI。

血压增高常伴有其他危险因素,如胰岛素抵抗综合征(或称代谢性 X 综合征),其表现有肥胖、糖耐量减退、高胰岛素血症、高血压、高 TG、HDL－C 降低；患者对胰岛素介导的葡萄糖摄取有抵抗性，可能还有微血管性心绞痛、高尿酸血症和纤溶酶原激活剂抑制物－1(PAI－1)浓度增高。

3. 糖尿病

胰岛素依赖型和非胰岛素依赖型糖尿病是冠心病的重要危险因素，在随访观察 14 年的 Rancho Bemardo 研究中，与无糖尿病者相比，非胰岛素依赖型糖尿病患者的冠心病死亡相对危险度在男性是 1.9，在女性是 3.3。糖尿病患者中粥样硬化发生较早并更为常见，大血管疾病也是糖尿病患者的主要死亡原因，冠心病、脑血管疾病和周围血管疾病在成年糖尿病患者的死亡原因中占 75%～80%。

4. 吸烟

Framingham 心脏研究结果显示，平均每天吸烟 10 支，能使男性心血管死亡率增加 18%，女性心血管死亡率增加 31%。此外，对有其他易患因素的人来说，吸烟对冠心病的死亡率和致残率有协同作用。

5. 遗传因素

动脉粥样硬化有在家族中聚集发生的倾向，家族史是较强的独立危险因素。冠心病患者的亲属比对照组的亲属患冠心病的危险增大 2.0～3.9 倍，双亲中有 70 岁前患 MI 的男性发生 MI 的相对危险性是 2.2。阳性家族史伴随的危险性增加，可能是基因对其他易患因素介导而起作用，如肥胖、高血压、血脂异常和糖尿病等。

6. 体力活动减少

定期体育活动可减少冠心病事件的危险，不同职业的发病率回顾性研究表明，与积极活动的职业相比，久坐的职业人员冠心病的相对危险增加 1.9。从事中等度体育活动者中，冠心病死亡率比活动少的人降低 1/3。

7. 年龄和性别

病理研究显示，动脉粥样硬化是从婴儿期开始的缓慢发展的过程；出现临床症状多见于 40 岁以上的中、老年人，49 岁以后进展较快；致死性 MI 患者中约 4/5 是 65 岁以上的老年人；高胆固醇血症引起的冠心病死亡率随年龄增加而增高。

本病多见于男性，男性的冠心病死亡率为女性的 2 倍，男性较女性发病年龄平均早 10 岁，但绝经期后女性的发病率迅速增加。糖尿病对女性产生的危险较大，HDL－C 降低和 TG 增高对女性的危险也较大。

8. 酒精

摄入大量观察表明，适量饮酒可以降低冠心病的死亡率。这种保护作用被认为与酒精对血脂及凝血因子的作用有关，适量饮酒可以升高 HDL 及载脂蛋白(Apo)A1 并降低纤维蛋白原浓度，另外还可抑制血小板聚集。以上都与延缓动脉粥样硬化发展、降低心脑血管死亡率有关。但是大量酒精摄入可导致高血压及出血性脑卒中的发生。

9. 其他因素

其他的一些危险因素包括：①肥胖，以腹部脂肪过多为特征的腹型肥胖；不良饮食方式，含高热量、较多动物性脂肪和胆固醇、糖等；②A 型性格(性情急躁、进取心和竞争性强、强迫自己为成就而奋斗)；③微量元素铬、锰、锌、钒、硒等的摄取减少，铅、镉、钴的摄取增加；④存在缺氧、抗原－抗体复合物沉积、维生素 C 缺乏、动脉壁内酶的活性降低等能增加血管通透性的因素;⑤一些凝血因子增高,如凝血因子Ⅶ的增加与总胆固醇浓度直接相关;⑥血液中同型半胱氨酸增高,PAI-1、尿酸升高;⑦血管紧张素转换酶基因过度表达;⑧高纤维蛋白原血症;⑨血液中抗氧化物浓度低。

(二)发病机制

曾有多种学说从不同角度来阐述该病的发病机制。最早提出的是脂肪浸润学说,认为血中增高的脂质(包括 LDL、VLDL 或其残粒)侵入动脉壁,堆积在平滑肌细胞、胶原和弹性纤维之间,引起平滑肌细胞增生。后者与来自血液的单核细胞一样可吞噬大量脂质成为泡沫细胞。脂蛋白降解而释出胆固醇、胆固醇酯、TG 和其他脂质,LDL-C 还和动脉壁的蛋白多糖结合产生不溶性沉淀,都能刺激纤维组织增生,所有这些成分共同组成粥样斑块。其后又提出血小板聚集和血栓形成学说以及平滑肌细胞克隆学说。前者强调血小板活化因子(PAF)增多,使血小板黏附和聚集在内膜上,释出血栓素 A_2(TXA$_2$)、血小板源生长因子(PDGF),成纤维细胞生长因子(FGF)、第Ⅷ因子、血小板第 4 因子(PF4)、PAI-1 等,促使内皮细胞损伤、LDL 侵入、单核细胞聚集、平滑肌细胞增生和迁移、成纤维细胞增生、血管收缩、纤溶受抑制等,都有利于粥样硬化形成。后者强调平滑肌细胞的单克隆性增殖,使之不断增生并吞噬脂质,形成动脉粥样硬化。

1973 年提出动脉粥样硬化形成的损伤-反应学说,由于近些年新资料的不断出现,该学说也不断得到修改。此学说的内容涵盖了上述 3 种学说的一些论点,目前多数学者支持这种学说。该学说的关键是认为内皮细胞的损伤是发生动脉粥样硬化的始动因素,而粥样斑块的形成是动脉对内膜损伤作出反应的结果。可导致本病的各种危险因素最终都损伤动脉内膜,除修饰的脂蛋白外,能损伤内膜的因素还包括病毒(如疱疹病毒)以及其他可能的微生物(如在斑块中已见到的衣原体),但微生物存在的因果关系还未确立。

内皮损伤后可表现为多种的内皮功能紊乱,如内膜的渗透屏障作用发生改变而渗透性增加;内皮表面抗血栓形成的特性发生改变,促凝血特性增加;内皮来源的血管收缩因子或扩张因子的释放发生改变,血管易发生痉挛。正常情况下内皮细胞维持内膜表面的连贯性和低转换率,对维持内皮自身稳定状态非常重要,一旦内皮转换加快,就可能导致内皮功能发生一系列改变,包括由内皮细胞合成和分泌的物质如血管活性物质、脂解酶和生长因子等的变化。因此,内皮损伤可引起内皮细胞功能的改变,进而引起严重的细胞间相互作用并逐渐形成动脉粥样硬化病变。图 4-1 演示了动脉粥样硬化斑块的形成。

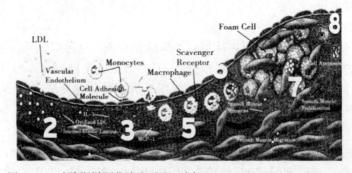

图 4-1 动脉粥样硬化演变过程(引自 Braunwald E. Heart Disease.)

注:Vascular Endothelium 血管内皮;Monocytes 单核细胞;Cell Adhesion Molecule 细胞黏附分子;IL-1 白介素-1;Internal Elastic Lamina 内弹力层;Macrophage 巨噬细胞;Scavenger Receptor 清道夫受体;smooth

Muscle Mitogens 平滑肌分裂素；Smooth Muscle Migration 平滑肌迁移；Smooth Muscle Proliferation 平滑肌增殖；cell Apoptosis 细胞凋亡；Foam Cell 泡沫细胞；LDL 低密度脂蛋白；Oxidized LDL 氧化低密度脂蛋白

在长期高脂血症情况下，增高的脂蛋白中主要是氧化低密度脂蛋白（ox－LDL）和胆固醇，对动脉内膜产生功能性损伤，使内皮细胞和白细胞表面特性发生改变。高胆固醇血症增加单核细胞对动脉内皮的黏附力，单核细胞黏附在内皮细胞的数量增多，通过趋化吸引，在内皮细胞间迁移，进入内膜后单核细胞转化成有清道夫样作用的巨噬细胞，通过清道夫受体吞噬脂质，主要为内皮下大量沉积的 ox－LDL，巨噬细胞吞噬大量脂质后成为泡沫细胞并形成脂质条纹，巨噬细胞在内膜下的积聚，导致内膜进一步发生改变。ox－LDL 对内皮细胞及微环境中的其他细胞也有毒性作用。

正常情况下，巨噬细胞合成和分泌的大量物质能杀灭吞入的微生物和灭活毒性物质。而异常情况下，巨噬细胞能分泌大量氧化代谢物，如 ox－LDL 和超氧化离子，这些物质能进一步损伤覆盖在其上方的内皮细胞。巨噬细胞的另一重要作用是分泌生长调节因子，已证实，活化的巨噬细胞至少能合成和分泌 4 种重要的生长因子：PDGF、FGF、内皮细胞生长因子样因子和 TGF－β。PDGF 是一种强有力的促平滑肌细胞有丝分裂的物质，在某些情况下，FGF 有类似的作用。这些生长因子协同作用，强烈刺激成纤维细胞的迁移和增生，也可能刺激平滑肌细胞的迁移和增生，并刺激这些细胞形成新的结缔组织。

TGF－β 不仅是结缔组织合成的强刺激剂，并且还是迄今所发现的最强的平滑肌增殖抑制剂。大多数细胞能合成 TGF－β，但其最丰富的来源为血小板和活化的巨噬细胞，细胞分泌的 TGF－β 大多数呈无活性状态，在 pH 值降低或蛋白质水解分裂后才有活性。增生抑制剂如 TGF－β 和增生刺激剂如 PDGF 之间的平衡决定了平滑肌的增生情况及随之而引起的粥样病变。因此当巨噬细胞衍生的泡沫细胞在内皮下间隙被激活，能分泌生长因子，从而趋化吸引平滑肌细胞从中膜向内膜迁移，引起一系列改变并能导致内膜下纤维肌性增生病变，进入内膜下的平滑肌细胞也能吞噬 ox－LDL，从而成为泡沫细胞的另一重要来源。巨噬细胞在粥样硬化形成过程中对诱发和维持平滑肌细胞增生起关键作用，约 20％ 的巨噬细胞中存在含有 PDGF－β 链的蛋白，PDGF－β 是最强的生长因子，能刺激平滑肌细胞的迁移、趋化和增生。另外病变中富含淋巴细胞提示炎症和免疫应答在动脉粥样硬化的发生发展过程中起重要作用。如反复出现内皮细胞损伤与巨噬细胞积聚和刺激的循环，至少有两种能在内膜下释放生长因子的细胞（活化的内皮细胞和活化的巨噬细胞），可持续导致病变进展。

损伤反应学说还提供了第三种细胞——血小板作用的机会。内皮损伤后内皮细胞与细胞的连接受到影响，引起细胞之间的分离，内皮下泡沫细胞或（和）结缔组织的暴露，血小板发生黏附、聚集并形成附壁血栓。此时，血小板成为生长因子的第三种来源，可分泌与活化巨噬细胞所能分泌的相同的 4 种生长因子，从而在平滑肌细胞的增生和纤维组织的形成中起非常重要的作用。

必须指出，内膜的损伤并不一定需要引起内皮细胞的剥脱，而可仅表现为内皮细胞的功能紊乱，如内皮渗透性的改变、白细胞在内皮上黏附的增加和血管活性物质与生长因子的释放等。另外，从粥样硬化病变中分离出的人平滑肌细胞能表达 PDGF 基因中的一种，在体外培养时能分泌 PDGF，若体内进展病变中的平滑肌细胞也能分泌 PDGF，则它们自身分泌的 PDGF 进一步参与病变进展，形成恶性循环。

二、病理解剖

动脉粥样硬化是累及体循环系统从大型弹力型（如主动脉）到中型肌弹力型（如冠状动脉）动脉内膜的疾病。其特征是动脉内膜散在的斑块形成，严重时这些斑块也可以融合。每个斑块的组成成分不同，脂质是基本成分。内膜增厚严格地说不属于粥样硬化斑块而是血管内膜对机械损伤的一种适应性反应。

正常动脉壁由内膜、中膜和外膜3层构成，动脉粥样硬化斑块大体解剖上有的呈扁平的黄斑或线（脂质条纹），有的呈高起内膜表面的白色或黄色椭圆形丘（纤维脂质性斑块）。前者（脂质条纹）见于5～10岁的儿童，后者（纤维脂质性斑块）始见于20岁以后，在脂质条纹基础上形成。

根据病理解剖，可将粥样硬化斑块进程分为6期。

（1）第Ⅰ期（初始病变）：单核细胞黏附在内皮细胞表面，并从血管腔面迁移到内皮下。

（2）第Ⅱ期（脂质条纹期）：主要由含脂质的巨噬细胞（泡沫细胞）在内皮细胞下聚集而成。

（3）第Ⅲ期（粥样斑块前期）：Ⅱ期病变基础上出现细胞外脂质池。

（4）第Ⅳ期（粥样斑块期）：两个特征是病变处内皮细胞下出现平滑肌细胞以及细胞外脂质池融合成脂核。

（5）第Ⅴ期（纤维斑块期）：在病变处脂核表面有明显结缔组织沉着形成斑块的纤维帽。有明显脂核和纤维帽的斑块为Ⅴa型病变（图4—2）；有明显钙盐沉着的斑块为Ⅴb型病变；主要由胶原和平滑肌细胞组成的病变为Ⅴc型病变。

（6）第Ⅵ期（复杂病变期）：此期又分为3个亚型：Ⅵa型病变为斑块破裂或溃疡，主要由Ⅳ期和Ⅴa型病变破溃而形成；Ⅵb型病变为壁内血肿，是由于斑块内出血所致；Ⅵc型病变指伴血栓形成的病变（图4—3），多由于在Ⅵa型病变的基础上并发血栓形成，可导致管腔完全或不完全堵塞。

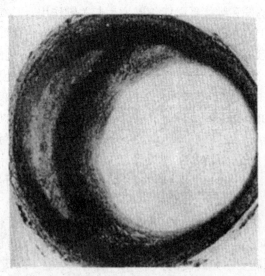

图4—2　动脉粥样硬化Ⅴa型病变，可见薄纤维帽和较大的脂核

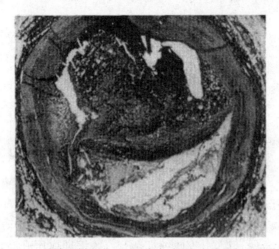

图 4-3　动脉粥样硬化Ⅵc型病变,斑块破裂引发血栓形成

三、临床表现

根据粥样硬化斑块的进程可将其临床过程分为 4 期:

（一）无症状期或隐匿期

其过程长短不一,对应于Ⅰ~Ⅲ期病变及大部分Ⅳ期和Ⅴa型病变,粥样硬化斑块已形成,但尚无管腔明显狭窄,因此无组织或器官受累的临床表现。

（二）缺血期

由于动脉粥样硬化斑块导致管腔狭窄、器官缺血所产生。对应于Ⅴb和Ⅴc及部分Ⅴa型病变。根据管腔狭窄的程度及所累及的靶器官不同,所产生的临床表现也有所不同。冠状动脉狭窄导致心肌缺血可表现为心绞痛,长期缺血可导致心肌冬眠及纤维化。肾动脉狭窄可引起顽固性高血压和肾功能不全。在四肢动脉粥样硬化中以下肢较为多见,尤其是腿部动脉。由于血供障碍,引起下肢发凉、麻木和间歇性跛行,即行走时发生腓肠肌麻木、疼痛以至痉挛,休息后消失,再走时又出现,严重时可持续性疼痛,下肢动脉尤其是足背动脉搏动减弱或消失。其他内脏器官血管狭窄可产生靶器官缺血的相应症状。

（三）坏死期

由于动脉管腔堵塞或血管腔内血栓形成而产生靶器官组织坏死的一系列症状。冠状动脉闭塞表现为 AMI。下肢动脉闭塞可表现为肢体的坏疽。

（四）纤维化期

组织坏死后可经纤维化愈合,但不少患者可不经坏死期而因长期缺血而进入纤维化期,而在纤维化期的患者也可发生缺血期的表现。靶器官组织纤维化、萎缩而引起症状。心脏长期缺血纤维化,可导致心脏扩大、心功能不全、心律失常等表现(图 4-4)。长期肾脏缺血可导致肾萎缩并发展为肾衰竭。

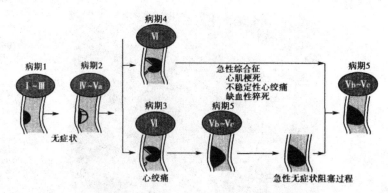

图4-4 冠状动脉粥样硬化临床表现与病理生理学进展的病期和病变形态学

主动脉粥样硬化大多数无特异症状,叩诊时可发现胸骨柄后主动脉浊音区增宽,主动脉瓣区第二心音亢进而带金属音调,并有收缩期杂音。收缩期血压升高,脉压增宽,桡动脉触诊可类似促脉。X线检查可见主动脉结向左上方凸出,主动脉影增宽和扭曲,有时可见片状或弧状钙质沉着阴影。

主动脉粥样硬化还可形成主动脉瘤,以发生在肾动脉开口以下的腹主动脉处最为多见,其次在主动脉弓和降主动脉。腹主动脉瘤多在体检时因查见腹部有搏动性肿块而发现,腹壁上相应部位可听到杂音,股动脉搏动可减弱。胸主动脉瘤可引起胸痛、气急、吞咽困难、咯血、声带因喉返神经受压导致声音嘶哑、气管移位或受压、上腔静脉或肺动脉受压等表现。X线检查可见相应部位血管影增大,

二维超声、多排螺旋CT或磁共振成像可显示瘤样主动脉扩张,主动脉瘤一旦破裂,可因急性大量内出血,迅速致命。动脉粥样硬化也可形成动脉夹层分离,但较少见。

四、实验室检查

(一)实验室检查

本病尚缺乏敏感而又特异的早期实验室诊断方法。血液检查有助于危险因素如脂质或糖代谢异常的检出,其中的脂质代谢异常主要表现为TC增高、LDL-C增高、HDL-C降低、TG增高、Apo-A降低、Apo-B和Lp(a)增高。部分动脉的病变(如颈动脉、下肢动脉、肾动脉等)可经体表超声检测到。X线平片检查可发现主动脉粥样硬化所导致的血管影增宽和钙化等表现。

(二)特殊检查

CT或磁共振成像有助于判断脑动脉的功能情况以及脑组织的病变情况。电子束CT根据钙化的检出来评价冠状动脉病变,而随着技术的进步,多排螺旋CT血管造影技术已被广泛用于无创性地评价动脉的病变,包括冠状动脉。静息和负荷状态下的放射性核素心脏检查、超声心动图检查、ECG检查以及磁共振技术,有助于诊断冠状动脉粥样硬化所导致的心肌缺血。数字减影血管造影(DSA)可显示动脉粥样硬化病变所累及的血管如冠状动脉、脑动脉、肾动脉、肠系膜动脉和四肢动脉的管腔狭窄或动脉瘤样病变以及病变的所在部位、范围和程度,有助于确定介入治疗或外科治疗的适应证和选择施行手术的方式。

血管内超声显像(IVUS)和光学相干断层扫描(OCT)是侵入性检查方法,可直接观察粥样硬化病变,了解病变的性质和组成,因而对病变的检出更敏感和准确。血管镜检查在识别

粥样病变基础上的血栓形成方面有独特的应用。

五、诊断和鉴别诊断

本病的早期诊断相当困难。当粥样硬化病变发展引起管腔狭窄甚至闭塞或血栓形成,从而导致靶器官出现明显病变时,诊断并不困难。年长患者有血脂异常,动脉造影发现血管狭窄性病变,应首先考虑诊断本病。

主动脉粥样硬化引起的主动脉变化和主动脉瘤,需与梅毒性主动脉炎和主动脉瘤鉴别,胸片发现主动脉影增宽还应与纵隔肿瘤相鉴别。其他靶器官的缺血或坏死表现需与其他原因的动脉病变所引起者相鉴别。冠状动脉粥样硬化引起的心绞痛和心肌梗死,需与其他原因引起的冠状动脉病变如冠状动脉炎、冠状动脉畸形、冠状动脉栓塞等相鉴别。心肌纤维化需与其他心脏病特别是原发性扩张型心肌病相鉴别。肾动脉粥样硬化所引起的高血压,需与其他原因的高血压相鉴别,肾动脉血栓形成需与肾结石相鉴别。四肢动脉粥样硬化所产生的症状,需与多发性动脉炎等其他可能导致动脉病变的原因鉴别。

六、防治和预后

首先应积极预防其发生,如已发生应积极治疗,防止病变发展并争取逆转。已发生器官功能障碍者,应及时治疗,防止其恶化,延长患者寿命。血运重建治疗可恢复器官的血供,其效果取决于可逆性缺血的范围和残存的器官功能。

(一)一般预防措施

1. 发挥患者的主观能动性配合治疗

经过防治,本病病情可得到控制,病变可能部分消退,患者可维持一定的生活和工作能力。此外,病变本身又可以促使动脉侧支循环的形成,使病情得到改善。因此说服患者耐心接受长期的防治措施至关重要。

2. 合理的膳食

(1)膳食总热量不能过高,以维持正常体重为度,40 岁以上者尤应预防发胖。正常体重的简单计算方法为:身高(cm)-105=体重(kg);或 BMI<24 为正常,可供参考。

(2)超过正常标准体重者,应减少每天饮食的总热量,食用低脂(脂肪摄入量不超过总热量的 30%,其中动物性脂肪不超过 10%)、低胆固醇每天不超过 300 mg)膳食,并限制摄入蔗糖及含糖食物。

(3)年过 40 岁者即使血脂无异常,也应避免经常食用过多的动物性脂肪和含胆固醇较高的食物,如:肥肉、肝、脑、肾、肺等内脏、鱿鱼、墨鱼、鳗鱼、骨髓、猪油、蛋黄、蟹黄、鱼子、奶油及其制品、椰子油、可可油等。如血 TC、TG 等增高,应食用低胆固醇、低动物性脂肪食物,如鱼肉、鸡肉、各种瘦肉、蛋白、豆制品等。

(4)已确诊有冠状动脉粥样硬化者,严禁暴饮暴食,以免诱发心绞痛或心肌梗死。合并有高血压或心衰者,应同时限制盐的摄入。

(5)提倡饮食清淡,多食富含维生素 C(如新鲜蔬菜、瓜果)和植物蛋白(如豆类及其制品)的食物,在可能条件下,尽量以豆油、菜子油、麻油、玉米油、茶油、米糠油、红花油等为食用油。

3. 适当的体力劳动和体育锻炼

一定的体力劳动和体育活动对预防肥胖、锻炼循环系统的功能和调整血脂代谢均有益,是预防本病的积极措施。体力活动量根据个体的身体情况、体力活动习惯和心脏功能状态来规定,以不过多增加心脏负担和不引起不适感觉为原则。体育活动要循序渐进,不宜勉强做剧烈活动;对老年人提倡散步(每天 1 h,分次进行)、做保健体操、打太极拳等。

4.合理安排工作和生活

生活要有规律,保持乐观、愉快的情绪,避免过度劳累和情绪激动,注意劳逸结合,保证充分睡眠。

5.提倡不吸烟,不饮烈性酒

6.积极治疗与本病有关的一些疾病

包括高血压、肥胖症、高脂血症、痛风、糖尿病、肝病、肾病综合征和有关的内分泌病等。

不少学者认为,本病的预防措施应从儿童期开始,即儿童也应避免摄食过量高胆固醇、高动物性脂肪的饮食,防止肥胖。

(二)药物治疗

1.降血脂药

降血脂药又称调脂药物,血脂异常的患者,经上述饮食调节和进行体力活动后仍未正常者,可按血脂的具体情况选用下列调血脂药物:

(1)HMG-CoA 还原酶抑制剂(他汀类药物):HMG-CoA 还原酶是胆固醇合成过程中的限速酶,他汀类药物部分结构与 HMG-CoA 结构相似,可和 HMG-CoA 竞争与酶的活性部位相结合,从而阻碍 HMG-CoA 还原酶的作用,因而抑制胆固醇的合成,血胆固醇水平降低。细胞内胆固醇含量减少又可刺激细胞表面 LDL 受体合成增加,从而促进 LDL、VLDL 通过受体途径代谢降低血清 LDL 含量。常见的不良反应有乏力、胃肠道症状、头痛和皮疹等,少数病例出现肝功能损害和肌病的不良反应,也有横纹肌溶解症致死的个别报道,长期用药要注意监测肝、肾功能和肌酸激酶。常用制剂有洛伐他汀 20~40 mg,普伐他汀 20~40 mg,辛伐他汀 10~40 mg,氟伐他汀 40~80 mg,阿托伐他汀 10~40 mg,瑞舒伐他汀 5~20 mg,均为每天 1 次。一般他汀类药物的安全性高和耐受性好,其疗效远远大于产生不良反应的风险,但对高龄、低体重、基础肾功能不全及严重心功能不全者应密切监测。

(2)氯贝丁酯类:又称贝丁酸或纤维酸类。其降血 TG 的作用强于降总胆固醇,并使 HDL-C 增高,且可减少组织胆固醇沉积。可选用以下药物:非诺贝特 100 mg,3 次/天,其微粒型制剂 200 mg,1 次/天;吉非贝齐(吉非罗齐)600 mg,2 次/天;苯扎贝特 200 mg,2~3 次/天;环丙贝特 50~100 mg,1 次/天等。这类药物有降低血小板黏附性、增加纤维蛋白溶解活性和减低纤维蛋白原浓度、削弱凝血的作用。与抗凝药合用时,要注意抗凝药的用量。少数患者有胃肠道反应、皮肤发痒和荨麻疹以及一过性血清转氨酶增高和肾功能改变。宜定期检查肝、肾功能。

(3)烟酸类:烟酸口服 3 次/天,每次剂量从 0.1 g 逐渐增加到最大量 1.0 g。有降低血甘油三酯和总胆固醇、增高 HDL-C 以及扩张周围血管的作用。可引起皮肤潮红和发痒、胃部不适等不良反应,故不易耐受;长期应用还要注意检查肝功能。同类药物有阿昔莫司(吡莫酸),口服 250 mg,3 次/天,不良反应较烟酸少,适用于血 TG 水平明显升高、HDL-C 水平明显低者。

(4)胆酸螯合树脂类:为阴离子交换树脂,服后吸附肠内胆酸,阻断胆酸的肠肝循环,加速肝中胆固醇分解为胆酸,与肠内胆酸一起排出体外而使血 TC 下降。有考来烯胺(消胆胺)4

～5 g,3 次/天;考来替泊 4～5 g,3～4 次/天等。可引起便秘等肠道反应,近年采用微粒型制剂,不良反应减少,患者较易耐受。

(5)其他调节血脂药:①普罗布考 0.5 g,2 次/天,有抗氧化作用并可降低胆固醇,但 HDL －C 也降低,主要的不良反应包括胃肠道反应和 Q－T 间期延长;②不饱和脂肪酸类,包括从植物油提取的亚油酸、亚油酸乙酯等和从鱼油中提取的多价 4 不饱和脂肪酸如 20 碳 5 烯酸 (EPA)和 22 碳 6 烯酸(DHA),后两者用量为 3～4 g/d;③维生素类,包括维生素 C(口服至少 1 g/d)、维生素 B_6(口服 50 mg,3 次/天)、泛酸的衍生物泛硫乙胺(口服 200 mg,3 次/天)、维生素 E(口服 100 mg,3 次/天)等,其降脂作用较弱。

以上调节血脂药多需长期服用,但应注意掌握好用药剂量和不良反应。

2.抗血小板药物

抗血小板黏附和聚集的药物,可防止血栓形成,有助于防止血管阻塞性病变病情发展。可选用:①阿司匹林:主要抑制 TXA_2 的生成,较少影响前列环素的产生,建议剂量 50～300 mg/d;②氯吡格雷或噻氯匹定:通过 ADP 受体抑制血小板内 Ca^{2+} 活性,并抑制血小板之间纤维蛋白原桥的形成,氯吡格雷 75 mg/d,噻氯匹定 250 mg,1～2 次/天,噻氯匹定有骨髓抑制的不良反应,应随访血常规,已较少使用;③血小板糖蛋白Ⅱb/Ⅲa(GPⅡb/Ⅲa)受体阻滞剂,能通过抑制血小板 GPⅡb/Ⅲa 受体与纤维蛋白原的结合而抑制血小板聚集和功能,静脉注射制剂有阿昔单抗(或称 ReoPro)、替罗非班等,主要用于 ACS 患者,口服制剂的疗效不肯定;④双嘧达莫(潘生丁)50 mg,3 次/天,可使血小板内环磷酸腺苷增高,抑制 Ca^{2+} 活性,可与阿司匹林合用;⑤西洛他唑是磷酸二酯酶抑制剂,50～100 mg,2 次/天。

(三)预后

本病的预后随病变部位、程度、血管狭窄发展速度、受累器官受损情况和有无并发症而不同。重要器官如脑、心、肾动脉病变导致脑卒中、心肌梗死或肾衰竭者,预后不佳。

第二节　慢性心肌缺血综合征

慢性心肌缺血综合征主要包括慢性稳定型心绞痛、隐匿性冠心病和缺血性心肌病在内的慢性心肌缺血所致的临床类型。其中最具代表性的是稳定型心绞痛。

一、稳定型心绞痛

心绞痛是因冠状动脉供血不足,心肌发生急剧的、暂时的缺血与缺氧所引起的临床综合征,可伴心功能障碍,但没有心肌坏死。其特点为阵发性的前胸压榨性或窒息样疼痛感觉,主要位于胸骨后,可放射至心前区与左上肢尺侧面,也可放射至右臂和两臂的外侧面或颈与下颌部,持续数分钟,往往经休息或舌下含化硝酸甘油后迅速消失。

Braunwald 根据发作状况和机制将心绞痛分为稳定型、不稳定型和变异型心绞痛 3 种,而 WHO 根据心绞痛的发作性质进行如下分型:

1.劳力性心绞痛

是由运动或其他心肌需氧量增加情况所诱发的心绞痛。包括 3 种类型:①稳定型劳力性心绞痛,1～3 个月内心绞痛的发作频率、持续时间、诱发胸痛的劳力程度及含服硝酸酯类后症状缓解的时间保持稳定;②初发型劳力性心绞痛,1～2 个月内初发;③恶化型劳力性心绞痛,一段时间内心绞痛的发作频率增加,症状持续时间延长,含服硝酸甘油后症状缓解所需时间延长或需要更多的药物,或诱发症状的活动量降低。

2. 自发性心绞痛

与劳力性心绞痛相比,疼痛持续时间一般较长,程度较重,且不易为硝酸甘油所缓解。包括4种类型:①卧位型心绞痛;②变异型心绞痛;③中间综合征;④梗死后心绞痛。

3. 混合性心绞痛

劳力性和自发性心绞痛同时并存。

可以看出,WHO分型中除了稳定型劳力性心绞痛外,其余均为不稳定型心绞痛,此广义不稳定型心绞痛除去变异型心绞痛即为Braunwald分型的不稳定型心绞痛。

一般临床上所指的稳定型心绞痛即指稳定型劳力性心绞痛,常发生于劳力或情绪激动时,持续数分钟,休息或用硝酸酯制剂后消失。本病多见于男性,多数患者在40岁以上,劳力、情绪激动、饱餐、受寒、阴雨天气、急性循环衰竭等为常见诱因。本病多为冠状动脉粥样硬化引起,还可由主动脉瓣狭窄或关闭不全、梅毒性主动脉炎、风湿性冠状动脉炎、肥厚型心肌病、先天性冠状动脉畸形、心肌桥等引起。

(一)发病机制

对心脏予以机械性刺激并不引起疼痛,但心肌缺血、缺氧则引起疼痛。当冠状动脉的供血和供氧与心肌的需氧之间发生矛盾(图4-5),冠状动脉血流量不能满足心肌代谢的需要,引起心肌急剧的、暂时的缺血缺氧时,即产生心绞痛。

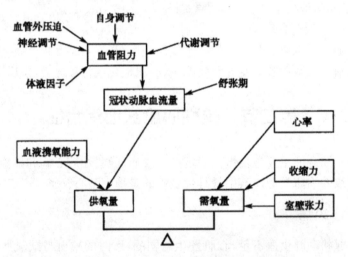

图4-5 影响心肌供氧量和需氧量的各种因素

心肌耗氧量的多少由心肌张力、心肌收缩力和心率所决定,故常用"心率×收缩压"(即二重乘积)作为估计心肌耗氧的指标。心肌能量的产生要求大量的氧供,心肌细胞摄取血液氧含量的65%～75%,而身体其他组织则摄取10%～25%。因此心肌平时对血液中氧的摄取比例已接近于最大,需氧量再增大时,只能依靠增加冠状动脉的血流量来提供。在正常情况下,冠状循环有很大的储备力量,其血流量可随身体的生理情况而有显著的变化:在剧烈体力活动时,冠状动脉适当地扩张,血流量可增加到休息时的6～7倍;缺氧时,冠状动脉也扩张,能使血流量增加4～5倍;动脉粥样硬化而致冠状动脉狭窄或部分支闭塞时,其扩张性能减弱、血流量减少,且对心肌的供血量相对比较固定。心肌的血液供应减低但尚能应付心脏平时的需要,则休息时可无症状。一旦心脏负荷突然增加,如劳力、激动、左心衰等,使心肌张力增加(心腔容积增加、心室舒张末期压力增高)、心肌收缩力增加(收缩压增高、心室压力曲线的最大压力随时间变化率增加)和心率增快等致心肌耗氧量增加时,心肌对血液的需求增加;或当冠状动脉发生痉挛(吸烟过度或神经体液调节障碍,如肾上腺素能神经兴奋、TXA$_2$ 或内皮素增多)或因暂时性血小板聚集、一过性血栓形成等,使冠状动脉血流量进一步减少;或突然发生循环血流量减少(如休克、极度心动过速等),冠状动脉血流灌注量突降,心肌血液供求之间矛盾加深,心肌血液供给不足,遂引起心绞痛。严重贫血的患者,在心肌供血量虽未减少的情况下,可因血液携氧量不足而引起心绞痛。慢性稳定型心绞痛心肌缺血的主要发生机制是在心肌因冠状动脉狭窄而供血固定性减少的情况下发生耗氧量的增加。

在多数情况下,劳力诱发的心绞痛常在同一"心率×收缩压"的水平上发生。产生疼痛感觉的直接因素,可能是在缺血缺氧的情况下,心肌内积聚过多的代谢产物如乳酸、丙酮酸、磷酸等酸性物质,或类似激肽的多肽类物质,刺激心脏内自主神经的传入纤维末梢,经 1～5 胸交感神经节和相应的脊髓段,传至大脑,产生疼痛感觉。这种痛觉反映在与自主神经进入水平相同脊髓段的脊神经所分布的区域,即胸骨后及两臂的前内侧与小指,尤其是在左侧,而多不在心脏部位。有人认为,在缺血区内富有神经供应的冠状血管的异常牵拉或收缩,可以直接产生疼痛冲动。

(二)病理和病理生理

稳定型心绞痛患者冠状动脉粥样硬化病变的病理对应于上一节中提到的斑块的 Ⅴb 型和 Ⅴc 型,但也有部分为 Ⅳ 型和 Ⅴa 型,一般来说,至少一支冠状动脉狭窄程度＞70％才会导致心肌缺血。稳定型心绞痛的患者,造影显示有 1、2 或 3 支冠状动脉狭窄＞70％的病变者,分别各有 25％左右、5％～10％有左冠状动脉主干狭窄,其余约 15％患者无显著狭窄,可因微血管功能不全或严重的心肌桥所致的压迫导致心肌缺血。

1. 心肌缺血、缺氧时的代谢与心肌改变

(1)对能量产生的影响:缺血引起的心肌代谢异常主要是缺氧的结果。在缺氧状态下,有氧代谢受限,从三磷酸腺苷(ATP)、肌酸磷酸(CP)或无氧糖酵解产生的高能磷酸键减少,导致依赖能源活动的心肌收缩和膜内外离子平衡发生障碍。缺氧时无氧糖酵解增强,除了产生的 ATP 明显减少外,乳酸和丙酮酸不能进入三羧酸循环进行氧化,生成增加,冠状静脉窦乳酸含量增高;而乳酸在短期内骤增,可限制无氧糖酵解的进行,使心肌能源的产生进一步减少,乳酸及其他酸性代谢产物积聚,可导致乳酸性酸中毒,降低心肌收缩力。

(2)心肌细胞离子转运的改变及其对心肌收缩性的影响:正常心肌细胞受激动而除极时,细胞浆:内释出钙离子,钙离子与原肌凝蛋白上的肌钙蛋白 C 结合后,解除了对肌钙蛋白 I 的抑制作用,促使肌动蛋白和肌浆球蛋白合成肌动球蛋白,引起心肌收缩,这就是所谓兴奋—收缩耦联作用。当心肌细胞受缺血、缺氧损害时,细胞膜对钠离子的渗透性异常增高,钠离子在细胞内积聚过多;加上酸度(氢离子)的增加,减少钙离子从肌浆网释放,使细胞内钙离子浓度降低并可妨碍钙离子对肌钙蛋白的结合作用,使心肌收缩功能发生障碍,因而心肌缺血后可迅速(1 min 左右)出现收缩力减退。缺氧也使心肌松弛发生障碍,可能因细胞膜上钠—钙离子交换系统的功能障碍及部分肌浆网钙泵对钙离子的主动摄取减少,室壁变得比较僵硬,左室顺应性减低,充盈的阻力增加。

(3)心肌电生理的改变:心肌细胞在缺血性损伤时,细胞膜上的钠—钾离子泵功能受影响,钠离子在细胞内积聚而钾离子向细胞外漏出,使细胞膜在静止期处于低极化(或部分除极化)状态,在激动时又不能完全除极,产生所谓损伤电流。在体表心电图(ECG)上表现为 ST 段的偏移。心室壁内的收缩期压力在靠心内膜的内半层最高,而同时由于冠状动脉的分支从心外膜向心内膜深入,心肌血流量在室壁的内层较外层为低。因此,在血流供不应求的情况下,心内膜下层的心肌容易发生急性缺血。受到急性缺血性损伤的心内膜下心肌,其电位在心室肌静止期较外层为高(低极化),而在心肌除极后其电位则较低(除极受阻);因此,左心室表面所记录的 ECG 出现 ST 段压低。在少数病例,心绞痛发作时急性缺血可累及心外膜下心肌,则 ECG 上可见相反的 ST 段抬高。

2. 左心室功能及血流动力学改变

由于粥样硬化狭窄性病变在各个冠状动脉分支的分布并不均匀,因此,心肌的缺血性代谢改变及其所引起的收缩功能障碍也常为区域性的。缺血部位心室壁的收缩功能,尤其在心绞痛发作时,可以明显减弱甚至暂时完全丧失,以致呈现收缩期膨出,正常心肌代偿性收缩增强。如涉及范围较大,可影响整个左心室的排血功能,心室充盈阻力也增加。心室的收缩及舒张障碍都可导致左室舒张期终末压增高,最后出现肺淤血症状。

以上各种心肌代谢和功能障碍常为暂时性和可逆性的,随着血液供应平衡的恢复,可以减解或者消失。有时严重的暂时性缺血虽不引起心肌坏死,但可造成心肌顿抑,心功能障碍可持续 1 周以上,心肌收缩、高能磷酸键储备及超微结构均异常。

(三)临床表现

1. 症状

心绞痛以发作性胸痛为主要临床表现,疼痛的特点为:

(1)部位:主要在胸骨体上段或中段之后,可波及心前区,有手掌大小范围,甚至横贯前胸,界限不很清楚。常放射至左肩、左臂内侧达无名指和小指,或至颈、咽或下颌部(图 4-6)。

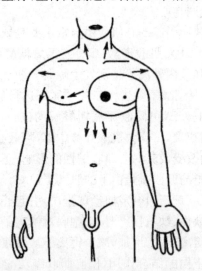

图 4-6　心绞痛发作时的疼痛放射范围

(2)性质:胸痛常为压迫、发闷或紧缩感,也可有烧灼感,但不尖锐,不像针刺或刀扎样痛,偶伴濒死的恐惧感。发作时,患者往往不自觉地停止原来的活动,直至症状缓解。

(3)诱因:发作常由体力劳动或情绪激动(如愤怒、焦急、过度兴奋等)所激发,饱食、寒冷、吸烟、心动过速、休克等亦可诱发。疼痛发生于劳力或激动的当时,而不是在一天劳累之后。典型的稳定型心绞痛常在相似的条件下发生。但有时同样的劳力只有在早晨而不是在下午引起心绞痛,提示与晨间痛阈较低有关。

(4)持续时间和缓解方式:疼痛出现后常逐步加重,然后在 3～5 min 内逐渐消失,一般在停止原来诱发症状的活动后即缓解。舌下含用硝酸甘油也能在几分钟内使之缓解。可数天或数星期发作一次,亦可一日内发作多次。

稳定型劳力性心绞痛发作的性质在 1～3 个月内并无改变,即每天和每周疼痛发作次数大致相同,诱发疼痛的劳力和情绪激动程度相同,每次发作疼痛的性质和部位无改变,疼痛时限相仿(3～5 min),用硝酸甘油后,也在相同时间内发生疗效。

根据心绞痛的严重程度及其对体力活动的影响,加拿大心血管学会(CCS)将稳定型心绞痛分为五级(表 4−1)。

表 4−1 稳定型心绞痛的加拿大心血管学会(CCS)分级

Ⅰ级	一般体力活动如步行或上楼不引起心绞痛,但可发生于费力或长时间用力后
Ⅱ级	体力活动轻度受限。心绞痛发生于快速步行或上楼,或者在寒冷、顶风逆行、情绪激动时。平地行走两个街区(200～400 m),或以常速上相当于 3 楼以上的高度时,能诱发心绞痛
Ⅲ级	日常体力活动明显受限。可发生于平地行走 1～2 个街区,或以常速上 3 楼以下
Ⅳ级	任何体力活动或休息时均可出现心绞痛

2.体征

胸痛发作间隙期体检通常无特殊异常发现,但仔细体检能提供有用的诊断线索,可排除某些引起心绞痛的非冠状动脉疾病如瓣膜病、心肌病等,并确定患者的冠心病危险因素。胸痛发作期间体检,能帮助发现有无因心肌缺血而产生的暂时性左心室功能障碍,心绞痛发作时常见心率增快、血压升高、表情焦虑、皮肤冷或出汗,有时出现第四或第三心音奔马律。缺血发作时,可有暂时性心尖部收缩期杂音,由乳头肌缺血、功能失调引起二尖瓣关闭不全所致;可有第二心音逆分裂或出现交替脉;部分患者可出现肺部啰音。

(四)辅助检查

1.心电图

ECG 是发现心肌缺血、诊断心绞痛最常用的检查方法。

(1)静息 ECG 检查:稳定型心绞痛患者静息 ECG 一般是正常的,所以静息 ECG 正常并不能除:外严重的冠心病。最常见的 ECG 异常是 ST−T 改变,包括 ST 段压低(水平型或下斜型)、T 波低平和倒置,ST 段改变更具特异性。少数可伴有陈旧性 MI 的表现,可有多种传导障碍,最常见的是左束支传导阻滞和左前分支传导阻滞。不过,静息 ECG 上 ST−T 改变在普通人群常见,在 Framingham 心脏研究中,8.5% 的男性和 7.7% 的女性有 ECG 上 ST−T 改变,并且检出率随年龄而增加;在高血压、糖尿病、吸烟者和女性中,ST−T 改变的检出率也增加。其他可造成 ST−T 异常的疾病包括左心室肥大和扩张、电解质异常、神经因素和抗心律失常药物等。然而在冠心病患者中,出现静息 ECG 的 ST−T 异常可能与基础心脏病的严重程度有关,包括病变血管的支数和左心室功能障碍。另外,各种心律失常的出现也增加患冠心病的可能。

(2)心绞痛发作时 ECG 检查:据估计,将近 95% 病例的心绞痛发作时出现明显的、有相当特征的 ECG 改变,主要为暂时性心肌缺血所引起的 ST 段移位。心内膜下心肌容易缺血,故常见 ST 段压低 0.1 mV 以上,有时出现 T 波倒置,症状缓解后 ST-T 改变可恢复正常,动态变化的 ST-T 对诊断心绞痛的参考价值较大。静息 ECG 上 ST 段压低(水平型或下斜型)或 T 波倒置的患者,发作时可变为无压低或直立的所谓"假性正常化",也支持心肌缺血的诊断。T 波改变虽然对反映心肌缺血的特异性不如 ST 段,但如与平时 ECG 比较有动态变化,也有助于诊断。

(3)ECG 负荷试验:ECG 负荷试验是对疑有冠心病的患者给心脏增加负荷(运动或药物)而激发心肌缺血的 ECG 检查。ECG 负荷试验的指征为:临床上怀疑冠心病;对有冠心病危险因素患者的筛选;冠状动脉搭桥及心脏介入治疗前后的评价;陈旧性 MI 患者对非梗死部位心肌缺血的监测。禁忌证包括:AMI;高危的 UA;急性心肌、心包炎;严重高血压[收缩压≥26.7 kPa(200 mmHg)和(或)舒张压≥14.7 kPa(110 mmHg)];心功能不全;严重主动脉瓣狭窄;肥厚型梗阻性心肌病;静息状态下有严重心律失常;主动脉夹层。静息状态下 ECG 即有明显 ST 段改变的患者如完全性左束支或右束支传导阻滞,或心肌肥厚继发 ST 段压低等也不适合行 ECG 负荷试验。负荷试验终止的指标:ST-T 降低或抬高≥0.2 mV、心绞痛发作、收缩压超过 29.3 kPa(220 mmHg)、血压较负荷前下降、室性心律失常(多源性、连续 3 个室早和持续性室速)。

运动负荷试验为最常用的方法,敏感性可达到约 70%,特异性 70%～90%。有典型心绞痛并且负荷 ECG 阳性者,诊断冠心病的准确率达 95% 以上。运动方式主要为分级踏板或蹬车,其运动强度可逐步分期升级,以前者较为常用。常用的负荷目标是达到按年龄预计的最大心率或 85%～90% 的最大心率,前者称为极量运动试验,后者称为次极量运动试验。运动中应持续监测 ECG 改变,运动前和运动中每当运动负荷量增加一级均应记录 ECG,运动终止后即刻和此后每 2 min 均应重复 ECG 记录,直至心率恢复运动前水平。记录 ECG 时应同步测定血压。最常用的阳性标准为运动中或运动后 ST 段水平型或下斜型压低 0.1 mV(J 点后 60～80 ms),持续超过 2 min。

(4)动态 ECG:连续记录 24 h 或 24 h 以上的 ECG,可从中发现 ST-T 改变和各种心律失常,可将出现 ECG 改变的时间与患者的活动和症状相对照。ECG 上显示缺血性 ST-T 改变而当时并无心绞痛症状者,称为无痛性心肌缺血。

2.超声心动图

超声心动图可以观察心室腔的大小、心室壁的厚度以及心肌舒缩状态;另外,还可以观察到陈旧性 MI 时梗死区域的运动消失及室壁瘤形成。稳定型心绞痛患者的静息超声心动图大部分无异常表现,与静息 ECG 一样。负荷超声心动图可以帮助识别心肌缺血的范围和程度,包括药物负荷(多巴酚丁胺常用)、运动负荷、心房调搏负荷以及冷加压负荷。

3.放射性核素检查

(1)静息和负荷心肌灌注显像:心肌灌注显像常用 ^{201}T1 或 ^{99m}Tc-MIBI 静脉注射使正常心肌显影而缺血区不显影的"冷点"显像法,结合运动或药物(双嘧达莫、腺苷或多巴酚丁胺)负荷试验,可查出静息时心肌无明显缺血的患者。

(2)放射性核素心腔造影:用 ^{113m}In ^{99m}Tc 标记红细胞或白蛋白行心室血池显影有助于了解室壁运动,可测定 LVEF 及显示室壁局部运动障碍。

4.磁共振成像

可同时获得心脏解剖、心肌灌注与代谢、心室功能及冠状动脉成像的信息。

5.心脏 X 线检查

可无异常发现或见主动脉增宽、心影增大、肺淤血等。

6.CT 检查

电子束 CT(EBCT)可用于检测冠状动脉的钙化、预测冠状动脉狭窄的存在。近年发展迅速的多排螺旋 CT 冠状动脉造影,能建立冠状动脉三维成像以显示其主要分支,并可用于显示管壁上的斑块。随硬件设备和软件的进步,诊断的准确性得到很大的提高,已被广泛地用于无创性地诊断冠状动脉病变(图 4-7A)。

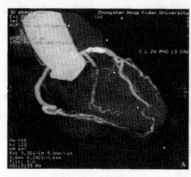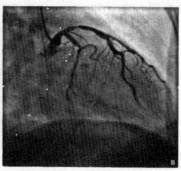

图 4-7　同一患者的 64 排螺旋 CT 冠状动脉造影(A)和经导管冠状动脉造影图像(B)

A 图显示 3 支主要冠状动脉,左前降支近端明显钙化,回旋支近段狭窄;B 图示前降支和回旋支近段均可见狭窄痛变

7.左心导管检查

主要包括冠状动脉造影术和左心室造影术,是有创性检查方法。选择性冠状动脉造影术目前仍是诊断冠状动脉病变并指导治疗方案选择尤其是血运重建术方案的最常用方法,常采用穿刺股动脉或桡动脉的方法,选择性地将导管送入左、右冠状动脉口,注射造影剂使冠状动脉主支及其分支显影,可以准确地反映冠状动脉狭窄的程度和部位(图 4-7B)。而左心室造影术是将导管送入左心室,用高压注射器将 30~40 ml 造影剂以 12~15 ml/s 的速度注入左心室,以评价左心室整体功能及局部室壁运动状况。

根据冠状动脉的灌注范围,将冠状动脉供血类型分为:右冠状动脉优势型、左冠状动脉优势型和均衡型("优势型"的命名是以供应左室间隔后半部分和左室后壁的冠状动脉为标准)。85％为右冠状动脉优势型;7％为右冠状动脉和左冠回旋支共同支配,即均衡型;8％为左冠状动脉优势型。85％的稳定型劳力性心绞痛患者至少有一支冠状动脉主要分支或左主干存在高度狭窄(>70％)或闭塞。

8.其他的有创性检查技术

由于冠状动脉造影只是通过造影剂充填的管腔轮廓反映冠状动脉病变,因此在定性和定量判断管壁上的病变方面存在局限性。而 IVUS 成像是将微型超声探头送入冠状动脉,显示血管的横断面,可同时了解管腔的狭窄程度和管壁上的病变情况,根据病变的回声特性了解病变性质。OCT 的成像原理与 IVUS 相似,但分辨率更高,不过穿透力较低。血管镜在显示血栓性病变方面有独特的应用价值。血管内多普勒血流速度测定技术能测定冠状动脉血流速度及血流储备,评价微循环功能。冠状动脉内压力测定技术得到的血流储备分数可评价狭窄病变导致的机械性梗阻程度。上述有创的技术对冠状动脉病变的形态和冠状动脉循环的功能评价能提供更多有价值的信息。

（五）诊断和鉴别诊断

根据典型的发作特点和体征，休息或含用硝酸甘油后缓解，结合年龄和存在的冠心病危险因素，除外其他疾病所致的心绞痛，即可建立诊断。发作不典型者，诊断要依靠观察硝酸甘油的疗效和发作时 ECG 的变化。未记录到症状发作时 ECG 者，可行 ECG 负荷试验或动态ECG 监测，如负荷试验出现 ECG 阳性变化或诱发心绞痛时亦有助于诊断。诊断困难者，可行放射性核素检查、冠状动脉 CTA 或选择性冠状动脉造影检查。考虑介入治疗或外科手术者，必须行选择性冠状动脉造影。

胸痛患者需考虑多种疾病，见表 4-2。稳定型心绞痛尤其需要与以下疾病进行鉴别。

表 4-2　需与稳定型心绞痛相鉴别的疾病

心源性胸痛	肺部疾患	消化道疾病	神经肌肉疾病	精神性疾病
主动脉夹层	胸膜炎	胃－食管反流	肋间神经痛	焦虑性疾病
心包炎	肺栓塞	食管痉挛	肋骨肋软骨病	情感性疾病（如抑郁症）
心肌病	肺炎	食管失弛缓综合征	带状疱疹	躯体性精神病
重度主动脉瓣狭窄	纵隔肿瘤	食管裂孔疝		思维型精神病
心脏神经症	气胸	消化性溃疡		
心肌梗塞		胰腺炎		
		胆囊炎		
		胆囊结石		

1. 心脏神经症

本病患者常诉胸痛，但为短暂（几秒钟）的刺痛或持久（几小时）的隐痛，患者常喜欢不时地吸一大口气或作叹息性呼吸。胸痛部位多在左胸乳房下心尖部附近，或经常变动。症状多在疲劳之后出现，而不在疲劳的当时，作轻度体力活动反觉舒适，有时可耐受较重的体力活动而不发生胸痛或胸闷。含用硝酸甘油无效或在 10 多分钟后才"见效"，常伴有心悸、疲乏及其他神经衰弱的症状。

2. 不稳定型心绞痛和急性心肌梗死

与稳定型劳力性心绞痛不同，UA 包括初发型心绞痛、恶化型心绞痛及静息型心绞痛，仔细病史询问有助鉴别。AMI 临床表现更严重，有心肌坏死的证据。下一节将详细介绍。

3. 其他疾病引起的心绞痛

包括主动脉瓣严重狭窄或关闭不全、冠状动脉炎引起的冠状动脉口狭窄或闭塞、肥厚型心肌病、X 综合征等疾病均可引起心绞痛，要根据其他临床表现来鉴别。其中 X 综合征多见于女性，ECG 负荷试验常阳性，但冠状动脉造影阴性且无冠状动脉痉挛，预后良好，与微血管功能不全有关。

4. 肋间神经痛

疼痛常累及 1～2 个肋间，但并不一定局限在胸前，为刺痛或灼痛，多为持续性而非发作性，咳嗽、用力呼吸和身体转动可使疼痛加剧，沿神经行经处有压痛，手臂上举活动时局部有牵拉疼痛，故与心绞痛不同。

5. 不典型疼痛

还需与包括胃－食管反流、食管动力障碍、食管裂孔疝等食管疾病以及消化性溃疡、颈椎病等鉴别。

（六）治疗

有两个主要目的：一是预防 MI 和猝死，改善预后，延长患者的生存期；二是减少缺血发作和缓解症状，提高生活质量。

1. 一般治疗

发作时立刻休息，一般在停止活动后症状即可消除；平时应尽量避免各种已知的诱发因素，如过度的体力活动、情绪激动、饱餐等，冬天注意保暖；调节饮食，一次进食不宜过饱，避免油腻饮食，戒烟限酒；调整日常生活与工作量；减轻精神负担；保持适当的体力活动，以不发生疼痛症状为度；治疗高血压、糖尿病、贫血、甲状腺功能亢进等相关疾病。

2. 药物治疗

药物治疗首先考虑预防 MI 和死亡，其次是减少缺血、缓解症状及改善生活质量。

（1）抗心绞痛和抗缺血治疗

1）硝酸酯类药物：能降低心肌需氧，同时增加心肌供氧，从而缓解心绞痛。除扩张冠状动脉、降低阻力、增加冠状循环的血流量外，还通过对周围容量血管的扩张作用，减少静脉回流心脏的血量，降低心室容量、心腔内压和心室壁张力，降低心脏前负荷；对动脉系统有轻度扩张作用，减低心脏后负荷和心脏的需氧。

硝酸甘油：为即刻缓解心绞痛发作，可使用作用较快的硝酸甘油舌下含片，1～2 片（0.5～1.0 mg），舌下含化，迅速为唾液所溶解而吸收，1～2 min 即开始起作用，约半小时后作用消失。延迟见效或完全无效者，首先要考虑药物是否过期或未溶解，如属后者可嘱患者轻轻嚼碎后继续含化。服用戊四硝酯片剂，持续而缓慢释放，口服半小时后起作用，持续可达 4～8 h，每次 2.5 mg。用 2%硝酸甘油油膏或橡皮膏贴片（含 5～10 mg）涂或贴在胸前或上臂皮肤而缓慢吸收，适用于预防夜间心绞痛发作。

硝酸异山梨酯（消心痛），口服 3 次/天，每次 5～20 mg，服后半小时起作用，持续 3～5 h，缓释制剂药效可维持 12 h，可用 20 mg，2 次/天。本药舌下含化后 2～5 min 见效，作用维持 2～3 h，每次可用 5～10 mg。

以上两种药物还有供喷雾吸入用的气雾制剂。

5-单硝酸异山梨酯：多为长效制剂，每天 20～50 mg，1～2 次。

硝酸酯药物长期应用的主要问题是耐药性，其机制尚未明确，可能与巯基利用度下降、RAAS 激活等有关。防止发生耐药的最有效方法是每天保持足够长（8～10 h）的无药期。硝酸酯药物的不良反应有头晕、头胀痛、头部跳动感、面红、心悸等，偶有血压下降。

2）β受体阻滞剂：机制是阻断拟交感胺类对心率和心收缩力的刺激作用，减慢心率、降低血压、

减低心肌收缩力和氧耗量，从而缓解心绞痛的发作。此外，还减少运动时血流动力的反应，使同一运动量水平上心肌氧耗量减少；使不缺血的心肌区小动脉（阻力血管）缩小，从而使更多的血液通过极度扩张的侧支循环（输送血管）流入缺血区。不良反应有心室射血时间延长和心脏容积增加，虽然可能使心肌缺血加重或引起心肌收缩力降低，但其使心肌耗氧量减少的作用远超过其不良反应。常用的制剂是美托洛尔 25～100 mg，2～3 次/天，其缓释制剂每天仅需口服 1 次；阿替洛尔 12.5～50 mg，1～2 次/天；比索洛尔 5～10 mg，1 次/天。

本药常与硝酸酯制剂联合应用，比单独应用效果好。但要注意：①本药与硝酸酯制剂有协同作用，因而剂量应偏小，开始剂量尤其要注意减少，以免引起直立性低血压等不良反应；

②停用本药时应逐步减量，如突然停用有诱发 MI 的可能；③支气管哮喘以及心动过缓、高度房室传导阻滞者不用为宜；④我国多数患者对本药比较敏感，可能难以耐受大剂量。

3)钙通道阻断剂(CCB)：本类药物抑制钙离子进入心肌内，也抑制心肌细胞兴奋－收缩耦联中钙离子的作用。因而抑制心肌收缩，减少心肌氧耗；扩张冠状动脉，解除冠状动脉痉挛，改善心内膜下心肌的供血；扩张周围血管，降低动脉压，减轻心脏负荷；还降低血黏度，抗血小板聚集，改善心肌的微循环。

常用制剂包括：①二氢吡啶类：硝苯地平 10～20 mg，3 次/天，亦可舌下含用，其缓释制剂 20～40 mg，1～2 次/天。非洛地平、氨氯地平为新一代具有血管选择性的二氢吡啶类。同类制剂有尼群地平、尼索地平、尼卡地平、尼鲁

地平、伊拉地平等；②维拉帕米：40～80 mg，3 次/天，或缓释剂 120～480 mg/d，同类制剂有噻帕米等；③地尔硫卓：30～90 mg，3 次/天，其缓释制剂 45～90 mg，1～2 次/天。

对于需要长期用药的患者，目前推荐使用控释、缓释或长效剂型。低血压、心功能减退和心衰加重可以发生在长期使用该药期间。该药的不良反应包括周围性水肿和便秘，还有头痛、面色潮红、嗜睡、心动过缓或过速和房室传导阻滞等。

CCB 对于减轻心绞痛大体上与 β 受体阻滞剂效果相当。本类药可与硝酸酯联合使用，其中硝苯地平尚可与 β 受体阻滞剂同服，但维拉帕米和地尔硫卓与 β 受体阻滞剂合用时则有过度抑制心脏的危险。变异型心绞痛首选 CCB 治疗。

4)代谢类药物：曲美他嗪通过抑制脂肪酸氧化、增加葡萄糖代谢而增加缺氧状态下高能磷酸键的合成，治疗心肌缺血，无血流动力学影响，可与其他药物合用。可作为传统治疗不能耐受或控制不佳时的补充或替代治疗。口服 40～60 mg/d，每次 20 mg，2～3 次/天。

5)窦房结抑制剂伊伐布雷定：该药是目前唯一的高选择 If 离子通道抑制剂，通过阻断窦房结起搏电流 If 通道、降低心率，发挥抗心绞痛的作用，对房室传导功能无影响。该药适用于对 β 受体阻滞剂和 CCB 不能耐受、无效或禁忌又需要控制窦性心率的患者。

(2)预防心肌梗死和死亡的药物治疗

1)抗血小板治疗：稳定型心绞痛患者至少需要服用一种抗血小板药物。常用药物包括：①阿司匹林：通过抑制血小板环氧化酶和 TXA_2，抑制血小板在动脉粥样硬化斑块上的聚集，防止血栓形成，同时也通过抑制 TXA_2 导致的血管痉挛。能使稳定型心绞痛的心血管事件的危险性平均降低 33%。在所有急性或慢性缺血性心脏病的患者，无论有否症状，只要没有禁忌证，就应每天常规应用阿司匹林 75～300 mg。不良反应主要是胃肠道症状，并与剂量有关，使用肠溶剂或缓释剂、抗酸剂可以减少对胃的不良作用。禁忌证包括过敏、严重未经治疗的高血压、活动性消化性溃疡、局部出血和出血体质。②氯吡格雷和噻氯匹定：通过二磷酸腺苷(ADP)受体抑制血小板内 Ca^{2+} 活性，并抑制血小板之间纤维蛋白原桥的形成。氯吡格雷的剂量为 75 mg，每天 1 次；噻氯匹定为 250 mg，1～2 次/天，由于后者胃肠道不适和过敏发生率高，也可以引起白细胞、中性粒细胞(2.4%)和血小板减少，因此要定期作血常规检查，目前已较少使用。前者粒细胞减少的不良反应小并且起效更快，一般不能耐受阿司匹林者可口服氯吡格雷。③其他的抗血小板制剂：西洛他唑是磷酸二酯酶抑制剂，50～100 mg，2 次/天。

2)降脂药物：降脂(或称调脂)药物在治疗冠状动脉粥样硬化中起重要作用，胆固醇的降低与冠心病死亡率和总死亡率降低有明显关系。他汀类药物可以进一步改善内皮细胞的功能，抑制炎症、稳定斑块，使部分动脉粥样硬化斑块消退，显著延缓病变进展。慢性稳定性心

绞痛患者即使只是出现轻到中度 LDL－C 升高,也建议采用他汀类治疗,建议目标是将 LDL－C 水平降到<1 g/L。

3)血管紧张素转换酶抑制剂(ACEI):ACEI 并非控制心绞痛的药物,但可降低缺血性事件的发生。ACEI 能逆转左室肥厚及血管增厚,延缓动脉粥样硬化进展,能减少斑块破裂和血栓形成,另外有利于心肌氧供/氧耗平衡和心脏血流动力学,并降低交感神经活性。可应用于已知冠心病患者的二级预防,尤其是合并有糖尿病者。对收缩压<12.0 kPa(90 mmHg)、肾衰竭、双侧肾动脉狭窄和过敏者禁用。不良反应主要包括干咳、低血压和罕见的血管性水肿。常用药物包括培哚普利 4~8 mg,1 次/天,福辛普利 10~20 mg,1 次/天,贝那普利 10~20 mg,1 次/天,雷米普利 5~10 mg,1 次/天,赖诺普利 10~20 mg,1 次/天,依那普利 5~10 mg,2 次/天,卡托普利 12.5~25 mg,3 次/天。

(3)中医中药治疗

以"活血化瘀"法(常用丹参、红花、川芎、蒲黄、郁金、丹参滴丸或脑心通等)、"芳香温通"法(常用苏合香丸、苏冰滴丸、宽胸丸、保心丸、麝香保心丸等)和"祛痰通络"法(通心络等)最为常用。

3.经皮冠状动脉介入术(PCI)

PCI 已成为冠心病治疗的重要手段,介入治疗的手术数量已超过外科旁路手术(图 4－8)。与内科药物保守疗法相比,能使患者的生活质量明显提高(活动耐量增加),但是总体的 MI 发生和死亡率无显著差异。随着新技术的出现,尤其是新型支架及新型抗血小板药物的应用,PCI 不仅可以改善生活质量,而且对存在大面积心肌缺血的高危患者可明显降低其 MI 的发生率和死亡率。PCI 的适应证也从早期的简单单支病变扩展为更复杂的病变,如多支血管病变、慢性完全闭塞病变及左主干病变等。

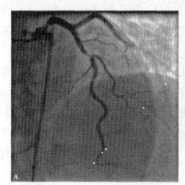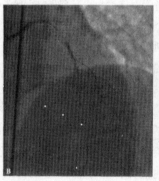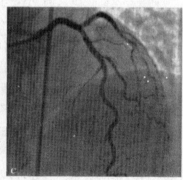

图 4－8　冠状动脉介入治疗

左前降支近段狭窄术前(A),球囊扩张中(B),支架植入后(C)

4.冠状动脉旁路手术(CABG)

使用患者自身的大隐静脉或游离内乳动脉或桡动脉作为旁路移植材料,一端吻合在主动脉,另一端吻合在有病变的冠状动脉段的远端;引主动脉的血流以改善该病变冠状动脉所供心肌的血流供应。CABG 术在冠心病发病率高的国家已成为最普通的择期性心脏外科手术,对缓解心绞痛和改善

患者的生存有较好效果。最近的微创冠状动脉旁路手术,采用心脏不停跳的方式进行冠状动脉旁路手术,并发症少、患者恢复快。

本手术适应证：①冠状动脉多支血管病变，尤其是合并糖尿病的患者；②冠状动脉左主干病变；③不适合行介入治疗的患者；④MI后合并室壁瘤，需要进行室壁瘤切除的患者；⑤闭塞段的远段管腔通畅，血管供应区有存活心肌。

5. 运动锻炼疗法

谨慎安排进度适宜的运动锻炼，有助于促进侧支循环的发展，提高体力活动的耐受量而改善症状。

（七）预后

心绞痛患者大多数能生存很多年，但有发生 AMI 或猝死的危险，有室性心律失常或传导阻滞者预后较差，但决定预后的主要因素为冠状动脉病变范围和心功能。左冠状动脉主干病变最为严重，左主干狭窄患者第一年的生存率为 70%，三支血管病变及心功能减退（LVEF＜25%）患者的生存率与左

主干狭窄相同，左前降支近段病变较其他两支的病变严重。患者应积极治疗和预防，二级预防的主要措施可总结为所谓的 ABCDE 方案：A. 阿司匹林和 ACEI；B. β受体阻滞剂和控制血压；C. 控制胆固醇和吸烟；D. 控制饮食和糖尿病；E. 健康教育和运动。

二、隐匿型冠心病

隐匿型冠心病是无临床症状，但有心肌缺血客观证据（心电活动、心肌血流灌注及心肌代谢等异常）的冠心病，亦称无症状性冠心病。其心肌缺血的 ECG 表现可见于静息时，或在负荷状态下才出现，常为动态 ECG 记录所发现，又称为无症状性心肌缺血。这些患者经过冠状动脉造影或尸检，几乎均证实冠状动脉有明显狭窄病变。

（一）临床表现

本病有 3 种临床类型：①患者有因冠状动脉狭窄引起心肌缺血的客观证据，但从无心肌缺血的症状；②患者曾患 MI，现有心肌缺血但无心绞痛症状；③患者有心肌缺血发作，但有些有症状，有些则无症状，此类患者临床最多见。

心肌缺血而无症状的发生机制尚不清楚，可能与下列因素有关：①生理情况下，血浆或脑脊液中内源性阿片类物质（内啡肽）水平的变化，可能导致痛阈的改变；②心肌缺血较轻或有较好的侧支循环；③糖尿病性神经病变、冠状动脉旁路移植术后、MI 后感觉传入径路中断所引起的损伤以及患者的精神状态等，均可导致痛阈的改变。隐匿性冠心病患者可转为各种有症状的冠心病临床类型，包括心绞痛或 MI，亦可能逐渐演变为缺血性心肌病，个别患者发生猝死。及时发现这类患者，可为他们提供及早治疗的机会。

（二）诊断和鉴别诊断

诊断主要根据静息、动态或负荷试验的 ECG 检查、放射性核素心肌显像，发现患者有心肌缺血的改变，而无其他原因解释，又伴有动脉粥样硬化的危险因素。能确定冠状动脉存在病变的影像学检查（包括多排螺旋 CT 造影、有创性冠状动脉造影或再加 IVUS 检查），有重要诊断价值。

鉴别诊断要考虑能引起 ST 段和 T 波改变的其他疾病，如各种器质性心脏病，尤其是心肌炎、心肌病、心包病，电解质失调，内分泌病和药物作用等情况，都可引起 ECG 的 ST 段和 T 波改变，诊断时要注意摒除。但根据这些疾病和情况的临床特点，不难作出鉴别。心脏神经症患者可因肾上腺素能β受体兴奋性增高而在 ECG 上出现 ST 段和 T 波变化，应予鉴别。

（三）防治

采用防治动脉粥样硬化的各种措施，硝酸酯类、β受体阻滞剂和CCB可减少或消除无症状性心肌缺血的发作，联合用药效果更好。药物治疗后仍持续有心肌缺血发作者，应行冠状动脉造影以明确病变的严重程度，并考虑进行血运重建手术治疗。

（四）预后

与冠状动脉病变的范围、程度相关，而与有无症状无关。总缺血负荷，即有症状与无症状缺血之和，可作为预测冠心病患者预后的指标。

三、缺血性心肌病

缺血性心肌病为冠状动脉粥样硬化病变使心肌缺血、缺氧而导致心肌细胞减少、坏死、心肌纤维化、心肌瘢痕形成的疾病。其临床特点是心脏变得僵硬、逐渐扩大，发生心律失常和心力衰竭。因此也被称为心律失常和心衰型冠心病或心肌硬化型冠心病。

（一）病理解剖和病理生理

缺血性心肌病主要由冠状动脉粥样硬化性狭窄、闭塞、痉挛和毛细血管网的病变所引起。心肌细胞的减少和坏死可以是MI的直接后果，也可因长期慢性心肌缺血累积而造成。心肌细胞坏死，残存的心肌细胞肥大、纤维化或瘢痕形成以及心肌间质胶原沉积增加等均可发生，可导致室壁张力增加及室壁硬度异常、心脏扩大及心衰等。病变主要累及左心室肌和乳头肌，也累及起搏和传导系统。心室壁上既可以有块状的成片坏死区，也可以有非连续性多发的灶性心肌损害。

近年的研究认为心肌细胞凋亡是缺血性心肌病的重要细胞学基础。细胞凋亡与坏死共同形成了细胞生命过程中两种不同的死亡机制。心肌坏死是细胞受到严重和突然缺血后所发生的死亡，而心肌细胞凋亡是指程序式死亡，可以由严重的心肌缺血、再灌注损伤、MI和心脏负荷增加等诱发。此外，内皮功能紊乱可以促进患者发生心肌缺血，从而影响左心室功能。

（二）临床表现

1. 心脏增大

患者有心绞痛或心肌梗死的病史，常伴有高血压。心脏逐渐增大，以左心室增大为主，可先肥厚，以后扩大，后期则两侧心脏均扩大。部分患者可无明显的心绞痛或MI史，由隐匿性冠心病发展而来。

2. 心力衰竭

心衰的表现多逐渐发生，大多先出现左心衰。在心肌肥厚阶段，心脏顺应性降低，引起舒张功能不全。随着病情的发展，收缩功能也衰竭。然后右心也发生衰竭，出现相应的症状和体征。

3. 心律失常

可出现各种心律失常，这些心律失常一旦出现常持续存在，其中以期前收缩（室性或房性）、房颤、病态窦房结综合征、房室传导阻滞和束支传导阻滞为多见，阵发性心动过速亦时有发现。有些患者在心脏还未明显增大前已发生心律失常。

（三）诊断和鉴别诊断

诊断主要依靠冠状动脉粥样硬化的证据，并且除外可引起心脏扩大、心衰和心律失常的其他器质性心脏病。ECG检查除可见心律失常外，还可见到冠状动脉供血不足的变化，包括

ST 段压低、T 波平坦或倒置、Q－T 间期延长、QRS 波电压低等;放射性核素检查见心肌缺血;超声心动图可显示室壁的异常运动。如以往有心绞痛或 MI 病史,有助于诊断。冠状动脉造影可确立诊断。

鉴别诊断要考虑与心肌病(特别是特发性扩张型心肌病、克山病等)、心肌炎、高血压性心脏病、内分泌病性心脏病等鉴别。

（四）防治

早期的内科防治甚为重要,有助于推迟充血性心衰的发生发展。积极控制冠心病危险因素,治疗各种形式的心肌缺血,对缺血区域有存活心肌者,血运重建术可显著改善心肌功能。治疗心衰以应用利尿剂和 ACEI(或 ARB)为主。β 受体阻滞剂长期应用可改善心功能、降低病死率。能阻滞 β_1、β_2 和 α_1 受体的新一代 β 受体阻滞剂卡维地洛 12.5~100 mg/d,效果较好。正性肌力药可作为辅助治疗,但强心苷宜选用作用和排泄快速的制剂,如毒毛花苷 K、毛花苷丙、地高辛等。曲美他嗪可改善缺血,解除残留的心绞痛症状并减少对其他辅助治疗的需要。对既往有血栓栓塞史、心脏明显扩大、房颤或超声心动图证实有附壁血栓者应给予抗凝治疗。心律失常中的病态窦房结综合征和房室传导阻滞出现阿－斯综合征发作者,宜及早安置永久性人工心脏起搏器;有房颤的患者,如考虑转复窦性心律,应警惕同时存在病态窦房结综合征的可能,避免转复窦性心律后心率极为缓慢,反而对患者不利。晚期患者常是心脏移植手术的主要对象。近年来,新的治疗技术如自体骨髓干细胞移植、血管内皮生长因子(VEGF)基因治疗已试用于临床,为缺血性心肌病治疗带来了新的希望。

（五）预后

本病预后不佳,5 年病死率约 50%~84%。心脏显著扩大特别是进行性心脏增大、严重心律失常和射血分数明显降低,为预后不佳的预测因素。死亡原因主要是进行性充血性心衰、MI 和严重心律失常。

第三节 急性冠状动脉综合征

急性冠状动脉综合征(ACS)指心病中急性发病的临床类型,包括 ST 段抬高型心肌梗死、非 ST 段抬高型心肌梗死和不稳定型心绞痛。近年又将前者称为 ST 段抬高型 ACS,约占 1/4(包括小部分变异型心绞痛),后两者合称为非 ST 段抬高型 ACS,约占 3/4。它们主要涵盖了以往分类中的 Q 波型急性心肌梗死(AMI)、非 Q 波型 AMI 和不稳定型心绞痛。

一、不稳定型心绞痛和非 ST 段抬高型心肌梗死（非 ST 段抬高型急性冠状动脉综合征）

不稳定型心绞痛(UA)指介于稳定型心绞痛和急性心肌梗死之间的临床状态,包括了除稳定型劳力性心绞痛以外的初发型、恶化型劳力性心绞痛和各型自发性心绞痛。它是在粥样硬化病变的基础上,发生了冠状动脉内膜下出血、斑块破裂、破损处血小板与纤维蛋白凝集形成血栓、冠状动脉痉挛以及远端小血管栓塞引起的急性或亚急性心肌供氧减少所致。它是 ACS 中的常见类型。若 UA 伴有血清心肌坏死标志物明显升高,此时可确立非 ST 段抬高型心肌梗死(NSTEMI)的诊断。

（一）发病机制

ACS 有着共同的病理生理学基础，即在冠状动脉粥样硬化的基础上，粥样斑块松动、裂纹或破裂，使斑块内高度致血栓形成的物质暴露于血流中，引起血小板在受损表面黏附、活化、聚集，形成血栓，导致病变血管完全性或非完全性闭塞。冠脉病变的严重程度，主要取决于斑块的稳定性，与斑块的大小无直接关系。不稳定斑块具有如下特征：脂质核较大，纤维帽较薄，含大量的巨噬细胞和 T 淋巴细胞，血管平滑肌细胞含量较少。UA/NSTEMI 的特征是心肌供氧和需氧之间平衡失调，目前发现其最常见病因是心肌血流灌注减少，这是由于粥样硬化斑块破裂发生的非阻塞性血栓导致冠状动脉狭窄所致。血小板聚集和破裂斑块碎片导致的微血管栓塞，使得许多患者的心肌标志物释放。其他原因包括动力性阻塞（冠状动脉痉挛或收缩）、进行性机械性阻塞、炎症和（或）感染、继发性 UA 即心肌氧耗增加或氧输送障碍的情况（包括贫血、感染、甲状腺功能亢进、心律失常、血液高黏滞状态或低血压等），实际上这 5 种病因相互关联。

近年来的研究发现，导致粥样斑块破裂的机制如下。

（1）斑块内 T 淋巴细胞通过合成细胞因子 γ-干扰素（IFN-γ）能抑制平滑肌细胞分泌间质胶原使斑块纤维帽结构变薄弱。

（2）斑块内巨噬细胞、肥大细胞可分泌基质金属蛋白酶如胶原酶、凝胶酶、基质溶解酶等，加速纤维帽胶原的降解，使纤维帽变得更易受损。

（3）冠脉管腔内压力升高、冠脉血管张力增加或痉挛、心动过速时心室过度收缩和扩张所产生的剪切力以及斑块滋养血管破裂均可诱发与正常管壁交界处的斑块破裂。由于收缩压、心率、血液黏滞度、内源性组织纤溶酶原激活剂（tPA）活性、血浆肾上腺素和皮质激素水平的昼夜节律性变化一致，使每天晨起后 6 时至 11 时最易诱发冠脉斑块破裂和血栓形成，由此产生了每天凌晨和上午 MI 高发的规律。

（二）病理解剖

冠状动脉病变或粥样硬化斑块的慢性进展，即使可导致冠状动脉严重狭窄甚至完全闭塞，由于侧支循环的逐渐形成，通常不一定产生 MI。若冠状动脉管腔未完全闭塞，仍有血供，临床上表现为 NSTEMI 即非 Q 波型 MI 或 UA，心电图仅出现 ST 段持续压低或 T 波倒置。如果冠脉闭塞时间短，累计心肌缺血<20 min，组织学上无心肌坏死，也无心肌酶或其他标志物的释出，心电图呈一过性心肌缺血改变，临床上就表现为 UA；如果冠脉严重阻塞时间较长，累计心肌缺血>20 min，组织学上有心肌坏死，血清心肌坏死标志物也会异常升高，心电图上呈持续性心肌缺血改变而无 ST 段抬高和病理性 Q 波出现，临床上即可诊断为 NSTEMI 或非 Q 波型 MI。NSTEMI 虽然心肌坏死面积不大，但心肌缺血范围往往不小，临床上依然很高危；这可以是冠状动脉血栓性闭塞已有早期再通，或痉挛性闭塞反复发作，或严重狭窄的基础上急性闭塞后已有充分的侧支循环建立的结果。NSTEMI 时的冠脉内附壁血栓多为白血栓；也有可能是斑块成分或血小板血栓向远端栓塞所致；偶有由破裂斑块疝出而堵塞冠脉管腔者被称为斑块灾难。

（三）临床表现

UA 的临床表现一般具有以下三个特征之一。

（1）静息时或夜间发生心绞痛常持续 20 min 以上。

（2）新近发生的心绞痛（病程在 2 个月内）且程度严重。

（3）近期心绞痛逐渐加重（包括发作的频度、持续时间、严重程度和疼痛放射到新的部位）。发作时可有出汗、皮肤苍白湿冷、恶心、呕吐、心动过速、呼吸困难、出现第三或第四心音等表现。而原来可以缓解心绞痛的措施此时变得无效或不完全有效。UA 患者中约 20% 发生 NSTEMI 需通过血肌钙蛋白和心肌酶检查来判定。UA 和 NSTEMI 中很少有严重的左心室功能不全所致的低血压（心源性休克）。

UA 或 NSTEMI 的 Braunwald 分级是根据 UA 发生的严重程度将之分为 I、II、III 级，而根据其发生的临床环境将之分为 A、B、C 级。

I 级：初发的、严重或加剧性心绞痛。发生在就诊前 2 个月内，无静息时疼痛。每日发作 3 次或 3 次以上，或稳定型心绞痛患者心绞痛发作更频繁或更严重，持续时间更长，或诱发体力活动的阈值降低。

II 级：静息型亚急性心绞痛。在就诊前 1 个月内发生过 1 次或多次静息性心绞痛，但近 48 h 内无发作。

III 级：静息型急性心绞痛。在 48 h 内有 1 次或多次静息性心绞痛发作。

A 级：继发性 UA。在冠状动脉狭窄的基础上，同时伴有冠状动脉血管床以外的疾病引起心肌氧供和氧需之间平衡的不稳定，加剧心肌缺血。这些因素包括：贫血、感染、发热、低血压、快速性心律失常、甲状腺功能亢进、继发于呼吸衰竭的低氧血症。

B 级：原发性 UA。无可引起或加重心绞痛发作的心脏以外的因素，且患者 2 周内未发生过 MI。这是 UA 的常见类型。

C 级：MI 后 UA。在确诊 MI 后 2 周内发生的 UA。约占 MI 患者的 20%。

（四）危险分层

由于不同的发病机制造成不同类型 ACS 的近、远期预后有较大的差别，因此正确识别 ACS 的高危人群并给予及时和有效的治疗可明显改善其预后，具有重要的临床意义。对于 ACS 的危险性评估遵循以下原则：首先是明确诊断，然后进行临床分类和危险分层，最终确定治疗方案。

1. 高危非 ST 段抬高型 ACS 患者的评判标准

美国心脏病学会/美国心脏病协会（ACC/AHA）将具有以下临床或心电图情况中的 1 条作为高危非 ST 段抬高型 ACS 患者的评判标准：

（1）缺血症状在 48 h 内恶化。

（2）长时间进行性静息性胸痛（>20 min）。

（3）低血压，新出现杂音或杂音突然变化、心力衰竭，心动过缓或心动过速，年龄>75 岁。

（4）心电图改变：静息性心绞痛伴一过性 ST 段改变（>0.05 mV），新出现的束支传导阻滞，持续性室性心动过速。

（5）心肌标志物（TnI、TnT）明显增高（>0.1 μg/L）。

2. 中度危险性 ACS 患者的评判标准

中度危险为无高度危险特征但具备下列中的 1 条。

（1）既往 MI、周围或脑血管疾病，或冠脉搭桥，既往使用阿司匹林。

（2）长时间（>20 min）静息性胸痛已缓解，或过去 2 周内新发 CCS 分级 III 级或 IV 级心绞痛，但无长时间（>20 min）静息性胸痛，并有高度或中度冠状动脉疾病可能；夜间心绞痛。

（3）年龄>70 岁。

（4）心电图改变：T 波倒置＞0.2 mV，病理性 Q 波或多个导联静息 ST 段压低＜0.1 mV。

（5）TnI 或 TnT 轻度升高（即＜0.1 μg/L，但＞0.01 μg/L）。

3.低度危险性 ACS 患者的评判标准

低度危险性为无上述高度、中度危险特征，但有下列特征。

（1）心绞痛的频率、程度和持续时间延长，诱发胸痛阈值降低，2 周至 2 个月内新发心绞痛。

（2）胸痛期间心电图正常或无变化。

（3）心脏标志物正常。近年来，在结合上述指标的基础上，将更为敏感和特异的心肌生化标志物用于危险分层，其中最具代表性的是心肌特异性肌钙蛋白、C 反应蛋白、高敏 C 反应蛋白（HsCRP）、脑钠肽（BNP）和纤维蛋白原。

（五）实验室检查和辅助检查

1.心电图检查

应在症状出现 10 min 内进行。UA 发作时心电图有一过性 ST 段偏移和（或）T 波倒置；如心电图变化持续 12 h 以上，则提示发生 NSTEMI。NSTEMI 时不出现病理性 Q 波，但有持续性 ST 段压低≥0.1 mV（aVR 导联有时还有 V_1 导联则 ST 段抬高），或伴对称性 T 波倒置，相应导联的 R 波电压进行性降低，ST 段和 T 波的这种改变常持续存在（图 4－9）。

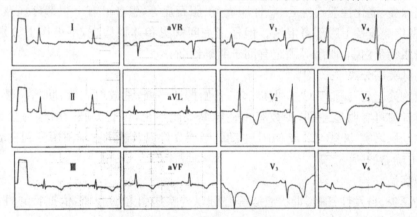

图 4－9　急性非 Q 波性心肌梗死的心电图

图示除 I、aVL、aVR 外各导联 ST 段压低伴 T 波倒置

2.心脏标志物检查

UA 时，心脏标志物一般无异常增高；NSTEMI 时，血 CK－MB 或肌钙蛋白常有明显升高（详见后文"ST 段抬高型心肌梗死"）。肌钙蛋白 T 或 I 及 C 反应蛋白升高是协助诊断和提示预后较差的指标。

3.其他

需施行各种介入性治疗时，可先行选择性冠状动脉造影，必要时行血管内超声或血管镜检查，明确病变情况。

（六）诊断

对年龄＞30 岁的男性和＞40 岁的女性（糖尿病患者更年轻）主诉符合上述临床表现的心绞痛时应考虑 ACS，但须先与其他原因引起的疼痛相鉴别。随即进行一系列的心电图和心脏标志物的检测，以判别为 UA、NSTEMI 抑或是 STEMI。

（七）鉴别诊断

鉴别诊断要考虑下列疾病。

1. 急性心包炎

尤其是急性非特异性心包炎，可有较剧烈而持久的心前区疼痛，心电图有 ST 段和 T 波变化。但心包炎患者在疼痛的同时或以前已有发热和血白细胞计数增高，疼痛常于深呼吸和咳嗽时加重，坐位前倾时减轻。体检可发现心包摩擦音，心电图除 aVR 外，各导联均有 ST 段弓背向下的抬高，无异常 Q 波出现。

2. 急性肺动脉栓塞

肺动脉大块栓塞常可引起胸痛、咯血、气急和休克，但有右心负荷急剧增加的表现，如发绀、肺动脉瓣区第二心音亢进、三尖瓣区出现收缩期杂音、颈静脉充盈、肝大、下肢水肿等。发热和白细胞增多出现也较早，多在 24 h 内。心电图示电轴右偏，Ⅰ 导联出现 S 波或原有的 S 波加深，Ⅲ 导联出现 Q 波和 T 波倒置，aVR 导联出现高 R 波，胸导联过渡区向左移，右胸导联 T 波倒置等。血乳酸脱氢酶总值增高，但其同工酶和肌酸磷酸激酶不增高，D－二聚体可升高，其敏感性高但特异性差。肺部 X 线检查、放射性核素肺通气－灌注扫描、X 线 CT 和必要时选择性肺动脉造影有助于诊断。

3. 急腹症

急性胰腺炎、消化性溃疡穿孔、急性胆囊炎、胆石症等，患者可有上腹部疼痛及休克，可能与 ACS 患者疼痛波及上腹部者混淆。但仔细询问病史和体格检查，不难作出鉴别。心电图检查和血清肌钙蛋白、心肌酶等测定有助于明确诊断。

4. 主动脉夹层分离

以剧烈胸痛起病，颇似 ACS。但疼痛一开始即达高峰，常放射到背、肋、腹、腰和下肢，两上肢血压及脉搏可有明显差别，少数有主动脉瓣关闭不全，可有下肢暂时性瘫痪或偏瘫。X 线胸片示主动脉增宽，X 线 CT 或 MRI 主动脉断层显像以及超声心动图探测到主动脉壁夹层内的液体，可确立诊断。

5. 其他疾病

急性胸膜炎、自发性气胸、带状疱疹等心脏以外疾病引起的胸痛，依据特异性体征、X 线胸片和心电图特征不难鉴别。

（八）预后

约 30％的 UA 患者在发病 3 个月内发生 MI，猝死较少见，其近期死亡率低于 NSTEMI 或 STEMI。但 UA 或 NSTEMI 的远期死亡率和非致死性事件的发生率高于 STEMI，这可能与其冠状动脉病变更严重有关。

（九）治疗

ACS 是内科急症，治疗结局主要受是否迅速诊断和治疗的影响，因此应及早发现及早住院，并加强住院前的就地处理。UA 或 NSTEMI 的治疗目标是稳定斑块、治疗残余心肌缺血、进行长期的二级预防。溶栓治疗不宜用于 UA 或 NSTEMI。

1. 一般治疗

UA 或 NSTEMI 患者应住入冠心病监护病室，卧床休息至少 12～24 h，给予持续心电监护。病情稳定或血运重建后症状控制，应鼓励早期活动。下肢作被动运动可防止静脉血栓形成。活动量的增加应循序渐进。应尽量对患者进行必要的解释和鼓励，使其能积极配合治疗而又解除焦虑和紧张,可以应用小剂量的镇静剂和抗焦虑药物,使患者得到充分休息和减轻心脏负担。保持大便通畅,便时避免用力,如便秘可给予缓泻剂。有明确低氧血症(动脉血氧饱和度低于 92%)或存在左心室功能衰竭时才需补充氧气。在最初 2~3 天饮食应以流质为主,以后随着症状减轻而逐渐增加粥、面条等及其他容易消化的半流质,宜少量多餐,钠盐和液体的摄入量应根据汗量、尿量、呕吐量及有无心力衰竭而作适当调节。

2.抗栓治疗

抗栓治疗可预防冠状动脉内进一步血栓形成、促进内源性纤溶活性溶解血栓和减少冠状动脉狭窄程度,从而可减少事件进展的风险和预防冠状动脉完全阻塞的进程。

(1)抗血小板治疗,主要药物包括以下几种。

环氧化酶抑制剂:阿司匹林可降低 ACS 患者的短期和长期死亡率。若无禁忌证,ACS 患者入院时都应接受阿司匹林治疗,起始负荷剂量为 160~325 mg(非肠溶制剂),首剂应嚼碎,加快其吸收,以便迅速抑制血小板激活状态,以后改用小剂量维持治疗。除非对阿司匹林过敏或有其他禁忌证外,主张长期服用小剂量 75~100 mg/d 维持。

二磷酸腺苷(ADP)受体拮抗剂:氯吡格雷和噻氯匹定能拮抗血小板 ADP 受体,从而抑制血小板聚集,可用于对阿司匹林不能耐受患者的长期口服治疗。氯吡格雷起始负荷剂量为 300 mg,以后 75 mg/d 维持;噻氯匹定起效较慢,副反应较多,已少用。对于非 ST 段抬高型 ACS 患者不论是否行介入治疗,阿司匹林加氯吡格雷均为常规治疗,应联合应用 12 个月,对于放置药物支架的患者这种联合治疗时间应更长。

血小板膜糖蛋白Ⅱb/Ⅲa(GPⅡb/Ⅲa)受体拮抗剂:激活的 GPⅡb/Ⅲa 受体与纤维蛋白原结合,形成在激活血小板之间的桥梁,导致血小板血栓形成。阿昔单抗是直接抑制 GPⅡb/Ⅲa 受体的单克隆抗体,在血小板激活起重要作用的情况下,特别是患者进行介入治疗时,该药多能有效地与血小板表面的 GPⅡb/Ⅲa 受体结合,从而抑制血小板的聚集;一般使用方法是先静注冲击量 0.25 mg/kg,然后 10 μg/(kg·h)静滴 12~24 h。合成的该类药物还包括替罗非班和依替巴肽。以上 3 种 GPⅡb/Ⅲa 受体拮抗剂静脉制剂均适用于 ACS 患者急诊 PCI(首选阿昔单抗,因目前其安全性证据最多),可明显降低急性和亚急性血栓形成的发生率,如果在 PCI 前 6 h 内开始应用该类药物,疗效更好。若未行 PCI,GPⅡb/Ⅲa 受体拮抗剂可用于高危患者,尤其是心脏标志物升高或尽管接受合适的药物治疗症状仍持续存在或两者兼而有的患者。GPⅡb/Ⅲa 受体拮抗剂应持续应用 24~36 h,静脉滴注结束之前进行血管造影。不推荐常规联合应用 GPⅡb/Ⅲa 受体拮抗剂和溶栓药。近年来还合成了多种 GPⅡb/Ⅲa 受体拮抗剂的口服制剂,如西拉非班、珍米洛非班、拉米非班等,但其在剂量、生物利用度和安全性方面均需进一步研究。

环核苷酸磷酸二酯酶抑制剂:近年来一些研究显示西洛他唑加阿司匹林与噻氯匹定加阿司匹林在介入治疗中预防急性和亚急性血栓形成方面有同等的疗效,可作为噻氯匹定的替代药物。

(2)抗凝治疗:除非有禁忌证(如活动性出血或已应用链激酶或复合纤溶酶链激酶),所有患者应在抗血小板治疗的基础上常规接受抗凝治疗,抗凝治疗药物的选择应根据治疗策略以及缺血和出血事件的风险。常用有的抗凝药包括普通肝素、低分子肝素、磺达肝癸钠和比伐卢定。需紧急介入治疗者,应立即开始使用普通肝素或低分子肝素或比伐卢定。对选择保守治疗且出血风险高的患者,应优先选择磺达肝癸钠。

肝素和低分子肝素:肝素的推荐剂量是先给予 80 U/kg 静注,然后以 18 U/(kg·h)的速度静脉滴注维持,治疗过程中需注意开始用药或调整剂量后 6 h 测定部分激活凝血酶时间(APTT),根据 APTT 调整肝素用量,使 APTT 控制在 45～70 s。但是,肝素对富含血小板的血栓作用较小,且肝素的作用可由于肝素结合血浆蛋白而受影响。未口服阿司匹林的患者停用肝素后可能使胸痛加重,与停用肝素后引起继发性凝血酶活性增高有关。因此,肝素以逐渐停用为宜。低分子肝素与普通肝素相比,具有更合理的抗 Ⅹa 因子及 Ⅱa 因子活性的作用,可以皮下应用,不需要实验室监测,临床观察表明,低分子肝素较普通肝素有疗效肯定、使用方便的优点。使用低分子肝素的参考剂量:依诺肝素 40 mg、那曲肝素 0.4 ml 或达肝素 5 000～7 500 U,皮下注射,每 12 h 一次,通常在急性期用 5～6 天。磺达肝癸钠是 Ⅹa 因子抑制剂,最近有研究表明在降低非 ST 段抬高型 ACS 的缺血事件方面效果和低分子肝素相当,但出血并发症明显减少,因此安全性较好,但不能单独用于介入治疗中。

直接抗凝血酶的药物:在接受介入治疗的非 ST 段抬高型 ACS 人群中,用直接抗凝血酶药物比伐卢定较联合应用肝素/低分子肝素和 GPⅡb/Ⅲa 受体拮抗剂的出血并发症少,安全性更好,临床效益相当。但其远期效果尚缺乏随机双盲的对照研究。

3. 抗心肌缺血治疗

(1)硝酸酯类药物:硝酸酯类药物可选择口服,舌下含服,经皮肤或经静脉给药。硝酸甘油为短效硝酸酯类,对有持续性胸部不适、高血压、急性左心衰竭的患者,在最初 24～48 h 的治疗中,静脉内应用有利于控制心肌缺血发作。先给予舌下含服 0.3～0.6 mg,继以静脉点滴,开始 5～10 μg/min,每 5～10 min 增加 5～10 μg,直至症状缓解或平均压降低 10％但收缩压不低于 12.0 kPa(90 mmHg)。目前推荐静脉应用硝酸甘油的患者症状消失 24 h 后,就改用口服制剂或应用皮肤贴剂。药物耐受现象可能在持续静脉应用硝酸甘油 24～48 h 内出现。由于在 NSTEMI 患者中未观察到硝酸酯类药物具有减少死亡率的临床益处,因此在长期治疗中此类药物应逐渐减量至停用。

(2)镇痛剂:如硝酸酯类药物不能使疼痛迅速缓解,应立即给予吗啡,10 mg 稀释成 10 ml,每次 2～3 ml 静脉注射。哌替啶 50～100 mg 肌内注射,必要时 1～2 h 后再注射 1 次,以后每 4～6 h 可重复应用,注意呼吸功能的抑制。给予吗啡后如出现低血压,可仰卧或静脉滴注生理盐水来维持血压,很少需要用升压药。如出现呼吸抑制,应给予纳洛酮 0.4～0.8 mg。有使用吗啡禁忌证(低血压和既往过敏史)者,可选用哌替啶替代。疼痛较轻者可用罂粟碱,30～60 mg 肌内注射或口服。

(3)β 受体阻滞剂。β 受体阻滞剂可用于所有无禁忌证(如心动过缓、心脏传导阻滞、低血压或哮喘)的 UA 和 NSTEMI 患者,可减少心肌缺血发作和心肌梗死的发展。使用 β 受体阻滞剂的方案如下:①首先排除有心力衰竭、低血压[收缩压低于 12.0 kPa(90 mmHg)]、心动过缓(心率低于 60 次/分)或有房室传导阻滞(PR 间期>0.24 s)的患者;②给予美托洛尔,静脉推注每次 5 mg,共 3 次;③每次推注后观察 2～5 min,如果心率低于 60 次/分或收缩压低于 13.3 kPa(100 mmHg),则停止给药,静脉注射美托洛尔的总量为 15 mg;④如血流动力学稳定,末次静脉注射后 15 min,开始改为口服给药,每 6 h 50 mg,持续 2 天,以后渐增为 100 mg,2 次/日。作用极短的 β 受体阻滞剂艾司洛尔静脉注射 50～250 μg/(kg·min),安全而有效,甚至可用于左心功能减退的患者,药物作用在停药后 20 min 内消失,用于有 β 受体阻滞剂相对禁忌证,而又希望减慢心率的患者。β 受体阻滞剂的剂量应调整到患者安静时心率 50～60

次/分。

(4)钙拮抗剂:钙拮抗剂与β受体阻滞剂一样能有效地减轻症状。但所有的大规模临床试验表明,钙拮抗剂应用于UA,不能预防AMI的发生或降低病死率,目前仅推荐用于全量硝酸酯和β受体阻滞剂之后仍有持续性心肌缺血的患者或对β受体阻滞剂有禁忌的患者,应选用心率减慢型的非二氢吡啶类钙拮抗剂。对心功能不全的患者,应用β受体阻滞剂后再加用钙拮抗剂应特别谨慎。

(5)血管紧张素转换酶抑制剂(ACEI):近年来一些临床研究显示,对UA和NSTEMI患者,短期应用ACEI并不能获得更多的临床益处。但长期应用对预防再发缺血事件和死亡有益。因此除非有禁忌证(如低血压、肾功能衰竭、双侧肾动脉狭窄和已知的过敏),所有UA和NSTEMI患者都可选用ACEI。

(6)调脂治疗:所有ACS患者应在入院24 h之内评估空腹血脂谱。近年的研究表明,他汀类药物可以稳定斑块,改善内皮细胞功能,因此如无禁忌证,无论血基线LDL-C水平和饮食控制情况如何,均建议早期应用他汀类药物,使LDL-C水平降至<800 g/L。常用的他汀类药物有辛伐他汀20～40 mg/d、普伐他汀10～40 mg/d、氟伐他汀40～80 mg/d、阿托伐他汀10～80 mg/d或瑞舒伐他汀10～20 mg/d。

4.血运重建治疗

(1)经皮冠状动脉介入术(PCI)。UA和NSTEMI的高危患者,尤其是血流动力学不稳定、心脏标志物显著升高、顽固性或反复发作心绞痛伴有动态ST段改变、有心力衰竭或危及生命的心律失常者,应早期行血管造影术和PCI(如可能,应在入院72 h内)。PCI能改善预后,尤其是同时应用GPⅡb/Ⅲa受体拮抗剂时。对中危患者以及有持续性心肌缺血证据的患者,也有早期行血管造影的指征,可以识别致病的病变、评估其他病变的范围和左心室功能。对中高危患者,PCI或CABG具有明确的潜在益处。但对低危患者,不建议进行常规的介入性检查。

(2)冠状动脉旁路移植术(CABG)。对经积极药物治疗而症状控制不满意及高危患者(包括持续ST段压低、cTnT升高等),应尽早(72 h内)进行冠状动脉造影,根据下列情况选择治疗措施:①严重左冠状动脉主干病变(狭窄>50%),最危及生命,应及时外科手术治疗。②有多支血管病变,且有左心室功能不全(LVEF<50%)或伴有糖尿病者,应进行CABG。③有二支血管病变合并左前降支近段严重狭窄和左心室功能不全(LVEF<50%)或无创性检查显示心肌缺血的患者,建议施行CABG。④对PCI效果不佳或强化药物治疗后仍有缺血的患者,建议施行CABG。⑤弥漫性冠状动脉远端病变的患者,不适合行PCI或CABG。

二、ST段抬高型心肌梗死

心肌梗死(MI)是在冠状动脉病变的基础上,发生冠状动脉血供急剧减少或中断,使相应的心肌严重而持久地急性缺血所致的部分心肌急性坏死。临床表现为胸痛,急性循环功能障碍,反映心肌急性缺血、损伤和坏死一系列特征性心电图演变以及血清心肌酶和心肌结构蛋白的变化。MI的原因常是在冠状动脉粥样硬化病变的基础上继发血栓形成所致,其中NSTEMI前已述及,本段阐述ST段抬高型心肌梗死(STEMI)。其他非动脉粥样硬化的原因如冠状动脉栓塞、主动脉夹层累及冠状动脉开口、冠状动脉炎、冠状动脉先天性畸形等所导致的MI在此不作介绍。

（一）发病情况

本病在欧美国家常见。WHO 报告 1986 年—1988 年 35 个国家每 10 万人口急性 MI 年死亡率以瑞典、爱尔兰、挪威、芬兰、英国最高,男性分别为 253.4、236.2、234.7、230.0、229.2,女性分别为 154.7、143.6、144.6、148.0、171.3。美国居中,男、女性分别为 118.3 和 90.7。我国和韩国居末二位,男性分别为 15.0 和 5.3,女性分别为 11.7 和 3.4。美国每年约有 110 万人发生心肌梗死,其中 45 万人为再梗死。本病在我国过去少见,近年逐渐增多,现患心肌梗死约 200 万人,每年新发 50 万人。其中城市多于农村,各地比较以华北地区尤其是北京、天津两市最多。北京地区 16 所大中型医院每年收住院的急性心肌梗死病例,1991 年(1492 例)病例数为 1972 年(604 例)的 2.47 倍。上海 10 所大医院 1989 年(300 例)病例数为 1970 年(78 例)的 3.84 倍。

近年来,虽然本病的急性期住院病死率有所下降,但对少数患者而言,此病仍然致命。

本病男性多于女性,国内资料比例在 1.9:1 至 5:1 之间。患病年龄在 40 岁以上者占 87%～96.5%。女性发病较男性晚 10 年,男性患病的高峰年龄为 51～60 岁,女性则为 61～70 岁,随年龄增长男女比例的差别逐渐缩小。60%～89% 的患者伴有或在发病前有高血压,近半数的患者以往有心绞痛。吸烟、肥胖、糖尿病和缺少体力活动者,较易患病。

（二）病理解剖

若冠状动脉管腔急性完全闭塞,血供完全停止,导致所供区域心室壁心肌透壁性坏死,临床上表现为典型的 STEMI,即传统的 Q 波型 MI。在冠状动脉闭塞后 20～30 min,受其供血的心肌即有少数坏死,开始了 AMI 的病理过程。1～2 h 后绝大部分心肌呈凝固性坏死,心肌间质则充血、水肿,伴多量炎性细胞浸润。以后,坏死的心肌纤维逐渐溶解,形成肌溶灶,随后渐有肉芽组织形成。坏死组织约 1～2 周后开始吸收,并逐渐纤维化,在 6～8 周后进入慢性期形成瘢痕而愈合,称为陈旧性或愈合性 MI。瘢痕大者可逐渐向外凸出而形成室壁膨胀瘤。梗死附近心肌的血供随侧支循环的建立而逐渐恢复。病变可波及心包出现反应性心包炎,波及心内膜引起附壁血栓形成。在心腔内压力的作用下,坏死的心壁可破裂(心脏破裂),破裂可发生在心室游离壁、乳头肌或心室间隔处。

病理学上,MI 可分为透壁性和非透壁性(或心内膜下)。前者坏死累及心室壁全层,多由冠脉持续闭塞所致;后者坏死仅累及心内膜下或心室壁内,未达心外膜,多是冠脉短暂闭塞而持续开通的结果。不规则片状非透壁 MI 多见于 STEMI 在未形成透壁 MI 前早期再灌注(溶栓或 PCI 治疗)成功的患者。

尸解资料表明,AMI 患者 75% 以上有一支以上的冠状动脉严重狭窄;1/3～1/2 所有三支冠状动脉均存在有临床意义的狭窄。STEMI 发生后数小时所作的冠状动脉造影显示,90% 以上的 MI 相关动脉发生完全闭塞。少数 AMI 患者冠状动脉正常,可能为血管腔内血栓的自溶、血小板一过性聚集造成闭塞或严重的持续性冠状动脉痉挛的发作使冠状动脉血流减少所致。左冠状动脉前降支闭塞最多见,可引起左心室前壁、心尖部、下侧壁、前间隔和前内乳头肌梗死;左冠状动脉回旋支闭塞可引起左心室高侧壁、膈面及左心房梗死,并可累及房室结;右冠状动脉闭塞可引起左心室膈面、后间隔及右心室梗死,并可累及窦房结和房室结。右心室及左、右心房梗死较少见。左冠状动脉主干闭塞则引起左心室广泛梗死。

MI 时冠脉内血栓既有白血栓(富含血小板),又有红血栓(富含纤维蛋白和红细胞)。STEMI 的闭塞性血栓是白、红血栓的混合物,从堵塞处向近端延伸部分为红血栓。

（三）病理生理

ACS具有共同的病理生理基础（详见前文"不稳定型心绞痛和非ST段抬高型心肌梗死"段）。

STEMI的病理生理特征是由于心肌丧失收缩功能所产生的左心室收缩功能降低、血流动力学异常和左心室重构所致。

1. 左心室功能

冠状动脉急性闭塞时相关心肌依次发生4种异常收缩形式：①运动同步失调，即相邻心肌节段收缩时相不一致；②收缩减弱，即心肌缩短幅度减小；③无收缩；④反常收缩，即矛盾运动，收缩期膨出。于梗死部位发生功能异常同时，正常心肌在早期出现收缩增强。由于非梗死节段发生收缩加强，使梗死区产生矛盾运动。然而，非梗死节段出现代偿性收缩运动增强，对维持左室整体收缩功能的稳定有重要意义。若非梗死区有心肌缺血，即"远处缺血"存在，则收缩功能也可降低，主要见于非梗死区域冠脉早已闭塞，供血主要依靠此次MI相关冠脉者。同样，若MI区心肌在此次冠脉闭塞以前就已有冠脉侧支循环形成，则对于MI区乃至左室整体收缩功能的保护也有重要意义。

2. 心室重构

MI致左室节段和整体收缩、舒张功能降低的同时，机体启动了交感神经系统兴奋、肾素－血管紧张素－醛固酮系统激活和Frank－Starling等代偿机制，一方面通过增强非梗死节段的收缩功能、增快心率、代偿性增加已降低的心搏量（SV）和心排血量（CO），并通过左室壁伸展和肥厚增加左室舒张末容积（LVEDV）进一步恢复SV和CO，降低升高的左室舒张末期压（LVEDP）；但另一方面，也同时开启了左心室重构的过程。

MI发生后，左室腔大小、形态和厚度发生变化，总称为心室重构。重构过程反过来影响左室功能和患者的预后。重构是左室扩张和非梗死心肌肥厚等因素的综合结果，使心室变形（球形变）。除了梗死范围以外，另两个影响左室扩张的重要因素是左室负荷状态和梗死相关动脉的通畅程度。左室压力升高有导致室壁张力增加和梗死扩张的危险，而通畅的梗死区相关动脉可加快瘢痕形成，增加梗死区组织的修复，减少梗死的扩展和心室扩张的危险。

（1）梗死扩展：是指梗死心肌节段随后发生的面积扩大，而无梗死心肌量的增加。导致梗死扩展的原因有：①肌束之间的滑动，致使单位容积内心肌细胞减少；②正常心肌细胞碎裂；③坏死区内组织丧失。梗死扩展的特征为梗死区不成比例的变薄和扩张。心尖部是心室最薄的部位，也是最容易受到梗死扩展损伤的区域。梗死扩展后，心力衰竭和室壁瘤等致命性并发症发生率增高，严重者可发生心室破裂。

（2）心室扩大：心室心肌存活部分的扩大也与重构有重要关联。心室重构在梗死发生后立即开始，并持续数月甚至数年。在大面积梗死的情况下，为维持心搏量，有功能的心肌增加了额外负荷，可能会发生代偿性肥厚，这种适应性肥厚虽能代偿梗死所致的心功能障碍，但存活的心肌最终也受损，导致心室的进一步扩张，心脏整体功能障碍，最后发生心力衰竭。心室的扩张程度与梗死范围、梗死相关动脉的开放迟早和心室非梗死区的局部肾素－血管紧张素系统的激活程度有关。心室扩大以及不同部位的心肌电生理特性的不一致，使患者有患致命性心律失常的危险。

（四）临床表现

按临床过程和心电图的表现，本病可分为急性期、演变期和慢性期三期，但临床症状主要出现在急性期,部分患者还有一些先兆表现。

1.诱发因素

本病在春、冬季发病较多,与气候寒冷、气温变化大有关,常在安静或睡眠时发病,以清晨 6 时至午间 12 时发病最多。大约有 1/2 的患者能查明诱发因素,如剧烈运动、过重的体力劳动、创伤、情绪激动、精神紧张或饱餐、急性失血、出血性或感染性休克,主动脉瓣狭窄、发热、心动过速等引起的心肌耗氧增加、血供减少都可能是 MI 的诱因。在变异型心绞痛患者中,反复发作的冠状动脉痉挛也可发展为 AMI。

2.先兆

半数以上患者在发病前数日有乏力、胸部不适,活动时心悸、气急、烦躁、心绞痛等前驱症状,其中以新发生心绞痛(初发型心绞痛)或原有心绞痛加重(恶化型心绞痛)为最突出。心绞痛发作较以往频繁、性质较剧、持续较久、硝酸甘油疗效差、诱发因素不明显;疼痛时伴有恶心、呕吐、大汗和心动过速,或伴有心功能不全、严重心律失常、血压大幅度波动等;同时心电图示 ST 段一过性明显抬高(变异型心绞痛)或压低,T 波倒置或增高("假性正常化"),应警惕近期内发生 MI 的可能。发现先兆及时积极治疗,有可能使部分患者避免发生 MI。

3.症状

随梗死的大小、部位、发展速度和原来心脏的功能情况等而轻重不同。

(1)疼痛:是最先出现的症状,疼痛部位和性质与心绞痛相同,但常发生于安静或睡眠时,疼痛程度较重,范围较广,持续时间可长达数小时或数天,休息或含用硝酸甘油片多不能缓解,患者常烦躁不安、出汗、恐惧,有濒死之感。在我国,约 1/6～1/3 的患者疼痛的性质及部位不典型,如位于上腹部,常被误认为胃溃疡穿孔或急性胰腺炎等急腹症;位于下颌或颈部,常被误认为牙病或骨关节病。部分患者无疼痛,多为糖尿病患者或老年人,一开始即表现为休克或急性心力衰竭;少数患者在整个病程中都无疼痛或其他症状,而事后才发现患过 MI。

(2)全身症状:主要是发热,伴有心动过速、白细胞增高和血细胞沉降率增快等,由坏死物质吸收所引起。一般在疼痛发生后 24～48 h 出现,程度与梗死范围常呈正相关,体温一般在 38 ℃上下,很少超过 39 ℃,持续 1 周左右。

(3)胃肠道症状:约 1/3 有疼痛的患者,在发病早期伴有恶心、呕吐和上腹胀痛,与迷走神经受坏死心肌刺激和心排血量降低组织灌注不足等有关;肠胀气也不少见;重症者可发生呃逆(以下壁心肌梗死多见)。

(4)心律失常:见于 75%～95% 的患者,多发生于起病后 1～2 周内,尤以 24 h 内最多见。各种心律失常中以室性心律失常为最多,尤其是室性期前收缩;如室性期前收缩频发(每 min5 次以上),成对出现,心电图上表现为多源性或落在前一心搏的易损期时,常预示即将发生室性心动过速或心室颤动。冠状动脉再灌注后可能出现加速性室性自主心律与室性心动过速,多数历时短暂,自行消失。室上性心律失常则较少,阵发性心房颤动比心房扑动和室上性心动过速更多见,多发生在心力衰竭患者中。窦性心动过速的发生率为 30%～40%,发病初期出现的窦性心动过速多为暂时性,持续性窦性心动过速是梗死面积大、心排血量降低或左心功能不全的反映。各种程度的房室传导阻滞和束支传导阻滞也较多,严重者发生完全性房室传导阻滞。发生完全性左束支传导阻滞时 MI 的心电图表现可被掩盖。前壁 MI 易发生室性心律失常。下壁(膈面)MI 易发生房室传导阻滞,其阻滞部位多在房室束以上,预后较好。前壁 MI 而发生房室传导阻滞时,往往是多个束支同时发生传导阻滞的结果,其阻滞部位在房室束以下,且常伴有休克或心力衰竭,预后较差。

(5)低血压和休克:疼痛期血压下降常见,可持续数周后再上升,但常不能恢复以往的水平,未必是休克。如疼痛缓解而收缩压低于10.7 kPa(80 mmHg),患者烦躁不安、面色苍白、皮肤湿冷、脉细而快、大汗淋漓、尿量减少(<20 ml/h)、神志迟钝、甚至昏厥者,则为休克的表现。休克多在起病后数小时至1周内发生,见于20%的患者,主要是心源性,为心肌广泛(40%以上)坏死、心排血量急剧下降所致,神经反射引起的周围血管扩张为次要的因素,有些患者还有血容量不足的因素参与。严重的休克可在数小时内致死,一般持续数小时至数天,可反复出现。

(6)心力衰竭:主要是急性左心衰竭,可在起病最初数日内发生或在疼痛、休克好转阶段出现,为梗死后心脏舒缩力显著减弱或不协调所致,发生率为20%~48%。患者出现呼吸困难、咳嗽、发绀、烦躁等,严重者可发生肺水肿或进而发生右心衰竭的表现,出现颈静脉怒张、肝肿痛和水肿等。右心室MI者,一开始即可出现右心衰竭的表现。

发生于AMI时的心力衰竭称为泵衰竭,根据临床上有无心力衰竭及其程度,常按Killip分级法分级:第Ⅰ级为左心衰竭代偿阶段,无心力衰竭征象,肺部无啰音,但肺楔压可升高;第Ⅱ级为轻至中度左心衰竭,肺啰音的范围小于肺野的50%,可出现第三心音奔马律、持续性窦性心动过速、有肺淤血的X线表现;第Ⅲ级为重度心力衰竭,急性肺水肿,肺啰音的范围大于两肺野的50%;第Ⅳ级为心源性休克,血压12.0 kPa(90 mmHg),少尿,皮肤湿冷、发绀,呼吸加速,脉搏快。

AMI时,重度左心室衰竭或肺水肿与心源性休克同样是左心室排血功能障碍所引起。在血流动力学上,肺水肿是以左心室舒张末期压及左房压与肺楔压的增高为主,而在休克则心排血量和动脉压的降低更为突出,心排血指数比左心室衰竭时更低。因此,心源性休克较左心室衰竭更严重。此两者可以不同程度合并存在,是泵衰竭的最严重阶段。

4.血流动力学分型

AMI时心脏的泵血功能并不能通过一般的心电图、胸片等检查而完全反映出来及时进行血流动力学监测,能为早期诊断和及时治疗提供很重要依据。Forrester等根据血流动力学指标肺楔压(PCWP)和心脏指数(CI)评估有无肺淤血和周围灌注不足的表现,从而将AMI分为4个血流动力学亚型。

Ⅰ型:既无肺淤血又无周围组织灌注不足,心功能处于代偿状态。CI>2.2 L/(min·m^2),PCWP≤2.4 kPa(18 mmHg),病死率约为3%。

Ⅱ型:有肺淤血,无周围组织灌注不足,为常见临床类型。CI>2.2 L/(min·m^2),PCWP>2.4 kPa(18 mmHg),病死率约为9%。

Ⅲ型:有周围组织灌注不足,无肺淤血,多见于右心室梗死或血容量不足者。CI≤2.2 L/(min·m^2),PCWP≤2.4 kPa(18 mmHg),病死率约为23%。

Ⅳ型:兼有周围组织灌注不足与肺淤血,为最严重类型。CI≤2.2 L/(min·m^2),PCWP>18 mmHg(2.4 kPa),病死率约为51%。

由于AMI时影响心脏泵血功能的因素较多,因此Forrester分型基本反映了血流动力学变化的状况,不能包括所有泵功能改变的特点。AMI血流动力学紊乱的临床表现主要包括低血压状态、肺淤血、急性左心衰竭、心源性休克等状况。

5. 体征

AMI 时心脏体征可在正常范围内,体征异常者大多数无特征性:心脏可有轻至中度增大;心率增快或减慢;心尖区第一心音减弱,可出现第三或第四心音奔马律。前壁心肌梗死的早期,可能在心尖区和胸骨左缘之间扪及迟缓的收缩期膨出,是由心室壁反常运动所致,常在几天至几周内消失。约 10%～20% 的患者在发病后 2～3 天出现心包摩擦音,多在 1～2 天内消失,少数持续 1 周以上。发生二尖瓣乳头肌功能失调者,心尖区可出现粗糙的收缩期杂音;发生心室间隔穿孔者,胸骨左下缘出现响亮的收缩期杂音,常伴震颤。右室梗死较重者可出现颈静脉怒张,深吸气时更为明显。除发病极早期可出现一过性血压增高外,几乎所有患者在病程中都会有血压降低,起病前有高血压者,血压可降至正常;起病前无高血压者,血压可降至正常以下,且可能不再恢复到起病之前的水平。

(五)并发症

并发症可分为机械性、缺血性、栓塞性和炎症性。

1. 机械性并发症

(1)心室游离壁破裂:3% 的 MI 患者可发生心室游离壁破裂,是心脏破裂最常见的一种,占 MI 患者死亡的 10%。心室游离壁破裂常在发病 1 周内出现,早高峰在 MI 后 24 h 内,晚高峰在 MI 后 3～5 天。早期破裂与胶原沉积前的梗死扩展有关,晚期破裂与梗死相关室壁的扩展有关。心脏破裂多发生在第一次 MI、前壁梗死、老年和女性患者中。其他危险因素包括 MI 急性期的高血压、既往无心绞痛和心肌梗死、缺乏侧支循环、心电图上有 Q 波、应用糖皮质激素或非甾体抗炎药、MI 症状出现后 14 h 以后的溶栓治疗。心室游离壁破裂的典型表现包括持续性心前区疼痛、心电图 ST－T 改变、迅速进展的血流动力学衰竭、急性心包压塞和电机械分离。心室游离壁破裂也可为亚急性,即心肌梗死区不完全或逐渐破裂,形成包裹性心包积液或假性室壁瘤,患者能存活数月。

(2)室间隔穿孔:比心室游离壁破裂少见,约有 0.5%～2% 的 MI 患者会发生室间隔穿孔,常发生于 AMI 后 3～7 天。AMI 后,胸骨左缘突然出现粗糙的全收缩期杂音或可触及收缩期震颤,或伴有心源性休克和心力衰竭,应高度怀疑室间隔穿孔,此时应进一步作 Swan－Ganz 导管检查与超声心动图检查。

(3)乳头肌功能失调或断裂:乳头肌功能失调总发生率可高达 50%,二尖瓣乳头肌因缺血、坏死等使收缩功能发生障碍,造成不同程度的二尖瓣脱垂或关闭不全,心尖区出现收缩中晚期喀喇音和吹风样收缩期杂音,第一心音可不减弱,可引起心力衰竭。轻症者可以恢复,其杂音可以消失。乳头肌断裂极少见,多发生在二尖瓣后内乳头肌,故在下壁 MI 中较为常见。后内乳头肌大多是部分断裂,可导致严重二尖瓣反流伴有明显的心力衰竭;少数完全断裂者则发生急性二尖瓣大量反流,造成严重的急性肺水肿,约 1/3 的患者迅速死亡。

(4)室壁膨胀瘤:或称室壁瘤。绝大多数并发于 STEMI,多累及左心室心尖部,发生率为 5%～20%。为在心室腔内压力影响下,梗死部位的心室壁向外膨出而形成。见于 MI 范围较大的患者,常于起病数周后才被发现。发生较小室壁瘤的患者可无症状与体征;但发生较大室壁瘤的患者,可出现顽固性充血性心力衰竭以及复发性、难治的致命性心律失常。体检可发现心浊音界扩大,心脏搏动范围较广泛或心尖抬举样搏动,可有收缩期杂音。心电图上除了有 MI 的异常 Q 波外,约 2/3 的患者同时伴有持续性 ST 段弓背向上抬高。X 线透视和摄片、超声心动图、放射性核素心脏血池显像、磁共振成像以及左心室选择性造影可见局部心缘突出,搏动减弱或有反常搏动(图4－10)。室壁瘤按病程可分为急性和慢性室壁瘤。急性室壁瘤在 MI 后数日内形成,易发生心脏破裂和形成血栓。慢性室壁瘤多见于 MI 愈合期,由于其瘤壁为致密的纤维瘢痕所替代,所以一般不会引起破裂。

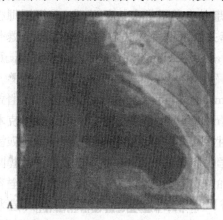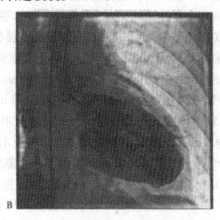

图4－10　左心室室壁瘤的左心室造影(右前斜位)

A 图示心脏收缩期左心缘外突,腔内充满造影剂;B 图示心脏舒张期左心腔内充满造影剂,与收缩期比较,左心缘的变化不大。

2.缺血性并发症

(1)梗死延展:指同一梗死相关冠状动脉供血部位的 MI 范围的扩大,可表现为心内膜下 MI 转变为透壁性 MI 或 MI 范围扩大到邻近心肌,多有梗死后心绞痛和缺血范围的扩大。梗死延展多发生在 AMI 后的2～3周内,多数原梗死区相应导联的心电图有新的梗死性改变且 CK 或肌钙蛋白升高时间延长。

(2)再梗死:指 AMI 4 周后再次发生的 MI,既可发生在原来梗死的部位,也可发生在任何其他心肌部位。如果再梗死发生在 AMI 后 4 周内,则其心肌坏死区一定受另一支有病变的冠状动脉所支配。通常再梗死发生在与原梗死区不同的部位,诊断多无困难;若再梗死发生在与原梗死区相同的部位,尤其是 NSTEMI 的再梗死、反复多次的灶性梗死,常无明显的或特征性的心电图改变,可使诊断发生困难,此时迅速上升且又迅速下降的酶学指标如 CK－MB 比肌钙蛋白更有价值。CK－MB 恢复正常后又升高或超过原先水平的50%对再梗死具有重要的诊断价值。

3.栓塞性并发症

MI 并发血栓栓塞主要是指心室附壁血栓或下肢静脉血栓破碎脱落所致的体循环栓塞或肺动脉栓塞。左心室附壁血栓形成在 AMI 患者中较多见,尤其在急性大面积前壁 MI 累及心尖部时,其发生率可高达 60%左右,而体循环栓塞并不常见,国外一般发生率在 10%左右,我国一般在 2%以下。附壁血栓的形成和血栓栓塞多发生在梗死后的第 1 周内。最常见的体循环栓塞为脑卒中,也可产生肾、脾或四肢等动脉栓塞;如栓子来自下肢深部静脉,则可产生肺动脉栓塞。

4.炎症性并发症

(1)早期心包炎:发生于 MI 后 1～4 天内,发生率约为 10%。早期心包炎常发生在透壁性 MI 患者中,系梗死区域心肌表面心包并发纤维素性炎症所致。临床上可出现一过性的心包摩擦音,伴有进行性加重的胸痛,疼痛随体位而改变。

（2）后期心包炎（心肌梗死后综合征或 Dressler 综合征）发病率为 1%～3%，于 MI 后数周至数月内出现，并可反复发生。其发病机制迄今尚不明确，推测为自身免疫反应所致；而 Dressler 认为它是一种过敏反应，是机体对心肌坏死物质所形成的自身抗原的过敏反应。临床上可表现为突然起病，发热，胸膜性胸痛，白细胞计数升高和血沉增快，心包或胸膜摩擦音可持续 2 周以上，超声心动图常可发现心包积液，少数患者可伴有少量胸腔积液或肺部浸润。

（六）危险分层

STEMI 的患者具有以下任何 1 项者可被确定为高危患者。

（1）年龄＞70 岁。

（2）前壁 MI。

（3）多部位 MI（指 2 个部位以上）。

（4）伴有血流动力学不稳定如低血压、窦性心动过速、严重室性心律失常、快速心房颤动、肺水肿或心源性休克等。

（5）左、右束支传导阻滞源于 AMI。

（6）既往有 MI 病史。

（7）合并糖尿病和未控制的高血压。

（七）实验室和辅助检查

1. 心电图检查

虽然一些因素限制了心电图对 MI 的诊断和定位的能力，如心肌损伤的范围、梗死的时间及其位置、传导阻滞的存在、陈旧性 MI 的存在、急性心包炎、电解质浓度的变化及服用对心电有影响的药物等。然而，标准 12 导联心电图的系列观察（必要时 18 导联），仍然是临床上对 STEMI 检出和定位的有用方法。

（1）特征性改变。在面向透壁心肌坏死区的导联上出现以下特征性改变：①宽而深的 Q 波（病理性 Q 波）。②ST 段抬高呈弓背向上型。③T 波倒置，往往宽而深，两支对称；在背向梗死区的导联上则出现相反的改变，即 R 波增高，ST 段压低，T 波直立并增高。

（2）动态性改变：①起病数小时内，可尚无异常，或出现异常高大、两支不对称的 T 波。②数小时后，ST 段明显抬高，弓背向上，与直立的 T 波连接，形成单向曲线。数小时到 2 天内出现病理性 Q 波（又称 Q 波型 MI），同时 R 波减低，为急性期改变。Q 波在 3～4 天内稳定不变，以后 70%～80% 永久存在。③如不进行治疗干预，ST 段抬高持续数日至 2 周左右，逐渐回到基线水平，T 波则变为平坦或倒置，是为亚急性期改变。④数周至数月以后，T 波呈 V 形倒置，两支对称，波谷尖锐，为慢性期改变，T 波倒置可永久存在，也可在数月到数年内逐渐恢复（图 4-11、图 4-12）。合并束支传导阻滞尤其左束支传导阻滞时、在原来部位再次发生 AMI 时，心电图表现多不典型，不一定能反映 AMI 表现。

微型的和多发局灶型 MI，心电图中既不出现 Q 波也始终无 ST 段抬高，但有心肌坏死的血清标志物升高，属 NSTEMI 范畴。

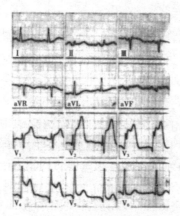

图4-11　急性前壁心肌梗死的心电图

图示 V_3、V_4 导联 QRS 波呈 qR 型,ST 段明显抬高,V_2 导联呈 qRS 型,ST 段明显抬高,V_1 导联 ST 段亦抬高

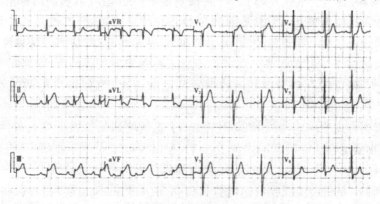

图4-12　急性下壁心肌梗死的心电图

图示Ⅱ、Ⅲ、aVF 导联 ST 段抬高,Ⅲ 导联 ORS 波呈 qR 型,Ⅰ、aVL 导联 ST 段压低

(3)定位和定范围:STEMI 的定位和定范围可根据出现特征性改变的导联数来判断(表4-3)。

表4-3　ST 段抬高型心肌梗死的心电图定位诊断

导联	前间隔	局限前壁	前侧壁	广泛前壁下壁*	下间壁	下侧壁	高侧壁**	正后壁***
V_1	+			+	+			
V_2	+			+	+			
V_3	+	+		+	+			
V_4		+		+				
V_5		+	+	+			+	
V_6			+				+	
V_7			+				+	+
V_8								+
aVR								
AVL		±	+	±	−		−	−
aVF		···	···	···	+	+	+	
Ⅰ		±	+	±	−	−		+
Ⅱ		···	···	···	+	+	+	−
Ⅲ		···	···	···	+	+	+	−

注:①＋:正面改变,表示典型 Q 波、ST 段抬高及 T 波倒置等变化;②－:反面改变,表示与＋相反的变化;③±:可能有

正面改变;④…:可能有反面改变

＊即膈面,右心室 MI 不易从心电图得到诊断,但此时 CR_{4R}(或 V_{4R})导联的 ST 段抬高,可作为下壁 MI 扩展到右心室的参考指标

＊＊在 V_5、V_6、V_7 导联高 1～2 肋间处有正面改变

＊＊＊V_1、V_2、V_3 导联 R 波增高

2.心脏标志物测定

(1)血清酶学检查。以往用于临床诊断 MI 的血清酶学指标包括:肌酸磷酸激酶(CK 或 CPK)及其同工酶 CK－MB、天门冬酸氨基转移酶(AST,曾称 GOT)、乳酸脱氢酶(LDH)及其同工酶,但因 AST 和 LDH 分布于全身许多器官,对 MI 的诊断特异性较差,目前临床已不推荐应用。AMI 发病后,血清酶活性随时相而变化。CK 在起病 6 h 内增高,24 h 内达高峰,3～4 天恢复正常。

CK 的同工酶 CK－MB 诊断 AMI 的敏感性和特异性均极高,分别达到 100％和 99％,在起病后 4 h 内增高,16～24 h 达高峰,3～4 日恢复正常。STEMI 静脉内溶栓治疗时,CK 及其同工酶 CK－MB 可作为阻塞的冠状动脉再通的指标之一。冠状动脉再通,心肌血流再灌注时,坏死心肌内积聚的酶被再灌注血流"冲刷",迅速进入血循环,从而使酶峰距 STEMI 发病时间提早出现,酶峰活性水平高于阻塞冠状动脉未再通者。用血清 CK－MB 活性水平增高和峰值前移来判断 STEMI 静脉溶栓治疗后冠状动脉再通,约有 95％的敏感性和 88％的特异性。

(2)心肌损伤标志物测定:在心肌坏死时,除了血清心肌酶活性的变化外,心肌内含有的一些蛋白质类物质也会从心肌组织内释放出来,并出现在外周循环血液中,因此可作为心肌损伤的判定指标。这些物质主要包括肌钙蛋白和肌红蛋白。

肌钙蛋白(Tn)是肌肉组织收缩的调节蛋白,心肌肌钙蛋白(cTn)与骨骼肌中的 Tn 在分子结构和免疫学上是不同的,因此它是心肌所独有,具有很高的特异性。cTn 共有 cTnT、cT-nI、cTnC3 个亚单位。

cTnT 在健康人血清中的浓度一般小于 0.06 ng/L。通常,在 AMI 后 3～4 h 开始升高,2～5 天达到峰值,持续 10～14 天;其动态变化过程与 MI 时间、梗死范围大小、溶栓治疗及再灌注情况有密切关系。由于血清 cTnT 的高度敏感性和良好重复性,它对早期和晚期 AMI 以及 UA 患者的灶性心肌坏死均具有很高的诊断价值。

cTnI 也是一种对心肌损伤和坏死确具高度特异性的血清学指标,其正常值上限为 3.1 ng/L,在 AMI 后 4～6 h 或更早即可升高,24 h 后达到峰值,约 1 周后降至正常。

肌红蛋白在 AMI 发病后 2～3 h 内即已升高,12 h 内多达峰值,24～48 h 内恢复正常,由于其出现时间均较 cTn 和 CK－MB 早,故它是目前能用来最早诊断 AMI 的生化指标。但是肌红蛋白广泛存在于心肌和骨骼肌中,二者在免疫学上也是相同的,而且又主要经肾脏代谢清除,因而与血清酶学指标相似,也存在特异性较差的问题,如慢性肾功能不全、骨骼肌损伤时,肌红蛋白水平均会增高,此时应予以仔细鉴别。

(3)其他检查:组织坏死和炎症反应的非特异性指标 AMI 发病 1 周内白细胞可增至 10×10^9/L～20×10^9/L,中性粒细胞多在 75％～90％,嗜酸性粒细胞减少或消失。血细胞沉降率增快,可持续 1～3 周,能较准确地反映坏死组织被吸收的过程。血清游离脂肪酸、C 反应蛋白在 AMI 后均增高。血清游离脂肪酸显著增高者易发生严重室性心律失常。此外,AMI 时,由于应激反应,血糖可升高,糖耐量可暂降低,约 2～3 周后恢复正常。STEMI 患者在发

病24～48 h内血胆固醇保持或接近基线水平,但以后会急剧下降。因此所有STEMI患者应在发病24～48 h内测定血脂谱,超过24～48 h者,要在AMI发病8周后才能获得更准确的血脂结果。

3.放射性核素心肌显影

利用坏死心肌细胞中的钙离子能结合放射性锝焦磷酸盐或坏死心肌细胞的肌凝蛋白可与其特异性抗体结合的特点,静脉注射^{99m}Tc－焦磷酸盐或^{111}In－抗肌凝蛋白单克隆抗体进行"热点"显像;利用坏死心肌血供断绝和瘢痕组织中无血管以至^{201}Tl或^{99m}Tc－MIBI不能进入细胞的特点,静脉注射这些放射性核素进行"冷点"显像;均可显示MI的部位和范围。前者主要用于急性期,后者用于慢性期。用门电路γ闪烁显像法进行放射性核素心腔造影(常用^{99m}Tc－标记的红细胞或白蛋白),可观察心室壁的运动和左心室的射血分数。有助于判断心室功能,判断梗死后造成的室壁运动失调和室壁瘤。目前多用单光子发射计算机断层显像(SPECT)来检查,新的方法正电子发射计算机断层扫描(PET)可观察心肌的代谢变化,判断心肌是否存活。如心脏标志物或心电图阳性,作诊断时不需要做心肌显像。出院前或出院后不久,症状提示ACS但心电图无诊断意义和心脏标志物正常的患者应接受负荷心肌显像检查(药物或运动负荷的放射性核素或超声心动图心肌显像)。显像异常的患者提示在以后的3～6个月内发生并发症的危险增加。

4.超声心动图

根据超声心动图上所见的室壁运动异常可对心肌缺血区域作出判断。在评价有胸痛而无特征性心电图变化时,超声心动图有助于除外主动脉夹层。对MI患者,床旁超声心动图对发现机械性并发症很有价值,如评估心脏整体和局部功能、乳头肌功能不全、室壁瘤(图4－13)和室间隔穿孔等。多巴酚丁胺负荷超声心动图检查还可用于评价心肌存活性。

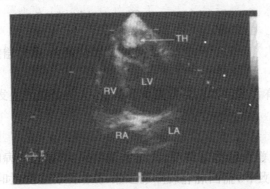

图4－13　超声心动图心尖四腔心切面像

显示前壁心肌梗死后,心尖部室壁瘤形成,室壁瘤内有附壁血栓(箭头)

LA:左心房;LV:左心室;RA:右心房;RV:右心室;TH:血栓

5.选择性冠状动脉造影

需施行各种介入性治疗时,可先行选择性冠状动脉造影,明确病变情况,制定治疗方案。

(八)诊断和鉴别诊断

WHO的AMI诊断标准依据典型的临床表现、特征性的心电图改变、血清心肌坏死标志物水平动态改变,3项中具备2项特别是后2项即可确诊,一般并不困难。无症状的患者,诊断较困难。凡年老患者突然发生休克、严重心律失常、心力衰竭、上腹胀痛或呕吐等表现而原因未明者,或原有高血压而血压突然降低且无原因可寻者,都应想到 AMI 的可能。此外有较重而持续较久的胸闷或胸痛者,即使心电图无特征性改变,也应考虑本病的可能,都宜先按 AMI 处理,并在短期内反复进行心电图观察和血清肌钙蛋白或心肌酶等测定,以确定诊断。当存在左束支传导阻滞图形时,MI 的心电图诊断较困难,因它与 STEMI 的心电图变化相类似,此时,与 QRS 波同向的 ST 段抬高和至少 2 个胸导联 ST 段抬高>5 mm,强烈提示 MI。一般来说,有疑似症状并新出现的左束支传导阻滞应按 STEMI 来治疗。无病理性 Q 波的心内膜下 MI 和小的透壁性或非透壁性或微型 MI,鉴别诊断参见前文"不稳定型心绞痛和非 ST 段抬高型心肌梗死"段。血清肌钙蛋白和心肌酶测定的诊断价值更大。

2007 年欧洲和美国心脏病学会对 MI 制定了新的定义,将 MI 分为急性进展性和陈旧性两类,把血清心肌坏死标志物水平动态改变列为诊断急性进展性 MI 的首要和必备的条件。

1. 急性进展性 MI 的定义

(1)心肌坏死生化标志物典型的升高和降低,至少伴有下述情况之一:①心肌缺血症状;②心电图病理性 Q 波形成;③心电图 ST 段改变提示心肌缺血;④做过冠状动脉介入治疗,如血管成形术。

(2)病理发现 AMI。

2. 陈旧性 MI 的定义

(1)系列心电图检查提示新出现的病理性 Q 波,患者可有或可不记得有任何症状,心肌坏死生化标志物已降至正常。

(2)病理发现已经或正在愈合的 MI。

然后将 MI 再分为 5 种临床类型。Ⅰ 型:自发性 MI,与原发的冠状动脉事件如斑块糜烂、破裂、夹层形成等而引起的心肌缺血相关;Ⅱ 型:MI 继发于心肌的供氧和耗氧不平衡所导致的心肌缺血,如冠状动脉痉挛、冠状动脉栓塞、贫血、心律失常、高血压或低血压;Ⅲ 型:心脏性猝死,有心肌缺血的症状和新出现的 ST 段抬高或新的左束支传导阻滞,造影或尸检证实冠状动脉内有新鲜血栓,但未及采集血样之前或血液中心肌坏死生化标志物升高之前患者就已死亡;Ⅳa 型:MI 与 PCI 相关;Ⅳb 型:MI 与支架内血栓有关,经造影或尸检证实;Ⅴ 型:MI 与 CABG 相关。

此外,还需与变异型心绞痛相鉴别。本病由 Prinzmetal 于 1959 年首先描述,心绞痛几乎都在静息时发生,常呈周期性,多发生在午夜至上午 8 时之间,常无明显诱因,历时数十秒至 30 min。发作时心电图显示有关导联的 ST 段短时抬高、R 波增高,相对应导联的 ST 段压低,T 波可有高尖表现(图 4-14),常并发各种心律失常。本病是冠状动脉痉挛所引起,多发生在已有冠脉狭窄的基础上,但其临床表现与冠脉狭窄程度不成正比,少数患者冠脉造影可以正常。吸烟是本病的重要危险因素,麦角新碱或过度换气试验可诱发冠脉痉挛。药物治疗以钙拮抗剂和硝酸酯类最有效。病情稳定后根据冠脉造影结果再定是否需要血运重建治疗。

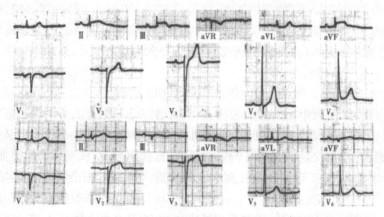

图 4-14　变异型心绞痛的心电图

上两行为心绞痛发作时,示Ⅱ、Ⅲ、aVF ST 段抬高,aVL ST 段稍压低,V2、V3、V5、V6、T 波增高。下两行心绞痛发作过后上述变化消失

（九）预后

STEMI 的预后与梗死范围的大小、侧支循环产生的情况、有无其他疾病并存以及治疗是否及时有关。总死亡率约为 30%,住院死亡率约为 10%,发生严重心律失常、休克或心力衰竭者病死率尤高,其中休克患者病死率可高达 80%。死亡多在第 1 周内,尤其是在数 h 内。出院前或出院 6 周内进行负荷心电图检查,运动耐量好不伴有心电图异常者预后良好,运动耐量差者预后不良。MI 长期预后的影响因素中主要为患者的心功能状况、梗死后心肌缺血及心律失常、梗死的次数和部位以及患者的年龄、是否合并高血压和糖尿病等。AMI 再灌注治疗后梗死相关冠状动脉再通与否是影响 MI 急性期良好预后和长期预后的重要独立因素。

（十）防治

治疗原则是保护和维持心脏功能,挽救濒死的心肌,防止梗死面积扩大,缩小心肌缺血范围及时处理各种并发症,防止猝死,使患者不但能度过急性期,且康复后还能保持尽可能多的有功能的心肌。

1.一般治疗

参见前文"不稳定型心绞痛和非 ST 段抬高型心肌梗死"段。

2.再灌注治疗

及早再通闭塞的冠状动脉,使心肌得到再灌注,挽救濒死的心肌或缩小心肌梗死的范围,是一种关键的治疗措施。它还可极有效地解除疼痛。

（1）溶栓治疗:纤维蛋白溶解(纤溶)药物被证明能减小冠脉内血栓,早期静脉应用溶栓药物能提高 STEAMI 患者的生存率,其临床疗效已被公认,故明确诊断后应尽早用药,来院至开始用药时间应<30 min。而对于非 ST 段抬高型 ACS,溶栓治疗不仅无益反而有增加 AMI 的倾向,因此标准溶栓治疗目前仅用于 STEAMI 患者。

溶栓治疗的适应证:①持续性胸痛超过 30 min,含服硝酸甘油片症状不能缓解。②相邻 2 个或更多导联 ST 段抬高>0.2 mV。③发病 6 h 以内者。若发病 6～24 h 内,患者仍有胸痛,并且 ST 段抬高导联有 R 波者,也可考虑溶栓治疗。发病至溶栓药物给予的时间是影响溶栓治疗效果的最主要因素,最近有研究认为如果在发病 3 h 内给予溶栓药物,则溶栓治疗的效果和直接 PCI 治疗效果相当,但 3 h 后进行溶栓其效果不如直接 PCI 术,且出血等并发症增加。④年龄在 70 岁以下者。对于年龄＞75 岁的 AMI 患者,溶栓治疗会增加脑出血的并发症,是否溶栓治疗需权衡利弊,如患者为广泛前壁 AMI,具有很高的心源性休克和死亡的发生率,在无条件行急诊介入治疗的情况下仍应进行溶栓治疗。反之,如患者为下壁 AMI,血流动力学稳定可不进行溶栓治疗。

溶栓治疗的禁忌证:①近期(14 天内)有活动性出血(胃肠道溃疡出血、咯血、痔疮出血等),作过外科手术或活体组织检查,心肺复苏术后(体外心脏按压、心内注射、气管插管),不能实施压迫的血管穿刺以及外伤史者;②高血压患者血压＞24.0/14.7 kPa(180/110 mm-Hg),或不能排除主动脉夹层分离者;③有出血性脑血管意外史,或半年内有缺血性脑 m 管意外(包括 TIA)史者;④对扩容和升压药无反应的休克;⑤妊娠、感染性心内膜炎、二尖瓣病变合并心房颤动且高度怀疑左心房内有血栓者;⑥糖尿病合并视网膜病变者;⑦出血性疾病或有出血倾向者,严重的肝肾功能障碍及进展性疾病(如恶性肿瘤)者。

治疗步骤:①溶栓前检查血常规、血小板计数、出凝血时间、APTT 及血型,配血备用;②即刻口服阿司匹林 300 mg,以后每天 100 mg,长期服用;③进行溶栓治疗。

溶栓药物:①非特异性溶栓剂,对血栓部位或体循环中纤溶系统均有作用的尿激酶(UK 或 rUK)和链激酶(SK 或 rSK);②选择性作用于血栓部位纤维蛋白的药物,有组织型纤维蛋白溶酶原激活剂(tPA),重组型组织纤维蛋白溶酶原激活剂(r－tPA);③单链尿激酶型纤溶酶原激活剂(SCUPA)、甲氧苯基化纤溶酶原链激酶激活剂复合物(APSAC);④新的溶栓剂还有 TNK－组织型纤溶酶原激活剂(TNK－tPA)、瑞替普酶(rPA)、拉诺普酶(nPA)、葡激酶(SAK)等。

给药方案:①UK:30 min 内静脉滴注 100 万～150 万 U;或冠状动脉内注入 4 万 U,继以每 min0.6 万～2.4 万 U 的速度注入,血管再通后用量减半,继续注入 30～60 min,总量 50 万 U 左右。②SK:150 万 U 静脉滴注,60 min 内滴完;冠状动脉内给药先给 2 万 U,继以 0.2 万～0.4 万 U 注入,共 30 min,总量 25 万～40 万 U。对链激酶过敏者,宜于治疗前半小时用异丙嗪(非那根)25 mg 肌内注射,并与少量的地塞米松(2.5～5 mg)同时滴注,可防止其引起的寒战、发热副作用。③r－tPA:100 mg 在 90 min 内静脉给予,先静注 15 mg,继而 30 min 内静脉滴注 50 mg,其后 60 min 内再给 35 mg(国内有报道,用上述剂量的一半也能奏效)。冠状动脉内用药剂量减半。用 r－tPA 前,先用肝素 5 000 U,静脉推注;然后,700～1 000 U/h,静脉滴注 48 h;以后改为皮下注射 7 500 U,每 12 h1 次,连用 3～5 天,用药前注意出血倾向。④TNK－tPA:40 mg 静脉一次性注入,无需静脉滴注。溶栓药应用期间密切注意出血倾向,并需监测 APTT 或 ACT。冠状动脉内注射药物需通过周围动脉置入导管达冠状动脉口处才能实现,因此比较费时,只宜用于介入性诊治过程中并发的冠脉内血栓栓塞;而静脉注射药物可以迅速实行,故目前多选静脉注射给药。

溶栓治疗期间的辅助抗凝治疗:UK 和 SK 为非选择性的溶栓剂,故在溶栓治疗后短时间内(6～12 h 内)不存在再次血栓形成的可能,对于溶栓有效的 AMI 患者,可于溶栓治疗 6～12 h 后开始给予低分子量肝素皮下注射。对于溶栓治疗失败者,辅助抗凝治疗则无明显临床益处。r－tPA 和葡激酶等为选择性的溶栓剂,故溶栓使血管再通后仍有再次血栓形成的可能,因此在溶栓治疗前后均应给予充分的肝素治疗。溶栓前先给予 5 000 U 肝素冲击量,然后以 1 000 U/h 的肝素持续静脉滴注 24～48 h,以出血时间延长 2 倍为基准,调整肝素用量。亦可选择低分子量肝素替代普通肝素治疗,其临床疗效相同,如依诺肝素,首先静脉推注 30 mg,

然后以 1 mg/k 的剂量皮下注射,每 12 h1 次,用 3～5 天为宜。

溶栓再通的判断指标如下。

1)直接指征:冠状动脉造影观察血管再通情况,冠状动脉造影所示血流情况通常采用 TI-MI 分级。TIMI0 级:梗死相关冠状动脉完全闭塞,远端无造影剂通过。TIMI1 级:少量造影剂通过血管阻塞处,但远端冠状动脉不显影。TIMI2 级:梗死相关冠状动脉完全显影但与正常血管相比血流较缓慢。TIMI3 级:梗死相关冠状动脉完全显影且血流正常。根据 TIMI 分级达到 2、3 级者表明血管再通,但 2 级者通而不畅。

2)间接指征:①心电图抬高的 ST 段于 2 h 内回降>50％;②胸痛于 2 h 内基本消失;③2 h 内出现再灌注性心律失常(短暂的加速性室性自主节律,房室或束支传导阻滞突然消失,或下后壁心肌梗死的患者出现一过性窦性心动过缓、窦房传导阻滞)或低血压状态;④血清 CK－MB 峰值提前出现在发病 14 h 内。具备上述 4 项中 2 项或 2 项以上者,考虑再通;但第②和③两项组合不能被判定为再通。

(2)介入治疗:参见"心血管病的介入治疗"。

直接经皮冠状动脉介入术(PCI)是指 AMI 的患者未经溶栓治疗直接进行冠状动脉血管成形术,其中支架植入术的效果优于单纯球囊扩张术。近年试用冠脉内注射自体干细胞希望有助于心肌的修复。目前直接 PCI 已被公认为首选的最安全有效的恢复心肌再灌注的治疗手段,梗死相关血管的开通率高于药物溶栓治疗,尽早应用可恢复心肌再灌注,降低近期病死率,预防远期的心力衰竭发生,尤其对来院时发病时间已超过 3 h 或对溶栓治疗有禁忌的患者。一般要求患者到达医院至球囊扩张时间<90 min。在适宜于做 PCI 的患者中,PCI 之前应给予抗血小板药和抗凝治疗。施行 PCI 的适应证还包括血流动力学不稳定、有溶栓禁忌证、恶性心律失常、需要安装经静脉临时起搏或需要反复电复律以及年龄>75 岁。溶栓治疗失败者,即胸痛或 ST 段抬高在溶栓开始后持续≥60 min 或胸痛和 ST 段抬高复发,则应考虑做补救性 PCI,但是只有在复发起病后 90 min 内即能开始 PCI 者获益较大,否则应重复应用溶栓药,不过重复给予溶栓药物会增加严重出血并发症。直接 PCI 后,尤其是放置支架后,可应用 GPⅡb/Ⅲa 受体拮抗剂辅助治疗,持续用 24～36 h。直接 PCI 的开展需要有经验的介入心脏病医生、完善的心血管造影设备、抢救设施和人员配备。我国 2001 年制定的"急性心肌梗死诊断和治疗指南"提出具备施行 AMI 介入治疗条件的医院应:①能在患者来院 90 min 内施行 PTCA;②其心导管室每年施行 PTCA>100 例并有心外科待命的条件;③施术者每年独立施行 PTCA>30 例;④AMI 直接 PTCA 成功率在 90％以上;⑤在所有送到心导管室的患者中,能完成 PTCA 者达 85％以上。无条件施行介入治疗的医院宜迅速将患者送到测算能在患者起病 6 h 内施行介入治疗的医院治疗。如测算转送后患者无法在 6 h 内接受 PCI,则宜就地进行溶栓治疗或溶栓后转送。

发生 STEAMI 后再灌注策略的选择需要根据发病时间、施行直接 PCI 的能力(包括时间间隔)、患者的危险性(包括出血并发症)等综合考虑。优选溶栓的情况一般包括:①就诊早,发病≤3 h 内,且不能及时进行 PCI;②介入治疗不可行,如导管室被占用,动脉穿刺困难或不能转运到达有经验的导管室;③介入治疗不能及时进行,如就诊至球囊扩张时间>90 min。优选急诊介入治疗的情况包括:①就诊晚,发病>3 h;②有经验丰富的导管室,就诊至球囊扩张时间<90 min,就诊至球囊扩张时间较就诊至溶栓时间延长<60 min;③高危患者,如心源性休克,Killip 分级≥Ⅲ级;④有溶栓禁忌证,包括出血风险增加及颅内出血;⑤诊断有疑问。

(3)冠状动脉旁路移植术(CABG)。下列患者可考虑进行急诊CABG:①实行了溶栓治疗或PCI后仍有持续的或反复的胸痛;②冠状动脉造影显示高危冠状动脉病变(左冠状动脉主干病变);③有MI并发症如室间隔穿孔或乳头肌功能不全所引起的严重二尖瓣反流。

3.其他药物治疗

(1)抗血小板治疗:抗血小板治疗能减少STEMI患者的主要心血管事件(死亡、再发致死性或非致死性MI和卒中)的发生,因此除非有禁忌证,所有患者应给予本项治疗。其用法见前文"不稳定型心绞痛和非ST段抬高型心肌梗死"段。

(2)抗凝治疗:除非有禁忌证,所有STEMI患者无论是否采用溶栓治疗,都应在抗血小板治疗的基础上常规接受抗凝治疗。抗凝治疗能建立和维持梗死相关动脉的通畅,并能预防深静脉血栓形成、肺动脉栓塞以及心室内血栓形成。其用法见前文"不稳定型心绞痛和非ST段抬高型心肌梗死"段。

(3)硝酸酯类药物:对于有持续性胸部不适、高血压、大面积前壁MI、急性左心衰竭的患者,在最初24~48 h的治疗中,静脉内应用硝酸甘油有利于控制心肌缺血发作,缩小梗死面积,降低短期甚至可能长期病死率。其用法见前文"不稳定型心绞痛和非ST段抬高型心肌梗死"段。有下壁MI,可疑右室梗死或明显低血压的患者[收缩压低于12.0 kPa(90 mmHg)],尤其合并明显心动过缓或心动过速时,硝酸酯类药物能降低心室充盈压,引起血压降低和反射性心动过速,应慎用或不用。无并发症的MI低危患者不必常规给予硝酸甘油。

(4)镇痛剂:选择用药和用法见前文"不稳定型心绞痛和非ST段抬高型心肌梗死"段。

(5)β受体阻滞剂:MI发生后最初数小时内静脉注射β受体阻滞剂可通过缩小梗死面积、降低再梗死率、降低室颤的发生率和病死率而改善预后。无禁忌证的STEMI患者应在MI发病的12 h内开始β受体阻滞剂治疗。其用法见前文"不稳定型心绞痛和非ST段抬高型心肌梗死"段。

(6)血管紧张素转换酶抑制剂(ACEI):近来大规模临床研究发现,ACEI如卡托普利、雷米普利、群多普利等有助于改善恢复期心肌的重构,减少AMI的病死率,减少充血性心力衰竭的发生,特别是对前壁MI、心力衰竭或心动过速的患者。因此,除非有禁忌证,所有STEMI患者都可选用ACEI。给药时应从小剂量开始,逐渐增加至目标剂量。对于高危患者,ACEI的最大益处在恢复期早期即可获得,故可在溶栓稳定后24 h以上使用,由于ACEI具有持续的临床益处,可长期应用。对于不能耐受ACEI的患者(如咳嗽反应),血管紧张素Ⅱ受体拮抗剂可能也是一种有效的选择,但目前不是MI后的一线治疗。

(7)调脂治疗:见前文"不稳定型心绞痛和非ST段抬高型心肌梗死"段。

(8)钙拮抗剂:非二氢吡啶类钙拮抗剂维拉帕米或地尔硫卓用于急性期STEMI,除了能控制室上性心律失常,对减少梗死范围或心血管事件并无益处。因此不建议对STEMI患者常规应用非二氢吡啶类钙拮抗剂。但非二氢吡啶类钙拮抗剂可用于硝酸酯和β受体阻滞剂之后仍有持续性心肌缺血或心房颤动伴心室率过快的患者。血流动力学表现在KillipⅡ级以上的MI患者应避免应用非二氢吡啶类钙拮抗剂。

(9)葡萄糖-胰岛素-钾溶液(GIK):应用GIK能降低血浆游离脂肪酸浓度和改善心脏做功,GIK还给缺血心肌提供必要的代谢支持,对大面积MI和心源性休克患者尤为重要。氯化钾1.5 g,普通胰岛素8 U加入10%的葡萄糖液500 ml中静脉滴注,每天1~2次,1~2周为一疗程。近年,还有建议在上述溶液中再加入硫酸镁5 g,但不主张常规补镁治疗。

4.抗心律失常治疗

(1)室性心律失常:应寻找和纠正导致室性心律失常可纠治的原因。血清钾低者推荐用氯化钾,通常可静脉滴注 10 mmol/h 以保持在血钾在 4.0 mmol/L 以上,但对于严重的低钾血症(K^+<2.5 mmol/L),可通过中心静脉滴注 20~40 mmol/h。在 MI 早期静脉注射 β 受体阻滞剂继以口服维持,可降低室性心律失常(包括心室颤动)的发生率和无心力衰竭或低血压患者的病死率。预防性应用其他药物(如利多卡因)会增加死亡危险,故不推荐应用。室性异位搏动在心肌梗死后较常见,不需做特殊处理。非持续性(<30 s)室性心动过速在最初 24~48 h 内常不需要治疗。多形性室速、持续性(≥3 s)单形室速或任何伴有血流动力学不稳定(如心力衰竭、低血压、胸痛)症状的室速都应给予同步心脏电复律。血流动力学稳定的室速可给予静脉注射利多卡因、普鲁卡因胺或胺碘酮等药物治疗。

利多卡因,50~100 mg 静脉注射(如无效,5~10 min 后可重复),控制后静脉滴注,1~3 mg/min 维持(利多卡因 100 mg 加入 5% 葡萄糖液 100 ml 中滴注,1~3 ml/min)。情况稳定后可考虑改用口服美西律 150~200 mg,每 6~8 h 一次维持。

胺碘酮,静脉注射首剂 75~150 mg 稀释于 20 ml 生理盐水中,于 10 min 内注入;如有效继以 1.0 mg/min 维持静脉滴注 6 h 后改为 0.5 mg/min,总量<1 200 mg/d;静脉用药 2~3 天后改为口服,口服负荷量为 600~800 mg/d,7 天后酌情改为维持量 100~400 mg/d。

索他洛尔,静脉注射首剂用 1~1.5 mg/kg,用 5% 葡萄糖液 20 ml 稀释,于 15 min 内注入,疗效不明显时可再注射一剂 1.5 mg/kg,后可改为口服,160~640 mg/d。

无论血清镁是否降低,也可用硫酸镁(5 min 内静脉注射 2 g)来治疗复杂性室性心律失常。发生心室颤动时,应立即进行非同步直流电除颤,用最合适的能量(一般 300 J),争取一次除颤成功。在无电除颤条件时可立即作胸外心脏挤压和口对口人工呼吸,心腔内注射利多卡因 100~200 mg,并施行其他心脏复苏处理。急性期过后,仍有复杂性室性心律失常或非持续性室速尤其是伴有显著左心室收缩功能不全者,死亡危险增加,应考虑安装 ICD,以预防猝死。在 ICD 治疗前,应行冠状动脉造影和其他检查以了解有无复发性心肌缺血,若有则需要行 PCI 或 CABG。加速的心室自主心律一般无需处理,但如由于心房输送血液入心室的作用未能发挥而引起血流动力学失调,则可用阿托品以加快窦性心律而控制心脏搏动,仅在偶然情况下需要用人工心脏起搏或抑制异位心律的药物来治疗。

(2)缓慢的窦性心律失常:除非存在低血压或心率<50 次/分,一般不需要治疗。对于伴有低血压的心动过缓(可能减少心肌灌注),可静脉注射硫酸阿托品 0.5~1 mg,如疗效不明显,几分钟后可重复注射。最好是多次小剂量注射,因大剂量阿托品会诱发心动过速。虽然静脉滴注异丙肾上腺素也有效,但由于它会增加心肌的氧需量和心律失常的危险,因此不推荐使用。药物无效或发生明显副作用时也可考虑应用人工心脏起搏器。

(3)房室传导阻滞:二度Ⅰ型和Ⅱ型房室传导阻滞 QRS 波不宽者以及并发于下壁 MI 的三度房室传导阻滞心率>50 次/分且 QRS 波不宽者,无需处理,但应严密监护。下列情况是安置临时起搏器的指征:①二度Ⅱ型或三度房室传导阻滞 QRS 波增宽者;②二度或三度房室传导阻滞出现过心室停搏;③三度房室传导阻滞心率<50 次/分,伴有明显低血压或心力衰竭,经药物治疗效果差;④二度或三度房室传导阻滞合并频发室性心律失常。AMI 后 2~3 周进展为三度房室传导阻滞或阻滞部位在希氏束以下者应安置永久起搏器。

(4)室上性快速心律失常:如窦性心动过速、频发房性期前收缩、阵发性室上性心动过速、心房扑动和心房颤动等,可选用β受体阻滞剂、洋地黄类、维拉帕米、胺碘酮等药物治疗。对后三者治疗无效时可考虑应用同步直流电复律器或人工心脏起搏器复律,尽量缩短快速心律失常持续的时间。

(5)心脏停搏:立即作胸外心脏按压和人工呼吸,注射肾上腺素、异丙肾上腺素、乳酸钠和阿托品等,并施行其他心脏复苏处理。

5.抗低血压和心源性休克治疗

根据休克纯属心源性,抑或尚有周围血管舒缩障碍,或血容量不足等因素存在,而分别处理。

(1)补充血容量:约20%的患者由于呕吐、出汗、发热、使用利尿剂和不进饮食等原因而有血容量不足,需要补充血容量来治疗,但又要防止补充过多而引起心力衰竭。可根据血流动力学监测结果来决定输液量。如中心静脉压低,在0.49~0.98 kPa(5~10 cmH$_2$O)之间,肺楔压在0.8~1.6 kPa(6~12 mmHg)以下,心排血量低,提示血容量不足,可静脉滴注低分子右旋糖酐或5%~10%葡萄糖液,输液后如中心静脉压上升>1.76 kPa(18 cmH$_2$O),肺楔压>2.0~2.4 kPa(15~18 mmHg),则应停止。右心室梗死时,中心静脉压的升高则未必是补充血容量的禁忌。

(2)应用升压药:补充血容量,血压仍不升,而肺楔压和心排血量正常时,提示周围血管张力不足,可选用血管收缩药:①多巴胺:10~30 mg加入5%葡萄糖液100 ml中静脉滴注,也可和间羟胺同时滴注;②多巴酚丁胺:20~25 mg溶于5%葡萄糖液100 ml中,以2.5~10 μg/(kg·min)的剂量静脉滴注,作用与多巴胺相类似,但增加心排血量的作用较强,增快心率的作用较轻,无明显扩张肾血管的作用;③间羟胺(阿拉明):10~30 mg加入5%葡萄糖液100 ml中静脉滴注,或5~10 mg肌内注射。但对长期服用胍乙啶或利血平的患者疗效不佳;④去甲肾上腺素:作用与间羟胺相同,但较快、较强而较短,对长期服用胍乙啶或利血平的人仍有效。0.5~1 mg(1~2 mg重酒石酸盐)加入5%葡萄糖液100 ml中静脉滴注。渗出疯管外易引起局部损伤及坏死,如同时加入2.5~5 mg酚妥拉明可减轻局部血管收缩的作用。

(3)应用血管扩张剂:经上述处理,血压仍不升,而肺楔压增高,心排血量低,或周围血管显著收缩,以至四肢厥冷,并有发绀时,可用血管扩张药以减低周围循环阻力和心脏的后负荷,降低左心室射血阻力,增强收缩功能,从而增加心排血量,改善休克状态。血管扩张药要在血流动力学严密监测下谨慎应用,可选用硝酸甘油(50~100 μg/min 静滴)或二硝酸异山梨酯(2.5~10 mg/次,舌下含服或30~100 μg/min 静滴)、硝普钠(15~400 μg/min 静滴)、酚妥拉明(0.25~1 mg/min 静滴)等。

(4)治疗休克的其他措施:包括纠正酸中毒、纠正电解质紊乱、避免脑缺血、保护肾功能,必要时应用糖皮质激素和洋地黄制剂。

上述治疗无效时可用主动脉内球囊反搏术(IABP)以增高舒张期动脉压而不增加左心室收缩期负荷,并有助于增加冠状动脉灌流,使患者获得短期的循环支持。对持续性心肌缺血、顽固性室性心律失常、血流动力学不稳定或休克的患者如存在合适的冠状动脉解剖学病变,应尽早作选择性冠状动脉造影,随即施行PCI或CABG,可挽救一些患者的生命。

(5)中医中药治疗:祖国医学用于"回阳救逆"的四逆汤(熟附子、干姜、炙甘草)、独参汤或参附汤,对治疗本病伴血压降低或休克者有一定疗效。患者如兼有阴虚表现时可用生脉散(人参、五味子、麦冬)。这些方剂均已制成针剂,紧急使用也较方便。

6.心力衰竭治疗

主要是治疗左心室衰竭。

治疗取决于病情的严重性。病情较轻者,给予袢利尿剂(如静脉注射呋塞米 20～40 mg,每天 1 次或 2 次),它可降低左心室充盈压,一般即可见效。病情严重者,可应用血管扩张剂(如静脉注射硝酸甘油)以降低心脏前负荷和后负荷。治疗期间,常通过带球囊的右心导管(Swan—Ganz 导管)监测肺动脉楔压。只要体动脉收缩压持续＞13.3 kPa(100 mmHg),即可用 ACEI。开始治疗最好给予小剂量的短效 ACEI(如口服卡托普利 3.125～6.25 mg,每 4～6 h1 次;如能耐受,则逐渐增加剂量)。一旦达到最大剂量(卡托普利的最大剂量为 50 mg,每天 3 次),即用长效 ACEI(如福辛普利、赖诺普利、雷米普利)取代作为长期应用。如心力衰竭持续在 NYHA 心功能分级Ⅱ级或Ⅱ级以上,应加用醛固酮拮抗剂(如依普利酮、螺内酯)。严重心力衰竭者给予动脉内球囊反搏可提供短期的血流动力学支持。若血管重建或外科手术修复不可行时,应考虑心脏移植。永久性左心室或双心室植入式辅助装置可用作心脏移植前的过渡;如不可能做心脏移植,左心室辅助装置有时可作为一种永久性治疗。这种装置偶可使患者康复并可 3～6 个月内去除。

7.并发症治疗

对于有附壁血栓形成者,抗凝治疗可减少栓塞的危险,如无禁忌证,治疗开始即静脉应用足量肝素,随后给予华法林 3～6 个月,使 INR 维持在 2～3 之间。当左心室扩张伴弥漫性收缩活动减弱、存在室壁膨胀瘤或慢性心房颤动时,应长期应用抗凝药和阿司匹林。室壁膨胀瘤形成伴左心室衰竭或心律失常时可行外科切除术。AMI 时 ACEI 的应用可减轻左心室重构和降低室壁膨胀瘤的发生率。并发心室间隔穿孔、急性二尖瓣关闭不全都可导致严重的血流动力改变或心律失常,宜积极采用手术治疗,但手术应延迟至 AMI 后 6 周以上,因此时梗死心肌可得到最大程度的愈合。如血流动力学不稳定持续存在,尽管手术死亡危险很高,也宜早期进行。急性的心室游离壁破裂外科手术的成功率极低,几乎都是致命的。假性室壁瘤是左心室游离壁的不完全破裂,可通过外科手术修补。心肌梗死后综合征严重病例必须用其他非甾体类消炎药(NSAIDs)或皮质类固醇短程冲击治疗,但大剂量 NSAIDs 或皮质类固醇的应用不宜超过数天,因它们可能干扰 AMI 后心室肌的早期愈合。肩手综合征可用理疗或体疗。

8.右室心肌梗死的处理

治疗措施与左心室 MI 略有不同,右室 MI 时常表现为下壁 MI 伴休克或低血压而无左心衰竭的表现,其血流动力学检查常显示中心静脉压、右心房和右心室充盈压增高,而肺楔压、左心室充盈压正常甚至下降。治疗宜补充血容量,从而增高心排血量和动脉压。在血流动力学监测下,静脉滴注输液,直到低血压得到纠治,但肺楔压如达 2.0 kPa(15 mmHg),即应停止。如此时低血压未能纠正,可用正性肌力药物。不能用硝酸酯类药和利尿剂,它们可降低前负荷(从而减少心排血量),引起严重的低血压。伴有房室传导阻滞时,可予以临时起搏。

9.康复和出院后治疗

出院后最初 3～6 周体力活动应逐渐增加。鼓励患者恢复中等量的体力活动(步行、体操、太极拳等)。如 AMI 后 6 周仍能保持较好的心功能,则绝大多数患者都能恢复其所有正常的活动。与生活方式、年龄和心脏状况相适应的有规律的运动计划可降低缺血事件发生的风险,增强总体健康状况。对患者的生活方式提出建议,进一步控制危险因素,可改善患者的预后。

十一、出院前评估

(一)出院前的危险分层

出院前应对 MI 患者进行危险分层以决定是否需要进行介入性检查。对早期未行介入性检查而考虑进行血运重建治疗的患者,应及早评估左心室射血分数和进行负荷试验,根据负荷试验的结果发现心肌缺血者应进行心导管检查和血运重建治疗。仅有轻微或无缺血发作的患者只需给予药物治疗。

(二)左心室功能的评估

左心室功能状况是影响 ACS 预后最主要的因素之一,也是心血管事件最准确的预测因素之一。评估左心室功能包括患者症状(劳力性呼吸困难等)的评估、物理检查结果(如肺部啰音、颈静脉压升高、心脏扩大、第三心音奔马律等)以及心室造影、核素心室显像和超声心动图。MI 后左心室射血分数<40%是一项比较敏感的指标。无创性检查中以核素测值最为可靠,超声心动图的测值也可作为参考。

(三)心肌存活的评估

MI 后左室功能异常部分是由于坏死和瘢痕形成所致,部分是由存活但功能异常的心肌细胞即冬眠或顿抑心肌所致,后者通过血管重建治疗可明显改善左室功能。因此鉴别纤维化但功能异常的心肌细胞所导致的心室功能异常具有重要的预后和治疗意义。评价心肌存活力常用的无创性检查包括核素成像和多巴酚丁胺超声心动图负荷试验等,这些检查能准确评估节段性室壁运动异常的恢复。近几年正逐渐广泛应用的正电子发射体层摄影以及造影剂增强 MRI 能更准确预测心肌局部功能的恢复。

第四节 急性心肌梗死

一、概述

急性心肌梗死是在冠状动脉病变的基础上,冠状动脉血供急剧减少或中断,使相应的心肌发生严重而持久的急性缺血,导致的心肌细胞坏死。临床表现为持久的胸骨后剧烈疼痛、发热、白细胞计数和血清心肌坏死标记物增高以及心电图进行性改变,可发生心律失常;休克、心力衰竭和猝死,属急性冠状动脉综合征的严重类型。

基本病因是冠状动脉粥样硬化,导致一支或多支冠状动脉管腔狭窄和心肌供血不足,而侧支循环尚未充分建立。在此基础上,在各种生理和病理因素的促发下,不稳定的粥样斑块破裂、出血,激活血小板和凝血系统,形成富含血小板的血栓或形成以纤维蛋白和红细胞为主的闭塞性血栓(红色血栓),从而造成冠状动脉血流明显减少或中断,使心肌发生严重而持久性的急性缺血达 30 min 以上,即可发生心肌梗死。

二、药物治疗

治疗原则:改善心肌供血,挽救濒死心肌,防止心肌梗死面积扩大,缩小心肌缺血范围,维护心脏功能,及时处理严重心律失常、泵衰竭和各种并发症,防止猝死。

（一）院前急救

流行病学调查发现，约 50％的患者发病后 1 h 内在院外猝死，死因主要是可救治的心律失常。因此，院前急救的基本任务是将急性心肌梗死患者安全、迅速地转送到医院，以便尽早开始再灌注治疗。重点是缩短患者就诊延误的时间和院前检查、处理、转运所用时间。

1. 诊断评估

（1）测量生命体征。

（2）通过对疼痛部位、性质、持续时间、缓解方式、伴随症状的询问确定缺血性胸痛，查明心、肺、腹、血管等有无异常体征。

（3）描记 18 导联心电图。

（4）根据缺血性胸痛病史和心电图特点迅速进行简明的鉴别诊断、作出初步诊断。一旦确诊或可疑急性心肌梗死时应及时转送并给予紧急处理。

2. 紧急处理及转运

（1）吸氧，嘱患者停止任何主动性活动和运动。

（2）迅速建立至少两条静脉通路。静脉点滴硝酸甘油或立即含服硝酸甘油 1 片，每 5 min 可重复使用。

（3）镇静止痛：吗啡 5～10 mg 皮下注射或哌替啶 50～100 mg 肌内注射。

（4）口服水溶性阿司匹林或嚼服肠溶阿司匹林 300 mg。

（5）持续监测心电、血压和血氧饱和度。除颤仪应随时处于备用状态。

（6）有频发、多源室性期前收缩或室性心动过速者，静脉注射利多卡因 50～100 mg，5～10 min 后可重复 1 次，必要时 10 min 后可再重复 1 次，然后按 1～3 mg/min 静脉滴注。有心动过缓者，如心率＜50/min，可静脉注射阿托品 1 mg，必要时每 3～5 min 可重复使用，总量应＜2.5 mg。

（7）对心搏骤停者，立即就地心肺复苏，待心律、血压、呼吸稳定后再转送入院。

（8）对有低血压、心动过速、休克或肺水肿体征者，可直接送至有条件进行冠状动脉血管重建术的医院。

（9）有条件可在救护车内进行静脉溶栓治疗。

（10）对于转诊途中可能发生的意外情况应向家属交代，并签署转诊同意书。

（二）ST 段抬高或伴左束支传导阻滞的急性心肌梗死院内急诊处理

急诊医师应力争在 10 min 内完成病史采集、临床检查、18 导联心电图描记，尽快明确诊断，对病情作出基本评价并确定即刻处理方案；送检血常规、血型、凝血系列、血清心肌坏死标记物、血糖、电解质等；建立静脉通路，保持给药途径畅通。对有适应证的患者在就诊后 90 min 内进行急诊经皮冠状动脉介入治疗（PCI）或 30 min 内在急诊科或 CCU 开始静脉溶栓治疗。

1. 监护和一般治疗

急性心肌梗死患者来院后应立即开始一般治疗，并与诊断同时进行，重点是监测和防治急性心肌梗死的不良事件或并发症。

（1）监测：持续心电、血压和血氧饱和度监测，及时发现和处理心律失常、血流动力学异常和低氧血症。必要时还可监测肺毛细血管楔压和静脉压。

（2）卧床休息：可降低心肌耗氧量，减少心肌损害。对血流动力学稳定且无并发症的患者一般卧床休息 1～3 d,对病情不稳定及高危患者卧床时间应适当延长。

(3)镇痛:剧烈胸痛使患者交感神经过度兴奋,产生心动过速、血压升高和心肌收缩功能增强,从而增加心肌耗氧量,并易诱发快速室性心律失常,应迅速给予有效镇痛。可给吗啡 5～10 mg 皮下注射或哌替啶 50～100 mg 肌内注射,必要时 1～2 h 后再注射 1 次,以后每 4～6 h 可重复。不良反应有恶心、呕吐、低血压和呼吸抑制。一旦出现呼吸抑制,可每隔 3 min 静脉注射纳洛酮 0.4 mg(最多 3 次)以拮抗之。

(4)吸氧:持续鼻导管或面罩吸氧,有严重左侧心力衰竭、肺水肿和有机械并发症的患者,应加压给氧或气管插管行机械通气。

(5)硝酸甘油:以 10 μg/min 开始静脉滴注,每 5～10 min 增加 5～10 μg,直至症状缓解,血压正常者动脉收缩压降低 1.3kPa(10 mmHg)或高血压患者动脉收缩压降低 4.0 kPa(30 mmHg)为有效剂量,最高剂量以不超过 100 μg/min 为宜。在静脉滴注过程中如心率明显加快或收缩压≤12.0 kPa(90 mmHg),应减慢滴速或暂停使用。该药的禁忌证为急性心肌梗死合并低血压[收缩压≤12.0 kPa(90 mmHg)]或心动过速(心率>100/min),下壁梗死伴右心室梗死时即使无低血压也应慎用。急性心肌梗死早期通常给予硝酸甘油静脉滴注 24～48 h。也可静脉滴注二硝基异山梨酯。静脉用药后可使用二硝基异山梨酯或 5-单硝山梨醇酯口服。

(6)抗血小板治疗:①阿司匹林,所有急性心肌梗死患者只要无禁忌证均应口服水溶性阿司匹林或嚼服肠溶阿司匹林 300 mg,1/d,3 d 后改为 75～150 mg,1/d,长期服用;②二磷酸腺苷受体(ADP)拮抗药:常用的有氯吡格雷和噻氯匹定,由于噻氯匹定导致粒细胞减少症和血小板减少症的发生率高于氯吡格雷,在患者不能应用氯吡格雷时再选用噻氯匹定替代。对于阿司匹林过敏或不能耐受的患者,可使用氯吡格雷替代,或与阿司匹林联合用于置入支架的冠心病患者。初始剂量 300 mg 口服,维持量每日 75 mg。循证医学显示对 ST 段抬高的急性心肌梗死患者,阿司匹林与氯吡格雷联用的效果优于单用阿司匹林。

2.再灌注治疗

再灌注治疗可使闭塞的冠状动脉再通,心肌得到再灌注,挽救濒死的心肌,缩小梗死范围,改善心功能,降低死亡率,是一种积极的治疗措施。

(1)经皮冠状动脉介入(PCI)治疗:经皮冠状动脉介入治疗与溶栓治疗相比,梗死相关血管再通率高,再闭塞率低,缺血复发少,且出血(尤其脑出血)的危险性低,目前已被公认为首选的安全有效的恢复心肌再灌注的治疗手段。包括直接 PCI、转运 PCI 和补救性 PCI。

1)直接 PCI:是指对所有发病 12 h 以内的 ST 段抬高急性心肌梗死患者采用介入手段直接开通梗死相关动脉的方法。对于 ST 段抬高的急性心肌梗死患者直接 PCI 是最有效降低死亡率的治疗。

直接 PCI 适应证:①所有 ST 段抬高心肌梗死患者,发病 12 h 以内,就诊-球囊扩张时间90 min 以内;②适合再灌注治疗而有溶栓治疗禁忌证者;③发病时间>3 h 的患者更趋首选PCI;④心源性休克患者,年龄<75 岁,心肌梗死发病<36 h,休克<18 h;⑤对年龄>75 岁的心源性休克患者,如心肌梗死发病<36 h,休克<18 h,权衡利弊后可考虑 PCI;⑥发病 12～24 h,仍有缺血证据,或有心功能障碍或血流动力学不稳定或严重心律失常者。应注意:①对发病 12 h 以上无症状,血流动力学和心电稳定患者不推荐直接 PCI;②患者血流动力学稳定时,不推荐直接 PCI 干预非梗死相关动脉;③要由有经验者施术,以免延误时机。有心源性休克

者宜先行主动脉内球囊反搏术,待血压稳定后再施行 PCI。

2)转运 PCI:转运 PCI 是直接 PCI 的一种,主要适用于患者所处医院无行直接 PCI 的条件,而患者有溶栓治疗的禁忌证,或虽无溶栓治疗的禁忌证但发病已>3 h、<12 h,尤其为较大范围心肌梗死和(或)血流动力学不稳定的患者。

3)补救性 PCI:是指溶栓失败后梗死相关动脉仍处于闭塞状态,而针对梗死相关动脉所行的 PCI。溶栓剂输入后 45～60 min 的患者,胸痛无缓解和心电图 ST 段无回落临床提示溶栓失败。

补救性 PCI 适应证:①溶栓治疗 45～60 min 后仍有持续心肌缺血症状或表现者;②合并心源性休克年龄<75 岁,心肌梗死发病<36 h,休克<18 h 者;③心肌梗死发病<12 h,合并心力衰竭或肺水肿者;④年龄>75 岁的心源性休克患者,如心肌梗死发病<36 h,休克<18 h,权衡利弊后可考虑补救性 PCI;⑤血流动力学或心电不稳定的患者。

4)溶栓治疗再通者的 PCI:溶栓治疗成功的患者,如无缺血复发表现,可在 7～10 d 后行冠状动脉造影,如残留的狭窄病变适宜 PCI 可行 PCI 治疗。

(2)溶栓治疗:

1)适应证:①两个或两个以上相邻导联 ST 段抬高,在肢体导联≥0.1 mV、胸导≥0.2 mV,或新出现的或可能新出现的左束支传导阻滞,发病时间<12 h,年龄<75 岁;②ST 段显著抬高的心肌梗死患者,年龄>75 岁,经慎重权衡利弊仍可考虑溶栓治疗;③ST 段抬高,发病时间 12～24 h,有进行性胸痛和 ST 段广泛抬高患者,仍可考虑溶栓治疗;④高危心肌梗死,就诊时收缩压≥24.0 kPa(180 mmHg)和(或)舒张压≥14.7 kPa(110 mmHg),经认真权衡溶栓治疗的益处与出血性卒中的危险性后,应首先镇痛、降低血压(如应用硝酸甘油静脉滴注、β 受体阻断药等),将血压降至≤20.0/12.0 kPa(150/90 mmHg)时再考虑溶栓治疗(若有条件应考虑直接 PCI)。

下列情况首选溶栓:①不具备 24 h 急诊 PCI 治疗条件或不具备迅速转运条件或不能在 90 min 内转运 PCI,符合溶栓的适应证及无禁忌证者;②具备 24 h 急诊 PCI 治疗条件,患者就诊早(发病≤3 h 而且不能及时进行心导管治疗);③具备 24 h 急诊 PCI 治疗条件,但是就诊－球囊扩张与就诊－溶栓时间相差超过 60 min、就诊－球囊扩张时间超过 90 min;④对于再梗死的患者应该及时进行血管造影并根据情况进行血运重建治疗,包括 PCI 或冠状动脉旁路移植术(CABG)。如不能立即(症状发作后 60 min 内)进行血管造影和 PCI,则给予溶栓治疗。

2)禁忌证:①有出血性脑卒中或 1 年内有缺血性脑卒中(包括 TIA);②颅内肿瘤;③近期(2～4 周)内有活动性出血(消化性溃疡、咯血、痔、月经来潮、出血倾向);④严重高血压,血压>24.0/14.7 kPa(180/110 mmHg),或不能除外主动脉夹层动脉瘤;⑤目前正在使用治疗剂量的抗凝药;⑥近期(<2 周)曾穿刺过不易压迫止血的深部动脉;⑦近期(2～4 周)创伤史,包括头部外伤、创伤性心肺复苏或较长时间(>10 min)的心肺复苏;⑧近期(<3 周)外科大手术。

3)溶栓药物的应用:以纤溶酶原激活药激活纤溶酶原,使转变为纤溶酶而溶解冠状动脉内的血栓。

溶栓药物主要有:①尿激酶:150 万 U(约 2.2 万 U,/kg)溶于 100 ml 0.9%氯化钠液中,30 min 内静脉滴入。溶栓结束 12 h 皮下注射肝素 7 500 U 或低分子肝素,2/d,共 3～5 d;②

链激酶或重组链激酶:150万U溶于100 ml 0.9%氯化钠液中,60 min内静脉滴入。溶栓结束12 h皮下注射肝素7 500 U或低分子肝素,2/d,共3~5 d;③阿替普酶:首先静脉注射15 mg,继而30 min内静脉滴注50 mg,其后60 min内再静脉滴注35 mg;④瑞替普酶:10MU溶于5~10 ml注射用水中静脉注射,时间>2 min,30 min后重复上述剂量;⑤替奈普酶:一般为30~50 mg溶于10 ml生理盐水中静脉注射。根据体重调整剂量:如体重>60 kg,剂量为30 mg;体重每增加10 kg,剂量增加5 mg,直至体重>90 kg,最大剂量为50 mg。

用阿替普酶、瑞替普酶、替奈普酶前先用肝素60 U/kg(最大量4 000 U)静脉注射,用药后以每小时12 U/kg(最大量1 000 U/h)的速度持续静脉滴注肝素48 h,将APTT调整至50~70 s;以后改为7 500 U,2/d,皮下注射,连用3~5 d(也可用低分子肝素)。

4)溶栓再通临床指征:①心电图抬高的ST段于在2 h内回降>50%;②胸痛在2 h内基本消失;③2 h内出现再灌注性心律失常;④血清CPK-MB酶峰值提前出现(14 h内),肌钙蛋白峰值提前到12 h内。

3.消除心律失常

首先应加强针对急性心肌梗死、心肌缺血的治疗。溶栓、急诊PCI、β受体阻断药、纠正电解质紊乱均可预防或减少心律失常发生。

(1)急性心肌梗死并发室上性快速心律失常的治疗。

房性期前收缩:与交感神经兴奋或心功能不全有关,本身无须特殊治疗。

心房颤动:常见且与预后有关。血流动力学不稳定的患者应迅速行同步电复律。血流动力学稳定的患者,以减慢心室率为目标。常选用美托洛尔、维拉帕米、地尔硫卓、洋地黄制剂或胺碘酮治疗。

(2)急性心肌梗死并发室性快速心律失常的治疗。

心室颤动、持续多形性室性心动过速:立即非同步电复律。

持续单形性室性心动过速:伴心绞痛、肺水肿、低血压,应予同步电复律;不伴上述情况,可首先给予药物治疗,如胺碘酮150 mg于10 min内静脉注射,必要时可重复,然后1 mg/min静脉滴注6 h,再0.5 mg/min维持静脉滴注;亦可应用利多卡因。

频发室性期前收缩、成对室性期前收缩、非持续性室性心动过速:可严密观察或利多卡因治疗(使用不超24 h)。

偶发室性期前收缩、加速性室性自主心律:严密观察,不予特殊处理。

(3)缓慢心律失常的治疗。

无症状窦性心动过缓:可暂作观察,不予特殊处理。

症状性窦性心动过缓、二度Ⅰ型房室传导阻滞、三度房室传导阻滞伴窄QRS波逸搏心律,患者常有低血压、头晕、心功能障碍、心动过缓<50/min等,可先静脉注射阿托品0.5 mg,3~5 min重复1次,至心率达60/min左右。最大可用至2 mg。

二度Ⅱ型房室传导阻滞;三度房室传导阻滞伴宽QRS波群逸搏心律、心室停搏;症状性窦性心动过缓、二度Ⅰ型房室传导阻滞、三度房室传导阻滞伴窄QRS波群逸搏心律经阿托品治疗无效及双侧束支传导阻滞患者需行临时起搏治疗。

4.其他治疗

(1)β受体阻断药:通过减慢心率,降低体循环血压和减弱心肌收缩力使心肌耗氧量减少,对改善缺血区的氧供需失衡,缩小心肌梗死面积,降低急性期病死率有肯定的疗效。在无禁忌证的情况下应及早常规使用。用药过程中需严密观察,使用剂量必须个体化。常用美托洛尔 25～50 mg,口服,2～3/d;或阿替洛尔 6.25～25 mg,口服,2/d。前壁急性心肌梗死伴剧烈胸痛或高血压者,可静脉注射美托洛尔 5 mg,间隔 5 min 后可再给予 1～2 次,继之口服维持。

(2)血管紧张素转换酶抑制药(ACEI):近年研究认为心肌梗死时应用血管紧张素转换酶抑制药有助于改善恢复期心肌的重构,降低心力衰竭的发生率,从而降低死亡率。前壁心肌梗死伴有心功能不全的患者获益最大。在无禁忌证的情况下,溶栓治疗后血压稳定即可开始使用,但剂量和时限应视患者情况而定。通常应从小剂量开始,逐渐增加剂量。如卡托普利 6.25 mg,口服,作为试验剂量,一天之内可加至 12.5 mg 或 25 mg,次日加至 12.5～25 mg,2～3/d。有心力衰竭的患者宜长期服用。

(3)羟甲基戊二酸单酰辅酶 A 还原酶抑制药:近年的研究表明,本类调脂药可以稳定斑块,改善内皮细胞的功能,建议早期使用,如辛伐他汀 20～40 mg/d,普伐他汀 10～40 mg/d,氟伐他汀 20～40 mg/d,阿托伐他汀 10～80 mg/d。

(4)葡萄糖－胰岛素－氯化钾(GIK)溶液:研究结果提示,在急性心肌梗死的早期使用 GIK 静脉滴注及进行代谢调整是可行的。目前不主张常规补镁治疗。

5.右室心肌梗死的院内急诊处理

治疗措施与左心室梗死略有不同。右心室心肌梗死引起右侧心力衰竭伴低血压,而无左侧心力衰竭的表现时,宜扩张血容量。在血流动力学监测下静脉滴注输液,直到低血压得到纠正或肺毛细血管压达 2.0～2.4 kPa(15～18 mmHg)。如输液 1～2 L 低血压未能纠正可用正性肌力药,以多巴酚丁胺为优。不宜用利尿药。伴有房室传导阻滞者可予临时起搏。

6.非 ST 段抬高的急性心肌梗死院内急诊处理

(1)危险性分层:对非 ST 段抬高的急性心肌梗死进行危险性分层的主要目的是为迅速作出治疗决策提供依据。临床上主要根据症状、体征、心电图以及血流动力学指标对其进行危险性分层。

1)低危患者:无合并证、血流动力学稳定、不伴有反复缺血发作的患者。

2)中、高危患者(符合以下一项或多项):①心肌坏死标识物升高;②心电图有 ST 段压低(<2 mm);③强化抗缺血治疗 24 h 内反复发作胸痛;④有心肌梗死病史;⑤造影显示冠状动脉狭窄病史;⑥PCI 或 CABG 后;⑦左心室射血分数<40%;⑧糖尿病;⑨肾功能不全(肾小球滤过率<60 ml/min)。

3)极高危患者(符合以下一项或多项):①严重胸痛持续时间长、无明显间歇或>30 min,濒临心肌梗死表现;②心肌坏死物标识物显著升高和(或)心电图 ST 段显著压低(≥2 mm)持续不恢复或范围扩大;③有明显血流动力学变化,严重低血压、心力衰竭或心源性休克表现;④严重恶性心律失常:室性心动过速、心室颤动。

非 ST 段抬高的急性心肌梗死多是非 Q 波性,此类患者不宜溶栓治疗。低危患者以阿司匹林和肝素尤其是低分子肝素治疗为主。对中、高危患者行早期 PCI(72 h 内)。对极高危患者行紧急 PCI(2 h 内)。其他治疗与 ST 段抬高的患者相同。

(马慧琴)

第五章　心脏瓣膜病

心脏瓣膜病(valvular heaxlt disease)是指心脏瓣膜及其瓣下装置(腱索、乳头肌)和瓣环由于炎症、变性、粘连、缺血坏死、创伤、老化或钙质沉着、先天性发育异常等原因,使单个或多个瓣膜发生急性或慢性狭窄和/或关闭不全,导致血液前向流动障碍和/或反流的一组疾病。临床上最常见受累的瓣膜是二尖瓣,其次为主动脉瓣。

第一节　二尖瓣狭窄

一、病因及发病机制

(一)病因

1. 风湿性心脏病

风湿性心脏病(简称风心病)是二尖瓣狭窄(MS,简称二窄)最常见的病因。在我国,90%以上二窄为风湿热反复发作的后遗症,而慢性风湿性瓣膜病中有95%以上累及二尖瓣,其中单纯二尖瓣病变占75%～90%,而单纯二尖瓣狭窄占二尖瓣病变半数以上。风心病二窄多见于20～40岁的中青年,但近年来中老年病例有增多趋势。女性发病率较男性高,其比率为1:1.5～2。约半数患者缺乏典型风湿热史。

2. 先天性发育异常

单纯先天性二窄罕见,半数以上合并动脉导管末闭、主动脉瓣狭窄和主动脉缩窄等其他先天性畸形。根据病理类型,先天性二窄大致可分为4型:①交界处融合型,②吊床型,③降落伞型,④漏斗型。

3. 二尖瓣环及环下区钙化

多见于老年人,偶见于年轻人;女性比男性多2～3倍。钙化程度不一,多位于二尖瓣环后部,也可在环前部甚至整个二尖瓣环,钙质还可沉着在二尖瓣环下的前方和后方。

4. 其他罕见原因

如风湿性疾病:系统性红斑狼疮、硬皮病、类风湿关节炎;多发性骨髓瘤;肠源性脂肪代谢障碍;恶性类癌瘤,等等。

(二)病理

风湿性二窄病理可分为4个类型:

1. 隔膜型

以二尖瓣交界处粘连为主,瓣膜本身不增厚或轻度增厚,瓣膜弹性良好,偶有腱索轻度粘连,病情多较轻。

2. 瓣膜增厚型

除交界处粘连外,前后瓣增厚,但前瓣弹性和活动良好,后瓣活动障碍,腱索可轻度粘连和钙化。

3.隔膜漏斗型

除瓣孔狭窄外,前后瓣叶明显增厚、粘连。前瓣大部分仍可活动,但已受限制;后瓣多已丧失活动能力,常伴腱索粘连、挛缩和融合,使瓣口呈上口大、下口小的漏斗状改变。

4.漏斗型

二尖瓣前后瓣叶明显纤维化、钙化,瓣膜活动度明显障碍,弹性差,腱索和乳头肌粘连、挛缩和融合,使瓣膜僵硬而呈漏斗状,多伴不同程度二尖瓣关闭不全。

由于二窄使左房因舒张期排血受阻而逐渐扩大,血液在左房内潴留,易并发心房颤动和形成血栓。血栓一旦脱落可引起体动脉栓塞,产生相应临床症状。当左房失代偿,房内压不断升高,可导致肺淤血。长期肺淤血和纤维化使肺脏失去弹性而变硬,影响呼吸功能和气体交换。显微镜下可见肺泡壁增厚,常伴间质水肿,胶原增加,肺泡内可有含铁血黄素沉着。肺泡毛细血管因淤血而扩大和曲张,肺小动脉管壁增厚而变窄,肺血管阻力增高可导致肺动脉高压,而肺总动脉及其大分支常明显扩张。肺动脉高压使右心室负荷增加,右室可肥厚扩大,继之右房也可扩大。当右心失代偿时,发生右心衰竭和体循环淤血征象。另一方面因左心室舒张期充盈减少,故患者左室可缩小,严重者可萎缩,尤以流出道部分为著。由于左室充盈不足,收缩期射血减少,故多伴有主动脉根部内径相对缩小和搏动减弱。正常成人二尖瓣口开放时其瓣口面积为 $4\sim10$ cm^2,瓣孔长径为 $3\sim3.5$ cm,当瓣口面积<2.5cm^2 或瓣孔长径<1.2cm 时,才会出现不同程度的临床症状。临床上根据瓣口面积缩小和瓣子 L 长径缩短的程度不同,将二窄分为轻度狭窄(瓣口面积 $2.5\sim1.5$ cm^2 或瓣孔长径>1.2 cm)、中度狭窄(瓣口面积 $1.5\sim1.0$ cm^2 或瓣孔长径 $1.2\sim0.8$ cm)和重度狭窄(瓣口面积 $1.0\sim0.1$ cm^2 或瓣孔长径<0.8 cm)。

二、诊断

(一)临床分期

根据狭窄程度和代偿状态,大致分为 3 期。

1.左房代偿期

多为轻二窄,左房发生代偿性扩大,患者可无症状或剧烈运动后有劳力性呼吸困难,休息后多能缓解。

2.左房失代偿期

随二窄病变加重和病情进展,左房代偿性扩大、肥厚和收缩力增加均难以克服瓣口狭窄所致的血流动力学障碍时,使左房压增高,继之影响肺静脉回流,导致肺淤血和左房衰竭的征象。患者可出现劳力性呼吸困难,甚至端坐呼吸,肺底可有干、湿罗音。

3.右心受累期

长期肺淤血可导致肺动脉高压,加重右心负荷,最终导致右心衰竭。

(二)临床表现

1.症状

(1)呼吸困难:二窄进入左房失代偿期,可产生不同程度呼吸困难。早期仅在劳动、剧烈运动或用力时出现,稍事休息即可缓解;随二窄加重,呼吸困难症状逐渐加重,以致日常生活甚至静息时也感气促,有时可呈阵发性呼吸困难,夜喜高枕而卧,重者可出现端坐呼吸。上述症状常因感染(尤其是呼吸道感染)、心动过速、情绪激动和心房颤动而加剧。

(2)咯血:发生率为 15%～30%，多见于中、重度二窄。可有以下几种情况:①大咯血:系支气管黏膜下层曲张的静脉破裂所致。因肺静脉与支气管静脉间有侧支循环存在，突然升高的肺静脉压可传至支气管小静脉，使后者破裂出血。常因妊娠、剧咳或剧烈运动而诱发，出血量可达数百毫升。因出血后肺静脉压下降，咯血常可自行终止。二窄所致大咯血多发生在肺淤血较早期;后期因曲张静脉壁增厚，大咯血反而少见。②淤血性咯血:常为小咯血或痰中带血丝，系支气管内膜微血管或肺泡间毛细血管破裂所致。③急性左房衰致急性肺水肿时，可咯粉红色泡沫样痰。④肺栓塞性咯血:二窄晚期患者尤其是长期卧床和房颤者，因静脉或右房内血栓形成、脱落，可引起肺动脉梗死而产生咯血，常咯出黏稠暗红色痰，可伴胸痛、呼吸困难，甚至休克。

(3)咳嗽:除非合并呼吸道感染或急性肺水肿，多为干咳，多见于夜间或劳动后，系静脉回流增加，加重肺淤血引起咳嗽反射。肺淤血和支气管黏膜水肿和渗出，加上支气管黏膜上皮细胞纤毛功能减退，易引起支气管和肺部感染，此时可有咯痰和发热。

(4)心悸:常系房颤或心律失常所致。阵发性快速性房颤可诱发急性肺水肿，使原先无症状的患者出现呼吸困难或使原有呼吸困难加重。

(5)胸痛:二窄合并重度肺高压可出现胸骨后或心前区压迫感或闷痛，历时常较心绞痛持久，硝酸甘油无效，胸痛机制未明，二窄手术后胸痛可消失。此外，二窄合并风湿性冠状动脉炎、冠脉栓塞或肺梗死时也可有胸痛，老年患者尚需注意合并冠心病。

(6)声音嘶哑:少见，系扩张的左肺动脉和左房扩大压迫喉返神经所致。

(7)其他:因二窄致左心输出量降低，可产生乏力和疲劳。巨大左房压迫食管可引起吞咽困难。当右心受累致右心衰时，由于胃肠道淤血，胃肠功能紊乱，可引起恶心、呕吐和食欲减退;因肝淤血和肝功能减退可出现肝区疼痛，甚至黄疸。

2.体征

(1)心尖区舒张期杂音:是诊断二窄最重要体征。典型者常局限于心尖区，于舒张中、晚期出现的低调隆隆样杂音，窦性心律时常有舒张晚期(收缩前期)杂音增强，并持续到第一心音(S_1)，当发生房颤时收缩期前增强可消失。二窄的舒张期杂音用钟型听诊器轻压心尖区胸壁和让患者左侧卧位时最易听到，对于杂音较轻者可采用运动、咳嗽、用力呼气或吸入亚硝酸异戊酯等方法使杂音增强。一般情况下，二窄严重程度与心尖区舒张期杂音响亮度有一定关系，但两者不一定成正比关系。杂音的响亮度主要取决于血容量及血流通过狭窄瓣口的流速。在一定范围内杂音响亮度与狭窄严重程度成正比例;但重度二窄时杂音反而减轻，甚至听不到杂音，即所谓"哑型"二窄，这是通过二尖瓣口血流量明显减少所致。当二窄合并房颤、心动过速或左房衰竭时，杂音也会减轻;待心功能改善、心率减慢后，杂音可以增强。此外，合并肺动脉高压、瓣叶固定时，杂音也可减轻;而心输出量增加时，则杂音增强。心尖区舒张期杂音除见于器质性二窄外，尚见于严重二尖瓣反流、主动脉瓣关闭不全、甲状腺功能亢进、左房黏液瘤、大量左向右分流的心脏病如室间隔缺损、动脉导管未闭等，应注意鉴别。

(2)第一心音(S_1)亢进和开瓣音:二窄时左房压升高，在舒张末期左房、左室之间仍存在较大压差，加上左室舒张期充盈量减少，二尖瓣前叶处于心室腔较低位置;当心室收缩时，瓣叶突然快速关闭，可产生亢进的拍击样 S_1。开瓣音也称二尖瓣开放拍击音，此音在胸骨左缘第 3、4 肋间或心尖区的内上方或两者之间最易听到。第一心音亢进和开瓣音的存在，常表明二尖瓣前叶弹性较好;反之可减弱或消失。

(3)肺动脉瓣区第二心音亢进(P_2亢进)、分裂：当二窄致肺动脉高压时，可产生 P_2 亢进、分裂。当肺动脉重度扩张并肺动脉瓣相对性关闭不全时，可在该区听到舒张早期出现的吹风样或叹气样杂音，即 Glaham－Stell 杂音。当二窄发展到累及右心，因右室扩大可产生相对性三尖瓣关闭不全的杂音。

(4)其他体征：30％～50％病例有双颊发红及口唇轻度紫绀的"二尖瓣面容"，尤多见于女性。若二尖瓣狭窄发生在儿童或青少年者，可有心前区隆起伴抬举性搏动，系右室增大所致；心尖区可扪及拍击样第一心音及舒张期震颤，叩诊心界可呈梨形改变，右室扩大时心向左扩大；当发生肺淤血和肺水肿时，肺底可闻及干、湿性罗音；右心衰时则有体循环淤血体征，如颈静脉怒张、肝颈静脉回流征阳性、肝肿大和下肢水肿等。晚期患者可有恶病质样改变。

(三)实验室及器械检查

目前确诊二窄最有效的方法是超声心动图(UCG)检查，其次是 x 线检查，心电图和心音图仅作为辅助诊断，侵入性的心导管检查目前已很少应用。

1. 超声心动图(UCG)

(1)M 型超声心动图：其特征包括：①二尖瓣前叶 EF 斜率降低，呈城垛样改变，因瓣膜增厚、钙化和/或纤维化致瓣膜回声增多、增强。②二尖瓣前叶 CE 幅度降低。③心电图 Q 波与二尖瓣前叶 C 点间期延长，其延长程度常与狭窄严重程度成正比。④二尖瓣后叶与前叶由正常的异向运动变为同向运动。⑤E－E'间距缩小。⑥其他改变包括左房增大，其增大程度常与二窄严重程度呈正相关；右室增大、肺动脉增宽，左室不大，部分病例室间隔与左室后壁在舒张期呈同向运动(正常应呈异向运动)。

(2)二维超声心动图：可有以下改变：①心前区长轴切面可见二尖瓣叶变厚，回声增强，活动滞缓，瓣尖常呈结节状，舒张期前后瓣叶不能分离，开放活动受限，前叶体部常呈圆顶形向左室流出道凸出，呈"气球样"改变；此外，可有左房增大，且与狭窄严重程度成正比，有时可见心房内附壁血栓。②心前区二尖瓣口平面短轴切面可见二尖瓣口边缘有结节状肥厚，回声增强，交界处融合；舒张期瓣口呈鱼嘴状或呈不规则形，瓣口面积明显缩小，且可定量诊断二窄程度。③心尖区、剑突下四腔切面及食管超声心动图检查，对发现左房内有无血栓价值较大。因常规探查方法有时难以发现左房后壁及左心耳处的血栓，而左房内有无血栓对患者预后及能否施行二尖瓣球囊扩张术有重要价值。

(3)多普勒超声心动图：连续或脉冲多普勒将取样容积位于二尖瓣口或左室流入道内，可探测到舒张期宽带频谱——湍流，在舒张期保持高流速，该血流信号有两个尖峰分别代表舒张早期和心房收缩期。双尖峰高速的血流类型与二尖瓣跨瓣压差有关，据此压差可估计狭窄严重程度。同理也可对肺动脉压力进行检测，以评价肺动脉高压程度。彩色多普勒血流显像可见二尖瓣口舒张期血流变窄，中央呈反色显示，周围有多色镶嵌，血流的形状和方向不一，可呈偏心型或多股血流射向左室。瓣口短轴切面上多色镶嵌的异常血流范围可反映瓣口面积。

2. X 线检查

轻度二窄心影可正常。左房扩大时，在正位片上增大的左房在右室影后面形成一个密度增高的圆形阴影，使右心室心影内有双重影。食管吞钡检查时，在正位和右前斜位分别可见食管向右和向后移位。当二窄引起肺动脉高压和右心扩大时，正位片心影呈梨形改变，即所谓"二尖瓣型心"。此外，左前斜位可见左主气管上抬。严重二窄和老年性二尖瓣瓣环及瓣下区钙化者,胸片上在相应部位可见钙化密影。二窄的肺部表现主要为肺淤血,肺门阴影明显加深;由于肺静脉血流重新分配,常呈肺上部血管影增多而下部减少。肺淋巴管扩张时,在正位片和左前斜位片常见右肺外下野及肋膈角附近有水平走向的线状影,即 Kerley B 线;偶尔见到从肺上叶向肺门斜形走向的线状影,称 Kerley A 线。长期肺淤血的结果,在肺野内可见含铁血黄素沉着的点状影。此外,若有肺部感染,可有相应的 X 线改变。

3.心电图

左房增大仍为窦性心律的二窄可出现"二尖瓣狭窄型 P 波",P 波增宽有切凹,V1 导联有正、反双向 P 波,倒置部分较深。累及右心时可有电轴右偏或右室肥大的心电图改变。心律失常在二窄十分常见,早期可表现为房性早搏,频发和多源性房早往往是房颤的先兆,当左房明显增大时往往出现房颤。

4.心音图

除可印证临床听诊外,尚可参考 $R—S_1$ 时间,即心电图上 R 波(或 Q 波)开始到 S_1 二尖瓣关闭成分的时距。二窄越严重,则 $R—S_1$ 时间越长。正常的 $R—S_1$ 为 $0.04\sim0.01$ s,轻度二窄为 $0.05\sim0.07$ s,中度为 $0.08\sim0.09$ s,重度为 >0.10 s。S_2 与开瓣音($S_2—QS$)时距测定,若 $S_2—QS>0.09$ s 多为轻度狭窄,若 <0.05 s 则为较重二窄。

(四)并发症

1.心力衰竭

是二窄死亡的主要原因,当二窄进入左房失代偿期后,常因感染、剧烈体力活动、心动过速、妊娠或风湿活动而诱发左房衰竭,临床上出现急性肺水肿征象,若不及时治疗可导致死亡。当二窄累及右心时,肺淤血症状虽可获得部分缓解,但长期右心受累最终因右心衰竭致死。

2.栓塞

二窄患者尤其是合并房颤者,左房和左心耳处常有血栓形成,一旦脱落可导致体动脉栓塞。临床上以脑动脉栓塞最常见,可导致偏瘫甚至死亡。其他外周动脉栓塞可产生相应的症状,如肾动脉栓塞可有肾绞痛、血尿、急性肾功能衰竭和继发性高血压;冠状动脉栓塞可发生心绞痛或心肌梗死等;肠系膜动脉栓塞可引起剧烈腹痛、肠坏死或肠穿孔等相应征象。慢性二窄长期卧床休息者,易发生静脉血栓;房颤患者右房内也可能形成血栓,栓子一旦脱落可引起肺动脉栓塞,患者可出现突然胸痛、呼吸困难、咯黏稠暗红色血痰,甚至诱发急性右心衰及休克,若不及时治疗可导致死亡。

3.心律失常

半数以上二窄有房颤。窦性心律的患者突然出现房颤,可诱发或加重左房衰竭。此外,二窄也可产生室性心律失常,甚至因室颤突然死亡。

4.感染性心内膜炎

单纯二窄较少发生感染性心内膜炎,尤其在瓣膜严重狭窄、增厚和房颤者更为少见。其原因可能是房颤、心衰或严重二窄时,血流速度减慢和/或压力阶差变小,不易产生湍流和喷流现象,以致喷射效应较弱,不利于形成赘生物,故感染性心内膜炎反而少见。但近年来器械检查和瓣膜手术的普遍开展可增加感染机会。

5.肺部感染

二窄使肺部淤血、肺顺应性降低,支气管黏膜肿胀和纤毛上皮功能减退,肺间质渗出物常成为细菌良好的培养剂,加上二窄患者抵抗力降低,因此极易引起呼吸道感染;而肺部感染又可诱发或加重心功能不全,形成恶性循环。

二尖瓣狭窄的诊断多无困难,根据临床表现和有关实验室检查,尤其是超声心动图和 x 线检查,多能作出诊断。对于临床表现不典型者,需与慢性肺源性心脏病伴右室极度增大者、甲状腺功能亢进、左房黏液瘤或左房球形血栓形成等作鉴别,与后两者的鉴别尤为重要。超声心动图检查是最有价值的鉴别方法。

三、治疗

应内、外科紧密配合下进行。

(一)内科治疗

风湿性二窄若处于左房代偿期,其治疗主要是防治咽部链球菌感染和风湿活动(详见第十二章风湿热)。平时要注意劳逸结合,饮食宜清淡和富含维生素,不宜参加剧烈运动和重体力劳动,使心功能保持良好状态。

1. 二窄的药物治疗

左房失代偿期后,应适当休息,限制水、钠摄入,必要时可辅以利尿剂以减轻症状。当二窄引起急性肺水肿时属左房衰竭尽管其临床表现与左室衰竭相似,但两者在处理上有相同也有不同。相同点包括均可采用半卧位、吸氧、注射吗啡或哌替啶(杜冷丁)、镇静、快速利尿、使用血管活性物质或四肢交替结扎止血带以减少回心血量,以及使用氨茶碱和去除诱因。不同点在于二窄所致肺水肿时,洋地黄的使用要谨慎,症状轻者可不用,不能把洋地黄作为治疗肺水肿的惟一办法。这是因为洋地黄的强心作用使左、右心室收缩力均增加,二窄时左室舒张期左室充盈量本来就比正常人少,左室前、后负荷不大,甚至比正常人还少,无需用洋地黄来加强其收缩力;而应用洋地黄后右室收缩力加强,则有可能使右室射入肺动脉内血液增多,导致肺淤血和肺水肿加重,这是应用洋地黄有其不利的一面。但二窄合并肺水肿有时仍可适量应用洋地黄,不过剂量应控制在常规负荷量的 1/2～2/3,其目的是用来减慢心率而并非增加收缩力,以延长舒张期,改善左室充盈,提高左心搏出量,从而缓解症状。因此洋地黄仍适合用于二窄合并心房颤动、明显窦性心动过速和室上速患者。若应用洋地黄后,心率仍无明显降低,可在心电图监测下以 0.5～2mg 普萘洛尔或 2.5～5mg 维拉帕米用 5％葡萄糖液 20 ml 稀释后缓慢静注,可收到较好的效果。对于病情较轻者或病情改善后,可用地高辛 0.125～0. 25 mg,1 次/d 口服,加用美托洛尔 1.25～12.5mg,1～3 次/d 口服,也可收到较好效果。在血管扩张剂方面首选静脉扩张剂,如硝酸甘油 10～25mg 加于 5％葡萄糖液 500ml 内缓慢静滴,以减少回心血量,改善肺淤血;症状改善后可改用长效硝酸酯类制剂,如硝酸异山梨酯、长效硝酸甘油口服。至于主要扩张小动脉的药物如酚妥拉明、肼屈嗪(肼肽嗪)类等虽能降低全身血管阻力,但对机械性瓣口狭窄无效,且因血压下降致心率增快,反使左房、左室压力进一步增高,故不宜使用。

2. 二窄合并大咯血的处理

一般处理原则包括:密切观察病情,预防窒息,半卧位,呼吸困难和缺氧者给予吸氧,适当应用止血药等。可用止血药如:立止血(reptilase)2kU 静注,必要时可再注,每日总量不宜超过 8 kU(每支 2 kU);卡巴克络(安络血,肾上腺色腙)10～20 mg,1～3 次/d 肌注或静注;酚磺乙胺(止血敏)0.25～0.75g,2～3 次/d 肌注或静注;氨基己酸(aminocaproic acid,EACA)4～

6g 加于 5％葡萄糖液 500ml 内静滴等。但必须指出,临床上经常用于肺源性咯血的垂体后叶素不宜应用,因它有强烈收缩血管作用,可使血压升高,增加肺动脉阻力,加重心脏负荷;相反可应用血管扩张剂,以降低肺静脉压力。可选用硝酸甘油 0.3～0.1 mg 舌下含服,每半小时至 1 小时 1 次;或 10～20 mg 加于 5％葡萄糖液 500 ml 内静滴。如系肺动脉高压所致咯血,可应用动脉扩张剂和钙拮抗剂,如肼屈嗪 25～50mg,卡托普利 12.5～25mg,硝苯地平 5～15mg,均 2～3 次/d。若动、静脉压力均增高,可联用动、静脉扩张剂,如硝酸酯类加肼屈嗪或卡托普利;病情较重者可用硝普钠 25mg 加于 5％葡萄糖液 500 ml 内缓慢静滴。对上述血管扩张剂疗效欠佳或有副反应者,也可用普鲁卡因 150～300mg 加于 5％葡萄糖液 250 ml 内静滴;必要时将普鲁卡因 50mg 加于 50％葡萄糖液 40 ml 内缓慢静注,同样具有扩张血管和降低肺循环压力的作用,从而达到止血之目的。内科治疗无效的大咯血可紧急施行经皮二尖瓣球囊成形术或闭式分离术。对于肺栓塞所致咯血,可应用肝素和链激酶、尿激酶,前者首剂 5 000～12 500U 溶于 5％葡萄糖液 100ml 中静滴,以后每小时持续静滴 1 000 U,并根据凝血酶原时间调整剂量,以保持凝血酶原时间不超过正常值 2 倍为宜,一般用药 4～7 d;后两者首剂 25 万～50 万 U 加入 5％葡萄糖液 100 ml 内,30 min 内静滴完,以后每小时静滴 10 万 U,连用 18～24 h。急性肺水肿所致咯血除上述处理外,应按肺水肿治疗。

3.二窄合并心律失常

心律失常若不引起血流动力学障碍或无明显症状者,可不作处理。但并发快速房颤或诱发心功能不全及危险性心律失常,应积极治疗。一般情况下可用胺碘酮、维拉帕米、索他洛尔、普罗帕酮等,视病情给予口服或静注。必要时可电复律治疗。

(二)经皮二尖瓣球囊成形术

二尖瓣狭窄治疗的根本问题是解除瓣口机械性狭窄,降低跨瓣压差。药物治疗只能暂时减轻症状,无法根治和控制病情的进展。要解除瓣口狭窄可应用二尖瓣球囊成形术(PBMV),。

(三)外科治疗

1.闭式二尖瓣分离术

(1)适应证:与 PBMV 相似,包括:①中度以上二窄,瓣口面积<1.5 cm²,心功能 Ⅱ～Ⅲ;②年龄最好在 20～55 岁,但无绝对界限,随外科技术的进步,不少高龄者仍可施行分离术;③半年内无风湿活动或感染性心内膜炎;④妊娠者以怀孕 1～5 个月为宜;⑤瓣膜类型以隔膜增厚型为佳;⑥二窄合并大咯血或急性肺水肿,内科无法控制的,可施行紧急分离术。

(2)禁忌证:包括:①二尖瓣严重钙化;②合并中、重度二尖瓣关闭不全;③左房内有血栓形成或近期内有体动脉栓塞史;④风湿活动期或合并感染性心内膜炎(风湿活动须先控制在半年以上)。

2.直视二尖瓣分离术

适应证和禁忌证与闭式二尖瓣分离术相似。随外科技术的进步,目前心功能Ⅳ级、重度二窄呈巨大心脏,心胸比例>10％～80％,已均非手术禁忌证,在内科积极配合下,仍可手术治疗。有房颤和栓塞病史、心房内有血栓不仅不是禁忌证,且应尽早直视下手术。对于瓣膜有严重纤维化、钙化者或属于漏斗型者,先天性二窄或合并有中度以上二漏者,应考虑换瓣术。

第二节　慢性二尖瓣关闭不全

一、病因及发病机制

凡二尖瓣结构中(二尖瓣瓣叶、瓣环、腱索、乳头肌等)任何一部分功能失调和器质性损害,均可导致二尖瓣关闭不全(简称二漏,mitral insufficiency,MI);各种病因引起左室扩张使瓣环扩大或乳头肌移位,可产生功能性二漏。因此,二漏的病因比二窄多和复杂。虽然二漏病因很多,在我国慢性二漏多数由风湿性心内膜炎引起。西方国家中,单纯二漏中二尖瓣脱垂是最常见病因。近年来我国风湿热发病率逐渐下降;加上医疗诊断技术的进步,二尖瓣脱垂所致二漏有逐年增高趋势。此外,冠心病、心肌病和结缔组织疾病等所致二漏也有增加倾向。至于二漏合并二窄或伴主动脉瓣病变者,则绝大多数仍然是风湿热的后遗症。

风湿热反复发作可导致瓣膜增厚、瘢痕形成和瓣膜挛缩,妨碍瓣膜关闭,可形成二漏。此外,腱索缩短也可引起二漏。二尖瓣脱垂、冠心病乳头肌功能不全等也是引起二漏的常见原因。

二漏情况下,当处于等容收缩期(二尖瓣关闭至主动脉瓣开放之前)时,只要左室压力超过左房,即使主动脉瓣尚未开放,即可引起左室血向左房反流,一直持续到左室压力下降到低于左房压时。因此典型二漏时的反流几乎是全收缩期,临床上即出现全收缩期杂音。由于左房在收缩期时既要接受左室反流的血液,又要收纳正常从肺静脉回流的血液,可导致左房压力升高和左房容量增加;若属单纯二漏未合并二窄,则舒张期血液可迅速充盈心室,左房压仍可迅速降至正常水平,使左房和肺静脉之间压力有一个缓冲间隙;加上左室代偿机制比较完善,因此单纯二漏与二窄不同,在相当长时间内可无明显左房扩大和肺淤血而无临床症状。但一旦左室功能失代偿,不仅心输出量降低,且可加重二尖瓣反流,形成恶性循环,常使病情在较短时间内恶化,使左房扩大,发生急性肺水肿;继之肺动脉压力增高及右室负荷过重,引起右室肥大、右心衰竭。另一方面,舒张期左室除接受来自左房的正常肺循环血液外,尚需要容纳在收缩期反流入左房的血液,导致舒张期容量负荷过重,可产生左室离心性扩大和肥厚,也是引起左心衰的原因之一。

二、诊断

(一)临床表现

1. 症状

轻度二漏可终生无症状,即使中、重度二漏也可几年甚至 10 多年无症状。直到出现左心衰后,则病情发展常较为迅速。除各种病因常有相应的临床表现外,慢性二漏的主要症状包括:

(1)劳累后气促和呼吸困难:呼吸困难程度不一,多逐渐加重,从事重体力劳动、剧烈运动时才出现,直到端坐呼吸并予供氧仍难以缓解,系左心功能减退、心搏出量降低和肺淤血的结果。

(2)疲乏、无力:活动后疲劳可以是某些患者的主要症状,系活动增加收缩期二尖瓣反流,致主动脉射血进一步减少,四肢供血不足的结果。

（3）心悸：由于二漏使左室舒张期容量负荷过重，左室搏出量增加，心尖搏动增强，使患者常感到心悸；此外，二漏还可导致心律失常，如过早搏动和房颤（比二窄相对少见）等，也使患者有心悸感。

（4）少数左房显著增大者可有右胸痛和吞咽不适感。

（5）当累及右心和右心衰时，可出现右上腹胀痛、肝肿大和下垂性水肿。

（6）二漏尤其是轻度二漏易并发感染性心内膜炎，可产生相应临床表现和加重二漏。

2. 体征

（1）心尖区收缩期杂音：是二漏最主要体征，杂音响亮度常≥3/6 级，多为吹风样，少数为粗糙杂音；当累及腱索或乳头肌时，可出现乐音样杂音，且可时有时无，杂音多变。二漏杂音多向腋下及左肩胛间部传导；当瓣叶主要损害后交界区或后瓣时，杂音可传至胸骨左缘第 2、3 肋间及主动脉第二听诊区，有时需与室间隔缺损和主动脉瓣狭窄作鉴别。典型的二漏常呈全收缩期杂音，但二尖瓣脱垂只有收缩中、晚期杂音。杂音强度可以是整个收缩期均等；也可以是收缩中期最强，然后减弱。轻、中度二漏尚可表现为收缩期递增型杂音。杂音的响亮度不仅取决于瓣膜损害的严重程度和反流量，也与左房、室压差有关。心输出量降低时或左心衰竭时杂音可减轻，偶尔可完全消失。二漏杂音常在呼气时减弱，吸气时增强。应用增加外周血管阻力的药物，如注射甲氧胺后杂音增强；反之，应用血管扩张剂如吸入亚硝酸异戊酯后杂音减轻，据此可与三尖瓣杂音相鉴别。

（2）第一心音（S_1）改变：二漏时 S_1 可以正常、减弱或被杂音掩盖。S_1 正常可见于轻度二漏，以及主要以房室环扩大和主要损害后瓣而前瓣活动良好的二漏。多数病例表现为 S1 降低或被收缩期杂音掩盖。

（3）病理性第三心音（S_3）：中、重度二漏在心尖部可听到病理性 S_3，系左室舒张早期血流快速充盈左室和冲击瓣膜引起高振幅中频率的振动，多在 S_2 后 0.12～0.15 s 出现。当左心功能不全时，则产生 S_3 奔马律。

（4）心尖部舒张期杂音：重度单纯二漏也可听到舒张期杂音，系左室扩大、舒张期血流增加产生二尖瓣相对性狭窄的结果，其特点是舒张中期出现，多在 S_2 之后，无舒张晚期增强。

（5）开瓣音：约 10% 二漏可听到二尖瓣开放拍击音（开瓣音），其产生机制不明。

（6）肺动脉瓣区的第二音（P_2）亢进：系因肺动脉高压、左房扩大，使心脏转位、肺动脉更靠近前胸壁所致。由于左室射血时间缩短，使主动脉瓣关闭更加提前，可出现 P_2 宽分裂。

（7）其他体征：包括心尖部搏动增强且向左下移位，心浊音界向左下扩大，心尖区可扪及抬举性搏动及全收缩期震颤，有时整个心前区都有弥漫性抬举性搏动而被误认为是右室肥大。若并发肺水肿或右心衰时，则可出现相应的体征。此外，二漏者脉搏可细而短促，呈轻度水冲脉。

（二）实验室及器械检查

目前确诊二漏最简便和有效的无创检查，首选多普勒超声心动图，其次才是 X 线。至于心电图和心尖搏动图仅作辅助，左室造影及创伤性检查仅用于特殊病例。

1. 超声心动图（UCG）

（1）M 型超声心动图：主要表现为左室容量超负荷改变，如左室扩大、左室后壁和室间隔搏动增强，左室收缩期与舒张期内径差值增大。至于左房后壁活动曲线改变，如收缩期出现明显 C 凹、二尖瓣前瓣 EF 斜率增加（合并二窄时可不明显）、左房增大等，均为间接证据。

（2）二维超声心动图：①心前区左室长轴切面：风湿所致二漏可见两个瓣膜增厚，收缩期二尖瓣口不能完全闭合或有多条回声，舒张期前瓣可呈直角弯曲，但瓣叶中部活动并不减低，后瓣舒张期活动可受限制。②左室短轴切面：在二尖瓣口短轴水平切面正常人瓣口面积应＞3 cm²。收缩期瓣口不能完全闭合，有时可呈筛孔状，这是据以诊断二漏的特征性改变。间接征象包括左房、左室扩大，以及容量超负荷引起左室壁和室间隔运动增强。心功能检测常有收缩功能异常，晚期可有收缩、舒张功能异常。

（3）多普勒超声心动图：应用连续或脉冲多普勒诊断二漏的灵敏度为95％，特异性为90％，精确度为89％，优于二维超声心动图。当取样容积位于二尖瓣口左房侧，可测出收缩期二尖瓣反流的异常湍流信号而确诊。多普勒彩色血流显像对二尖瓣反流极为敏感，在收缩期于左房内可检出源于二尖瓣口的逆向高速湍流引起的彩色异常的血流束。在瓣膜严重变形、二尖瓣脱垂和人工瓣膜并发反流时，异常血流束可呈明显偏心型，有时可有多股异常血流束。根据反流束长度可用来判断反流程度：若反流束仅局限在二尖瓣环附近为轻度二漏，达左房中部为中度二漏，直达左房顶部贯通整个心房为重度二漏。

超声心动图不仅能诊断二漏，且对二漏的病因也能提供有用参数，如二尖瓣脱垂所致二漏，可见收缩期二尖瓣脱垂入左房内的征象；感染性心内膜炎所致二漏，可发现瓣膜上的赘生物，等等。

2. X线检查

透视下可见左室搏动增强，收缩期与舒张期内径差增大。X线片可见左房、左室阴影增大，左房增大可在右心室阴影内出现双重密影。此外，可见肺淤血，晚期右室也增大。仅个别病例需作心导管检查。

3. 心电图

早期正常，中、晚期可有左房、左室肥大、劳损，后期可出现右室肥大或双室肥大图形。此外还可出现心律失常图形，临床以房颤、室性早搏多见。

典型二漏根据临床表现，心尖区≥3/6级全收缩期杂音并震颤，即可作出诊断；结合超声心动图特别是多普勒血流显像，不仅可作出定性诊断，且对二漏严重程度还能作出定量诊断。临床上二漏主要应与心尖区无害性杂音（功能性）及收缩期杂音作鉴别。后者杂音较轻，多为1～2/6级杂音，性质软和，且多为非全收缩期，无左房、左室增大，多普勒超声心动图不能检出收缩期二尖瓣反流信号。至于相对性二漏常有左室扩大和二尖瓣环扩大的病因及相应临床表现、体征，其杂音往往在心功能差时响亮，心功能改善和左室缩小后减轻。相反，器质性二漏收缩期杂音往往在心功能不全时反而变轻，心功能改善后却变得响亮。对于以二尖瓣后瓣病变为主的二漏，有时收缩期杂音最响部位在左胸骨旁第3、4肋间，此时必须与室间隔缺损、主动脉瓣狭窄、肥厚型心肌病的杂音相鉴别。

三、治疗

1. 内科治疗

内科治疗虽不能根治二漏，但慢性二漏常有相当长无症状期，在此时期内给予生活指导，注意劳逸结合，做好呼吸道感染、风湿热和感染性心内膜炎的防治工作，是延缓病情发展十分重要的措施。当二漏出现临床症状时，应给予积极对症治疗，如及时应用强心药、利尿剂、血管扩张药和血管紧张素转换酶抑制剂（ACEI）或血管紧张素Ⅱ受体拮抗剂治疗心力衰竭，改善心功能,纠正心律失常;同时针对二漏病因进行治疗。有手术指征的患者应与心外科密切配合,做好换瓣、瓣膜成形术或修补术前各项准备工作。

2.外科治疗

慢性二漏手术时机的选择迄今仍有争议,主要是因为难以确定左室功能损害开始的时间。有些学者主张只要左室中度以上扩大,即使未出现明显心衰症状也应尽早手术,因为不少患者一旦出现心衰往往病情迅速恶化,届时可能已丧失手术时机。但也有人持反对意见,认为二漏自然病史比较良好,手术有一定风险,且不一定延长患者寿命,采用机械瓣需终生抗凝治疗,抗凝剂应用不当可引起出血或栓塞;生物瓣虽一般不需终生抗凝,但耐久性和牢固度却不如机械瓣,因此主张从严掌握手术指征。多数学者主张应在左室功能尚未严重损害和不可逆改变之前,给予手术治疗。一般认为心功能处于Ⅲ级的二漏或二漏合并二窄而以二漏为主者,应手术治疗。对于心功能Ⅱ级,活动耐量尚可的患者,应定期随访,最好半年1次,作胸部X线和超声心动图检查,如发现心脏进行性扩大,并有明显血流动力学障碍者,应考虑手术治疗。心功能Ⅳ级的二漏,应积极进行内科治疗,待心功能改善后尽早争取手术治疗。

第三节 急性二尖瓣关闭不全

一、病因及发病机制

急性二尖瓣关闭不全(简称急性二漏,acute mitral insufficiency,AMI)几乎都是瓣下二尖瓣结构(腱索或乳头肌)断裂或功能不全的结果,也可能是感染性心内膜炎或其他原因引起的瓣膜破裂或穿孔所致。

1.腱索断裂

常见病因有:①发生于慢性风湿性二漏病程中;②作为二尖瓣脱垂综合征的合并症,如黏液样变性引起二尖瓣瘤样扩张或破裂、腱索断裂;③胸部钝性或穿透性创伤的结果;④二尖瓣发生感染性心内膜炎;⑤腱索自发性断裂,其原因未明,据病理证实多为腱索结缔组织的灶性溶解,以后瓣腱索较多受累,典型者多发生在中年后期的男性。

2.乳头肌功能不全或断裂

最常见于冠心病、急性心肌梗死,尤其多见于下壁梗死;偶尔可由创伤所致。

3.二尖瓣瓣膜穿孔、破裂

临床上多见于感染性心内膜炎,其次是风湿性二尖瓣病变发展过程中出现瓣膜撕裂,偶尔见于二尖瓣脱垂和胸部钝性创伤者。此外,二尖瓣置换术后瓣周漏也是产生急性二漏原因之一。

急性二漏可产生类似慢性二漏的血流动力学和病理生理学改变,但是病情急重。急性二漏的特点是左房、左室无明显扩大或仅轻度增大,主要表现为左房压力明显增高、顺应性降低和左室舒张末压增高。早期出现肺水肿是左房衰的结果,并不代表左室衰竭;经过一段时间才出现左室衰竭,此时反流血量已是向前搏血量的3~4倍,血流动力学已发生严重障碍,此有别于慢性二漏。急性二漏若能生存下来,随病程的延长可演变成慢性二漏。

二、诊断

（一）临床表现

1. 症状

急性二漏与慢性二漏不同，病情常在短期内迅速加重，重度腱索断裂、乳头肌断裂或瓣膜穿孔时，大量血液反流到顺应性差而容积未增大的左房，常使左房压在短期内上升3～4倍，以致迅速出现左房性急性肺水肿。患者可出现呼吸困难、不能平卧、咯粉红色泡沫样痰、发绀、双肺满布湿罗音等。之后可发生右心衰竭，表现为颈静脉怒张、肝颈静脉回流征阳性、肝肿大和下垂性水肿等。经数小时或数日后，当急性二漏导致左室功能衰竭时，不仅加重肺水肿的征象，且使心输出量明显下降，患者可出现低血压或心源性休克，若不及时抢救可迅速死亡。

对于轻、中度急性二漏，虽也可能出现肺水肿，但不一定会发生左室衰竭，尽早诊治预后较好；也可能逐渐演变成慢性二漏，可产生相应症状。

2. 体征

体检有心动过速伴迅速上升而小的脉搏，即所谓小的"水冲脉"。血压可降低甚至休克。心尖搏动有力，但无左房、室明显增大的体征，有别于慢性二漏。由于主动脉提早关闭，S_2可有宽分裂，常有S_3、S_4或出现S_3、S_4奔马律，房颤少见。心尖区收缩期杂音多为非全收缩期，于收缩早至中期呈递减性质，收缩晚期杂音减轻或消失。杂音常呈低音调而柔软，很少超过3/6级，仅少数可达4/6级并伴收缩期震颤。乳头肌功能不全杂音常有以下特点：①杂音多变，即有时响亮，有时很轻甚至消失；②心绞痛发作时杂音增强，疼痛缓解后减轻；③过早搏动时杂音较响，而过早搏动后杂音减轻；④不同心动周期中杂音可呈收缩早期、中期或全收缩期杂音。此外，心尖区S_1，常增强，有别于慢性二漏的常减弱。急性心肌梗死所致乳头肌断裂有时杂音很轻，但却有严重肺水肿征，临床上必须加以注意。杂音放射方向取决于前瓣还是后瓣受累，临床上以后瓣受累最常见。反流血液向前冲击室间隔和主动脉根部，故杂音常在心底部最响，且向颈部传导，可误诊为主动脉瓣狭窄或室间隔缺损。若病变在前瓣，反流血液向左房后壁，杂音向头部或脊柱放射。人工瓣膜置换术后并发瓣周漏时，其二漏杂音和传导方向有较多变异。严重二漏有时可无杂音，应予注意。此外，常有肺淤血和肺水肿征象，也可出现右心衰和体循环淤血征象。

（二）实验室及器械检查

1. 腱索断裂超声心动图

急性二漏以腱索断裂较为常见，其超声特征如下：

（1）M型超声心动图：①二尖瓣运动曲线改变：因腱索断裂不能牵住瓣叶，使受累瓣叶呈连枷状改变，收缩期二尖瓣一叶或两叶（及其腱索）可随血流脱垂入左房内，因而前后瓣叶不能合拢，关闭线消失丧失了单一的CD段，出现多重回声或吊床样外观，同时伴频率快速的收缩期震颤。②心底波群：收缩期可见连枷状二尖瓣叶回声，主动脉射血时间缩短，主动脉瓣提前关闭，这是因为二尖瓣反流后左室射入主动脉血量减少之故。此外，可见左房后壁运动增强，但左房内径正常或仅轻度增大，有别于慢性二漏。③左室内径可正常或轻度增大，但室间隔和左室后壁运动增强。④感染性心内膜炎所致者可发现瓣膜附有赘生物。

（2）二维超声心动图：①左室长轴切面：实时下极易发现连枷状二尖瓣叶，收缩期受累瓣叶急速向上运动超过瓣环进入左房腔内。最大收缩期异常运动以瓣尖为主,正常瓣尖接合点消失。舒张期连枷状瓣叶又高速折回左室腔内,连枷状前瓣可与室间隔相碰,而连枷状后瓣可触及左室后壁。此外,左房、左室运动增强,内径正常或轻度增大。②左室二尖瓣口水平短轴切面:收缩期前后瓣叶不能闭合成一线,提示有二漏存在,感染性心内膜炎可见瓣膜有赘生物存在。

(3)多普勒超声心动图:无论连续、脉冲多普勒还是血流显像,均可在左房内于收缩期检出湍流信号和异常血流束,提示有二漏存在。彩色多普勒血流显像尚可对二漏反流量进行评估。

2.乳头肌断裂超声心动图

(1)M型超声心动图:其特征类似腱索断裂改变,但一般无左室后壁运动增强,心壁活动常减弱,特别是心尖部也可表现为异常运动,这可能与下壁梗死使心肌丧失收缩力有关。此外多无二尖瓣收缩期扑动,有别于腱索断裂。

(2)二维超声心动图:①左室长轴切面:可见乳头肌残端过度运动及腱索松弛,收缩期二尖瓣可脱垂入左房内,二尖瓣接合点向下移位,有时可见二尖瓣叶扑动。②左室短轴切面:乳头肌水平可见乳头肌移位及残端游动。腱索水平可见抖动和飘移的腱索,瓣口处可见反转至左房的瓣叶。

(3)多普勒超声心动图:与腱索断裂相似。

3.X线检查

急性二漏X线胸片无明显心脏增大的证据,或左房、左室仅轻度增大,心脏搏动可增强,惟一的异常是肺淤血和肺水肿征象。

4.心电图

除窦性心动过速外,多无左房、左室增大之改变。若因心肌梗死导致乳头肌功能不全或断裂者,则有相应的心肌梗死图形之改变,临床上以下壁梗死多见。

根据临床表现,结合超声心动图等实验室和器械检查,一般急性二漏诊断不难。

三、治疗

急性二漏内科治疗的目的是改善心功能,控制急性肺水肿或休克,稳定病情为手术治疗作准备或创造条件,因为重度急性二漏单纯内科治疗病死率极高。为了直接判断急性二漏严重程度,有条件单位应作心导管检查,测定血流动力学有关参数,并作X线心室造影,为确立治疗方案提供依据。患者出现急性肺水肿时应按急性心力衰竭处理,可应用吗啡、洋地黄和强心利尿合剂,后者由呋塞米(速尿)40～160mg、多巴胺20～80mg、多巴酚丁胺120～240mg、酚妥拉明5～25mg,加于5%葡萄糖液500ml内静滴。开始滴速为6～10滴/min,视病情调整剂量和滴速。至于上述药物的确切剂量应视病情和具体情况而定:如低血压或休克者酌情减少酚妥拉明剂量,增加多巴胺用量,以免血压过低;血容量不足时应减少或不用呋塞米,以免过度利尿导致脱水和电解质紊乱等。血管扩张剂首选减轻后负荷的药物,可减轻左室射血阻力,减少二尖瓣反流,增加心输出量,常用药物包括血管紧张素转换酶抑制剂,如卡托普利6.25～25mg,2～3次/d;依那普利2.5～5mg,1～2次/d;贝那普利(苯那普利、洛汀新)5～10mg,1次/d等。α受体阻滞剂可用哌唑嗪1mg,2～3次/d;特拉唑嗪(高特灵)0.5～2mg,1次/d;多沙唑嗪0.5～1mg,1次/d等。直接小动脉扩张剂可用肼屈嗪12.5～25mg,2

～3 次/d。上述药物酌情选用 1～2 种。对于重度肺水肿者应首选硝普钠，它不仅能降低后负荷，且能降低前负荷，使左室容积、瓣环周长和瓣口面积减少，缩小反流孔径，一般用量为 50mg 加于 5‰葡萄糖液 500 ml 内静滴，开始剂量为 15μg/min，视病情增减剂量，平均有效浓度为 15～150μg/min。有条件单位可采用主动脉内气囊反搏术，进行机械性辅助循环，待病情稳定后尽早施行人工瓣膜置换术。

鉴于急性二漏的病因不同，针对病因治疗是毋庸置疑的。因心肌梗死所致者应按心梗处理；因感染性心内膜炎所致二漏，应尽早使用足量有效抗生素治疗，坚持大剂量、经静脉给药和长疗程（至少 4～6 周）的用药原则。最好于炎症控制 3～6 个月后手术，但若有紧急手术指征者，不应该为完成一疗程抗生素治疗而延误手术时机，遇此情况，应内、外科密切配合，术后继续应用抗生素治疗，直到痊愈。

第四节　主动脉瓣狭窄

一、病因

1. 风湿性

系风湿性主动脉瓣炎反复发作后，使瓣膜边缘相互粘连融合，导致开放受限。风湿极少引起单纯性主动脉瓣狭窄（简称主窄），多同时合并主动脉瓣关闭不全（主漏）和二尖瓣病变。

2. 先天畸形

系瓣膜发育不全所致，临床上以二叶主动脉瓣多见，其他尚有单叶、三叶和四叶主动脉瓣引起主窄等。值得注意的是，仅少数先天性主窄在出生不久出现临床症状，绝大多数需经历 20～30 年，甚至更长时间才逐渐形成主窄。

3. 老年退行性改变

随年龄增加，退行性瓣膜改变有增多趋势；这种退行性改变可发生在原先正常瓣膜或轻度瓣膜大小不对称的发育缺陷。退变及钙化常始于瓣膜根部，逐渐向瓣尖扩展，往下常累及二尖瓣环和二尖瓣，甚至冠状动脉开口，约 1/4 伴主漏。

4. 罕见病因

如褐黄病、纯合子Ⅱ型高脂血症、Fabry 病等先天性代谢异常，以及感染性心内膜炎累及主动脉瓣伴巨大赘生物形成，阻碍瓣膜开放等。

由于主窄发展缓慢，因此心脏有足够时间通过代偿机制保持相对良好的心功能状态，往往经历 20～30 年后才出现临床症状。正常成人主动脉瓣口面积为 3～4 cm2，孔径约 2.5 cm，即使瓣口面积缩小一半，左室一主动脉压差仍在正常范围，即 <5mmHg(0.67kPa)，通过代偿机制仍能保持足够心输出量而不产生症状。当瓣口面积缩小到正常的 1/4(<0.8 cm²)以下，则左室一主动脉压差往往 >50mmHg(6.7kPa)，此时可出现临床症状。

主窄导致左室射血阻力增加，加重左室后负荷，且两者常呈正相关，左室为了克服后负荷过重，通过肌纤维增粗予以代偿，产生左室向心性肥厚和心室重量增加。在适当范围内心肌肥厚可提高心肌收缩力，提高左室一主动脉压差，以维持正常心输出量。但左室过度肥厚会产生以下不利影响：①可使心肌变硬，舒张功能减退，舒张期顺应性降低，左室舒张末压升高，以致对前负荷增加极其敏感。即使轻度左室前负荷增加，就可导致肺静脉压升高，甚至发生肺淤血和肺水肿。此外,左室舒张末压升高可增加冠脉灌注阻力,减少舒张期冠脉流量,导致心肌缺血、缺氧。②耗氧增加:左室肥大、肌纤维增粗,但并不增加毛细血管数量,而氧弥散半径增大,心肌处于相对供血不足状态。由于左室射血阻力增加,必须增加心肌收缩力予以代偿,使耗能、耗氧增加;而且左室内压增高加上肥厚心肌纤维挤压室壁内小动脉,均可减少冠脉流量。在上述因素综合作用下,当冠脉不能提供足够血供时,可导致心肌缺血、缺氧,长期供血不足可产生心肌纤维化,尤以心内膜下心肌纤维化最为广泛,使心肌收缩力和顺应性进一步下降,逐渐产生心功能不全和心力衰竭。此外,心肌缺血、缺氧,尤其在体力活动时,可诱发心绞痛甚至心肌梗死。

二、诊断

(一)临床表现

1. 症状

主窄病情进展缓慢,即使是先天性主窄也往往 20 岁以后才出现症状;轻度主窄可终生无症状,但可突然猝死。临床上男性主窄比女性多见,两者之比为 3∶1。

主窄的主要症状如下:

(1)心绞痛:约 60% 主窄患者可有心绞痛,且随年龄和主窄严重程度增加而增多。主窄出现心绞痛时表明主窄已相当严重,其瓣口面积常 <0.8 cm²,其性质与冠心病心绞痛无法鉴别。

(2)昏厥或眩晕:约 30% 主窄可有此症状,昏厥时间可短至 1 min 或长达半小时以上,部分患者可伴阿一斯综合征或心律失常,常在劳动后或身体向前弯曲时发作,有的是在静息状态突然改变体位或舌下含服硝酸甘油治疗心绞痛时诱发。

(3)呼吸困难:劳力性呼吸困难往往是心功能不全的征象,常伴软弱无力和疲倦,与阵发性肺静脉压力升高有关。随心衰加重可出现夜间阵发性呼吸困难和急性肺水肿。长期肺淤血可导致肺动脉高压,晚期可引起右心衰和全心衰。

(4)猝死:20%~30% 患者可猝死。多数患者猝死前可有反复心绞痛或昏厥史,但也可作为首发症状。主窄猝死发生率较高,原因未明,可能与急性心肌缺血诱发致命性心律失常有关,可表现为心室颤动或心室停顿。

(5)多汗和心悸:主窄和主漏患者出汗特别多,多汗常在心衰后出现,可能与自主神经功能紊乱,交感神经张力增高有关。由于心肌收缩力增强或心律失常,患者常感心悸。

2. 体征

(1)收缩期杂音:典型主窄收缩期杂音以胸骨右缘第 2 肋间和胸骨左缘第 3、4 肋间最明显,少数患者可在心尖区最清楚;尤其是老年患者可呈乐音样,有时需与二漏鉴别。一般主窄杂音多呈喷射性,而二漏为反流性高频率全收缩期杂音,可资鉴别。主窄杂音常有以下特点:①杂音粗糙,响亮度常在 3~4/6 级以上,多伴震颤。②杂音常向颈部传导,同时沿锁骨传导可直达尺骨鹰嘴,也可沿胸骨向下传导及向心尖部传导。③杂音性质属喷射性菱形杂音,即具有递增一递减特征,菱峰位于收缩中期。一般情况下,主窄越严重,杂音越响亮,持续时间越长,且菱峰靠后;反之,狭窄较轻。但当心功能不全、心输出量降低、心动过速和左心衰竭时,即使严重主窄,有时杂音也可变得短而柔和,甚至缺如,应予注意。④严重主窄杂音可越过 P₂ 在 A₂ 之前结束,可产生 S₂ 反常分裂。

(2)主动脉瓣喷射音:收缩期喷射音通常见于中度主窄,在胸骨左缘第3肋间易听到,可向心尖传导,为短促而响亮的单音,系主动脉瓣开放突然向前移动和左室高速血流冲击扩张的主动脉所致。

(3)心音:S_1 正常,轻度主窄时 S_2 亦正常;严重主窄时由于左室射血时间显著延长,可出现 S_2 反常分裂(paradOxical splitting),即肺动脉瓣比主动脉瓣提前关闭。当瓣膜增厚、钙化严重时,S_2 的主动脉瓣成分(A_2)减弱甚至消失。30 岁以上主窄患者若闻及 S_3,常表明左心功能不全。S_4 可见于中、重度主窄,但 40 岁以上患者听到 S_4 不一定表示瓣膜有严重狭窄。

(4)其他:严重主窄合并主动脉狭窄后扩张可产生相对性主漏,在胸骨左缘第3、4肋间可闻及轻度舒张早期吹风样递减型杂音。当主窄后期引起左室扩大、左心衰时,可产生相对性二漏,该杂音常因心功能改善或左室缩小而减轻。此外,反复左心衰、肺动脉高压,也可导致右心衰而产生相应体征。中、重度主窄可有心界向左下扩大,心尖有抬举性搏动;当出现左房肥大,心房收缩力增强产生 S_4 时,在心尖区有双重搏动。心底部常有收缩期震颤,尤其在坐位、胸部前倾时,或在深呼气后暂停呼吸时更为明显,有时在胸骨上窝、颈动脉和锁骨下动脉处也可扪及收缩期震颤。脉搏细小,血压可表现为收缩压降低,舒张压正常,以致脉压差缩小。

(二)实验室及器械检查

1.超声心动图

(1)M 型超声心动图:①主动脉根部活动曲线改变:主要表现为主动脉根部活动曲线柔顺性降低,有僵硬感,V 峰(主波)低平,V'(重搏波)不清,有时主动脉活动曲线振幅明显降低。②主动脉瓣改变:瓣膜回声明显增多、增强,主动脉瓣开放幅度与速度均降低,开放幅度常＜15mm。③左室后壁和室间隔呈对称性肥厚,活动幅度降低。④二尖瓣前叶活动曲线中 EF 斜率可降低。

(2)二维超声心动图:①心前区左室长轴切面:可见主动脉瓣增厚或钙化,使其回声增强、密度增高,瓣膜活动度减少,收缩期瓣叶开放活动受限制;此外,尚可见到升主动脉扩张(狭窄后扩张)及左室后壁、室间隔对称性肥厚。②主动脉根部平面短轴切面:收缩期在主动脉根部环形空腔内可见瓣膜增厚的回声横跨其中而不消失,主动脉开放幅度缩小。

(3)多普勒超声心动图:主窄患者在主动脉瓣处及其上方能测到一收缩期宽带图形;此外,根据湍流速度,可检测主动脉瓣上与左室流出道的压差,估计狭窄严重程度。彩色多普勒血流显像特征性改变是主动脉瓣口血流束变窄,流速变快而呈现明显的频率混叠现象;在收缩期于主动脉根部和升主动脉有异常血流束。

2.X 线检查

轻度主窄心影可正常,中、重度主窄左室可增大。由于主窄主要引起左室后负荷(压力负荷)增加,故常呈向心性肥大而左心室腔常无明显扩大;晚期反复心衰后心腔也可增大,且有肺动脉高压和右心扩大征象。此外,可有主动脉狭窄后扩张,主动脉瓣钙化者可见钙化影。

3.心电图

约 85％患者呈电轴左偏和左室肥厚的心电图改变,可伴 T 波倒置及轻度 ST 段降低,若 V_5、V_6 导联中 ST 段下降＞0.3mV,提示存在严重的左室肥厚和重度主窄。70％～85％患者可有左房肥大,V_1 导联中 P 波倒置部分明显延迟。此外,可有不同程度的房室传导阻滞、左束支传导阻滞。

4.心导管检查

左心导管检查不仅可确诊主窄,且能对其严重程度作出判断,也可用以了解冠状动脉情况,对左室功能进行评估。通过左室至主动脉连续压力曲线描记,可鉴别主窄类型(即瓣下、瓣膜部或瓣上狭窄)。对于高龄患者应同时做冠脉造影,以排除冠心病。

主窄根据病史、体征,结合超声心动图、X线和心电图,一般诊断不难,必要时可作左心导管检查予以确诊。临床上本病有时应与肺动脉瓣狭窄、肥厚型心肌病以及室间隔缺损相鉴别。

三、治疗

无症状轻度主窄可不作特殊处理,但应定期随访。主窄患者平时应适当限制体力活动,以防止晕厥和心绞痛发作。一旦心绞痛发作,可舌下含服硝酸甘油 $0.3\sim0.6$ mg,也可应用钙离子拮抗剂如硝苯地平 $5\sim10$ mg 或尼群地平 10mg,立即舌下含服,其他硝酸酯类制剂也可应用。左心衰时按心力衰竭处理(详见第六章心力衰竭)。主窄常引起左室舒张功能不全性心衰,应避免使用强烈利尿剂及血管扩张剂,以免左室舒张末压过度下降,导致急性失代偿。有心律失常者,则按心律失常处理。平时应预防感染性心内膜炎,对体内感染应积极治疗。

下列情况应考虑经皮主动脉内球囊成形术或直视分离术和换瓣术:①反复心绞痛或晕厥发作;②有过左心衰竭史;③虽无症状,但左室明显肥大,跨瓣压力阶差 $\geqslant50$ mmHg(6.67kPa);④主动脉口面积 <0.8 cm^2。对于瓣膜严重钙化或先天性二叶主动脉瓣患者常需作换瓣术。

第五节　慢性主动脉瓣关闭不全

一、病因及发病机制

慢性主动脉瓣关闭不全(简称主漏,CAI)的病因很　多,大致可分为以下几类:

1.引起主动脉瓣叶结构改变的病因

(1)风湿性:系风湿性主动脉瓣膜炎症反复发作,使瓣叶挛缩、变形所致。风湿性主漏是我国主漏最主要病因,占 $60\%\sim80\%$,常伴不同程度主窄和二尖瓣病变。

(2)先天性瓣叶畸形或缺陷:不仅可引起主窄,也可产生主漏,其中以二叶和三叶主动脉瓣叶畸形或缺陷最多见,且多合并主窄。

(3)主动脉瓣脱垂:系主动脉瓣黏液样变性和退行性变所致。

(4)主动脉瓣下狭窄:可产生继发性主漏,系快速喷射性血流不断冲击瓣叶,引起瓣膜变形和功能障碍所致。

(5)少见病因:如系统性红斑狼疮、类风湿关节炎等。

2.引起升主动脉壁全面或局部扩张的病因

(1)梅毒性主动脉炎:多见于男性,系梅毒性炎症破坏主动脉壁中层,致主动脉根部扩张,瓣环扩大,舒张期瓣膜不能闭合,产生相对性主漏。

(2)马凡综合征和马凡样疾病:前者系结缔组织发育不良,主动脉壁常比正常人薄弱,使主动脉和 Valsalva 窦明显扩张,导致相对性主漏;后者包括 Ehlei－Danlos 综合征、成骨不全和主动脉窦动脉瘤等非炎症性主动脉疾病。

(3)非特异性主动脉炎:原因未明,可有动脉中层坏死和巨细胞浸润,可伴主动脉瘤。

(4)升主动脉粥样硬化、扩张:多见于高龄和长期高血压患者致升主动脉扩张,多为轻度主漏,可伴瓣膜钙化性狭窄。

3. 主动脉和瓣膜均有病变的病因

临床上以强直性脊椎炎多见,约 20% 病例可累及主动脉壁和瓣膜,但仅少数有临床症状。

主漏使主动脉瓣在舒张期不能很好闭合,血液由主动脉反流入左室。由于主动脉与左室之间在舒张期存在明显压差,故即使反流口径较小也可产生大量反流。此时左室不仅需要容纳正常从左房流入的血液,还要接收从主动脉反流来的血液,导致舒张期容量超负荷,使左室逐渐扩大。当左室失代偿时,可引起左心衰和肺水肿。此外,主漏使主动脉舒张压降低,可影响冠脉供血,临床上可出现心绞痛;长期心肌缺血又可导致心肌收缩力下降和心功能不全,产生恶性循环。此外,严重主漏可使动脉收缩压增高,舒张压降低,脉压差增大。

二、诊断

(一)临床表现

由于慢性主漏病因众多,其严重程度和发展速度不一,因此,其临床表现可有较大差别。除各种病因可产生相应临床症状外,主漏本身可产生以下症状和体征:

1. 症状

轻度主漏可无明显症状。中、重度主漏常因心输出量增加和心肌收缩力增强而感到心悸;尤其左侧卧位更明显,因心尖强烈搏动可有左胸不适感。此外,全身各大动脉可有强烈搏动感。由于左室代偿功能良好,因此可在相当长时期内无心功能不全的症状。但一旦失代偿,病情常在较短时期内迅速恶化,患者可反复出现左心衰症状。

后期随病情发展可有下列症状:

(1)心绞痛:约 50% 以上严重主漏可发生心绞痛,其发生机制包括:①主动脉舒张压降低,影响冠脉灌注,心肌缺血、缺氧;②左室长期处于容量超负荷状态,心肌耗氧增加;③若病变累及冠脉开口,可导致冠脉狭窄;④高龄患者可同时合并冠心病。心绞痛可因劳累、血压突然升高、情绪激动、卧位和心动过速所诱发。

(2)左心功能不全:严重主漏最终会发展为左心衰,可产生劳力性呼吸困难,也可突然发生夜间阵发性呼吸困难、端坐呼吸和咯粉红色泡沫样痰。晚期也可引起右心衰,出现体循环淤血征象。

(3)猝死:主漏约 10% 患者可发生猝死,其原因可能与突发致命性心律失常有关。

(4)其他:不少患者诉多汗,且以上半身为主,可能与自主神经功能失调有关。

2. 体征

(1)舒张期杂音:舒张早期出现的哈气样或泼水样递减型杂音,是主漏最主要的体征。该杂音在胸骨左缘第 3、4 肋间,有时在胸骨右缘第 2 肋间最清楚,可向心尖部传导。此外,主漏患者在心尖区可听到舒张早、中期隆隆样杂音,即 Austin－Flint 杂音,系主动脉反流血液撞击二尖瓣前叶,妨碍二尖瓣开放,引起相对性二窄的结果。

(2)收缩期杂音:单纯主漏有时在主动脉瓣听诊区可闻及收缩期杂音,系重度主漏使左室心输出量增加和血流速度增快,产生相对性主窄之故。中、重度主漏因左室明显扩大、乳头肌位置下移和二尖瓣环扩大,可产生相对性二漏,在心尖区可产生收缩期吹风样反流性杂音。

(3)心音:第一心音减弱,系左室舒张期容量和压力短期内迅速增加,于舒张晚期二尖瓣位置已接近瓣环水平,因此心室收缩时,二尖瓣关闭振幅减小,所以第一心音减弱。在严重主漏时第二心音的主动脉瓣成分常减弱或缺如,因此第二心音单一,且在心尖区常可闻及第三心音,后期可产生第三心音奔马律。

(4)心脏其他体征:心尖搏动有力,呈抬举性,心尖向左下方移位,搏动范围较大,心浊音界向左下扩大,部分病例在主动脉瓣听诊区扪及舒张期震颤。

(5)外周血管征:①脉压差增大:系主漏使左室收缩期射血量增加使动脉收缩压增高,同时外周血管阻力降低和舒张期血液反流入左室,使动脉舒张压下降,因而脉压增大。②水冲脉:系收缩压升高或偏高、舒张压下降而使脉压增大所致,按脉时脉搏比正常弹起急速,但下降也快,呈骤起骤降。③枪击声:将听诊器置于患者肱动脉或股动脉处,可听到"Ta—、Ta"与心搏一致的声音,称为枪击声(pistol shot Sound)。

④Duroziez 征:用听诊器轻压股动脉时可听到收缩期和舒张期双重音。⑤毛细血管搏动:轻压指甲床或用玻片轻压口唇黏膜,于收缩期和舒张期可见指甲床或口唇黏膜交替出现潮红和苍白现象。⑥点头征:重度主漏可见头部出现与心动周期一致的规律性点头运动。

(二)实验室及器械检查

1. 超声心动图

(1)M 型超声心动图:①心底波群(4 区)扫描时,主动脉活动曲线振幅增大,主动脉内径增宽,舒张期右冠瓣与无冠瓣不能闭合而呈双线,这对诊断主漏有较大价值。②左室有容量超负荷改变。③二尖瓣前叶舒张期有快速纤细扑动。

(2)二维超声心动图:①心前区左室长轴切面:主漏时主动脉瓣回声增多,舒张期不能闭合而呈双线;此外尚有左室和主动脉内径增大、搏动增强等左室容量超负荷改变。②心前区主动脉根部短轴切面:舒张期三个瓣叶不能闭合,其中央有裂隙;若属先天性二叶主动脉瓣,则经多切面检查只能发现两个瓣叶,有确诊价值。

(3)多普勒超声心动图:应用脉冲或连续多普勒,将取样容积的声束置于左室流出道或主动脉瓣处,在舒张期可检出湍流信号,则可确诊主漏。彩色多普勒血流显像检查,于左室流出道和/或左室内,在舒张期可检出源于主动脉瓣口的异常彩色反流性血流束,多为高速湍流而呈多色镶嵌,有确诊价值;且根据反流束长度和宽度可估计主漏程度。

2. X 线检查

轻度主漏可无异常。典型主漏可有以下改变:①胸透可见心影扩大,左室搏动明显增强,收缩末与舒张末径差增大使心影变化大;主动脉增宽,呈陷落性搏动。②胸片示左室扩大,心尖向左下移位,主动脉增宽,可呈靴型改变;后期可有肺淤血、左房增大和累及右心。

3. 心电图

典型主漏可表现为电轴左偏、左室肥大、劳损的心电图改变,约 1/3 严重主漏患者有 P—R 间期延长,可能与主动脉瓣病变累及房室交界区,使后者钙化或纤维化有关。

4. 心导管检查

遇下列情况才考虑做左心导管检查:①主漏合并二尖瓣病变,有时难以评估主漏严重程度,对是否需要同时进行双瓣手术作出判断。②术前了解主动脉根部大小,为换瓣术选择何种瓣膜及其大小、型号提供参数。③高龄患者出现心绞痛需鉴别系主漏所致抑或冠心病的结果,必要时同时进行冠脉造影,以明确诊断。④主漏病因未明,为了弄清主漏究竟系主动脉瓣本身病变还是升主动脉病变所致,这对了解二叶主动脉瓣、主动脉窦瘤破入左室、Marfan 综合征、主动脉夹层分离等颇有帮助。

主漏诊断一般不难,有时需与肺漏鉴别。

三、治疗

1. 内科治疗

除针对病因作相应治疗外,对于左室功能尚处于代偿阶段者,应注意预防感染性心内膜炎,尤其在拔牙、口腔内手术、尿道及消化道手术时应给予抗生素治疗。平时要注意劳逸结合,避免使用抑制心肌收缩力和负性肌力的药物,定期作有关检查。一旦出现心绞痛,可给予硝酸甘油 0.5mg 舌下含服,必要时隔 5～15min 后重复应用;防止发作可用长效硝酸甘油片或单硝酸异山梨酯 20 mg,2 次/d 或 50 mg 1 次/d 口服,也可辅以钙离子拮抗剂如硝苯地平10 mg,3 次/d;氨氯地平(amlodipine)5～10mg,1 次/d 等。心功能不全时按心衰处理(详见第六章心力衰竭),包括低盐饮食,应用洋地黄及非洋地黄类正性肌力药物、利尿剂和血管扩张剂(以扩小动脉为主),如肼屈嗪 12.5～25mg,哌唑嗪 0.5～1 mg,均 3 次/d;血管紧张素转换酶抑制剂如卡托普利 6.25～25mg 3 次/d,依那普利 2.5～10mg、贝那普利 5～10mg、西拉普利 2.5～5mg,均 1 次/d;血管紧张素 II 受体拮抗剂如洛沙坦 50mg、缬沙坦 80 mg,均 1次/d。

2. 外科治疗

下列情况应考虑换瓣手术:①临床上有心绞痛或心衰症状者,心功能 III 级;若心功能 IV 级应积极内科治疗,待心功能改善后再考虑手术。②虽无心衰,但 X 线心胸比例>0.6。③心功能虽属 II 级,若瓣膜病变较重,射血分数<0.45。④合并感染性心内膜炎者,待炎症控制后尽早手术。

第六节　急性主动脉瓣关闭不全

一、病因及发病机制

急性主动脉瓣关闭不全(急性主漏,AAD 常见病因包括:

(1)感染性心内膜炎:不仅因炎症损毁瓣膜可造成急性主漏,甚至治愈后由于瓣膜瘢痕形成挛缩,也可引起严重主漏。

(2)在异常或病变的主动脉瓣基础上,发生自发性瓣膜破裂或急性瓣膜脱垂。

(3)主动脉根部隔层分离。

(4)胸部或上腹部钝性创伤所致主动脉瓣破裂或急性脱垂。

(5)因为主窄施行经皮球囊成形术、狭窄分离术后产生此并发症,或换瓣术后并发瓣周漏,等等。

急性主漏对左室血流动力学影响取决于反流量大小和反流速度,其次是左室心肌功能的基本状况。急性主漏与急性二漏相似,机体为了适应左室舒张期容量陡增,只能通过兴奋交感神经、增加每搏量、提高心率和增加外周血管阻力予以代偿。但这种代偿机制增加心输出量有限，且增加心肌耗氧量，当难以对抗急性主漏引起的左室急性容量超负荷时，必导致左室舒张末压剧增而左室无明显增大。随左房压升高，最终可导致肺淤血和急性肺水肿、左心衰。

二、诊断

(一)临床表现

急性主漏临床表现主要取决于主漏严重程度和速率。

1. 症状典型者有以下特点

(1)胸痛：重症主漏常有胸痛，系心肌作功增加，对氧需求增多而冠脉流量反而减少，产生氧供需失衡，导致非冠心病性心肌缺血。每次胸痛发作历时较久，硝酸甘油效果欠佳。

(2)心功能不全征象：左心衰(详见第六章心力衰竭)常于短期内(几日至数周)发生，且迅速恶化，若不及时治疗可短期内死亡。

2. 体征有以下特点

(1)心尖搏动增强，但心界元增大：听诊表现为第一心音降低或消失，主动脉区可出现舒张早期递减型哈气样杂音，杂音往往于舒张中期终止。当心功能不全时杂音明显减轻，甚至消失，有别于慢性主漏。若瓣膜撕裂可产生乐音样杂音。重度主漏第二心音主动脉瓣成分(A2)消失。有时在心尖区可闻及 Austin—Flint 杂音。左心衰时可闻及病理性第三、四心音，甚至奔马律。

(2)外周血管征：如水冲脉、毛细血管搏动和枪击音常不明显，有别于慢性主漏。

(二)实验室及器械检查

1. 超声心动图

(1)M 型超声心动图：①舒张期因血流冲击二尖瓣、室间隔，可出现纤细扑动。②病变主动脉瓣舒张期有高频震颤，瓣膜不能闭合，有时瓣叶呈连枷状。③二尖瓣可提前关闭。④主动脉根部、左室可无明显扩大，有别于慢性主漏。

(2)二维超声心动图：心前区长轴切面可发现舒张期主动脉瓣不能闭合，可见连枷状瓣叶脱垂入左室流出道，收缩期返回主动脉腔内，易发现感染性心内膜炎赘生物。

超声心动图检查不仅易确诊急性主漏，且对病因诊断也颇有帮助。

(3)多普勒超声心动图：频谱型多普勒于左室流出道可探及全舒张期反流波形。彩色多普勒显示源于主动脉口的舒张期五彩镶嵌反流束向左室流出道喷射，且可初步估计反流量。

2. X 线检查

心胸比例可正常，心脏可不增大，主动脉根部不增宽(除非主动脉夹层分离)，但有两肺纹理增多或肺淤血、肺水肿改变。必要时可行逆行主动脉根部和左室造影。血流动力学检查常有肺毛细血管压和左室舒张末压明显升高。

3. 心电图

主要表现为窦性心动过速，多无左室肥厚或左室高电压之改变，有别于慢性主漏。

三、治疗

急性主漏除针对病因作相应治疗外，特别是有明显血流动力学障碍者应尽早换瓣，否则可能在几日或几周内因急性左心衰致死，失去手术时机。若主漏由于感染性心内膜炎所致者,视病情而定:若主漏不太严重,可先积极进行抗生素治疗,待感染控制后 3～6 个月施行换瓣术;若病情急重,应在积极内科配合治疗下尽早施行换瓣术,不应为完成一疗程抗生素治疗而延误手术时机,但术前、术中和术后均需足量有效抗生素治疗,以控制感染和避免炎症扩散。

第七节　三尖瓣狭窄

一、病因及发病机制

三尖瓣狭窄(简称三窄,tricuSpid stenosis,Ts)临床上较为少见,常见病因包括:

1. 风湿性

三窄绝大多数为风湿性心内膜炎的遗患,常合并二尖瓣或主动脉瓣病变,单纯三窄少见。

2. 先天性

包括三尖瓣叶发育不全、腱索过短或畸形、瓣环过小、乳头肌异常等引起。

3. 罕见病因

Fabry 病(全身性弥漫性血管角质瘤综合征)、whipple 病、类癌、心内膜弹力纤维增生症和心内膜纤维化等。

三窄使右房血液在舒张期进入右室受阻,使血液淤积在右房内,导致扩大和压力升高。由于体静脉系统容量大、阻力低,对右房压力升高有较大缓冲余地,因此三窄所致右房压不会明显升高,有别于二窄的使左房压力明显升高。长期右房增大和压力升高最终可导致体循环静脉淤血,可引起颈静脉曲张、肝肿大、下垂性水肿等;另一方面由于右室舒张期充盈减少,使右室内径缩小和心输出量降低,肺循环血量亦减少,由肺静脉回流入左房血减少,因此可产生左室心输出量降低,可出现体循环供血不足的临床征象。

二、诊断

(一)临床表现

1. 症状

女性得此病多于男性。单纯三窄可出现右心衰引起的体循环淤血征象,而肺淤血不明显,患者可出现乏力、疲倦、心悸、颈静脉曲张、肝肿大、下肢水肿等征象。若严重二窄,患者不出现端坐呼吸、夜间阵发性呼吸困难、咯血等左房衰竭的征象,临床上应考虑合并三窄。

2. 体征

除上述体循环淤血征象外,在三尖瓣听诊区出现舒张期隆隆样杂音是最重要体征,有时该杂音在剑突下最清楚,杂音性质和特点与二窄相似,但常在吸气时杂音增强,称 Carvallo 征,系吸气时静脉回流增加,从而使通过狭窄的三尖瓣口血流增多所致。一般而言,三窄的舒张期杂音强度较弱,震颤少见,收缩期前增强不明显,但音调比二窄高,可资鉴别。三窄时第一心音(主要是三尖瓣成分)亢进,但以三尖瓣听诊区最明显;此外,也可有三尖瓣开瓣音,多在第二心音后 0.04～0.06 s 出现,吸气时明显,在剑突下部最清楚。此外,肝区可扪及收缩期前搏动。

(二)实验室及器械检查

1. 超声心动图

(1)M 型超声心动图:在三尖瓣区检查时,三尖瓣前瓣正常双峰型曲线消失,EF 斜率明显降低,产生类似二窄的城垛样改变,瓣膜回声明显增多、增强,CE 幅度降低。此外,尚有右房增大等征象。

(2)二维超声心动图:从右室流入道、流出道平面长轴切面及心底部短轴切面探查,较易发现三尖瓣狭窄,可见三尖瓣于舒张期圆顶形向右室凸出伴开放滞缓、幅度减少,瓣叶回声增多、增强。此外在心尖四腔切面亦较易发现三尖瓣舒张期活动情况和瓣口面积缩小(正常三尖瓣口面积为 $6\sim8\ cm^2$),且可估计右房大小。

(3)多普勒超声心动图:将取样容积置于右室流入道内,于舒张期可检出源于三尖瓣口的异常血流束,可确立三窄诊断。

2. X 线检查

右房增大,右室不大,肺血减少,肺野清晰,肺动脉段正常,上腔静脉影增宽,且有收缩期前搏动。

3. 心电图

单纯三窄可表现为 P 波高尖,常>3mm,尤以 V_1 导联最明显。若合并二窄,P 波高尖伴时限延长,右室也可增大。

4. 心导管检查

偶尔需作右心导管检查以确定诊断,多用于术前评价三窄程度和心功能状态。心导管检查常有心输出量降低和右房增大、压力增高现象,三尖瓣跨瓣压差至少>2mmHg(0.27kPa)。右房内注射造影剂,可见右室充盈滞缓、三尖瓣活动受限等征象。因风湿性三窄常合并二窄,故肺动脉压仍可增高。

三窄根据病史、体征,结合有关检查多能确诊。

三、治疗

同二窄。轻度三窄可内科治疗,包括预防风湿活动和防治感染性心内膜炎。严重三窄可施行经皮三尖瓣球囊成形术或外科分离术。瓣膜严重钙化、僵硬和血栓形成者,或合并中度以上三尖瓣关闭不全者,可考虑作换瓣术。为减少血栓形成,一般可选用生物瓣。

第八节　三尖瓣关闭不全

一、病因及发病机制

三尖瓣关闭不全(简称三漏,tricuspid instlfficiency,TI)多数属于相对性,常继发于左心病变和肺动脉高压引起右室肥大和三尖瓣环扩大,而瓣膜本身是正常的。此外,偶见于右房黏液瘤影响三尖瓣关闭所致。

器质性三漏较为少见,常见病因包括:①风湿性,系风湿性三尖瓣炎反复发作的结果,多伴三窄和二瓣、主动脉瓣病变。②右心心内膜炎累及三尖瓣,致瓣膜损毁,可产生急性三漏。③先天性发育异常、Ebstein 畸形、心内膜垫缺损等。④右室梗死致乳头肌坏死、功能不全或腱索断裂,可产生急性三漏。⑤三尖瓣黏液样变性致三尖瓣脱垂。⑥创伤。⑦心内膜纤维化。⑧类癌。

三漏时由于收缩期部分血液由右室反流入右房,可引起右房压升高和扩大;而舒张期右室除需要收纳正常从上下腔静脉回流入右房的血液外,还要接受反流入右房的血液,故可导致舒张期右室容量超负荷而扩大。此外,相对性三漏尚有原发病变和肺动脉高压等所致的血流动力学紊乱。由于右室代偿功能较差,最终可产生右心衰和体循环淤血征象。

二、诊断

(一)临床表现

1. 症状

三漏缺乏特征性症状,严重三漏可有呼吸困难,但无明显卧位性和阵发性呼吸困难;此外,可有乏力、疲倦等症状。由于收缩期反流入右房的血液的搏动可传导到头颈部静脉,因此可有头颈部静脉搏动感。后期发生右心衰时常因肝淤血引起上腹部胀痛,胃肠道淤血可出现食欲减退、消化不良、恶心、呕吐等消化道症状,最后可出现腹水、心源性肝硬化和下垂性水肿等。

2. 体征

(1)心脏听诊:有以下特点:①收缩期杂音常在胸骨左缘第4、5肋间或剑突下最清楚,此杂音较表浅,呈吹风样反流性杂音,音调较高,并在深吸气末加强,呼气时减轻,杂音较少扪及震颤。②心音 S1 常减弱,尤其三尖瓣听诊区较为明显。由于有不同程度肺高压,故肺动脉区 P2 亢进,偶尔有 S2 反常分裂。此外,由于舒张早期大量血液通过三尖瓣口引起右室壁振动,可有右室性 S3,甚至产生右室性 S3 奔马律。少数患者可闻及 S4。此外,不少三漏可有房颤,多与合并二尖瓣病变有关。③舒张期杂音:重度单纯三漏在三尖瓣听诊区也可听到短促的舒张中期隆隆样杂音,系舒张期通过三尖瓣口血流量增加,产生相对性三窄所致。

(2)其他体征:因右房增大,在胸骨右缘可见搏动,而右室增大常使心尖搏动点向左移位,心浊音界向左扩大,心尖上翘,有明显剑突下搏动,心前区也可有抬举性搏动。收缩中、晚期肝脏扩张性搏动是三漏特征性体征之一。此外,颈静脉怒张伴搏动也是三漏特征之一。合并右心衰时可有体循环淤血体征。

(二)实验室及器械检查

1. 超声心动图

(1)M 型超声心动图:主要表现为间接征象,如三尖瓣前瓣 EF 斜率增加,CE 幅度增大和右房、右室增大,呈容量超负荷改变。

(2)二维超声心动图:可从右室流入道、流出道长轴切面及心底部短轴切面检查,可发现三尖瓣活动幅度增大,收缩期前、后瓣与隔瓣不能完全闭合,此为诊断三漏的直接征象。此外可有右心超负荷改变。

(3)多普勒超声心动图:连续和脉冲多普勒将取样容积置于右房流出道内,于收缩期可检出湍流信号。彩色多普勒血流显像显示右房内于收缩期有源于三尖瓣口的逆向血流束,具确诊价值,并可粗略估计反流量。

2. X 线检查

右房明显增大,上腔静脉扩张伴收缩期搏动。右室增大呈容量超负荷改变。若三漏并发于肺动脉高压或左心病变,可有相应 X 线改变。心导管检查示右房压增高伴高大 V 波和陡降的 Y 倾斜段。右室造影于收缩期可见造影剂反流入右房,具有确诊价值。

3.心电图

右房、右室增大征象,可有不完全性或完全性右束支阻滞及 P—R 间期延长。Ebstein 畸形可合并 B 型预激综合征。

三、治疗

对功能性三漏主要应治疗原发病。器质性三漏若不严重可内科治疗,主要是对症处理和防治感染性心内膜炎;若为严重三漏,心功能≥Ⅲ级,应作换瓣术或瓣环成形术。而换瓣术以生物瓣较理想,可减少血栓形成和避免抗凝治疗。

第九节　肺动脉瓣狭窄

一、病因及发病机制

肺动脉瓣狭窄(简称肺窄,PS)绝大多数属于先天性,可合并其他先天性畸形(详见第十四章先天性心脏病);风湿性肺窄少见,常伴二尖瓣和/或主动脉瓣病变;其他少见原因包括感染性心内膜炎累及肺动脉瓣、分泌 5—羟色胺的类癌、Marfan 综合征、瓣膜退行性变等。

肺窄使右室收缩期排血受阻,致右室压力负荷过重,使右室肥大,最后可发生右心衰。当右房压力超过左房时,部分病例可通过未闭卵圆孔造成右向左分流,则可产生紫绀。另一方面,肺动脉可有狭窄后扩张,由于肺动脉内血流减少,肺动脉压力降低,X 线示肺野常较清晰。

二、诊断

(一)临床表现

1.症状

轻、中度肺窄无明显症状;重度肺窄时运动耐量降低,可有呼吸困难、胸痛、头晕、晕厥、心悸、紫绀等症状,后期可出现右心衰征象。此外,患者易患肺部感染。

2.体征

主要体征是肺动脉瓣听诊区闻及响亮粗糙的喷射性菱形收缩期杂音,常伴震颤。轻度肺窄,菱峰位于收缩中期,狭窄越严重菱峰越靠后,常掩盖 A_2,P_2 减弱。在 S_1 之后 $0.02\sim0.06$ s 可闻及收缩早期喷射(喀喇)音,呼气时增强,喷射音与 S_1 越接近,肺动脉瓣狭窄越严重。喷射音的存在表明瓣膜无严重钙化,活动度尚好。P_2 减弱伴 S_1 分裂,吸气后更明显。右心功能减退时闻及右室性 S_3 和右房性 S_4。先天性肺窄因右室肥厚,尤其在儿童期和青少年可见心前区隆起伴胸骨旁抬举性搏动。持久性紫绀可伴发杵状指(趾)。晚期患者可出现右心衰所致体循环淤血征象。

(二)实验室及器械检查

1.超声心动图

(1)M 型超声心动图:①心底波群可见肺动脉增宽(狭窄后扩张),搏动增强,右室流出道可变窄和肥厚。若瓣下狭窄(右室漏斗部狭窄)则肺动脉无增宽。②肺动脉后瓣活动曲线改变:瓣膜部狭窄者 a 波增大,b 点下移;右室漏斗部狭窄者 a 波缩小,甚至消失。③右室呈压力负荷过重改变。④右肺动脉内径缩小。

(2)二维超声心动图:肺动脉瓣回声增多,收缩期肺动脉瓣不能完全开放,向肺动脉腔中部弯曲,呈圆顶状或尖锥状凸出。

(3)多普勒超声心动图:肺窄时于收缩期在肺总动脉近端可测得一负向宽带图形,提示有肺窄存在。连续多普勒尚可检出右室与肺动脉间的压力阶差,有利于对肺动脉瓣狭窄严重程度的评估。彩色多普勒的特征性改变是,狭窄后扩张的肺动脉内有高速湍流而呈现多色镶嵌的异常血流束。

2.X 线检查

右室肥厚,右房亦可增大,心脏横径增大,肺总动脉呈狭窄后扩张,肺纹理稀疏,肺野清晰。右心导管检查可发现右室压力增高,肺动脉压力正常或降低。将导管由肺动脉撤至右室进行连续测压记录,可判断瓣口狭窄类型,根据压差出现部位可分为瓣下、瓣膜部和瓣上狭窄。

3.心电图

可有右室肥厚、右房增大和右束支传导阻滞图形,电轴右偏。

肺窄根据病史、体征,结合超声心动图和 X 线检查,不难作出诊断,有时需与房间隔缺损、室间隔缺损、先天性肺动脉扩张和法洛四联症作鉴别。

三、治疗

内科治疗主要针对肺窄可能出现的并发症,如治疗右心衰竭、纠正心律失常和防治感染性心内膜炎。

中度以上肺窄[跨瓣压差>50mmHg(6.67kPa)],应考虑作经皮肺动脉瓣球囊成形术或外科手术矫治。手术宜在儿童期施行。严重肺窄应尽早手术,婴幼儿期即应手术,以缓解症状。

第十节 肺动脉瓣关闭不全

一、病因及发病机制

肺动脉瓣关闭不全(简称肺漏,PI)绝大多数是由于肺动脉瓣环扩大和肺动脉主干扩张所致的相对性关闭不全。最常见原因是各种原因所致肺高压,偶尔为 Marfan 综合征,特发性主、肺动脉扩张等结缔组织疾病所致。

肺动脉瓣叶本身病变所致肺漏少见,包括先天性瓣膜缺陷、发育不良、感染性心内膜炎、类癌、创伤(包括心导管检查所致)、类风湿关节炎等偶尔可引起肺漏。

舒张期血液由肺动脉瓣口反流入右室,可引起右室容量超负荷而扩大,当右室失代偿时可引起右心衰和体循环淤血。

二、诊断

(一)临床表现

1.症状

肺漏本身很少产生症状,其主要症状与肺动脉高压或先天性畸形有关,因为单纯性肺漏即使较为严重,患者耐受性多良好。

2.体征

胸骨左缘第 2 肋间闻及舒张早期哈气样递减型杂音是最重要体征。若属功能性肺漏,临床上称为 Graham steell 杂音,多继发于各种原因所致肺动脉高压。杂音可向下传至第 4 肋间,卧位比坐位清楚,吸气时增强。杂音多属高频吹风样,常伴肺动脉瓣第二音(P_2)亢进、分裂。此外,常有收缩早期肺动脉喷射音。

器质性肺漏由于不伴有肺动脉高压,故舒张期杂音多属中频,呈先增强后减弱的菱形杂音;但杂音持续时间较长,常伴 P2 减弱或消失,也无收缩期杂音和肺动脉瓣收缩早期喷射音,可与功能性肺漏作鉴别。

(二)实验室及器械检查

1.超声心动图

M 型超声心动图主要呈右室舒张期容量超负荷改变;二维超声心动图特点与主漏类似;多普勒超声心动图于舒张期可检出源于肺动脉口的逆向异常血流束。

2.X 线检查

右室增大,伴肺动脉高压时有肺动脉段隆凸,肺门阴影增宽,尤其是右下肺动脉。胸透可见"肺门舞蹈",但肺野清晰。

3.心电图

可见右束支传导阻滞和/或右室肥厚图形。

本病诊断不难,有时需与主漏鉴别。

三、治疗

继发于肺动脉高压的肺漏主要应治疗原发病,针对肺漏可能产生的并发症如右心衰、心律失常或感染性心内膜炎,应予相应处理。器质性肺漏心功能不全≥Ⅲ级者,右室容量超负荷进行性加重者,可考虑施行换瓣术或瓣膜环缩窄术。

第十一节　联合瓣膜病

联合瓣膜病(CVD)是指同时累及两个或两个以上瓣膜的疾病,也称为多瓣膜病。

一、病因及发病机制

(一)病因及组合形式

联合瓣膜病可由同一病因所致,也可由两个或多个病因引起。临床上以风湿性、感染性心内膜炎及瓣膜黏液性变致多瓣膜脱垂最常见,偶尔因梅毒、Marfan 综合征所致,其组合形式如下:

（1）同一病因累及两个或两个以上瓣膜，以风湿性最常见，其次是感染性心内膜炎、瓣膜黏液性变致多瓣膜脱垂，偶见于 Marfan 综合征。均多累及二尖瓣和主动脉瓣，右心瓣膜如三尖瓣、肺动脉瓣受累少见。除风湿可引起瓣膜狭窄和/或关闭不全外，其余均以引起关闭不全为主。

（2）两种或两种以上病因损及不同瓣膜，如风湿性二尖瓣病变并发感染性主动脉瓣炎，原发性瓣膜脱垂合并梅毒性主动脉瓣关闭不全；也可在原瓣膜病变基础上，因合并感染性心内膜炎、冠心病乳头肌功能不全或坏死等而加重瓣膜病损，等等。

（3）病变源于一个瓣膜，随病情发展可影响或累及其他瓣膜，导致相对性狭窄或关闭不全。如风湿性二窄可引起肺动脉高压致肺动脉扩张，引起相对性肺漏；而肺动脉高压又使右室压力负荷加重而肥大，可引起相对性三漏。主动脉瓣关闭不全由于收缩期向主动脉射血增多，可产生相对性主窄；而主漏舒张期血液反流影响二尖瓣开放，可产生相对性二窄；由于左室舒张期容量超负荷致左室和二尖瓣环扩大，导致相对性二漏；此外，随左室功能不全的发生，可引Ⅰ起肺淤血、肺动脉高压和右室压力负荷过重，也可产生相对性肺漏和三漏。由此可见，单一主动脉瓣病变最终可导致所有瓣膜功能障碍。

（二）病理生理变化

联合瓣膜病变对血流动力学和心功能的影响往往是综合性的，比单瓣膜病变更为严重。举例如下：

1. 主窄并二漏

由于主窄使左室射血阻力增加，可加重二尖瓣反流，使左房失代偿及肺淤血提早发生。而二漏使左室收缩压与主动脉瓣口压差降低，影响左室向主动脉射血，加上存在主窄使心输出量进一步下降，可加重脏器供血不足的症状。

2. 主漏并二漏

两者均可使左室舒张期负荷加重，作用相加后使左室进行性扩大，而后者又加重二漏，形成恶性循环，使左心衰竭提早出现。

3. 二窄并主窄

主窄使左室肥厚、顺应性降低，使左室舒张末压增高，舒张期二尖瓣口压差减小，左房辅助泵作用难以发挥，易致左房衰竭；二窄使左室充盈减少，不能维持必要的左室收缩压，使收缩期跨主动脉瓣压差降低，心输出量进一步减少，体循环供血不足症状加重。

4. 二窄并主漏

多由风湿所致。二窄使舒张期左室充盈减少，左室心输出量降低，虽可减轻主漏反流量和掩盖主漏体征，但两者相加仍使心输出量进一步减少，可加重体循环供血不足症状。一旦成功施行二尖瓣球囊成形术或分离术后，主漏体征及其反流量将比术前更明显，若不作适当处理有时可诱发心衰，应予注意。

由此可见，联合瓣膜病变常比单瓣膜病变更易引起血流动力学的严重障碍，导致心衰较早出现。

二、诊断

（一）临床表现

联合瓣膜病变的临床表现为有关瓣膜损害的综合表现。如二窄合并主漏时，既有二窄的症状和体征,又有主漏的临床表现。但有时某一瓣膜病变可减轻或抵消另一瓣膜病变的症状和体征。如二窄因左室舒张期充盈减少致主漏的反流性杂音减轻,外周血管征得以减轻。相反,明显主漏的舒张期杂音可传至心尖部,可掩盖二窄的舒张期杂音;明显主漏也可产生Austin—Flint 杂音,此杂音与器质性二窄杂音相似,以致可造成二窄的漏诊。三窄的存在可减轻二窄所致的肺淤血;三窄并主窄时,两者杂音均可减轻,第四心音消失等,在临床实践工作中应注意鉴别。

(二)实验室及器械检查

对联合瓣膜病变无论在超声心动图或 X 线等检查中均表现这种病变所致的综合性改变。如二窄并主漏的 X 线检查既可有二窄所致左房增大、肺淤血表现,又有主漏所致左室扩大和主动脉增宽的征象;心电图有二尖瓣型 P 波、左右心室肥大及各种心律失常;超声心动图有典型二窄和主漏的特征性改变而容易确诊。

对联合瓣膜病变主要应根据临床听诊特点结合 X 线、超声心动图作出诊断,尤其是超声心动图的特征性改变,多能据以作出正确诊断。

三、治疗

联合瓣膜病的治疗视瓣膜病变而定。心功能处于代偿阶段或病变较轻者,可内科对症处理,预防风湿活动和感染性心内膜炎。若病变严重,内科治疗效果欠佳,则应手术或经皮球囊导管成形术。后者仅用于瓣膜狭窄;对于关闭不全目前只能采用手术治疗,包括换瓣术、瓣膜修补重建或瓣膜矫正成形术等。有时联合瓣膜病变主要源于一个病变所继发者,如单纯严重主漏可引起多瓣膜损害,其治疗关键在于主漏,经主动脉瓣换瓣术后,其余有影响的瓣膜功能障碍常可以纠正。常见的如风湿性二窄并主漏者,若以二窄为主,主漏不严重,则可先施行二尖瓣球囊成形术或分离术,暂不作主动脉瓣手术;若主动脉瓣关闭不全也严重,则应同时作二尖瓣分离术和主动脉瓣换瓣术。若二窄并二漏(尤其以关闭不全为主者)加上主动脉瓣病变(狭窄和/或关闭不全)者,视病变程度可同时施行二尖瓣和主动脉瓣换瓣术;或先施行二尖瓣(或主动脉瓣)换置术,经半年至 1 年的康复后,视病情再施行另一瓣膜换置术。必须指出,有时联合瓣膜病变若仅处理其中之一瓣膜,另一瓣膜病变的严重程度会加剧,如二窄并主漏,当二尖瓣施行分离术或经皮球囊成形术后,二窄的征象缓解,由于左室舒张期充盈量增多,可加重主漏的症状,而后者所致的血流动力学障碍可能会抵消二尖瓣手术获得的裨益。因此,对疑有联合瓣膜病变的患者拟作手术前,应充分正确地估计每一瓣膜病变的严重程度及其相互影响,以便作出最佳选择。

第十二节　瓣膜脱垂

瓣膜脱垂是指瓣或瓣下支持组织的病变,引起二尖瓣、三尖瓣收缩期脱垂人左、右心房,或主动脉瓣、肺动脉瓣舒张期脱垂人左、右心室流出道,可伴或不伴瓣膜关闭不全。临床上以二尖瓣和主动脉瓣脱垂最常见。

一、二尖瓣脱垂

二尖瓣脱垂(简称二脱,mitral valve prolapse,MVP)可由于二尖瓣和/或瓣下装置病变,使二尖瓣一个或两个瓣叶在收缩中、晚期或全收缩期脱垂入左房,伴或不伴二漏所引起的临床后果。

(一)病因

二尖瓣脱垂可由多种病因所致。原发性二脱多因瓣膜黏液样变性伴瓣膜松弛、过长所致。继发性二脱包括:风湿性、Marfan 综合征、某些先天性心脏病(如房间隔缺损、Ebstein 畸形)、肥厚型心肌病、结节性多动脉炎、扩张型心肌病、冠心病、家族性及蚕豆中毒等。

二脱在收缩期使瓣叶向左房脱垂,若不产生二漏,则可无明显血流动力学改变;若导致二尖瓣前后瓣叶不能正常闭合,则部分血液可由左室反流入左房,可产生类似二漏的向流动力学改变。

(二)临床表现

1.症状

大多数二脱无症状,且预后良好;部分病例仅有收缩期喀喇音而不伴收缩中、晚期杂音。少数患者有临床症状,包括:

(1)呼吸困难:患者常有呼吸不畅和气不够用的感觉,但实际血流动力学障碍并不严重。

(2)胸痛:可酷似心绞痛,也可表现为局限性刺痛、心前区紧束感,原因未明,可能与左室壁和乳头肌被过分牵拉有关,也可能是连接体积庞大瓣叶的腱索一直处于高张力状态,干扰乳头肌供血,而产生乳头肌及心内膜下缺血所致。

(3)乏力:与劳累无明确关系,可因情绪紧张而加重,可能与自主神经功能紊乱有关。

(4)眩晕和/或晕厥:原因未明,可能与直立性低血压和/或心律失常致脑部供血不足有关。

(5)心悸:与心律失常和自主神经功能紊乱有关。

(6)焦虑:原因未明。

(7)猝死:偶尔二脱可发生猝死,可能与本病诱发严重心律失常有关。

2.体征

本病的特征性体征是在心尖区及胸骨左缘邻近二尖瓣处,闻及非喷射性喀喇音,可伴或不伴收缩中、晚期杂音。有时喀喇音(click)可缺如或呈多个,可在收缩早、中、晚期出现,且并非每个心动周期均可听到。喀喇音是由于过长、过大的瓣叶和伸长的腱索在二尖瓣脱垂到极点时突然拉紧所致。偶尔喀喇音有多个,这是由于过长瓣叶的不同部位的非同步脱垂所致。

典型二脱的收缩期杂音出现在中、晚期,常呈递增型,达到或略超过 S_2 的主动脉瓣成分(A_2),偶尔呈递增递减型杂音。约 10% 患者在心尖区出现全收缩期杂音,可伴收缩晚期增强或呈菱形杂音,可向腋下及胸骨左缘第三、四肋间传导。偶尔二脱可闻及收缩期"喘息"或"吼鸣"音,使杂音呈乐音样。此外,偶尔在左侧卧位时心尖搏动处可闻及一收缩期回缩,形成双峰状心尖搏动。

(三)实验室及器械检查

1.超声心动图

(1)M 型超声心动图:二尖瓣活动曲线改变,可表现为收缩中、晚期瓣膜突然向后运动脱垂入左房内,呈"吊床样"改变。心底波群在收缩期左房内有时可见脱垂瓣叶回声。

(2)二维超声心动图:心前区左室长轴切面实时下,于收缩期可见异常二尖瓣叶穹顶向上超过二尖瓣环而突入左房内,有时可合并二漏征象。

(3)多普勒超声:二脱未合并二漏时,多普勒检查多无异常发现。当合并二漏时,其改变同二漏。

2.心电图

大多数原发性二脱心电图可正常。典型改变是Ⅱ、Ⅲ、aVF 和 $V_4\sim V_6$ 导联上 T 波降低,其初始段或全段倒置或双向,伴或不伴 ST 段轻度抬高或压低,可能与乳头肌受到过度牵拉有关。85%患者 24 h 动态心电图可检出频发早搏。严重心律失常可能是猝死的原因。

3.X 线检查

二脱未合并二漏者,心影正常;合并重度二漏者,X 线显示左房、左室增大,后期右室也增大,心呈梨形。当并发左心衰时可有肺淤血、肺水肿征象。部分病例有胸廓扁平、直背综合征等胸廓畸形。

目前二脱诊断不难,根据病史、体征,结合超声心动图、心音图等检查多能确诊。关键是明确二脱病因,对于继发于各种心血管病或全身性疾病者,应作相应检查。

(四)并发症

常见的包括:①二尖瓣关闭不全;②感染性心内膜炎;③二尖瓣环钙化;④心律失常;⑤脑缺血;⑥猝死,与致命性心律失常有关。

(五)治疗

绝大多数二脱预后良好。因此,对无症状和无并发症的患者一般不必治疗。有症状的二脱尤其是伴心动过速者,首选 β 受体阻滞剂,如普萘洛尔 30～120 mg/d,美托洛尔 25～100mg/d,均分 3 次口服。β 受体阻滞剂通过抗心律失常作用,可减慢心室率和心室舒张及收缩末期容量;并因负性肌力作用而减轻二尖瓣脱垂和伸长程度,使患者心悸、胸痛等症状得以缓解。但对于有传导阻滞、心动过缓者,不宜应用 β 受体阻滞剂,可改用二氢吡啶类钙拮抗剂,如硝苯地平 10～20mg、尼群地平 10～20 mg、尼卡地平 10～30 mg,均 3 次/d;氨氯地平 2.5～5 mg、乐息地平 2～4 mg,均 1 次/d 等。对于单独应用 β 受体阻滞剂疗效欠佳者,也可与钙拮抗剂联用,有时可取得较好疗效。二脱合并重度二漏或心功能不全者上述两种药物应慎用,或同时酌情应用洋地黄制剂。

二脱患者拔牙、手术或器械检查,应使用抗生素以预防感染性心内膜炎。二脱合并心律失常按心律失常处理。少数二脱合并严重二漏者应作二尖瓣换瓣术。

二、主动脉瓣脱垂

(一)病因

主动脉瓣脱垂是主漏的特殊解剖类型。病因甚多,大致可分为 4 类:

(1)主动脉瓣完整:由于瓣膜黏液性变、内膜较脆弱、损伤或先天性二叶主动脉瓣松弛过长引起。

(2)瓣膜破裂:可分自发性、外伤性或感染性。

(3)主动脉瓣结合部支持组织丧失,如 Marfan 综合征、主动脉隔层分离等。

(4)高位室间隔缺损累及主动脉瓣。

主脱所致血流动力学改变与一般主漏相似。

（二）临床表现

1. 症状

取决于主脱严重程度、发展速度和主动脉反流量的大小，不同病因所致主脱可有相应的临床表现和症状。多数主脱呈慢性经过，故其临床表现与慢性主漏相似。瓣膜突然自发性破裂或感染性心内膜炎累及主动脉瓣引起瓣膜严重损毁而脱垂者，其临床表现与急性主漏相似。

2. 体征

与主漏相似。典型者在主动脉瓣听诊区可闻及舒张早期出现的哈气样递减型杂音。轻度主脱未合并主漏者可无杂音及相应血流动力学改变。主脱合并主漏者还可产生外周血管征。

（三）实验室及器械检查

1. 超声心动图

（1）M 型超声心动图：舒张期左室流出道内可见一异常回声，收缩期消失，该异常回声与主动脉瓣相连。此外，可有左室容量超负荷及主漏的征象。

（2）二维超声心动图：可见主动脉瓣舒张期向左室流出道膨出或脱垂，而收缩期又回到主动脉腔内，此为特征性改变。当合并主漏时可有相应超声改变。

（3）多普勒超声心动图：若主脱未合并主漏，多普勒无异常改变；当合并主漏时，其改变与主漏相似。

2. 其他实验室检查

如 X 线、心电图检查等，均与主漏相似。

主要根据临床表现，结合有关检查，诊断不难。关键在于病因诊断，必要时可作左心导管和主动脉造影确诊。

（四）治疗

除针对病因治疗外，轻度主脱关键是预防感染性心内膜炎，重度脱垂伴左心功能进行性减退者可考虑施行主动脉瓣换瓣术。

第十三节　老年性退行性心瓣膜病

老年性退行性心瓣膜病（degenerative calcific valvular disease in the elder）又称老年性钙化性心瓣膜病或老年性心瓣膜病，多在正常瓣膜基础上，随年龄增长瓣膜产生老化、退行性变和钙盐沉着所致，多见于 60 岁以上老人。临床上以主动脉瓣和二尖瓣及其瓣环最常受累，可导致瓣膜功能障碍。它是引起老年人心衰、心律失常和猝死的重要原因。

一、病因及发病机制

随着年龄增长，瓣膜可产生退行性变、钙化、纤维化和老化，导致瓣叶和瓣环增厚、扭曲、变形、弹性降低和固定，影响瓣膜启闭功能。老年性瓣膜退行性变的原因未明，可能与长期机械性劳损有关。

退行性主动脉瓣病变常从主动脉面的基底部开始，逐渐向纤维板扩展，而以瓣膜游离缘常不受累，瓣膜交界处也极少粘连、融合为其特点。主动脉瓣钙质沉着可向下延伸到纤维三角,当肌部和膜部室间隔交界处有钙质沉着时,可压迫和累及心脏传导系统,造成不同程度心脏传导阻滞,产生各种心律失常,甚至猝死。主动脉瓣钙化可引起不同程度主窄和/或主漏。

老年性退行性二尖瓣病变主要累及以下部位:①二尖瓣环;②与后叶心室面的瓣膜下区域和邻近的心室壁;③钙化可延伸到左房、左室和二尖瓣孔周围,形成僵硬的支架,限制后瓣活动,导致二窄和/或二漏。当二尖瓣环钙化累及附近的希氏束,可产生传导阻滞和各种心律失常。

二、诊断

(一)临床表现

老年性退行性心瓣膜病的发病率在20%～25%,随年龄增长发病率有增高趋势,90岁以上老人几乎100%有瓣膜退行性变。

1.症状

由于本病进展缓慢,所致瓣膜狭窄和/或关闭不全多较轻,因此相当长时间内无明显症状。

重度老年性退行性主窄可出现呼吸困难和左心衰症状,也可产生心绞痛和晕厥。其心绞痛有时难以与冠心病心绞痛鉴别,晕厥常与心律失常有关。本病房颤发生率较高,心房内易形成血栓,一旦栓子脱落可产生体动脉栓塞并出现相应症状。

老年性二尖瓣退行性变绝大多数无明显临床症状,主要累及二尖瓣环可引起二漏,其临床症状取决于二漏严重程度和二尖瓣反流量的大小,偶有心悸、气促等症状。当二尖瓣环钙化累及传导系统,可产生心律失常和传导阻滞,出现相应症状。老年性二尖瓣退行性变导致二窄较为少见,且多不严重。

2.体征

老年性主窄的收缩期喷射性杂音最佳听诊区常在心尖区,而不是在心底部,多向腋下传导,而不向颈部传导,这与一般主窄不同;且杂音较柔和,响度多属轻、中度,可呈乐音样,常无收缩早期喷射(喀喇)音。房颤发生率较高。此外,常合并外周血管硬化,脉压差增大,此与一般主窄不同。

二尖瓣环钙化合并二漏时,在心尖区可闻及收缩期反流性杂音,多为2～3/6级,心界可向左下轻度增大。

(二)实验室及器械检查

1.超声心动图

老年性主动脉瓣退行性变引起主窄和/或主漏时,其特征性改变是瓣膜明显增厚,活动受限,瓣膜启闭功能障碍,因钙化使回声增强,尤以瓣环和瓣体部明显;若钙化累及室间隔膜部,也有相应回声增强之改变。其余超声征象与一般主窄和/或主漏相似。

二尖瓣环钙化M型超声心动图扫描时,在心前区可发现左室后壁前方紧接二尖瓣后瓣之后出现一条异常宽的、反射强烈的、与左室后壁平行的回声带,提示瓣膜钙化。二维超声心动图心前区短轴切面显示二尖瓣后叶与左室后壁之间有一条致密新月形回声带,即提示二尖瓣环钙化。

2.X线检查

主动脉瓣和/或二尖瓣环处呈斑片状、线状或带状钙化阴影,有助于诊断。此外,可有主窄和/或主漏、二窄和/或二漏的相应 X 线改变。

3.心电图

轻度老年性退行性心瓣膜病心电图常正常。主动脉瓣病变者可有左室肥大图形,二尖瓣环钙化者可有左房、左室肥大图形。当本病累及心脏传导系统,可有Ⅰ～Ⅲ度房室传导阻滞。此外,30%病例有房颤或其他心律失常图形。

诊断本病前先应排除其他原因所致心瓣膜病。诊断本病至少应具备下列条件:①年龄＞60 岁;②超声心动图有典型的瓣膜钙化和/或瓣环钙化,病变主要累及瓣环、瓣膜基底部和瓣体,而瓣尖和/或瓣叶交界处甚少波及,并排除其他原因所致的瓣膜病变;③X 线检查有瓣膜和/或瓣环钙化阴影;④老年患者会出现缓慢发展的心杂音,患者可无症状,也可出现相应症状。

三、治疗

本病发展缓慢,导致瓣膜狭窄和/或关闭不全多不严重,对心功能代偿者可不作特殊处理,但应定期随访。少数心功能不全者按心衰处理(详见有关章节)。并发心律失常者按心律失常处理,对于缓慢性心律失常,特别是Ⅱ度Ⅱ型房室传导阻滞或Ⅲ度房室传导阻滞,或由此引起晕厥者,应及时安装起搏器。房颤者可适当应用阿司匹林 100mg 或底克利得(ticlopidine)250mg 等抗血小板药物,均每日 1 次口服,以防血栓形成或动脉栓塞。严重主窄合并心绞痛者可应用硝酸甘油类药物以缓解症状。严重主窄、主漏或二窄、二漏者视病情可考虑行换瓣术或瓣膜分离术。

(马慧琴)

第六章　风湿热

风湿热是一种易反复发作的全身性疾病,是主要累及结缔组织的胶原纤维和基质的非化脓性炎症,以风湿小结(Aschoff 小结)为特征,主要侵犯心脏、关节,亦可累及皮肤、脑组织、血管和浆膜。一般认为本病是甲族乙型溶血性链球菌(简称链球菌)感染咽部后,机体产生异常的体液和/或细胞免疫反应的结果,是一种自身免疫性疾病。近年来还注意到病毒感染、遗传、免疫障碍、营养不良(如缺锌)及内分泌紊乱等也可能参与本病的发生。典型的临床表现包括游走性关节炎、心脏炎、边缘性红斑(环形红斑)、皮下结节、Sydenham 舞蹈病、发热、毒血症等的不同组合,反复发作可导致心脏瓣膜永久性损害。

一、流行病学

近 20～30 年来,我国风湿热的发病率呈明显下降趋势,据我国大规模易患人群调查结果显示:风湿热年发病率为 20.05/10 万人,风心病患病率为 22/10 万人。总的印象是农村患病率比城市高,东北、西北、西南地区和边缘山区患病率比华东、华南地区高。近年来我国学龄儿童风湿热患病率基本控制在 1‰。以下,发病年龄有推迟倾向。

导致风湿热患病率下降的可能原因包括:①社会经济的进步和发展,人类居住环境和营养条件获得改善,体质提高;②医学诊疗水平提高,减少临床误诊误治;③抗生素的广泛使用,药物预防措施的加强,减少了链球菌感染的机会;④近年来链球菌菌株确实也发生了变化,如易致风湿热的 5、14、24 型链球菌减少。值得注意的是,不少资料表明,轻型、不典型和亚临床型风湿热的发病率并无明显减少,在我国风湿热和风心病仍是常见病。因此,继续做好风湿热的流行病学调查,并对其演变规律作出评价,对指导今后防治工作具有重要的现实意义。

二、病因及发病机制

1.链球菌感染和免疫反应学说

虽然风湿热的病因和发病机制迄今尚未完全阐明,但目前公认风湿热是由于甲族乙型链球菌咽部感染后,产生自身免疫性疾病。业已证实,人体组织和链球菌的某些结构有交叉抗原性,因此机体可错将链球菌误认为是"自体",而不产生正常免疫反应将其清除;一旦机体免疫功能发生改变,链球菌作为抗原进入人体可产生相应抗体。目前已能检出多种自身抗体,如抗心肌抗体、抗 M 蛋白抗体、抗心瓣膜多糖抗体、抗神经元抗体等。该类抗体不仅与链球菌有关抗原发生反应,同时也可作用于自身心肌、心瓣膜、神经组织及结缔组织的有关抗原,造成自身免疫反应,导致相应组织损伤,引起风湿热的发生。在风湿热的发生发展过程中,细胞免疫机制也起重要作用。通过免疫组织化学技术,证实风湿热病灶以 T 淋巴细胞浸润为主。风湿热患者血循环中有淋巴细胞反应增强以及一系列细胞免疫反应标记物激活,如白介素(IL−1、IL−2)、肿瘤坏死因子−γ(TNF−γ)增高,白细胞移动抑制作用增强,自然杀伤细胞(NK)和单核细胞毒性增高,T 淋巴细胞对链球菌抗原反应加强,吞噬细胞产生自由基,外周血和心脏组织细胞中促凝血活性增高等,均表明细胞免疫在风湿热发病过程中起重要作用。

2. 病毒感染学说

近年来有关学者对病毒感染学说较为关注，认为风湿热可能与柯萨奇 B_3、B_4 病毒感染有关，其根据是：①在部分风心病患者血清中柯萨奇 B_3、B_4 抗体滴定度明显升高；②风心病患者左房及心瓣膜上曾发现嗜心病毒；③当爪哇猴感染柯萨奇 B_4 病毒后，可产生类似风心病的病理改变。但此学说尚未被普遍接受，且难以解释青霉素确实对预防风湿热复发有显著疗效。不少学者认为，病毒感染可能为链球菌感染创造条件，在风湿热发生过程中起诱因作用。

3. 遗传因素

最近发现风湿热患者中有遗传标记存在，应用一种含有称为 883＋B 细胞同种抗原(alloantigen)的血清，大约 72％风湿热患者呈阳性反应。针对 B 细胞同种抗原也已产生出单克隆抗体 D8/17，急性风湿热患者 80％～100％呈阳性，而对照组仅 15％阳性，因此有可能采用单克隆抗体来筛选急性风湿热易感人群。通过免疫遗传学的研究，发现风湿热患者及其亲属中，其免疫系统的细胞上有特殊的抗原表达，多数报告伴同 HLA－DR_4 频率增高，此外也有 HLA－DQA_1 和 DQB_1 某些位点出现频率增高。该研究的进展有可能在广大人群中发现风湿热和易患者，以进行针对性防治。多数学者认为，遗传因素可作为易患因素之一，但同一家庭中多个成员的发病，最可能原因还是与生活环境相同和易于互相感染有关。

4. 免疫功能

免疫功能状态的变化也可能参与风湿热的发生。在风湿热和风湿活动时常有免疫球蛋白 IgG、IgA 和 IgM 升高；血中虽有白细胞增多，但其吞噬能力降低，淋巴细胞转化试验结果显示淋巴细胞向原淋巴细胞转化率降低，表明有细胞免疫功能缺陷。此外细胞介导的免疫反应在本病病程中也很重要。

至于营养不良学说、微量元素与风湿热的关系(目前发现缺锌与风湿热及风心病的免疫病理学机制有密切关系)、内分泌障碍等，还在继续探索中。总之，风湿热的发病机制错综复杂，它是链球菌咽部感染后和机体免疫状态等多种因素共同作用的结果。

三、诊断

(一)临床表现

风湿热常见于 5～12 岁学龄儿童，多发于气候多变和寒冷季节，住宿条件差、阴暗潮湿环境和营养不良的人群中发病率较高。

发病前 1～3 周，1/3～1/2 患者先有咽峡炎或扁桃体炎等上呼吸道链球菌感染史，经 1～3 周无症状期后，可出现风湿热的症状，起病多较急骤；约 50％患者有发热，热型多不规则，高热仅见于儿童，多数为低到中度热；此外，可有多汗、乏力、鼻出血、轻度贫血、头痛、头重等非特异性症状。典型风湿热常有如下表现：

1. 主要表现

(1)心脏炎：包括心肌炎、心内膜炎和心包炎。患者常感心悸、心前区不适和隐痛，重者可出现呼吸困难和心功能不全的征象。体征有心动过速，且与体温不相称，心音低钝，心界扩大，可出现奔马律，心尖区可闻及收缩期 2/6 级吹风样杂音和短促、轻柔的舒张早、中期杂音(Garey－Coombs 杂音)。合并心包炎者可有心包摩擦音或心包积液征。值得注意的是，近年来风湿性心脏炎的病情较以往减轻，轻型和亚临床型病例未见明显减少，1/3～1/2 慢性风心病患者既往无明确风湿性心脏炎病史，呈隐匿性风湿性心脏炎过程，这在成人中更为常见。

(2)多发性关节炎:常表现为膝、踝、腕、肩等关节的对称性、游走性关节炎,可伴局部红肿热痛;急性炎症消退后关节功能恢复正常,不遗留关节强直和畸形。目前典型病例减少,不典型增多,且多为轻型,常表现为游走性关节酸痛,与天气改变密切相关。局部无明显红肿热痛现象,如细心触诊,仍能发现关节有不同程度压痛。关节炎严重程度与心脏炎及心瓣膜病变程度无关。

(3)皮肤损害:①渗出型的边缘红斑:多见于四肢内侧和躯干,为淡红色环形红晕,几个红斑可相互融合成较大边缘不规则的圆圈,压之退色,多无痛痒感,可历时数月之久。②增殖型的皮下小结:常位于肘、膝、枕部、前额、棘突等骨质隆起或肌腱附着处,数目不等,约绿豆至黄豆大小,较硬,压之不痛,与皮肤无粘连。

(4)舞蹈病:以女童多见,好发于5~17岁学龄儿童,常亚急性起病。早期常有感情冲动、注意力不集中、学业退步、步态不稳,继之出现舞蹈样动作,为一种极快、不规则、不自主无意识动作,常起于一肢,可向四肢扩散。当面部受累时常有挤眉弄眼、呶嘴、伸舌等装鬼脸动作,不少家长易误认为是孩子淘气。此外,可有四肢腱反射降低、吞咽困难、肌力和肌张力降低、共济失调等症状。一般经2周至半年可自行恢复,部分患者可复发。近年来舞蹈病在5~7岁儿童中的发生率似有上升趋势,但症状较轻,且可表现不典型,易导致误诊和漏诊,应予注意。舞蹈病可单独存在而不伴关节炎、心脏炎。1‰~5‰风湿热可发生风湿性肺炎、胸膜炎、脉管炎、风湿性脑病和风湿性肾炎等。

2.次要表现

(1)过去有风湿热或风心病史。

(2)关节痛。

(3)发热。

(4)检验有急性期反应,如血沉加速、C-反应蛋白(C-reactive protein,CRP)阳性和血白细胞增多。

(5)心电图有P-R间期延长。

一般认为具备以上主要表现中的2项,或1项主要表现和2项次要表现,且有链球菌感染史,并排除其他疾患后,即可确诊。

(二)实验室及器械检查

1.反映近期内链球菌感染及相关免疫的试验

(1)抗链球菌溶血素"O"(antistreptolysin O,ASO)测定:一般认为ASO滴度>500 U才有价值,但也有人认为成人>250 u,5岁以上儿童>333 u,应考虑其滴度增高。目前认为一次试验结果对诊断意义不大,若多次试验(最好每2周1次)结果逐渐增高,则对风湿热和风湿活动诊断价值较大。如抗体长期恒定在高单位,多为非活动期;若由高单位逐渐下降,则为疾病缓解期。发病早期用过抗生素或激素者,ASO可不增高。此外,患某些肝炎、肾炎、肾病综合征及多发性骨髓炎时,ASO也可非特异性增高。

(2)抗链球菌胞壁多糖抗体(ASP)测定:根据链球菌胞壁多糖与人心瓣膜糖蛋白有共同抗原性的特性,应用ELISA法测定ASP-IgM、IgG,风湿性心瓣膜炎的阳性率高达80%以上;相反,非风湿性心瓣膜病、链球菌感染后状态、急性肾炎、病毒性心肌炎等阳性率仅约10%~13%。本试验在反映风湿热活动方面优于血沉降,在反映链球菌感染后的免疫反应优于ASO,有较高的敏感性和特异性。

(3)抗链球菌激酶(antistreptokinase，ASK)测定：风湿热时 ASK 滴度增高，常＞800U。

(4)抗透明质酸酶(antihyaluronidase，AHT)测定：风湿热时，常＞128 u。

(5)抗链球菌脱氧核糖核酸酶 B(ADNase B)测定：风湿热时，儿童常＞250 U，成人＞160 U。

(6)抗链球菌二磷酸吡啶核苷酸酶(ASDA)测定：超过 1：75 u 提示风湿热或风湿活动。

一般认为能同时检查以上链球菌抗体试验中的 2 项，每 2 周 1 次，若试验中的一种其两个稀释管或两个以上稀释管的抗体滴度增高，是风湿热或风湿活动的有力佐证。

2.反映血中自、球蛋白改变的试验

(1)血沉：增高，与血中白蛋白降低、γ－及 α_2－球蛋白升高有关。当风湿热合并心衰或应用水杨酸类、激素时可不增快。

(2)G 反应蛋白(CRP)：阳性，表明血清中有能沉淀肺炎链球菌膜上 C 多糖体的球蛋白存在。本试验虽无特异性，但其水平与风湿活动程度成正比。

3.反映结缔组织胶原纤维破坏的试验

(1)血清粘蛋白试验：血清黏蛋白＞40mg/L(4mg/dl)为阳性。

(2)血清二苯胺反应＞0.25 光密度单位。

(3)血清糖蛋白增多，α_1＞20%，α_2＞38%。此外，血清蛋白己糖增高(正常值 1 210＋21 mg/L)；氨基己糖增高(正常值为 830＋41 mg/L)。

4.血清循环免疫复合物试验

(1)补体试验：血清补体 C_3 增高，免疫球蛋白 IgA、IgG 也可增高。

(2)外周血淋巴细胞促凝血活性检查：基于风湿热有细胞免疫参与，应用链球菌胞膜或胞壁多糖抗原为特异性抗原，刺激患者外周血淋巴细胞，发现其凝血活性增高，阳性率达 80% 以上(正常人、单纯链球菌感染、病毒性心肌炎、冠心病者，阳性率仅为 4%～14%)，可作为风湿热或风湿活动的证据。

(3)抗心肌抗体测定：其原理是链球菌胞膜与哺乳动物心肌具有共同抗原性，可吸附风湿热患者血清中特异性抗心肌抗体，其阳性率可高达 70%，尤其对判断有无心脏受累有较大意义。

5.其他风湿性心肌炎时血清磷酸肌酸激酶(CPK)及其同工酶(CPK－MB)、谷草转氨酶(GOT)可增高，其增高程度与心肌炎严重程度相平行。

6.器械检查

(1)心电图：可表现为窦性心动过速、室性和室上性早搏、ST－T 异常，P－R 间期和 Q－T 间期延长等。

(2)胸部 X 线检查：有心肌炎者心影轻至中度增大、心搏减弱，伴心包炎者可有心包积液征。

(3)超声心动图：急性风湿性心脏炎可有弥漫性或局灶性结节样瓣膜增厚，以二尖瓣为主，其次为主动脉瓣。局灶性结节大小为 3～5 mm，位于瓣膜小叶的体部和/或叶尖，系风湿性赘生物形成。其形态和活动度与感染性心内膜炎的赘生物不同，基底部较宽，且紧贴在瓣膜上；后者与瓣膜联系较为松散，活动度大。该结节对风湿性心肌炎诊断具有特征性价值。35%～78% 可有二尖瓣脱垂表现及不同程度二尖瓣反流，心脏可有轻至中度增大，心搏减弱。合并心包炎者有心包积液征，但多为小量积液。

近年来风湿热的临床表现已发生很大变化,不仅发病率明显下降,其临床表现的严重程度已明显减轻,以往作为风湿热主要表现的舞蹈病、环形红斑和皮下结节已很少见,在成人和已有风心病患者中,不少风湿热呈潜伏进行性。对于已有风心病者,根据 Jone 标准不能肯定有无风湿活动,此时在临床观察中出现下述情况,应考虑有风湿活动之可能:①原有心脏杂音性质发生肯定的变化或出现新的病理性杂音;②近期内出现心脏进行性扩大或进行性心功能减退;③心力衰竭难以控制,特别是儿童和青少年及妇女;④新出现的心杂音;⑤发热、出汗、乏力;⑥心衰时血沉正常,心衰控制后血沉反而加速;⑦近期有上呼吸道感染史,心脏症状出现加重;⑧抗风湿治疗后病情好转。以上的①~⑥项都是指不能用其他原因解释者,尤其应排除风心病合并感染性心内膜炎、呼吸道感染及水、电解质紊乱。

(三)美国心脏病学会对 Jone 诊断风湿热标准的修订(表 6-1)

表 6-1 修订的 Jone 诊断初发风湿热标准

主要条件	次要条件	有前驱的链球菌感染证据
心脏炎	关节痛	咽喉拭子培养或快速链球菌抗原试验阳性
多关节炎	发热	链球菌抗体效价增高
舞蹈病	急性反应物	
环形红斑	(ESR、CRP 增高)	
皮下结节	P-R	间期延长

新的 Jone 标准保留原 5 项主要表现,减去 1 项次要表现(已有风湿热史和现患风心病),主要指出有下列 3 种情况时可不必严格执行该标准,即:①舞蹈病者;②隐匿发病或缓慢发展的心脏炎;③有风湿热病史或现患风心病者,当再感染甲族乙型链球菌时有风湿热复发高度危险性者。

四、鉴别诊断

风湿热应注意与链球菌感染后状态、亚急性感染性心内膜炎、系统性红斑狼疮、类风湿关节炎、结核感染、过敏性关节炎、病毒性心肌炎等作鉴别。

五、治疗

1.抗风湿药物治疗

无明显心脏炎者可首选非甾体类抗炎药,最常用的是阿司匹林,成人一般剂量为 3~6g/d,儿童为 0.08~0.1g/(kg·d),均分 3~4 次口服;次选为水杨酸钠,成人一般剂量为 6~8g/d,儿童为 0.1~0.15g/(kg·d),均分 3~4 次饭后服用。若有胃肠道症状者,可加用氢氧化铝或三硅酸镁 1g,3~4 次/d。一般不宜服用碳酸氢钠,因它能降低水杨酸制剂的吸收并增加由肾排泄。用药至症状消失,血沉正常 2 周后减半量,一般疗程为 6~12 周。水杨酸钠盐抗风湿的机制未明,近年来认为主要通过抑制前列腺素合成,抑制其扩张血管和增加其毛细血管通透性的作用而达到消炎抗风湿作用;也有人认为本药可能通过垂体前叶促肾上腺皮质激素刺激肾上腺皮质激素分泌而抑制炎症。此外,本药还有稳定溶酶体作用,使溶酶体内酸性水解酶不能释放出来,从而阻止炎性介质的形成。对水杨酸制剂不能耐受者,可酌情选用布洛芬(异丁苯丙酸)0.2~0.4g,氯灭酸 0.2~0.4g,甲氯灭酸 0.25g,氟灭酸(fhlfenainic acid)0.2g,吲哚美辛(消炎痛)25~50mg,均 3 次/d,疗程同上。

吡罗昔康(炎痛喜康)20～40 mg/d,对风湿性关节炎有较好疗效,疗程 3～6 周。其他药物尚有萘普生、氟吡洛芬等。

临床上确诊为风湿性心脏炎者,或用其他抗风湿药治疗效果欠佳者,可应用肾上腺皮质激素,有溃疡病、糖尿病、高血压者则应慎用。用药过程中应适当限钠和补充钾盐,并严密观察有无副反应。常用制剂有泼尼松(强的松)10～15mg、地塞米松 1.5～3mg、氢化泼尼松(强的松龙)10～15mg、甲泼米松(甲基强的松龙)8～16mg、倍他米松 1.2～1.8 mg,均 3 次/d,也有人主张上午 1 次顿服。用药 2～4 周,待症状基本控制后,逐渐减为维持量,疗程一般为 4～8 周甚至更长。严重心脏炎者(有明显心脏增大、严重心脏传导阻滞、心力衰竭等)可静滴氢化可的松 200～400 mg/d,或地塞米松 10～30mg/d,分 2～3 次静注,症状改善后改为口服。为减轻激素的副作用及防止减量或停药后反跳现象(即风湿活动重现或加重),激素也可与上述抗风湿药物联用,剂量为各单独剂量的 1/3～1/2;或当激素减量时即加用水杨酸制剂,停用激素后继续使用抗风湿药 4～6 周。

2.清除链球菌感染

目前首选药仍是青霉素,每日肌注 80 万～120 万 u,疗程至少 2 周,甚至连续 1～2 个月;随后每周注射长效青霉素(苄星青霉素 G,beuzathinperficillin G)120 万 U,2 个月后,逐渐改为每 2 周 1 次,连续 2～4 个月,以后每 3～4 周肌注 120 万 u,至少应预防注射 5～10 年,若能坚持到 25 岁,则可大大减少风心病的发生率。对已有风心病者,预防时间应更长一些,甚至终生。近年来链球菌对青霉素耐药菌株不断增加,对青霉素不敏感者可用氨苄青霉素克拉维酸盐、利福平、大环内酯类如红霉素及头孢菌素类抗生素代替,有较好疗效。

青霉素过敏者可改用红霉素 0.25～0.5 g,4 次/d,或林可霉素(洁霉素)600 mg,肌注 2次/d;或 0.25～0.5 g,每日 3～4 次口服,疗程 2 周,也可采用头孢菌素类药物治疗。同时应清除咽部及口腔内的慢性感染病灶,对于扁桃体是否应予摘除,应视具体情况而定,若有反复化脓性扁桃体炎发作即应予摘除,手术前后备用青霉素 1 周。

3.一般治疗

急性期应卧床休息。有心脏炎者在风湿活动控制后继续休息 1 个月,然后逐渐增加活动量,注意保暖、防寒和防湿,适当增加营养和补充维生素 B 和维生素 C。

4.对症和并发症的治疗

严重风湿性心脏炎可并发心衰,若不及时而有效地治疗,心衰常为本病主要的死亡原因。其处理基本同一般心衰处理(详见第六章),但洋地黄用量应酌减,宜选用快作用制剂如毛花苷丙、地高辛或毒毛花苷 K,并同时使用肾上腺皮质激素、利尿剂;对于顽固性心衰者宜加用血管扩张剂、血管紧张素转换酶抑制剂(ACEI)或血管紧张素Ⅱ受体拮抗剂、非洋地黄类正性肌力药物(如多巴酚丁胺、氨力农、米力农)等。对于严重风湿性心瓣膜病合并风湿活动时,一般宜积极内科治疗;若经积极抗风湿治疗无效或瓣膜病损严重,使心功能急剧恶化者,有人主张在抗风湿同时考虑手术治疗,包括二尖瓣球囊扩张术、分离术,甚至瓣膜修补或换瓣术,有可能挽救或延长患者生命。若采取观望等待态度,则患者难免死亡。当遇到上述情况时尤其需要内、外科的严密配合。

(周晓瑛)

第七章　感染性心内膜炎

感染性心内膜炎感染性心内膜炎（infectiveendocarditis，IE）为心脏内膜表面微生物感染导致的炎症反应。IE 最常累及的部位是心脏瓣膜，包括自体瓣膜（native valves）和人工瓣膜（prosthetic valves），也可累及心房或心室的内膜面。近年来随着诊断及治疗技术的进步，IE 的致死率和致残率显著下降，但诊断或治疗不及时的患者，死亡率仍然很高。

一、流行病学

由于疾病自身的特点及诊断的特殊性，很难对 IE 进行注册或前瞻性研究，没有准确的患病率数字。每年的发病率为 1.9/10 万～6.2/10 万。近年来，随着人口老龄化、抗生素滥用、先天性心脏病存活年龄延长以及心导管和外科手术患者的增多，IE 的发病率呈增加的趋势。

二、病因与诱因

（一）患者因素

1.瓣膜性心脏病

瓣膜性心脏病是 IE 最常见的基础病。近年来，随着风湿性心脏病发病率的下降，风湿性心脏瓣膜病在 IE 基础病中所占的比例已明显下降，占 6%～23%。与此对应，随着人口老龄化，退行性心脏瓣膜病所占的比例日益升高，尤其是主动脉瓣和二尖瓣关闭不全。

2.先天性心脏病

由于介入封堵和外科手术技术的进步，成人先天性心脏病患者越来越多，在此基础上发生的 IE 也较前增加，室间隔缺损、法洛四联症和主动脉缩窄是最常见的原因。主动脉瓣二叶钙化也是诱发 IE 的重要危险因素。

3.人工瓣膜

人工瓣膜置换者发生 IE 的危险是自体瓣膜的 5～10 倍，术后 6 个月内危险性最高，之后在较低的水平维持。

4.既往 IE 病史

既往 IE 病史是再次感染的明确危险因素。

5.近期接受可能引起菌血症的诊疗操作

各种经口腔（如拔牙）、气管、食管、胆道、尿道或阴道的诊疗操作及血液透析等，均是 IE 的诱发因素。

6.体内存在促非细菌性血栓性赘生物形成的因素

如白血病、肝硬化、癌症、炎性肠病和系统性红斑狼疮等可导致血液高凝状态的疾病，也可增加 IE 的危险。

7.自身免疫缺陷

包括体液免疫缺陷和细胞免疫缺陷，如 HIV。

8.静脉药物滥用

静脉药物滥用者发生 IE 的危险可升高 12 倍。赘生物常位于血流从高压腔经病变瓣口或先天缺损至低压腔产生高速射流和湍流的下游，如二尖瓣关闭不全的瓣叶心房面、主动脉瓣关闭不全的瓣叶心室面和室间隔缺损的间隔右心室侧，可能与这些部位的压力下降及内膜灌注减少，有利于微生物沉积和生长有关。高速射流冲击心脏或大血管内膜可致局部损伤，如二尖瓣反流面对的左心房壁、主军动脉反流面对的二尖瓣前叶腱索和乳头肌及动脉导管未闭射流面对的肺动脉壁，也容易发生 IE。在压差较小的部位，感如房间隔缺损、大室间隔缺损、血流缓慢（如心房颤动或心力衰竭）及瓣膜狭窄的患者。

（二）病原微生物

近年来，导致 IE 的病原微生物谱也发生了很大变化。金黄色葡萄球菌感染明显增多，同时也是静脉药物滥用患者的主要致病菌；而草绿色链球菌感染明显减少。凝固酶阴性的葡萄球菌以往是自体瓣膜心内膜炎的次要致病菌，现在是人工瓣膜心内膜炎和院内感染性心内膜炎的重要致病菌。此外，绿脓杆菌、革兰阴性杆菌及真菌等以往较少见的病原微生物，也日渐增多。

三、病理

IE 特征性的病理表现是在病变处形成赘生物，由血小板、纤维蛋白、病原微生物、炎性细胞和少量坏死组织构成，病原微生物常包裹在赘生物内部。

（一）心脏局部表现

1. 赘生物本身的影响

大的赘生物可造成瓣口机械性狭窄，赘生物还可导致瓣膜或瓣周结构破坏，如瓣叶破损、穿孔或腱索断裂，引起瓣膜关闭不全，急性者最终可发生猝死或心力衰竭。人工瓣膜患者还可导致瓣周漏和瓣膜功能不全。

2. 感染灶局部扩散

产生瓣环或心肌脓肿、传导组织破坏、乳头肌断裂、室间隔穿孔和化脓性心包炎等。

（二）赘生物脱落造成栓塞

1. 右心 IE

右心赘生物脱落可造成肺动脉栓塞、肺炎或肺脓肿。

2. 左心 IE

左心赘生物脱落可造成体循环动脉栓塞，如脑动脉、肾动脉、脾动脉、冠状动脉及肠系膜动脉等，导致相应组织的缺血坏死和（或）脓肿；还可能导致局部动脉管壁破坏，形成动脉瘤。

（三）菌血症

感染灶持续存在或赘生物内的病原微生物释放入血，形成菌血症或败血症，导致全身感染。

（四）自身免疫反应

病原菌长期释放抗原入血，可激活自身免疫反应，形成免疫复合物，沉积在不同部位导致相应组织的病变，如肾小球肾炎（免疫复合物沉积在肾小球基底膜）、关节炎、皮肤或黏膜出血（小血管炎，发生漏出性出血）等。

四、分类

既往习惯按病程分类，目前更倾向于按疾病的活动状态、诊断类型、瓣膜类型、解剖部位和病原微生物进行分类。

（一）按病程分类

分为急性 IE（病程＜6 周）和亚急性 IE（病程＞6 周）。急性 IE 多发生在正常心瓣膜，起病急骤，病情凶险，预后不佳，有发生猝死的危险；病原微生物以金黄色葡萄球菌为主，细菌毒力强，菌血症症状明显，赘生物容易碎裂或脱落。亚急性 IE 多发生在有基础病的心瓣膜，起病隐匿，经积极治疗预后较好；病原微生物主要是条件性致病菌，如溶血性链球菌、凝固酶阴性的葡萄球菌及革兰阴性杆菌等，这些病原微生物毒力相对较弱，菌血症症状不明显，赘生物碎裂或脱落的比例较急性 IE 低。

（二）按疾病的活动状态分类

分为活动期和愈合期，这种分类对外科手术治疗非常重要。活动期包括：术前血培养阳性及发热，术中取血培养阳性，术中发现病变组织形态呈炎症活动状态，或在抗生素疗程完成之前进行手术。术后 1 年以上再次出现 IE，通常认为是复发。

（三）按诊断类型分类

分为明确诊断（definite IE）、疑似诊断（suspected IE）和可能诊断（possible IE）。

（四）按瓣膜类型分类

分为自体瓣膜 IE 和人工瓣膜 IE。

（五）按解剖部位分类

分为二尖瓣 IE、主动脉瓣 IE 及室壁 IE 等。

（六）按病原微生物分类

按照病原微生物血培养结果分为金黄色葡萄球菌性 IE、溶血性链球菌性 IE、真菌性 IE 等。

五、临床表现

（一）全身感染中毒表现

发热是 IE 最常见的症状，除有些老年或心、肾衰竭的重症患者外，几乎均有发热，与病原微生物释放入血有关。亚急性者起病隐匿，体温一般＜39 ℃，午后和晚上高，可伴有全身不适、肌痛/关节痛、乏力、食欲不振或体重减轻等非特异性症状。急性者起病急骤，呈暴发性败血症过程，通常高热伴有寒战。其他全身感染中毒表现还包括脾大、贫血和杵状指，主要见于亚急性者。

（二）心脏表现

心脏的表现主要为新出现杂音或杂音性质、强度较前改变，瓣膜损害导致的新的或增强的杂音通常为关闭不全的杂音，尤以主动脉瓣关闭不全多见。但新出现杂音或杂音改变不是 IE 的必备表现。

（三）血管栓塞表现

血管栓塞表现为相应组织的缺血坏死和（或）脓肿。

（四）自身免疫反应的表现

自身免疫反应主要表现为肾小球肾炎、关节炎、皮肤或黏膜出血等，非特异性，不常见。皮肤或黏膜的表现具有提示性，包括：①淤点，可见于任何部位；②指/趾甲下线状出血；③Roth 斑，为视网膜的卵圆形出血斑，中心呈白色，多见于亚急性者；④Osier 结节，为指/趾垫出现的豌豆大小红色或紫色痛性结节,多见于亚急性者;⑤Janeway 损害,为手掌或足底处直径 1～4 mm 无痛性出血性红斑,多见于急性者。

六、辅助检查

(一)血培养

血培养是明确致病菌最主要的实验室方法,并为抗生素的选择提供可靠的依据。为了提高血培养的阳性率,应注意以下几个环节。

(1)取血频次:多次血培养有助于提高阳性率,建议至少送检 3 次,每次采血时间间隔至少 1 小时。

(2)取血量:每次取血 5～10 ml,已使用抗生素的患者取血量不宜过多,否则血液中的抗生素不能被培养液稀释。

(3)取血时间:有人建议取血时间以寒战或体温骤升时为佳,但 IE 的菌血症是持续的,研究发现,体温与血培养阳性率之间没有显著相关性,因此不需要专门在发热时取血。高热时大部分细菌被吞噬细胞吞噬,反而影响了培养效果。

(4)取血部位:前瞻性研究表明,无论病原微生物是哪一种,静脉血培养阳性率均显著高于动脉血。因此,静脉血培养阴性的患者没有必要再采集动脉血培养。每次取血应更换穿刺部位,皮肤应严格消毒。

(5)培养和分离技术:所有怀疑 IE 的患者,应同时做需氧菌培养和厌氧菌培养;人工瓣膜置换术后、长时间留置静脉导管或导尿管及静脉药物滥用患者,应加做真菌培养。结果阴性时应延长培养时间,并使用特殊分离技术。

(6)取血之前已使用抗生素患者的处理:如果临床高度怀疑 IE 而患者已使用了抗生素治疗,应谨慎评估,病情允许时可以暂停用药数天后再次培养。

(二)超声心动图

所有临床上怀疑 IE 的患者均应接受超声心动图检查,首选经胸超声心动图(TTE);如果 TTE 结果阴性,而临床高度怀疑 IE,应加做经食管超声心动图(TEE);TEE 结果阴性,而仍高度怀疑,2～7 天后应重复 TEE 检查。如果是有经验的超声医师,且超声机器性能良好,多次 TEE 检查结果阴性基本可以排除 IE 诊断。

超声心动图诊断 IE 的主要证据包括:赘生物,附着于瓣膜、心腔内膜面或心内植入物的致密回声团块影,可活动,用其他解剖学因素无法解释;脓肿或瘘;新出现的人工瓣膜部分裂开。

临床怀疑 IE 的患者,其中约 50% 经 TTE 可检出赘生物。在人工瓣膜,TTE 的诊断价值通常不大。TEE 有效弥补了这感一不足,其诊断赘生物的敏感度为 88%～100%,特异度达 91%～100%。

(三)其他检查

IE 患者可出现血白细胞计数升高,核左移;血沉及 C 反炎应蛋白升高;高丙种球蛋白血症,循环中出现免疫复合物,类风湿因子升高,血清补体降低;贫血,血清铁及血清铁结合力下降;尿中出现蛋白和红细胞等。心电图和胸片也可能有相应的变化,但均不具有特异性。

七、诊断和鉴别诊断

(一)诊断

首先应根据患者的临床表现筛选出疑似病例。

1.高度怀疑

(1)新出现杂音或杂音性质、强度较前改变。

(2)来源不明的栓塞事件。

(3)感染源不明的败血症。

(4)血尿、肾小球肾炎或怀疑肾梗死。

(5)发热伴以下任何一项:①心内有植入物;②有 IE 的易患因素;③新出现的室性心律失常或传导障碍;④首次出现充血性心力衰竭的临床表现;⑤血培养阳性(为 IE 的典型病原微生物);⑥皮肤或黏膜表现;⑦多发或多变的浸润性肺感染;⑧感染源不明的外周(肾、脾和脊柱)脓肿。

2.低度怀疑

发热,不伴有以上任何一项。对于疑似病例应立即进行超声心动图和血培养检查。

1994 年 Durack 及其同事提出了 Duke 标准,给 IE 的诊断提供了重要参考。后来经不断完善形成了目前的 Duke 标准修订版,包括 2 项主要标准和 6 项次要标准。具备 2 项主要标准,或 1 项主要标准+3 项次要标准,或 5 项次要标准为明确诊断;具备 1 项主要标准+1 项次要标准,或 3 项次要标准为疑似诊断。

(1)主要标准包括:①血培养阳性:2 次血培养结果一致,均为典型的 IE 病原微生物如溶血性链球菌、牛链球菌、HACEK 菌、无原发灶的社区获得性金黄色葡萄球菌或肠球菌。连续多次血培养阳性,且为同一病原微生物,这种情况包括:至少 2 次血培养阳性,且间隔时间>12 小时;3 次血培养均阳性或≥4 次血培养中的多数均阳性,且首次与末次血培养间隔时间至少 1 小时。②心内膜受累证据。超声心动图阳性发现赘生物:附着于瓣膜、心腔内膜面或心内植入物的致密回声团块影,可活动,用其他解剖学因素无法解释;脓肿或瘘;新出现的人工瓣膜部分裂开。

(2)次要标准包括:①存在易患因素:如基础心脏病或静脉药物滥用。②发热:体温>38 ℃。③血管栓塞表现:主要动脉栓塞,感染性肺梗死,霉菌性动脉瘤,颅内出血,结膜出血及 Janeway 损害。④自身免疫反应的表现:肾小球肾炎、Osier 结节、Roth 斑及类风湿因子阳性。⑤病原微生物证据:血培养阳性,但不符合主要标准;或有 IE 病原微生物的血清学证据。⑥超声心动图证据:超声心动图符合 IE 表现,但不符合主要标准。

(二)鉴别诊断

IE 需要和以下疾病鉴别,包括心脏肿瘤、系统性红斑狼疮、Marantic 心内膜炎、抗磷脂综合征、类癌综合征、高心排量肾细胞癌、血栓性血小板减少性紫癜及败血症等。

八、治疗

(一)治疗原则

(1)早期应用:连续采集 3～5 次血培养后即可开始经验性治疗,不必等待血培养结果。对于病情平稳的患者可延迟治疗 24～48 小时,对预后没有影响。

（2）充分用药：使用杀菌性而非抑菌性抗生素，大剂量，长疗程，旨在完全杀灭包裹在赘生物内的病原微生物。

（3）静脉给药为主：保持较高的血药浓度。

（4）病原微生物不明确的经验性治疗：急性者首选对金黄色葡萄球菌、链球菌和革兰阴性杆菌均有效的广谱抗生素，亚急性者首选对大多数链球菌（包括肠球菌）有效的广谱抗生素。

（5）病原微生物明确的针对性治疗：应根据药物敏感试验的结果选择针对性的抗生素，有条件时应测定最小抑菌浓度（minimum inhibitory concentration，MIC）以判定病原微生物对抗生素的敏感程度。

（6）部分患者需要外科手术治疗。

（二）病原微生物不明确的经验性治疗

治疗应基于临床及病原学证据。病原微生物未明确的患者，如果病情平稳，可在血培养3～5次后立即开始经验性治疗；如果过去的8天内患者已使用了抗生素治疗，可在病情允许的情况下延迟24～48小时再进行血培养，然后采取经验性治疗（图11－1）。2004年欧洲心脏协会（ESC）指南推荐的方案以万古霉素和庆大霉素为基础（表11－1）。我国庆大霉素的耐药率较高，而且庆大霉素的肾毒性大，多选用阿米卡星（丁胺卡那霉素）替代庆大霉素，0.4～0.6g分次静脉给药或肌注。万古霉素费用较高，也可选用青霉素类，如青霉素320万～400万单位静脉给药，每4～6小时一次；或萘夫西林2g静脉给药或静脉给药，每4小时一次。

病原微生物未明确的治疗流程图见图7－1，经验性治疗方案见表7－1。

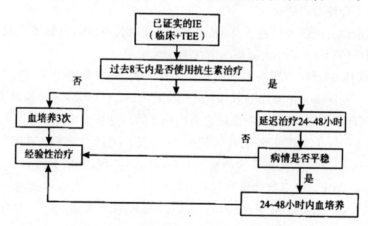

图7－1　病原微生物未明确的治疗流程图

表7－1　经验性治疗方案

自体瓣膜 IE	剂量	疗程
万古霉素	15.0 mg/kg 静脉给药，每12小时一次	4～6周
＋庆大霉素	1.0 mg/kg 静脉给药，每8小时一次	2周
人工瓣膜 IE		
万古霉素	15.0 mg/kg 静脉给药，每12小时一次	4～6周
＋利福平	300～450 mg 口服，每8小时一次	4～6周
＋庆大霉素	1.0 mg/kg 静脉给药，每8小时一次	2周

注：＊每日最大剂量2g，需要监测药物浓度，必要时可加用氨苄西林。

(三)病原微生物明确的针对性治疗

1.链球菌感染性心内膜炎

根据药物的敏感性程度选用青霉素、头孢三嗪、万古霉素或替考拉宁。

(1)自体瓣膜 IE 且对青霉素完全敏感的链球菌感染(MIC≤0.1 mg/L):年龄≤65 岁,血清肌酐正常的患者,给予青霉素 1 200 万~2 000 万单位/24 h,分 4~6 次静脉给药,疗程 4 周;加庆大霉素 24 小时 3 mg/kg(最大剂量 240 mg/24 h),分 2~3 次静脉给药,疗程 2 周。年龄>65 岁,或血清肌酐升高的患者,根据肾功能调整青霉素的剂量,或使用头孢三嗪 2 g/24 h,每日 1 次静脉给药,疗程均为 4 周。对青霉素和头孢菌素过敏的患者使用万古霉素 24 小时 30 mg/kg,每日 2 次静脉给药,疗程 4 周。

(2)自体瓣膜 IE 且对青霉素部分敏感的链球菌感染军(MIC 0.1~0.5 mg/L)或人工瓣膜 IE:青霉素 2 000 万~2 400 万单位/24 h,分 4~6 次静脉给药,或使用头孢三嗪 2 g/24 h,感每日 1 次静脉给药,疗程均为 4 周;加庆大霉素 24 小时 3 mg/kg,分 2~3 次静脉给药,疗程 2 周;之后继续使用头孢三嗪 2 g/24 h,每日 1 次静脉给药,疗程 2 周。对这类患者也可单独塞选用万古霉素,24 小时 30 mg/kg,每日 2 次静脉给药,疗程 4 周。

(3)对青霉素耐药的链球菌感染(MIC>0.5 mg/L):治疗同肠球菌。

替考拉宁可作为万古霉素的替代选择,推荐用法为 10 mg/kg 静脉给药,每日 2 次,9 次以后改为每日 1 次,疗程 4 周。

2.葡萄球菌感染性心内膜炎

葡萄球菌感染性心内膜炎约占所有 IE 患者的 1/3,病情危重,有致死危险。90%的致病菌为金黄色葡萄球菌,其余 10%为凝固酶阴性的葡萄球菌。

(1)自体瓣膜 IE 的治疗方案有以下几种。①对甲氧西林(新青霉素)敏感的金黄色葡萄球菌(methicillin-susceptible staphylococcus aureus,MSSA)感染:苯唑西林 8~12 g/24 h,分 4 次静脉给药,疗程 4 周(静脉药物滥用患者用药 2 周);加庆大霉素 24 小时 3 mg/kg(最大剂量 240 mg/24 h),分 3 次静脉给药,疗程至少 3~5 天。②对青霉素过敏患者 MSSA 感染:万古霉素 24 小时 30 mg/kg,每日 2 次静脉给药,疗程 4~6 周;加庆大霉素 24 小时 3 mg/kg(最大剂量 240 mg/24 h),分 3 次静脉给药,疗程至少 3~5 天。③对甲氧西林耐药的金黄色葡萄球菌(methicillin-resistant staphylococcus aureus,MRSA)感染:万古霉素 24 小时 30 mg/kg,每日 2 次静脉给药,疗程 6 周。

(2)人工瓣膜 IE 的治疗方案有以下几点。①MSSA 感染:苯唑西林 8~12 g/24 h,分 4 次静脉给药,加利福平 900 mg/24 h,分 3 次静脉给药,疗程均为 6~8 周;再加庆大霉素 24 小时 3 mg/kg(最大剂量 240 mg/24 h),分 3 次静脉给药,疗程 2 周。②MRSA 及凝固酶阴性的葡萄球菌感染:万古霉素 24 小时 30 mg/kg,每日 2 次静脉给药,疗程 6 周;加利福平 300 mg/24 h,分 3 次静脉给药,再加庆大霉素 24 小时 3 mg/kg(最大剂量 240 mg/24 h),分 3 次静脉给药,疗程均为 6~8 周。

3.肠球菌及青霉素耐药的链球菌感染性心内膜炎

与一般的链球菌不同,多数肠球菌对包括青霉素、头孢菌素、克林霉素和大环内酯类抗生素在内的许多抗生素耐药。甲氧嘧啶-磺胺异噁唑及新一代喹诺酮类抗生素的疗效也不确定。

(1)青霉素 MIC≤8 mg/L,庆大霉素 MIC<500 mg/L:青霉素 1 600 万～2 000 万单位/24 h,分 4～6 次静脉给药,疗程 4 周;加庆大霉素 24 小时 3 mg/kg(最大剂量 240 mg/24 h),分 2 次静脉给药,疗程 4 周。

(2)青霉素过敏或青霉素/庆大霉素部分敏感的肠球菌感染:万古霉素 24 小时 30 mg/kg,每日 2 次静脉给药,加庆大霉素 24 小时 3 mg/kg,分 2 次静脉给药,疗程均 6 周。

(3)青霉素耐药菌株(MIC>8 mg/L)感染:万古霉素 24 小时 30 mg/kg,每日 2 次静脉给药,加庆大霉素 24 小时 3 mg/kg,分 2 次静脉给药,疗程均 6 周。

(4)万古霉素耐药或部分敏感菌株(MIC 4～16 mg/L)或庆大霉素高度耐药菌株感染:需要寻求微生物学家的帮助,如果抗生素治疗失败,应及早考虑瓣膜置换。

4.革兰阴性菌感染性心内膜炎

约 10％自体瓣膜 IE 和 15％人工瓣膜 IE,尤其是瓣膜置换术后 1 年发生者多由革兰阴性菌感染所致。其中 HACEK 菌属最常见,包括嗜血杆菌(Haemophilus)、放线杆菌(Actinobacillus)、心杆菌(Cardiobacterium)、埃肯菌(Eikenella)和金氏杆菌(Kingella)。常用治疗方案为头孢三嗪 2 g/24 h 静脉给药,每日 1 次,自体瓣膜 IE 疗程 4 周,人工瓣膜 IE 疗程 6 周。也可选用氨苄西林 12 g/24 h,分 3～4 次静脉给药,加庆大霉素 24 小时 3 mg/kg,分 2～3 次静脉给药。

5.立克次体感染性心内膜炎

立克次体感染性心内膜炎可导致 Q 热,治疗选用强力霉素 100 mg 静脉给药,每 12 小时一次,加利福平。为预防复发,多数患者需要进行瓣膜置换。由于立克次体寄生在细胞内,因此术后抗生素治疗还需要至少 1 年,甚至终生。

6.真菌感染性心内膜炎

近年来,真菌感染性心内膜炎有增加趋势,尤其是念珠菌属感染。由于单独使用抗真菌药物死亡率较高,而手术的死亡率下降,因此真菌感染性心内膜炎首选外科手术治疗。药物治疗可选用两性霉素 B 或其脂质体,1 mg/kg,每日 1 次,连续静脉滴注有助减少副作用。

(四)外科手术治疗

手术指征包括以下几点。

(1)急性瓣膜功能不全造成血流动力学不稳定或充血性心力衰竭。

(2)有瓣周感染扩散的证据。

(3)正确使用抗生素治疗 7～10 天后,感染仍然持续。

(4)病原微生物对抗生素反应不佳,如真菌、立克次体、布鲁杆菌、里昂葡萄球菌、对庆大霉素高度耐药的肠球菌、革兰阴性菌等。

(5)使用抗生素治疗前或治疗后 1 周内,超声心动图探测到赘生物直径>10 mm,可以活动。

(6)正确使用抗生素治疗后,仍有栓塞事件复发。

(7)赘生物造成血流机械性梗阻。

(8)早期人工瓣膜 IE。

九、预后

影响预后的因素不仅包括患者的自身情况及病原微生物的毒力,还与诊断和治疗是否正确、及时有关。总体而言,住院患者出院后的长期预后尚可(10年生存率81%),其中部分开始给予药物治疗的患者后期仍需要手术治疗。既往有IE病史的患者,再次感染的风险较高。人工瓣膜IE患者的长期预后较自体瓣膜IE患者差。

(周晓瑛)

第八章　心包疾病

心包是由脏层和壁层组成的一圆锥形浆膜囊,包绕着心脏和大血管的根部,壁层和脏层之间为心包腔。心包腔内含有少量(少于 50 ml)的液体,起润滑作用。心包疾病的临床谱包括心包先天性缺陷、心包炎(干性、渗出性、渗出－缩窄性、缩窄性)、心包肿瘤、心包囊肿。本章主要介绍心包炎,临床上以急性心包炎和缩窄性心包炎常见。据国内临床资料统计,心包炎占心脏疾病住院患者 1.5%～5.9%。

第一节　急性心包炎

急性心包炎是由于心包脏层和壁层急性炎症引起的以胸痛、心包摩擦音为特征的综合征。急性心包炎临床表现为干性、纤维素性或渗出性心包炎。心包炎在几个尸检系列中的检出率为 2%～6%,而生前被临床确诊的心包炎仅占住院病例 1%。心包炎患者中,男性多于女性,成人多于青少年和儿童。

一、病因

急性心包炎病因在西方国家以特发性心包炎居首位。综合国内文献,过去常见病因为风湿热、结核及细菌感染,近年来病毒感染、肿瘤及心肌梗死后心包炎的发病率明显增多。

(1)特发性。

(2)感染性:①病毒感染:柯萨奇 A9、B1－4 病毒、Echo－8 病毒、腮腺炎病毒、EB 病毒、人类巨细胞病毒(CMV)、水痘病毒、风疹病毒、腺病毒、肝炎病毒、艾滋病病毒、小 DNA 病毒 B19 等细菌感染:结核杆菌、肺炎双球菌、葡萄球菌、链球菌、革兰阴性杆菌等。②真菌感染:念珠菌属、组织胞浆菌、球孢子菌、酵酶菌等。③其他感染:弓形体、阿米巴、支原体菌属、放射菌属等。

(3)免疫－炎症性:①结缔组织病:风湿热、系统性红斑狼疮、类风湿关节炎、硬皮病、混合型结缔组织病。②动脉炎:多发性结节性动脉炎、短暂性动脉炎。③早发性心肌梗死后综合征、早发性心脏外科综合征。④延迟性心肌梗死后综合征、延迟性心肌－心包损伤后综合征、延迟性心包切开术后综合征。⑤药物诱导:普鲁卡因胺、肼屈嗪、异烟肼、环孢素。

(4)肿瘤性:①原发性间皮细胞肿瘤。②继发性如肺癌、乳腺癌、白血病、淋巴瘤转移等。

(5)波及性:胸膜炎、主动脉夹层、肺梗死。

(6)放射性。

(7)介入损伤性:冠状动脉成形介入治疗、起搏器和除颤器置入。

(8)创伤性:钝器和锐器创伤、心肺复苏后。

(9)先天性:先天性囊肿、先天性缺失。

(10)其他:尿毒症、甲状腺功能减退、淀粉样变性。

二、病理

急性心包炎的病理改变,早期表现为心包脏层和壁层炎症反应,出现含有纤维蛋白沉积和多形核白细胞聚集组成的黏稠液体,称为纤维蛋白性心包炎。由于病因的不同或病程的进展,渗出物中液体增加,渗液可为纤维蛋白性、浆液血性或化脓性等,液量由 100 ml 至 2～3 L 不等,统称为渗出性心包炎。炎症反应常累及心包下表层心肌,少数严重者可累及深层心肌,称为心肌心包炎。心包炎愈合后可残留细小斑块或遗留不同程度的粘连。急性纤维素性心包炎的渗出物,可完全溶解吸收;亦可机化为结缔组织瘢痕,甚至引起心包钙化,最终发展成缩窄性心包炎。

三、病理生理

急性纤维蛋白性心包炎不影响血流动力学,而心包积液是急性心包炎引起一系列病理生理改变的主要原因。如果渗液进展缓慢,心包过度伸展,心包腔内虽容纳 1～2 L 液体也不会明显增加心包腔内压力,这种不伴有心脏压塞的心包积液患者可以没有临床症状。如果渗液急速或大量蓄积,使心包腔内压力急剧上升,心室舒张期充盈减少,心搏量降低,血压下降。此时,机体的代偿机制通过升高静脉压以增加心室的充盈,增加心肌收缩力以提高射血分数,加快心率使心排量增加,升高周围小动脉阻力以维持血压。如心包渗液继续增加,一旦心包腔内压和右室压力升至左室舒张压水平,上述代偿机制衰竭而出现急性心脏压塞表现。

四、临床表现

(一)症状

1.胸痛

胸痛是急性心包炎最主要症状,多见于急性特发性心包炎及感染性心包炎的纤维蛋白渗出阶段。疼痛的性质和部位是易变的,常位于胸骨后或心前区,可放射至颈部和背部,呈锐痛,偶可位于上腹部,类似"急腹症";或与心肌梗死缺血性疼痛相似,呈顿痛或压榨性痛并放射至左上肢;或随每次心脏跳动而发生刺痛。疼痛可因心包和胸膜炎症受累两个因素引起,也可能与心包腔积液时心包牵张因素有关。疼痛多在卧位、咳嗽、深吸气时加重,前倾位时减轻。

2.呼吸困难

呼吸困难是心包渗液时最突出的症状,为避免心包和胸膜疼痛而产生呼吸变浅变速。呼吸困难也可因发热、大量心包积液导致心腔压塞、邻近支气管、肺组织受压而加重,表现为面色苍白、烦躁不安、胸闷、大汗淋漓等。患者常采取坐位,身体前倾,使心包积液向下、向前移位以减轻其对心脏及邻近脏器的压迫,从而缓解症状。

3.全身症状

可伴有潜在的全身疾病如结核、肿瘤、尿毒症所致的咳嗽、咳痰、贫血、体重下降等症状。

(二)体征

1.心包摩擦音

为急性纤维蛋白性心包炎特异性体征,炎症导致壁层与脏层心包变得粗糙,在心脏活动时相互摩擦产生的声音,似皮革摩擦呈搔刮样、粗糙的高频声音。心包摩擦音的特点是瞬息可变,通常使用隔膜性胸件在胸骨左缘 3～4 肋间、胸骨下段和剑突附近易听到。其强度受呼吸和体位影响,深吸气或前倾坐位摩擦音增强。当心包内出现渗液,将两层心包完全分开时,心包摩擦音消失;如两层心包有部分粘连,虽有心包积液,有时仍可闻及摩擦音。心包摩擦音易与胸膜摩擦音或听诊器使用过程中胸件未压紧皮肤所产生的嘎吱音所混淆;单相心包摩擦音需与三尖瓣或二尖瓣反流性收缩期杂音鉴别。

2.心包积液

症状的出现与积液的量和速度有关,而与积液性质无关。当心包积液达 200～300 ml 以上或积液迅速积聚时出现下列体征:①心脏体征:心脏搏动减弱或消失,心浊音界向两侧扩大,心音轻而遥远,心率快,少数人在胸骨左缘 3～4 肋间可听到舒张早期额外音(心包叩击音),此音在第二心音后 0.1～0.13 秒,高调呈拍击样,是由于心室舒张时受心包积液的限制,血液突然终止形成旋涡和冲击心室壁产生震动所致。②左肺受压迫征:大量心包积液时,心脏向左后移位,压迫左肺,引起左肺下叶不张,在左肩胛下角区出现肺实变表现,称之为 Ewart 征。③心脏压塞征:大量心包积液或积液迅速积聚,引起心包内压力超过 2.7～4.0 kPa(20～30 mmHg)时即可产生急性心包压塞征,表现为心动过速、发绀、呼吸困难、收缩压下降甚至休克。如积液为缓慢积聚过程,也可产生慢性心脏压塞征,表现为静脉压显著升高,颈静脉怒张和吸气时颈静脉扩张,称 Kussmaul 征,常伴有肝大、腹水和下肢水肿。由于动脉收缩压降低,舒张压变化不大而表现脉压减小、脉搏细弱,出现奇脉。

五、实验室检查和特殊检查

(一)心电图

急性心包炎时,心包膜下表层心肌受累是心电图变化的病理基础,系列心电图检查对急性心包炎的诊断有重要意义。急性心包炎约有 90％患者出现心电图异常改变,可发生在胸痛后几小时至数天,主要表现为:①除 aVR 和 V_1 导联外,所有导联 ST 段呈弓背向下抬高,T 波高耸直立;一至数日后,ST 段回到基线,T 波低平及倒置,数周后逐渐恢复正常;②心包积液时 QRS 低电压,大量积液时可见 QRS 波群电交替;③无病理性 Q 波,常有窦性心动过速。

(二)超声心动图

超声心动图是诊断心包积液简便、安全、灵敏和可靠的无创性方法。M 型超声心动图检查时,可见一个无回声区(液性暗区)将心肌回声与心包回声隔开,这个区域即为心包积液。二维超声心动图取左心长轴及心尖四腔有液性暗区分布在心脏外围。一般认为,液性暗区直径＞8 mm 时积液量约 500 ml,直径＞25 mm 时液量＞1 000 ml。超声心动图可观察有无心包粘连,若有大量纤维素样物质对预测心包缩窄有意义;还可确定穿刺部位,指导心包穿刺。

(三)X 线胸片

X 线检查对渗出性心包炎的诊断有一定的价值。当心包渗液超过 250 ml 以上时,可出现心影增大呈烧瓶状,心影随体位改变而变动。透视或 X 线摄影,可显示心脏搏动减弱或消失。X 线片对结核性心包炎或肿瘤性心包疾病也可提供病因学诊断线索。

(四)磁共振显像

磁共振显像可清晰显示心包积液的容量和分布情况,可分辨积液的性质,如非出血性渗液大都是低信号强度;尿毒症性、外伤性、结核性渗液内含蛋白和细胞较多,可见中或高信号强度。

（五）心包穿刺和心包积液分析

在大量心包积液导致心脏压塞时，行心包治疗性穿刺抽液减压，或针对病因向心包腔内注入药物进行治疗。明确有心包积液后，行心包穿刺，根据临床表现进行心包积液病因学分析。①对于怀疑恶性病例应检测细胞学和肿瘤标记物：癌胚抗原（carcinoembryonic antigen，CEA）、甲胎蛋白（alpha fetoprotein，AFP）、糖类抗原（carbohydrate antigens，CA125、CA72－4、CA15－3、CA19－9、CD30、CD25）。②对于怀疑结核性心包炎病例，作抗酸杆菌染色、分枝杆菌培养，腺苷脱氨酶（adenosine deaminase，ADA）、干扰素－γ、心包溶菌酶和结核杆菌 PCR 等检测，低水平 ADA 和高水平 CEA 有助于结核性心包炎与肿瘤性心包积液的鉴别，极高水平的 ADA 对心包缩窄有预测价值；诊断结核性心包炎：结核杆菌 PCR 敏感性 75%，特异性 100%；ADA 敏感性 83%，特异性 78%。③对于怀疑细菌性心包炎病例，至少 3 次心包积液需氧菌和厌氧菌培养以及血培养。④嗜心脏病毒 PCR 分析有助于鉴别病毒性与自身反应性心包炎。

心包积液的比重（>1.015）、蛋白水平（>30 g/L，积液/血清比>0.5）、乳酸脱氢酶（LDH>2000 mg/L，血清/积液比>0.6）和葡萄糖[渗出液≤（9±41.9）mg/dl，漏出液≥（1±50.7）mg/dl]等分析可以区分渗出液和漏出液。对于培养阳性的化脓性心包积液，葡萄糖水平很低[化脓性≤（7.3±25.3）mg/dl，非感染性≥（2.5±35.6）mg/dl]（注：葡萄糖 1 mg/dl＝0.0555 mol/L）。炎症性疾病尤其是细菌性和风湿性积液患者白细胞计数很高，黏液性水肿者白细胞计数很低；恶性积液和甲状腺功能减低患者单核细胞计数很高，细菌性和风湿性积液中性粒细胞很高。与细菌培养比较，心包积液革兰染色特异性 99%，敏感性 38%。上皮细胞膜抗原、CEA 和波形蛋白免疫组织化学染色可以区分反应性间皮细胞和腺癌细胞。

（六）纤维心包镜检查

凡有心包积液需手术引流者，可先行纤维心包镜检查。心包镜在光导直视下观察心包病变特征，并可在明视下咬切病变部位做心包活检，从而提高病因诊断的准确性。

（七）血液分析

急性心包炎经常伴有非特异性炎症表现，包括白细胞增多、血沉增快、C 反应蛋白增高。心肌损伤标志物通常是正常的，若 TNI、CK－MB 升高提示与心包膜下心肌受损有关。

（八）其他实验室检查

根据患者病史及临床表现选择性进行：①结核菌素皮肤试验，可用于疑为结核性心包炎者；②血培养，可除外感染性心内膜炎及菌血症；③"ASO"测定，用于疑有风湿热的儿童；④抗核抗体测定，对结缔组织病具有诊断价值；⑤血清促甲状腺激素和 T_3、T_4 测定，有助于甲状腺疾病的诊断。

六、诊断和鉴别诊断

心包摩擦音和心包积液是诊断心包炎的主要依据。在可能并发心包炎的疾病过程中，如出现胸痛、呼吸困难、心动过速和病因不明的体静脉淤血或心影扩大，应考虑急性心包炎可能。在心前区听到心包摩擦音，心包炎诊断即可成立。心包心肌炎常伴有心功能异常、心肌损伤标志物和肿瘤坏死因子升高，可听到第三心音，J－ST 段抬高，超声影像和磁共振显像可显示心脏结构变化，心包膜/心内膜心肌活检是主要诊断依据。渗液性心包炎心影扩大应与其他原因引起的心脏扩大鉴别。病毒性心包炎的胸痛应与心肌梗死相鉴别。

急性心包炎诊断后,尚需进一步明确其病因诊断,为治疗提供方向。

七、主要病因类型

(一)病毒性心包炎

病毒性心包炎是一种浆液纤维蛋白性心包炎,由于病毒直接感染、自身免疫应答(抗病毒或抗心脏)引起的炎症。发病前数周常有上呼吸道感染史,起病急剧。临床特征表现为:剧烈胸痛、发热,约在70%的患者中可以听到心包摩擦音,心包渗液一般为小量或中等量,很少产生严重心包压塞症状。检查常有血沉快、白细胞升高、心电图ST段抬高、X线心影增大。如果心肌受累,可形成急性心肌心包炎。本病可自行痊愈,以对症治疗为主,包括卧床休息、止痛剂及镇静剂等,糖皮质激素可有效地控制症状。这类心包炎治疗后有复发倾向。

(二)结核性心包炎

由气管、支气管周围及纵隔淋巴结结核直接蔓延而来,临床上少数患者找不到原发病灶。临床表现可有结核病的全身表现,如倦怠、体重减轻、食欲不振、低热盗汗,尚有呼吸困难及心包积液体征等,但胸痛和心包摩擦音少见。心包积液为中等或大量,呈浆液纤维蛋白性或浆液血性。未经治疗的结核性心包炎几乎全部发展为缩窄性心包炎,经过系统抗结核治疗的患者近半数可发展为缩窄性心包炎。

(三)心包肿瘤

原发性心包肿瘤较少见,最典型的是心包间皮瘤、恶性纤维肉瘤、血管肉瘤以及良性或恶性畸胎瘤。大多数为继发性心包肿瘤,其中约80%为肺癌、乳腺癌、白血病、霍奇金病和非霍奇金淋巴瘤引起的肿瘤性心包炎,此外胃肠道癌瘤、卵巢癌、肉瘤和黑色素瘤也可引起肿瘤性心包炎。肿瘤性心包炎产生血性心包积液,且发展异常迅速,引起急性或亚急性心脏压塞。心包间皮瘤以及肉瘤、黑色素瘤也能侵蚀心室或心包内血管,引起心包扩张和迅速致死的心脏压塞。肿瘤性心包炎的治疗方案取决于患者的一般情况和有无心脏压塞以及恶性肿瘤的组织学阶段。心包穿刺抽液和心包腔留置导管引流可减轻症状。

(四)化脓性心包炎

由胸内感染直接蔓延、膈下或肝脓肿穿破或心包穿透性损伤感染而引起,也可由血行细菌播散所致。心包渗出液最初为浆液纤维蛋白性,其后转为化脓性,随着病程进展,炎症可使渗液浓稠、机化导致心包粘连,使心包腔间隙消失,心包增厚或钙化,极易发展成缩窄性心包炎。或暴发性发病,前驱症状平均3天,通常都有高热、寒战、全身中毒症状及呼吸困难,多数患者没有典型的胸痛。几乎所有的患者有心动过速,少数患者有心包摩擦音。颈静脉怒张及奇脉,可能是心包积液的首先表现,脓性心包积液可发展为心包压塞和心包缩窄。一旦细菌性心包炎的诊断成立,除全身使用足量的抗生素外,还应立即施行心包切开引流。

(五)心脏损伤后综合征

在心脏手术、心肌梗死或心脏创伤后2周出现发热、心前区疼痛、干咳、肌肉关节痛、白细胞增高、血沉加速等临床症群谓之为心脏损伤后综合征。目前认为该综合征发生可能与高敏反应或自身免疫反应有关。心包炎可以是纤维蛋白性、渗出性,积液常为浆液血性,可发生心包压塞。此综合征有自限性,可复发,糖皮质激素治疗有效。

八、治疗

急性心包炎的治疗包括对原发疾病的病因治疗、解除心脏压塞和对症治疗。患者必须住院观察,卧床休息,胸痛时给予镇静剂、阿司匹林、布洛芬,必要时可使用吗啡类药物。

急性心包炎应根据不同病因选择药物治疗。如风湿性心包炎应加强抗风湿治疗,一般对肾上腺皮质激素反应较好。对结核性心包炎应尽早抗结核治疗,一般采用三联药物,足量长疗程,直至病情控制一年左右再停药,避免因治疗不彻底而复发。化脓性心包炎选用敏感的抗生素,反复心包穿刺排脓和心包腔内注入抗生素,疗效不佳时及早行心包切开引流。急性心包压塞时,心包穿刺抽液是解除压迫症状的有效措施。

病毒性心包炎的治疗:急性心包炎的治疗包括直接缓解症状、预防并发症、清除病毒。慢性和复发性心包炎的治疗,在明确病毒感染者,给予特殊治疗。①CMV 病毒性心包炎:高免疫球蛋白在第 0、4、8 天肌内注射 4 ml/(kg·d),在第 12 和 16 天肌内注射 2 ml/(kg·d)。②柯萨奇 B 病毒性心包炎:干扰素 α 或 β 2.5 万 U/m² 肌内注射每周 3 次。③腺病毒和 parvovirus B19 病毒性心包炎:免疫球蛋白 10 g 静脉注射,在第 1 天和第 3 天。

九、预后和预防

急性心包炎的自然病程及预后取决于病因,病毒性心包炎、特发性心包炎、心肌梗死后或心脏损伤后综合征通常是自限性的,临床表现及实验室检查在 2~6 周消退。若心包炎并发于恶性肿瘤、系统性红斑狼疮、尿毒症等则预后差。化脓性或结核性心包炎随着抗生素或抗结核药物疗法及外科手术的进展,预后已大为改善,部分患者遗留心肌损害或发展为缩窄性心包炎。

第二节　缩窄性心包炎

慢性心包炎病程通常在 3 个月以上,包括渗出性、粘连性和缩窄性心包炎。缩窄性心包炎是指心脏被致密厚实的纤维化心包所包围,使心脏舒张期充盈受限而产生一系列循环障碍的临床征象。近几年临床观察到急性心包炎 1~3 个月内可以发生心包粘连、缩窄,迅速进展为缩窄性心包炎。

一、病因和发病机制

缩窄性心包炎的病因以结核性占首位,其次为化脓性、创伤性。近年认为特发性、尿毒症性、系统性红斑狼疮性心包炎也可引起缩窄性心包炎,肿瘤性、放射性和心脏直视手术引起缩窄性心包炎者在逐年增多。

二、病理

缩窄性心包炎的心脏外形一般在正常范围或偶有缩小,心包病变常累及心外膜下心肌,严重时导致心肌萎缩、纤维变性、脂肪浸润和钙化。心包脏层和壁层广泛粘连,心包增厚一般为 0.3~0.5 cm,心包腔有时被纤维组织完全填塞成为一个纤维瘢痕组织外壳,常伴有钙化。在多数患者中,瘢痕组织主要由致密的纤维组织构成,呈斑点状或片状玻璃样变性,而无提示原发病变的特征性病理改变。有些患者心包内找到结核性或化脓性的肉芽组织则可提供病因诊断依据。

三、病理生理

典型的缩窄性心包炎,由于心包失去弹性而由坚硬的纤维组织代替,形成一个大小固定的心脏外壳压迫心脏,限制了所有心腔的舒张期充盈量而使静脉压升高。由于心包呈匀称性缩窄,四个心腔的舒张压同等升高,相当于肺小动脉楔嵌压。加之静脉压升高,在心室舒张早期,血液异常迅速地流入心室,然而在心室舒张的中晚期心室扩张突然受到失去弹性的心包的限制,充盈受阻,心室腔内压力迅速上升。实际上缩窄性心包炎心室的全部充盈在舒张早期完成,这种左和右心室舒张期充盈的异常表现在心导管所证实的压力曲线上是呈一具有特征性的左右心室压力曲线,即所谓开方根号样压力曲线。

在呼吸时,胸腔压力变化不能传到心包腔和心腔内。因此,当吸气时,大静脉和右房压不下降,由静脉进入右房的血液不增加,这与正常人及心脏压塞时的情况相反。由于心室充盈异常,静脉压升高,心排量下降,代偿性心率加快;当增加体力活动时,心率不能进一步加速,心排量不能适应身体需要,临床上出现呼吸困难和血压下降;同时肾脏水钠潴留,进一步增加静脉压,临床上则出现肝肿大、下肢水肿、腹水和胸水等。

四、临床表现

多数缩窄性心包炎病例起病隐匿,也可以在急性心包炎 1~3 个月内发生,增加了心包炎急性期治疗的困难。判断心包缩窄的时间及临床症状出现的早晚对于外科治疗及判断其预后有意义。

(一)症状

劳力性呼吸困难为缩窄性心包炎的最早期症状,是由于心排血量相对固定,在活动时不能相应增加所致。后期可因大量的胸水、腹水使膈肌上抬,以致休息时也发生呼吸困难并伴有咳嗽、咳痰,甚至出现端坐呼吸。由于心排量降低、大量腹水压迫腹内脏器或肝脾肿大,患者可呈慢性病容,有软弱乏力、体重减轻、纳差、上腹膨胀及疼痛等。

(二)体征

颈静脉怒张是缩窄性心包炎最重要的体征之一,Kussmaul 征即吸气时颈静脉更加充盈,扩张的颈静脉在心脏舒张时突然塌陷。肝脏肿大、腹水及下肢水肿是常见的体征。心排量减少使动脉收缩压降低,反射性引起周围小动脉痉挛使舒张压升高使脉压变小,脉搏细弱无力。因僵硬的心包不受胸内压力影响,大约 35% 合并有心包积液患者可发现奇脉。心浊音界正常或稍增大,多数患者有收缩期心尖负性搏动,在胸骨左缘 3~4 肋间可闻及舒张早期额外音,即心包叩击音,通常发生在第二心音后 0.09~0.12 秒,呈拍击样。心率较快,有时可出现心房颤动、心房扑动等异常节律,与心包钙化和心房扩大有关,提示预后较差。

五、实验室检查和特殊检查

(一)实验室检查

可有轻度贫血。病程较长者因肝淤血常有肝功能损害,血浆蛋白尤其是清蛋白生成减少。腹水和胸水常为漏出液。

（二）心电图

心电图常表现为 QRS 波低电压、T 波平坦或倒置，两者同时存在是诊断缩窄性心包炎的强力佐证。心电图的改变常可提示心肌受累的范围和程度。50％左右的 P 波增宽有切迹，少于半数患者有心房颤动，而房室传导阻滞及室内束支阻滞较少见。有广泛心包钙化时可见宽的 Q 波。约 5％患者由于心包瘢痕累及右室流出道致右室肥厚伴电轴右偏。

（三）X 线

心包钙化是曾患过急性心包炎最可靠的 X 线征象，在大多数缩窄性心包炎患者中均可见到，常呈不完整的环状。心影大小多正常，部分患者轻度增大可能与心包积液或心包增厚有关，部分患者心影呈三角形或球形，心影变直或形成异常心弓，如主动脉结缩小或隐蔽不见，左右心房、右心室或肺动脉圆锥增大，上腔静脉扩张等。X 线透视见心脏搏动减弱，以心包最厚处明显。还可见肺门影增宽、肺水肿、胸膜增厚或有胸水。

（四）超声心动图

超声心动图虽然可见心包增厚，但没有特异性指标用于诊断缩窄性心包炎。M 型超声心动图可显示增厚的心包组成两条平行线，脏层和壁层心包之间至少有 1 mm 的清楚间隙。二维超声心动图可显示心包增厚、肝静脉和下腔静脉扩张等。

（五）CT 与 MRI 检查

CT 检查对心包增厚具有相当高的特异性和分辨率，可评估心包的形状及心脏大血管的形态，如腔静脉扩张、左室后壁纤维化及肥厚等，是对可疑的缩窄性心包炎有价值的检测手段。MRI 可清楚显示缩窄性心包炎的特征性改变即心包增厚，能准确测量其厚度，判断其累及范围；并能显示心脏舒张功能受限所引起的心脏大血管形态及内径的异常改变，如右室流出道狭窄及肝静脉、下腔静脉扩张等。

（六）心导管检查

缩窄性心包炎患者，可通过左右心导管同时记录左、右心的压力曲线。右心房压力曲线呈 M 或 W 波形，由增高并几乎相等的 a 波、V 波和加深的 Y 波及正常 X 波形成；右心室压力曲线呈现舒张早期下陷和舒张后期的高原波即开方根号样曲线。

六、诊断和鉴别诊断

患者有腹水、肝脏肿大、颈静脉怒张、Kussmaul 征、静脉压显著增高等体循环淤血体征，而无显著心脏扩大或瓣膜杂音时，应考虑缩窄性心包炎。结合心脏超声、X 线检查或 CT、MRI 等检查提示有心包钙化或增厚，心电图示 QRS 波群及 ST－T 改变等，诊断更易确定。

缩窄性心包炎与限制型心肌病临床表现极为相似，鉴别甚为困难。尚需与肝硬化、结核性腹膜炎和其他心脏病引起的心力衰竭相鉴别。

七、治疗

缩窄性心包炎的治疗主要是外科手术治疗，即心包剥离术或心包切除术。手术宜在病程相对早期施行，病程过久，患者营养及一般情况不佳，心肌常有萎缩和纤维变性，即使心包剥离成功，但因心肌不健全，而影响手术效果，甚至因变性心肌不能适应进入心脏血流的增加而发生心力衰竭。内科治疗只能作为减轻患者痛苦及手术前准备的措施。

八、预后和预防

缩窄性心包炎是心包增厚和血流动力学障碍进行性加重的慢性疾病，多因衰竭、腹水及周围水肿或严重心脏并发症而致残或死亡，如果能及早进行彻底的心包剥离手术，大部分患者可取得满意的效果。少数患者因病程较久，有明显心肌萎缩和心源性肝硬化则预后不佳。

（周晓瑛）

第九章　心肌病

第一节　扩张型心肌病

扩张型心肌病(DCM)是以左或右心室或双心室扩大,并伴有不同程度心肌肥厚的一种原因不明的心肌疾病。以心脏扩大、心力衰竭、心律失常、栓塞为基本特征。

一、病因及发病机制

本病病因迄今未明,可能与机体在病毒感染后,因自身免疫机制失控,引起心肌细胞坏死,心肌组织逐渐被纤维化替代,导致心脏扩大。其他如遗传因素、血管活性物质和微血管痉挛、心肌超微结构和生化代谢改变等综合因素,也可能参与本病的发生发展过程。各年龄组均有发病,以中青年多见,起病多缓慢。

二、诊断

(一)临床表现

1.症状

为心衰症状,以气促和水肿最常见。初时为劳力性心悸、气促,以后在轻活动或休息时也有气促,渐出现阵发性夜间呼吸困难、端坐呼吸。因心排血量低,外周组织供血不足,故患者常有疲乏感。部分患者以体循环栓塞或肺栓塞为首发症状就诊。

2.体征

双肺底可闻湿性啰音。心尖搏动弥散;心界向左下扩大;心率快,有心律失常时心律不整,S1减弱,P2肺动脉瓣成分亢进,常可听到病理性S3.S4,心率快时构成奔马律;因心腔扩大,可有相对性二尖瓣和/或三尖瓣关闭不全所致的收缩期杂音,此杂音在心衰改善后减轻。右心功能不全时,体查有颈静脉怒张、肝颈静脉回流征阳性、淤血性肝肿大,下垂性水肿以及浆膜腔积液等体循环淤血征象。血压正常或偏低,脉搏细弱,有交替脉。

(二)实验室和器械检查

1.超声心动图

心腔明显增大,以左室腔为主,可伴有心肌增厚或变薄。左室腔充盈压甚高,致使二尖瓣开放幅度变小,形成大心腔、二尖瓣舒张期小开口的图像,典型者有"钻石样"改变。室壁运动呈"普遍性"降低。

2.X线检查

各房室腔显著增大,心胸比例＞0.6,心搏减弱,肺血管纹理呈肺静脉高压表现,有肺淤血较轻与心脏增大不相称的特征,偶有Kerley B线,可有心包积液。

3.心电图

心脏肥大劳损,各种复杂心律失常,ST－T改变及病理性Q波。Q波呈深而窄特点,在心电图上无心肌梗死样定位特征。ST－T改变也无心肌梗死样动态演变过程。

4. 一般检查

血沉增快,肝淤血可引起球蛋白异常,偶有血清心肌酶活性增加。

5. 核素显影

核素心血池造影可明确心腔扩大程度、心室收缩减弱及功能障碍程度。射血分数明显降低。心肌显像呈"普遍性"淡染。

6. 心导管和血管造影检查

左室舒张末压、左房压及肺毛细血管楔压升高,心排出量和每搏量减少,射血分数降低。左室造影可见左室腔扩大,左室壁运动减弱,冠脉造影正常。

7. 心内膜心肌活检

对扩张型心肌病的诊断和治疗,不能提供有价值的证据,但有助于排除心肌炎。

(三)诊断标准

中华心血管病学会组织专题研讨会,提出本病的诊断参考标准如下:

(1)临床表现为心脏扩大、心室收缩功能减低伴或不伴有充血性心力衰竭,常有心律失常,可发生栓塞和猝死等并发症。

(2)心脏扩大,X线检查心胸比例>0.5,超声心动图示全心扩大,尤以左心室扩大为明显,左室舒张期末内径≥2.7cm/m2,心脏可呈球形。

(3)心室收缩功能减低,超声心动图检测室壁运动弥漫性减弱,射血分数小于正常值。

(4)必须排除其他特异性(继发性)心肌病和地方性心肌病(克山病),包括缺血性心肌病、围生期心肌病、酒精性心肌病、代谢性和内分泌性疾病(如甲状腺功能亢进、甲状腺功能减退、淀粉样变性、糖尿病等)所致的心肌病、遗传家族性神经肌肉障碍所致的心肌病、全身系统性疾病如系统性红斑狼疮、类风湿性关节炎等所致的心肌病、中毒性心肌病等,才可诊断特发性扩张型心肌病。

有条件者可检测患者血清中抗心肌肽类抗体,如抗心肌线粒体 ADP/ATP 载体抗体、抗肌球蛋白抗体、抗 β1 受体抗体、抗 M2 胆碱能受体抗体,作为本病的辅助诊断。临床上难与冠心病鉴别者需作冠状动脉造影。

心内膜心肌活检:病理检查对本病诊断无特异性,但有助于与特异性心肌病和急性心肌炎的鉴别诊断。用心内膜心肌活检标本进行多聚酶链式反应(PCR)或原位杂交,有助于对感染病因的诊断;或进行特异性细胞异常的基因分析。

三、鉴别诊断

目前临床上仍采取"排除法"进行诊断。对有心脏扩大、心衰和/或心律失常,甚至栓塞的患者,在排除了风湿性心瓣膜病、心包积液、冠心病心肌梗死、先天性心脏病等各种能找到病因的心脏病之后,方可诊断为"原发性扩张型心肌病"。因此临床上应与以上疾病相鉴别。

四、治疗

治疗原则包括纠正心力衰竭、控制心律失常、防治栓塞并发症和保护心肌的代偿能力。

1. 心力衰竭的治疗

治疗原则为"强心、利尿、扩血管",具体用法可参见第三章心力衰竭。治疗扩张型心肌病心力衰竭时应注意以下问题:

(1)因心肌病患者对洋地黄敏感性增加,故在使用洋地黄类制剂时剂量宜偏小,并密切观察,防止中毒的发生。

(2)非洋地黄类正性肌力药物的近期疗效尚好,但远期疗效尚待进一步评价,因本类制剂可诱发室性心律失常,有报道长期使用时可增加死亡率,故对有心律失常者尤应慎用。

(3)使用利尿剂时应注意纠正电解质紊乱,特别应防止低钾血症的发生。

(4)对顽固性或难治性心衰者,可静滴硝酸甘油,甚至硝普钠,配合使用正性肌力药物可获较好的近期疗效。既往大规模临床观察也有报道,联合使用肼屈嗪和硝酸异山梨酯可增加疗效,并能增加患者劳动耐量和延长生存时间。血管紧张素转换酶抑制剂(ACEI)同时抑制肾素—血管紧张素系统和交感神经系统,从而阻断心衰发生发展的病理生理过程,因此只要无禁忌证,在扩张型心肌病心力衰竭患者中均可常规使用 ACEI。

(5)β受体阻滞剂由于其负性肌力作用,一向不用于有心力衰竭的患者。随着对交感神经系统的激活在慢性心衰中引起恶性效应的认识,以及具有抑制肾素—血管紧张素系统和交感神经系统作用的 ACEI 治疗心衰大量临床试验成功的报道,使用β受体阻滞剂治疗心衰已成为可行的措施。迄今为止,以β受体阻滞剂治疗心衰成功的经验几乎都是在扩张型心肌病病例中获得的,长期应用可有血流动力学改善,β受体密度上调,心功能改善。β受体阻滞剂在扩张型心肌病中的应用有以下特点:①不能作为一线用药,只在常规治疗方法无效时才用。②从极小剂量开始,并选用选择性岛受体阻滞剂,如美托洛尔 6.25mg,1 次/d,或比索洛尔 0.125mg~0.25mg,1 次/d,每 1~2 周递增 1 次。③心(室)率较快者更适宜使用。④仅在部分病例有效,有些病例使用后病情恶化。因识别这类治疗有效的亚型尚缺乏确凿的临床指标,故对每个使用β受体阻滞剂的病例均需密切观察血压、心率和心功能变化。

2.心律失常的治疗

(1)使用抗心律失常药物前,应加强抗心衰的治疗,消除致心律失常的各种因素,如心肌缺血、电解质紊乱等。

(2)抗心律失常的负性肌力作用可使心衰加重,故对无症状性的频发室性早搏、非持续性室速,也不主张急于用药,可俟心衰改善情况再作处理;对于引起明显血流动力学改变的室性心律失常,则可选用普罗帕酮、胺碘酮和乙吗噻嗪等负性肌力作用相对较小的药物。

3.抗凝治疗

只要无禁忌证,都可选用:①抗血小板的药物,如肠溶性阿司匹林 0.1~0.3g,1 次/d。②抗凝血药物,如氯匹噻啶(力抗栓)0.25 g,1 次/d。

4.改善心肌代谢药物

1,6—二磷酸果糖(FDP)、辅酶 Q10.维生素类、肌苷、极化液、能量合剂等,可作为辅助用药。

5.起搏器的应用

扩张型心肌病合并缓慢型心律失常时,固然可以选用起搏器治疗,但双腔起搏器用于心力衰竭患者的治疗则是近 10 余年开展的一项新型治疗项目,对于起搏器治疗晚期扩张型心肌病患者的疗效,目前仍存争议。普遍认为,双腔起搏器治疗并不适宜于所有扩张型心肌病的患者,而对于 QRS 波群时限大于 140 ms、二尖瓣反流持续超过 450 ms 以及心室充盈时间小于 200 ms 的患者,双腔起搏器治疗可产生明显的血流动力学效果,增加活动耐量和提高生活质量,此类患者仅占 10%~15%。

6.外科手术治疗

由心尖部朝二尖瓣环尽量切除扩张的左心室侧壁,即二尖瓣乳头肌附着处之间的心肌,再给予缝合,使左心室容积得到缩小。此手术率先由巴西的 Batista 开展,适用于晚期心力衰竭、左心室舒张末期内径大于 7cm、无心肌菲薄化的扩张型心肌病患者。术后一年生存率为60％～65％。该术式并不能替代心脏移植术,而是作为移植术之前的过渡。也有将自体背阔肌包裹心脏,外加程序刺激,以增加心脏收缩和舒张,从而延长患者寿命的报道。

7.心脏移植

心脏移植术可延长患者生命。应用环孢素(cyck)spOrin)抑制免疫排异反应更能提高其成效,改善预后。但因供体困难等实际原因,该治疗方法目前还不能广泛开展。

8.一般治疗

注意休息,避免劳累,预防和控制感染、特别是呼吸道感染的控制等。

第二节　肥厚型心肌病

肥厚型心肌病(HCM)是以心肌非对称性肥厚,心室腔变小,左心室血液充盈受阻,左心室舒张期顺应性下降为基本病态的一种原因不明的心肌疾病。

一、病因及发病机制

本病属常染色体显性遗传,可能与儿茶酚胺代谢紊乱、内分泌失调、室间隔心肌纤维排列不齐或心电与机械性差异导致室间隔不成比例肥厚、心肌蛋白代谢异常等因素有关。

典型病例肥厚发生在左室,以室间隔为甚。主要引起左室流出道梗阻、心脏舒张功能障碍和心肌缺血。心脏收缩时引起左室流出道梗阻者称"肥厚型梗阻性心肌病";不引起明显梗阻者称"肥厚型非梗阻性心肌病"。偶可呈对称性肥厚,也有发生于右室者。各年龄均可发病,但 40 岁以下者心肌肥厚较重。临床表现取决于左心室流出道有无压力阶差及阶差程度。

二、诊断

(一)临床表现

1.症状

(1)劳力性呼吸困难:约 80％患者有劳累后气促,这与左室顺应性差,充盈受阻,舒张末期压力升高及肺淤血有关。

(2)心前区闷痛:约 2/3 患者出现非典型心绞痛,常因劳累诱发,持续时间长,对硝酸甘油反应不佳。可能因肥厚心肌需氧量增加而冠脉供血相对不足所致。

(3)心悸、乏力和一过性晕厥:1/3 患者体位改变时和运动后发生一过性晕厥。晕厥可为患者首发症状。患者常感心悸、乏力。

(4)猝死:心律失常是猝死的主要原因。

(5)心力衰竭:多见于晚期患者,有左、右心衰的症状。

2.体征

(1)典型梗阻型有以下体征:心尖搏动向左下移位伴抬举性搏动,胸骨左缘可扪及震颤;心浊音界向左扩大;心衰者心率快,有心律失常者心律不齐;S1 多增强,S2 反常分裂,有时可闻及 S3.S4；胸骨左缘第 3～5 肋间或心尖部内侧闻及粗糙的收缩中晚期喷射性杂音，可伴震颤，为室内梗阻所致。凡增加心肌收缩力或减轻心脏负荷的措施，如洋地黄、异丙肾上腺素、亚硝酸异戊酯、硝酸甘油、Valsalva 动作、体力劳动后或过早搏动后均可使杂音增强；凡减弱心肌收缩力或增加心脏负荷的措施，如血管收缩药、β 受体阻滞药、下蹲、紧握拳时均可使杂音减弱。半数患者心尖部有相对性二漏的收缩期反流性杂音；少数患者心尖部可闻及舒张中期杂音，是左室顺应性差，舒张充盈受阻，造成二尖瓣开放受限所致。少数患者在主动脉瓣区听到舒张早期杂音，系室间隔肥厚使主动脉环偏斜所致。

(2)非梗阻型患者，因无室内压差，故在胸骨左缘及心尖部无收缩期杂音。心尖区可闻及轻度舒张中期杂音，为左室充盈受阻所致。

(二)实验室及器械检查

1.超声心动图

①不对称性室间隔肥厚，室间隔活动度小，心室腔变小，室间隔与左室游离壁厚度之比＞1.3。②左室流出道狭窄，一般＜20mm。③二尖瓣前叶在收缩期向前移动与肥厚的室间隔相接触。④在舒张早期二尖瓣开放，前叶再次接触室间隔，且在舒张期二尖瓣前叶与室间隔之间的距离较正常者小。⑤主动脉瓣在收缩期提前关闭，等容舒张期延长。

2.X 线检查

心脏轻度增大，以左室为主，左房也可扩大。

3.心电图

①常见异常为左心室肥厚及 ST－T 改变，深而倒置的 T 波有时类似"冠状 T"。②异常 Q 波，本病 Q 波呈大而深的特点，不一定有定位特征。③房室和束支传导阻滞也较常见，部分有预激综合征。

4.心导管检查和左心室造影

左室舒张末压升高，有梗阻者左室腔与流出道之间压差＞20mmHg 电(2.66 kPa)。左心室造影显示梗阻型者左室腔缩小变形，呈香蕉状、舌状或呈"芭蕾舞鞋征"；若为心尖肥厚型则呈"核桃征"。

5.心内膜心肌活检

荧光免疫测定法发现肥厚心肌内儿茶酚胺含量增高。组织学发现肥厚部心肌为排列紊乱的、畸形的肥大心肌细胞。

三、鉴别诊断

本病应与室间隔缺损、主动脉瓣狭窄、风湿性二尖瓣关闭不全、冠心病相鉴别。

四、治疗

治疗原则：缓解症状，改善心衰和血流动力学效应，预防猝死。

1.β 受体阻滞剂

有降低心肌收缩力，减慢心率，降低左心室与流出道之间的压差，减低心肌耗氧量，防止心律失常、心绞痛及晕厥发生，增加运动耐量等作用。常用普萘洛尔(心得安)，每日 30～60mg，少数可达每日 90mg，以从小剂量开始，逐渐增加剂量，使静息心率不慢于 60 次/min 为宜。通常使用 2 年以上才可看出其有益效果。也可选用其他的 β 受体阻滞药，如阿替洛尔、美托洛尔等。

2.钙离子拮抗剂

通过选择性抑制心肌细胞膜的钙内流,减弱左心室高动力型收缩,从而缓解左室流出道动力性梗阻;还有减轻左室壁心肌僵硬性作用,使心肌顺应性得到改善。常用维拉帕米(异搏定),剂量为120~180mg/d。对普萘洛尔疗效不佳者,维拉帕米仍有较好疗效。因有负性肌力及扩血管作用,使用维拉帕米时偶可见心力衰竭、低血压、肺水肿等副作用。肺毛细血管楔压>20 mmHg(2.7 kPa)、阵发性夜间呼吸困难、心衰及房室传导阻滞列为维拉帕米的使用禁忌证。也可选用其他钙离子拮抗药,如地尔硫卓(diltiazem,硫氮唑酮),90~240 mg/d;硝苯地平(nefidipine,心痛定),30mg/d。

3.心律失常的治疗

肥厚型心肌病患者常见心律失常为心房颤动,也多见各种早搏。胺碘酮能明显减少肥厚型心肌病患者室上性和室性心律失常的发生,对难治性房颤,胺碘酮使心室率减慢而不降低左室功能,部分患者可转复为窦性心律。负荷量为每次200mg,3次/d;1~2周后减为2次/d,之后维持量为每日200~400mg,1~3个月后每周用3~5 d即可。药物治疗无效的房颤可行电复律术。

4.心力衰竭的治疗

对于室腔内有显著梗阻、左房和肺动脉压力均高者,除非合并有快速型房颤,否则洋地黄及利尿剂列为用药禁忌。可在严密观察下,以小剂量开始使用β受体阻滞药及α受体兴奋药。对于心室腔扩张而室内梗阻不明显者,则可使用洋地黄及利尿剂。

5.手术治疗

对经正规药物治疗后症状仍然严重,心功能Ⅲ级,梗阻较严重且室内压力阶差大于50mmHg(6.67 kPa),室间隔上部或中部严重肥厚者,可考虑作左室流出道成形术或作室间隔部分肥厚心肌切除术。此切除术的手术中及术后死亡率约为8%,手术即时效果明显,远期预后尚难肯定,故应严格掌握手术指征。

6.起搏器治疗

通过改变心室激动和收缩顺序,减轻梗阻而达到治疗目的。对于肥厚型心肌病症状明显,梗阻严重,血流动力学改变明显,经内科β受体阻滞剂、钙拮抗剂等药物保守治疗效果不佳或出现药物治疗的副作用、不能或不愿意应用外科手术治疗者,均可以考虑应用起搏器治疗;对合并缓慢型心律失常或心力衰竭的肥厚型心肌病者更为有利。三腔起搏器最为理想,双腔起搏器次之,经济条件差者也可安装单腔右室起搏器。

7.一般治疗

避免劳累、剧烈体力活动或情绪激动,以防猝死。对接受任何手术操作者均应使用抗生素以预防心内膜炎。

8.心脏介入性治疗

作冠状动脉造影,明确支配肥厚心肌的动脉支,行选择性动脉栓塞术,使肥厚心肌坏死或逐渐萎缩,从而减轻左室流出道梗阻,此为近年开展的一项新的治疗技术。

第三节　限制型心肌病

限制型心肌病(restrictive cardiomyopathy,RCM)是心内膜和/或心内膜下心肌纤维化,或心肌浸润性疾病,引起心脏舒张和充盈受限的一种少见心肌病。本病特征为心脏舒张功能严重受损,而收缩功能保持正常或仅轻度受损。多见于热带及温带地区,包括非洲、南亚和南美。热带地区发病年龄早,多为青少年,性别差异不大;温带地区发病年龄较晚,均为成年,多数在 30 岁左右,男性居多。

一、病因及发病机制

病因未明,可能与多种因素有关,如病毒感染心内膜、营养不良、自身免疫等。近年的研究认为,嗜酸性细胞与非浸润性限制型心肌病的关系密切。

病理改变可见心脏轻至中度增大,心内膜显著增厚及纤维化,可波及房室瓣和心肌。心室腔小,可见附壁血栓,心肌心内膜可有钙化。病理学分以下两类:①心肌浸润性型:病理改变方面有心肌的淀粉样变性(间质中淀粉样物质积累)、类肉瘤(心肌内肉瘤样物质浸润)、血色病(心肌内含铁血黄素沉积)、糖原累积症(心肌内糖原过度积累)等种类;②非浸润性:包括心肌心内膜纤维化与 Loffler 心内膜炎两种。

二、诊断

(一)临床表现

1.症状

(1)全身症状:早期可有发热、全身乏力等不适。

(2)心衰症状:随病情发展,渐出现心衰表现。以左心受累为主者有心悸、气促、咳嗽、咯血等;以右心受累为主者有食欲不振、恶心呕吐、腹痛腹胀和尿少、夜尿等。

2.体征

(1)部分温带型病例,疾病早期除发热外,多伴嗜酸性细胞增多,全身表现有淋巴结肿大,脾肿大,心、脑血管病变,亦称为"高嗜酸性细胞综合征"。

(2)心衰体征:左室受累为主者,肺底部闻及啰音;心率快,心律不齐,心音轻,肺动脉第二音亢进,舒张期奔马律,因二尖瓣后叶受系带的限制可能引起严重反流致左房增大,听诊有相应杂音;右室受累为主和混合型患者常表现出右心衰竭体征,酷似缩窄性心包炎。

(二)实验室及器械检查

1.超声心动图

突出表现为心腔狭小,心尖多呈闭塞;心内膜层超声反射增强提示增厚,室壁运动减弱。在原发性患者室壁不增厚,在浸润性病变室壁可以增厚。舒张早期充盈快,中、晚期则极慢。心包膜一般不厚。

2.X 线检查

心脏轻度增大,伴心房扩大时心呈球形,少数患者有心内膜钙化影。

3.心电图

低电压,心房或心室肥大,房颤,束支传导阻滞,ST－T 改变等,甚至在 V1. V2 导联上有病理性 Q 波。

4. 心导管检查

心室内压力曲线示舒张功能严重受损,在舒张早期心室压力常不能降至零,房室瓣开放后室内压力迅速升高,然后呈平台样,这种压力曲线与缩窄性心包炎类似。心脏造影可见流入道及心尖部的心腔狭小甚至闭塞,而流出道反而扩张。

三、鉴别诊断

本病特别需与缩窄性心包炎鉴别。

四、治疗

本病预后差,主要进行对症治疗。

1. 心力衰竭的治疗

(1)洋地黄等强心药:由于限制型心肌病主要影响心脏舒张功能,对阻塞性淤血无作用,因此除非为了控制心房颤动的心动过速,否则洋地黄的应用价值不大。

(2)利尿剂及血管扩张剂:有充血性心力衰竭时可谨慎使用,因为心室充盈压的升高对维持适当的每搏量和心排出量是有益的,故需权衡利弊,分析患者具体情况选用。

2. 心律失常的治疗

3. 抗凝药物

为防止栓塞的发生,可使用抗凝药物,如阿司匹林、氯匹噻啶等。

4. 皮质激素的应用

早期有活动性炎症表现时,可考虑用肾上腺皮质激素治疗,对控制炎症有一定作用。如有嗜酸性细胞增多症表现,可试用肾上腺皮质激素及免疫抑制剂,一般用口服可的松或泼尼松(强的松),氢化泼尼松对改善病情有帮助,羟基尿素及长春新碱对嗜酸性细胞增多综合征有作用。

5. 手术治疗

手术剥离纤维化心内膜可起到良好效果,必要时同时作瓣膜置换术。疾病活动期及已有心源性肝硬化者均不宜施行手术治疗。

第四节　缺血性心肌病

广义的缺血性心肌病(ICM)是指由于心肌缺血引起的以纤维化为主的心肌病。目前缺血性心肌病的概念主要特指由冠状动脉疾病引起的,表现为充血性心力衰竭综合征的心肌病。

一、病因及发病机制

基本病因是冠心病,常有多次和/或多发性心肌梗死史。心肌变性、坏死和纤维瘢痕形成,导致心肌收缩力减退和心室顺应性下降,最终发展为心衰。若心衰反复发作,心脏普遍性扩大,酷似扩张型心肌病改变。少数类似限制型心肌病。

二、诊断

（一）临床表现

1.病史

有明确冠心病史,绝大多数有1次以上心肌梗死。在老年男性中常见。

2.心绞痛

72%～92%病例有心绞痛发作。常随病情发展和心衰出现后,心绞痛反而减轻甚至消失。

3.心衰症状

75%以上的患者有左室衰竭的症状,约1/3的患者有右心衰体循环淤血的征象。

4.心脏体征

双肺底可有散在湿性啰音,提示肺淤血。心尖搏动向左下移位;普大型心脏,以左室扩大为主;S1低钝,合并肺高压时P2亢进,常有病理性S3和S4;左室扩大合并相对性二漏以及合并乳头肌功能不全时,在心尖部常可闻及二尖瓣反流性收缩期杂音。

（二）实验室及器械检查

1.超声心动图

心脏普遍性扩大,以左室扩大为主,并有舒张末期内径增大;室壁运动常呈节段性减弱、消失或室壁僵硬,有别于扩张型心肌病的室壁普遍性减弱。偶见心腔内附壁血栓形成。收缩前期（PEP）延长、左室射血时间（LVET）缩短,PEP/LVET比例增加,左室射血分数（EF）显著下降,常<0.35。

2.X线检查

心脏普遍扩大,以左室扩大为主,心脏搏动减弱和肺淤血征象。

3.心电图

病理性Q波,缺血性ST-T改变,各种心律失常。

4.放射性核素检查

心腔扩大,心功能不全,心肌显像可见多节段心肌放射性核素灌注缺损区。

5.心导管检查

左室舒张末压、左房压和肺动脉楔嵌压增高,左室射血分数显著降低,左室腔扩大和多节段、多区域性室壁运动障碍。冠脉造影常有多支冠脉病变。

三、鉴别诊断

本病应与冠心病和其他类型的心肌病相鉴别。

四、治疗

1.心力衰竭的治疗

处理原则同扩张型心肌病,包括限制水、钠摄入,应用正性肌力药物、利尿剂和血管扩张剂等。需要注意的是:β受体阻滞剂虽能减少心肌梗死后患者猝死率,但因其负性肌力作用,使用时应密切注意其加重或诱发心衰的副作用;血管扩张剂以选用硝酸酯类、血管紧张素转换酶抑制剂（ACEI）较佳;对原血压正常者,收缩压应控制在90～100 mmHg(12～13.33kPa)

水平,有利于减轻患者的症状。

2.心律失常的治疗

按其类型作相应处理,还应注意抗心律失常的负性肌力作用。

3.抗凝药物

有心腔内附壁血栓或有栓塞史的患者,除有禁忌证者外,均可酌情应用肝素,每日100 mg肌注,或口服华法林(warfarin),2.5～5 mg/d,或新抗凝片1～4mg/d。根据凝血酶原时间和凝血酶原活动度(30%±)调整剂量。

4.冠心病的治疗

包括控制冠心病的危险因素,如减轻体重,戒烟酒,控制高血压和治疗高脂血症等。具体治疗可参考第八章冠心病。

5.冠脉搭桥术(CABG)和经皮冠脉成形术(PTCA)

本病冠脉常有多支病变,心功能较差,施行冠脉搭桥时死亡率可能增加;但对于那些保留有心肌收缩储备、有大量冬眠或顿抑心肌的患者,冠脉搭桥术可取得良好效果。近年也有不少顽固性心力衰竭患者经皮冠脉成形术(PTCA)后得到良好纠正的报道。

(周晓瑛)

第十章 心肌炎

第一节 病毒性心肌炎

病毒性心肌炎（viral myocarditis）是指由病毒直接或与病毒感染有关的心肌炎症反应。心肌的损伤可以由病毒直接引起，也可由细胞介导的免疫过程所致。病毒性心肌炎不一定局限于心肌组织，也可累及心包及心内膜。临床可呈暴发性、急性和慢性过程。大多数患者预后良好，少数患者可由急性病毒性心肌炎转成慢性，个别患者发展成扩张性心肌病。

一、病因

许多病毒可引起病毒性心肌炎，最常见的是肠道柯萨奇 A（CVA）和 B 型病毒（CVB）、埃可病毒（ECHO）、脊髓灰质炎病毒和呼吸道流感病毒、副流感病毒、腺病毒、风疹病毒、流行性腮腺炎病毒及全身性感染的 EB 病毒等。其中 CVB 为最常见的病毒，约占心肌炎病毒的 50%，尤其是 CVB_3 最常见，CVB_3 中有对心肌有特殊亲和力的亲细胞株（CVB_{3m}）。近年来轮状病毒所致心肌炎报道也很多。近年来由于细胞毒性药物的应用，致命性巨细胞（CMV）时有报道，特别是在白血病及肿瘤化疗期间常并发此致命性 CMV 心肌炎。丙肝病毒（HCV）不但可引起 VMC，也可引起扩张性心肌病。更重要的是以上两种 VMC 血中特异性病毒抗体常为阴性，临床诊断困难，均经尸体解剖及心内膜活检发现病毒 RNA 得以确诊。

二、发病机制

病毒性心肌炎的发病机制目前尚未完全明了。多数学者认为其发病机制主要包括两个方面，即病毒直接损害感染的心肌细胞和多种因素包括病毒本身触发的继发性免疫反应引起的心肌损伤。

1. 病毒直接损害心肌

对病毒性心肌炎动物模型的研究显示，柯萨奇 B_3 病毒感染小鼠 3 天，就可产生心肌坏死病灶，出现心肌细胞纤维断裂、溶解和坏死，1 周之内有明显的细胞侵润和心肌坏死。利用无免疫功能的动物模型如裸鼠或去胸腺小鼠研究显示，感染柯萨奇病毒后，细胞侵润等心肌炎症可以减轻或消失，但心肌细胞坏死仍然存在，表明病毒对心肌可以产生直接损害。既往因检测方法的限制，心肌组织不容易分离出病毒，但近年来分子生物学技术的发展，使病毒性心肌炎心肌病毒检出率明显增高。有研究显示，通过心肌活检证实为急性心肌炎的患者，利用原位杂交和 PCR 技术，发现患者心肌几乎均能检测出肠道病毒 mRNA；对那些免疫组织学阴性而临床考虑急性或慢性的心肌炎患者，也有 30% 可检测出肠道病毒 mRNA。目前认为，病毒性心肌炎的急性期可能与病毒直接损害心肌有关。病毒感染后对心肌的损伤可能与细胞受体有关，病毒作用于受体，引起病毒复制和细胞病变，最终细胞功能丧失，细胞溶解。

2. 自身免疫对心肌细胞的损伤

病毒性心肌炎急性期由于病毒的直接侵袭和在心肌细胞的大量复制，对心肌细胞产生直接损害，此时心肌的损害和心脏功能降低程度取决于病毒的毒力。急性期过后，机体的体液和细胞免疫开始发挥作用,这既可能局限心肌的损害程度和损伤范围,也可能引起心肌的持续损害。在这一过程中,可产生抗心肌抗体、细胞因子的释放、体液和细胞毒性反应以及细胞侵润。对轻度的病毒性心肌炎进行免疫组织学分析发现,心肌组织首先出现活化的巨噬细胞,提示免疫反应的初期过程。经过一定时间后,淋巴细胞开始侵润,主要是 CD_4^+ ↑标志的辅助淋巴细胞。有研究显示,T 辅助淋巴细胞的参与是巨细胞病毒性心肌炎心肌损伤的主要因素。如先用抗胸腺细胞抗血清处理小鼠,然后再接种柯萨奇 B 病毒,感染 7 天后,心肌内炎症细胞的侵润和心肌坏死较正常对照组轻。用免疫抑制剂,虽然早期可明显增加感染病毒小鼠的死亡率和心肌炎症侵润及细胞坏死的程度,但在感染后 1 周小鼠死亡率可下降,说明自身免疫对心肌细胞造成损伤。病毒性心肌炎进入慢性过程,细胞侵润可持续存在,包括 CD_4^+ ↑和 CD_8^+ ↑细胞和活化的巨噬细胞。免疫细胞与血管内皮细胞的相互作用,将进一步增加免疫细胞的活性和透过血管屏障的能力,扩大心肌组织的炎症范围和损伤程度。

研究显示,由某些细胞因子如白细胞介素-Iα、肿瘤坏死因子 α 和 γ 干扰素诱导产生的细胞黏附因子在病毒性心肌炎发病机制中具有重要作用。细胞黏附因子可为免疫细胞提供独特的心肌炎症位置信息,促使免疫细胞有选择性地向损伤心肌组织侵润和黏附,造成局部和广泛的炎症细胞侵润及细胞因子的释放。免疫细胞特别是巨噬细胞释放的许多细胞因子不仅能促进更多的免疫细胞活化,而且可改变血管内皮细胞的功能,增强免疫细胞向炎症区域的浸润,从而加重心肌的损伤。组织相容性抗原(MHC-I 和 MHC-II)也可能参与自身免疫对心肌细胞的损伤。一般认为 MHC-I 可能控制心肌炎的早期过程,MHC-II 则控制后期的心肌病理改变。病毒诱导的免疫反应对心肌是一个损伤过程,也是一个修复过程,即促进心肌组织纤维化(瘢痕形成),此时免疫反应过程消失。瘢痕的形成,有可能对心肌电活性产生影响,导致心律失常。

病毒性心肌炎自身免疫损伤除涉及细胞浸润、细胞因子释放、黏附因子形成和组织相容抗原表达外,尚有其他因素的参与,如免疫球蛋白的沉积和抗线粒体抗体形成等。

三、病理解剖

病毒性心肌炎早期表现为感染细胞肿胀,细胞纹理不清,细胞核固缩和碎裂。随着病情进展,前述病变发展,可形成大小不一的炎症病灶和散在、小灶性的心肌坏死以及细胞浸润,浸润的炎性细胞主要为单核细胞和淋巴细胞。疾病晚期纤维细胞逐渐增加,胶原纤维渗出增多,直至瘢痕形成。组织病理学分析是诊断病毒性心肌炎尤其是急性心肌炎的重要手段。根据美国心脏病学会制定的 Dallas 标准,病毒性心肌炎急性期组织学检查应有淋巴细胞的浸润和心肌细胞的坏死,慢性心肌炎则应有淋巴细胞的浸润,而无其他心肌组织损伤的形态学改变。

四、临床表现

1. 症状

起病前 1～4 周有上呼吸道和消化道感染病史,暴发性和隐匿性起病者,前驱感染史可不明显。乏力、活动耐力下降、面色苍白、心悸、心前区不适和胸痛为常见症状。重症患者出现充血性心力衰竭和心源性休克时可有呼吸急促、呼吸困难、四肢发凉和厥冷等。有 III 度房室传导阻滞时,可出现意识丧失和 Adams—Stokes 综合征。

2. 体征

心脏可增大;窦性心动过速,与体温和运动没有明确的关系;S_1 低钝,偶可听到 S_3。出现充血性心力衰竭时,有心脏增大、肺底部可听到细湿罗音、心动过速、奔马律、呼吸急促和紫绀等;出现心源性休克时,有脉搏细弱、血压下降和面色青灰等。病毒性心肌炎心力衰竭和心源性休克除心肌泵功能本身衰竭外,也可继发于合并的心律失常(如室上性心动过速和室性心动过速)导致的血流动力学改变。

新生儿病毒性心肌炎可在宫内和分娩时感染,也可在生后感染。前者多在生后 3～4 天起病,后者在生后 1～2 周起病。部分患者起病前可有发热和腹泻等,病情进展,可出现高热、纳差、嗜睡、呼吸困难、皮肤苍白和紫绀等,严重者可很快发展为心力衰竭和心源性休克。由于新生儿免疫功能发育不完善,病毒除侵犯心肌外,尚可累及到神经系统引起惊厥和昏迷,累及肝脏引起肝功能损害,累及肺脏引起肺炎等。

五、辅助检查

1. X 线检查

心脏大小正常或不同程度的增大。有心力衰竭时心脏明显增大,肺静脉淤血。透视下可见心脏搏动减弱。

2. 心电图

①窦性心动过速。②ST－T 改变,QRS 波低电压,异常 Q 波(类似心肌梗死 QRS 波型),Q－T 间期延长。③心律失常:包括各种期前收缩(房性、室性和房室交界性)、室上性和室性阵发性心动过速、心房纤颤、心房扑动以及各种传导阻滞(窦房、房室及束支阻滞)等,其中以室性和房性期前收缩多见,24 小时动态心电图可显示上述各种心律失常。病毒性心肌炎心律失常的发生机制可能与心肌细胞膜的完整性、流动性和通透性等性质改变有关。病毒性心肌炎心电图改变缺乏特异性,如能在病程中和治疗过程中动态观察心电图变化,将有助于判断心肌炎的存在和心肌炎症的变化过程。

3. 心肌血生化指标

(1)心肌酶谱:包括乳酸脱氢酶(LDH)、门冬氨酸氨基转移酶(AST)、肌酸激酶(CK)及其同工酶(CK－MB)、α－羟丁酸脱氢酶(α－HBDH)。心肌炎早期主要是 CK 和 CK－MB 增高,其高峰时间一般在起病 1 周内,以 2～3 天最明显,1 周后基本恢复正常;晚期主要是 LDH 和 α－HBDH 增高为主。由于影响心肌酶谱的因素较多,儿童正常值变异较大,在将其作为心肌炎诊断依据时,应结合临床表现和其他辅助检查。

LDH:LDH 由 M、H 两种亚基按不同比例组成四聚体,形成 5 种不同的同功酶 LDH_{1-5},这 5 种同功酶在各种组织中分布各异,大致分为三类。第一类为 LDH 含 H 亚基丰富的组织,如心脏、肾脏、红血球、脑等,同功酶的形式主要为 LDH_1 和 LDH_2;第二类为 LDH 含 H、M 亚基大致相同的组织,如胰、脾、肺、淋巴结等,同功酶主要为 LDH_3、LDH_4、LDH_2;第三类为 LDH 含 M 亚基丰富的组织,如肝脏、皮肤、骨骼肌等,同功酶形式主要为 LDH_5。由此可以看出,LDH 广泛分布在人体的多种脏器、组织中,能引起各脏器损伤的许多疾病都可导致血清中 LDH 总活性增高,而其同功酶在各种组织中的分布却显著不同,具有较高的组织特异性。健康小儿血清中 LDH 同功酶以 LDH_2 为多,其次为 LDH_1、LDH_3、LDH_4、LDH_5。即呈 $LDH_2 > LDH_1 > LDH_3 > LDH_4 > LDH_5$。心肌的 LDH 同功酶主要由 LDH_1、LDH_2 组成,且

以 LDH_1 占优势。当发生心肌损伤时，$LDH_{1,2}$ 从心肌细胞中逸出，使血清 $LDH_{1,2}$ 明显增高，并接近心肌组织酶谱的型式，一般认为，若 $LDH_1 \geqslant 40\%$，$LDH_1/LDH_2 > 1.0$ 提示多存在心肌损伤。当血清 LDH_1、LDH_2 都明显增高时，区别是来源于心肌还是红细胞可用 LDH/AST 比值来判断，若比值 < 20，一般情况下表明主要来源于病损的心肌细胞。

CK：CK 为由 M 亚基、N 亚基组成的二聚体并进一步形成 3 种异构同功酶，即 $CK-MM$、$CK-MB$、$CK-BB$。骨骼肌中主要含 $CK-MM$；心肌中 70% 为 $CK-MM$，$20\sim30\%$ 为 $CK-MB$；脑组织、胃肠、肺及泌尿生殖系统主要含 $CK-BB$。就 $CK-MB$ 来说主要分布在心肌内，在骨骼肌、脑等组织中也有少量。检测 CK 同功酶可以区分增高的 CK 究竟来源于哪种病变组织。正常人血清中 CK 几乎全是 $CK-MM$，约占 $94\sim96\%$ 以上，$CK-MB$ 约在 5% 以下。若血清中 $CK-MB$ 明显增高则多提示心肌受累，与 CK 总活性增高相比，对判断心肌损伤有较高的特异性和敏感性。目前 CK 同功酶检测方法较多，一般认为血清 $CK \geqslant 6\%$（即 MB 占 CK 总活性的 6% 以上）是心肌损伤的特异性指标。骨骼肌病变时 $CK-MB$ 虽可增高，但通常 $< 5\%$。

$CK-MM$ 同功酶的亚型：近年来发现 $CK-MM$ 有 3 种亚型，即 $CK-MM_3$、$CK-MM_2$、$CK-MM_1$。人体心肌、骨骼肌中的 $CK-MM$ 均以 $CK-MM_3$ 的型式存在，又称组织型或纯基因型。当心肌损伤时 $CK-MM_3$ 从心肌细胞中逸出，入血后在羧肽酶-N 的作用下其中一个 M 亚基 C 末端肽链上的赖氨酸被水解下来而转变为 $CK-MM_2$，随后另一个赖氨酸又从 $CK-MM_2$ 的 M 亚基 C 末端被水解下来，$CK-MM_2$ 转变成 $CK-MM_1$。正常血清中以 $CK-MM_1$ 为主，$CK-MM_2$、$CK-MM_3$ 较少。当心肌损伤时 $CK-MM_3$ 释放入血，使 $CK-MM_3/CK-MM_1$ 比值迅速升高。若比值 > 1，常提示心肌损伤且为早期。

$CK-MB$ 同功酶的亚型：$CK-MB$ 有两种亚型，即 $CK-MB_2$ 和 $CK-MB_1$。$CK-MB_2$ 为组织型，存在于心肌细胞中，当发生心肌损伤时 $CK-MB_2$ 释放入血，并且转变为 $CK-MB_1$（血浆型）。正常情况下 $CK-MB_2/CK-MB_1$ 比值 < 1.0。当比值为 $1.5\sim1.7$ 时，则提示存在心肌损伤。

AST：AST 广泛分布于人体的心、肝、脑、肾、胰腺和红细胞等组织中，对心肌损伤的敏感性低于 CK，且特异性较差。目前已知 AST 有两种同功酶：$S-GOT$ 存在于细胞浆中，$m-GOT$ 存在于线粒体中。正常血清中仅有 $S-GOT$，一般无 $m-GOT$。当心肌损伤，尤其心肌细胞发生坏死时，血清 $m-GOT$ 含量增高。若 $m-GOT/T-GOT$（$T-GOT$ 为血清中总的 GOT 值）> 0.25 并除外其他组织病变时则提示已发生心肌细胞坏死。

$\alpha-HBDH$：本检测实际上是用 $\alpha-$羟丁酸代替乳酸或丙酮酸作底物测定 LDH 总活性。用本法测定的 $LDH_{1,2}$ 的活性比 LDH_5 大得多，因此等于间接测定 $LDH_{1,2}$，然而其特异性低于由电泳等方法分离的 LDH 同功酶。

丙酮酸激酶（PK）：近年来国内外学者的研究表明，血清丙酮酸激酶对判断心肌损伤是一项比较敏感而特异的指标，与 $CK-MB$ 具有相同的诊断价值。

糖原磷酸化酶（GAPP）：国外已有人把 GAPP 作为判断心肌急性损伤的早期诊断指标，由于目前没有商品化试剂供应，故临床应用受到限制。

（2）心肌肌钙蛋白（cardiac troponin，cTn）：心肌肌钙蛋白是心肌收缩单位的组成成分之一，主要对心肌收缩和舒张起调节作用。cTn 有三个亚单位，分别为 cTnT、cTnI 和 cTnC，目前认为 cTn 是反映心肌损伤的高敏感和特异性的标志物，常用的指标是 cTnT 和 cTnI。

心肌肌钙蛋白 T(cTnT):Katus 于 1989 年首先建立一种夹心酶免疫分析法来测定 cT-nT。近 10 年的临床研究表明它是一种高度敏感、高度特异反映心肌损伤的非酶类蛋白标志物。CTnT 是心肌细胞特有的一种抗原,与骨骼肌中的 TnT 几乎没有交叉反应,而心肌细胞中的 CK－MB 与骨骼肌中的 CK－MB 却有 12％的同源性,存在一定的交叉反应,也就是说血清 CK－MB 增高对判断心肌损伤可有假阳性,所以 cTnT 的特异性高于 CK－MB。心肌细胞内的 TnT94％呈复合体状态,6％游离在胞浆中且为可溶性。在心肌细胞膜完整的情况下不能透过。正常人血清中 cTnT 含量很少(0～0.3μg/L,一般低于 0.1μg/L),几乎测不到。当心肌细胞受损时,cTnT 分子量较小容易透过细胞膜释放入血,使血清中 cTnT 迅速增高。有资料表明若心肌发生急性重度损伤(如心肌梗塞)血清 cTnT 可明显升高,常达正常参考值上限的 40 倍左右(15～200 倍),而 CK、CK－MB 的增高幅度多为正常参考值上限的数据。在心肌损伤急性期血清 cTnT 浓度均高于正常上限,敏感性可达 100％。也有资料显示发生心肌轻度损伤时血清 cTnT 就明显升高而 CK－MB 活性仍可正常,因此它对检测心肌微小病变的敏感性高于 CK－MB,这一点对诊断心肌炎有重要意义。CTnT 半衰期为 120 分钟。在急性重度损伤时,发病后 2～3 小时血清 cTnT 开始升高,1～4 天达高峰,2/3 病例持续 2 周左右才降至正常,约 1/3 病例可持续 3 周以上。CTnT 与 CK－MB、LDH 相比持续时间长,存在一个"长时间诊断窗"。

心肌肌钙蛋白 I(cTnI):cTnI 与 cTnT 一样是心肌肌钙蛋白的一个亚单位,属抑制性蛋白。它有自己独立的基因编码,为心肌所特有,仅存在于心房肌和心室肌中。在心肌细胞膜受损前 cTnI 不能透过胞膜进入血液中,只有当心肌细胞发生变性、坏死时 cTnI 才能被释放入血。正常人血清中 cTnI 含量很少,用不同检测方法测得的正常值上限也有差异,0.03～0.5μg/L 不等。较常用的方法有放射免疫法(RIA)、酶免疫测定法(EIA)、酶免疫化学发光法(CLIA)等。在急性重度心肌损伤时多呈阳性或强阳性,发病 2 周后开始转阴,少数可延至 3 周后,但未见阳性持续 1 个月以上者;病毒性心肌炎时多数呈弱阳性,常于发病 1 个月后转阴,少数可持续 3 个月以上。有资料显示,对心肌病变较轻微、损伤持续时间较长者 cTnI 的敏感性明显高于心肌酶学。同时 cTnI 对心肌损伤诊断的特异性优于 CK－MB。它是反映心肌损伤的高度敏感、特异性指标。

4.超声心动图

超声心电图可显示心房和心室大小、收缩和舒张功能的受损程度、心肌阶段性功能异常和心室壁增厚(心肌水肿)以及心包积液和瓣膜功能情况。超声心电图在病毒性心肌炎诊断中的重要价值在于其能很快排除瓣膜性心脏病(左房室瓣脱垂)、心肌病(肥厚性心肌病)、心脏肿瘤(左心房粘液瘤)和先天性心脏病等心脏结构病变。

5.放射性核素显像

放射性核素心肌灌注显像对小儿病毒性心肌炎有着较高的灵敏度和特异性。心肌的坏死、损伤以及纤维化,使局部病变心肌对^{201}TI 或^{99m}Tc－MIBI 的摄取减少,由于这一改变多呈灶性分布,与正常心肌相间存在,因此在心肌平面或断层显像时可见放射性分布呈"花斑"样改变。断层显像优于平面显像。^{67}Ga 心肌显像是直接显示心肌炎症病灶,因^{67}Ga 能被心肌炎症细胞摄取,对心肌炎的诊断具有重要意义。

6.心肌活检

目前沿用的诊断标准是美国心脏病学会提出的 Dallas 标准。虽然它对规范心肌炎的诊断标准起了重要作用,但由于其临床阳性率过低,限制了其临床广泛使用。为此,近年来提出应用免疫组织学来诊断心肌炎,通过相应的单克隆抗体来检测心肌组织中具有各种标志的浸润淋巴细胞,可明显提高诊断阳性率。曾有学者对 359 例临床诊断病毒性心肌炎的患者,依据 Dallas 标准进行病理形态学分析,发现阳性率(包括确诊和临界)仅为 10%,而应用免疫组织学分析,阳性率达到 50% 以上。对心肌活检组织进行原位杂交和 PCR 方法检测,可使病毒的检出率明显提高。

7.病毒学检查

可以通过咽拭子、粪便、血液、心包穿刺液和心肌进行病毒分离、培养、核酸和抗体检测等。

六、诊断标准

(一)临床诊断依据

1.心功能不全、心源性休克或心脑综合征

2.心脏扩大(X 线、超声心动图检查具有表现之一)

3.心电图改变:以 R 波为主的 2 个或 2 个以上主要导联(I、II、aVF、V_5)的 ST-T 改变持续 4 天以上伴动态变化,窦房传导阻滞、房室传导阻滞,完全性右或左束支阻滞,成联律、多形、多源、成对或并行性早搏,非房室结及房室折返引起的异位性心动过速,低电压(新生儿除外)及异常 Q 波

4.CK-MB 升高或心肌肌钙蛋白(cTnI 或 cTnT)阳性。

(二)病原学诊断依据

1.确诊指标:自患者心内膜、心肌、心包(活检、病理)或心包穿刺液检查,发现以下之一者可确诊心肌炎由病毒引起:①分离到病毒。②用病毒核酸探针查到病毒核酸。③特异性病毒抗体阳性

2.参考依据:有以下之一者结合临床表现可考虑心肌炎系病毒引起:①自患者粪便、咽拭子或血液中分离到病毒,且恢复期血清同抗体滴度较第一份血清升高或降低 4 倍以上。②病程早期患者血中特异性 IgM 抗体阳性。③用病毒核酸探针自患者血中查到病毒核酸

(三)确诊依据

1.具备临床诊断依据 2 项,可临床诊断为心肌炎。发病同时或发病前 1~3 周有病毒感染的证据支持诊断

2.同时具备病原学确诊依据之一,可确诊为病毒性心肌炎,具备病原学参考依据之一,可临床诊断为病毒性心肌炎

3.凡不具备确诊依据,应给予必要的治疗或随诊,根据病情变化,确诊或除外心肌炎

4.应除外风湿性心肌炎、中毒性心肌炎、先天性心脏病、结缔组织病以及代谢性疾病的心肌损害、甲状腺功能亢进症、原发性心肌病、原发性心内膜弹力纤维增生症、先天性房室传导阻滞、心脏自主神经功能异常、β 受体功能亢进及药物引起的心电图改变

(四)分期

1.急性期:新发病,症状及检查阳性发现明显且多变,一般病程在半年以内

2.迁延期:临床症状反复出现,客观检查指标迁延不愈,病程多在半年以上

3.慢性期:进行性心脏增大,反复心力衰竭或心律失常,病情时轻时重,病程在 1 年以上

七、分型

自 1978 年国内九省市 VMC 协作组首先提出 VMC 诊断标准以来,其后虽经全国小儿心血管会议几次修订,但始终未涉及 VMC 的分型问题。临床上常简单地按病情分为轻型、重型,或按病程分为急性型、迁延型、慢性型,缺乏统一标准。1984 年美国达拉斯标准曾就心肌炎的定义和病理分类进行过如下描述:心肌炎即为心肌以炎细胞侵润为特征,并有心肌细胞坏死和(或)变性(但不如冠状动脉疾病的缺血性改变那么典型)。心肌炎病理类型按首次活检分为三类:①心肌炎:有炎症细胞侵润,有(或)纤维化;②可疑心肌炎:病理检查为临界状态,可能需重做心内膜心肌活检(EMB);③无心肌炎:活检正常。治疗后 EMB 复查,结果也可分三类:①进行性心肌炎:病变程度与首次检查相同或恶化,有或无纤维化;②消散性心肌炎:炎症侵润减轻,并有明显的修复改变;③已愈心肌炎:无炎细胞侵润或细胞坏死溢流。

然而,Dallas 病理分类标准存在着一定的不足和局限性。因为 EMB 需要较高的设备条件和操作技术,而且是创伤性的,有一定危险性,患者及其家属常难以接受。此外,该标准比较粗糙,分类与分期未明确区分,也未与临床表现相对照,缺乏直接的临床指导意义。因此近20 年以来,除非研究需要,绝大多数临床医师并未使用。

1991 年美国 Lieberman 首次根据根据 35 例患者的临床表现和 EMB 组织学改变,参照病毒性肝炎的分型方法,提出 VMC 的临床病理分型法,将 VMC 分为暴发型、急性型、慢性活动型和慢性持续型四种。

1. 暴发型心肌炎

起病急骤,先有(或无)短暂的非特异性临床表现,病情迅速恶化,短时间内出现严重的血流动力学改变、心源性休克、重度心功能不全等心脏受累征象。心肌活检显示广泛的急性炎细胞侵润和多发性(≥5 个)心肌坏死灶。免疫抑制剂治疗不能改变自然病程,1 个月内完全康复或死亡(少数)。

2. 急性心肌炎

起病为非特异性临床表现,逐渐出现心功能降低征象,可有轻度左室增大及心力衰竭表现。心肌活检早期显示 Dallas 病理诊断标准中的急性活动性或临界性心肌炎改变,持续 3 个月以上转为消散性改变,无纤维化。免疫抑制剂治疗部分有效。多数预后好,可完全康复,少数无反应者继续进展,或恶化,或转为终末期扩张型心肌病(DCM)。

3. 慢性活动型心肌炎

起病不典型,以慢性心功能不全为主要临床表现,有反复性、发作性、进行性加重的特点。心肌细胞活检早期显示活动性心肌炎改变,但炎性持续(1 年以上),可见巨细胞、有心肌细胞肥大和广泛纤维化。免疫抑制剂治疗无效。预后差,最终转为终末期 DCM。

4. 慢性持续型心肌炎

起病为非特异性临床表现,可有胸闷、胸痛、心动过速等心血管症状,但无心力衰竭,心功能检查正常。心内膜心肌活检显示持续性(1 年以上)轻微炎性侵润,可有灶性心肌细胞坏死,无纤维化。免疫抑制剂治疗无效。预后较好。

上述临床病理分型是否恰当,尚待进一步探讨。

八、鉴别诊断

病毒性心肌炎主要应与以下疾病鉴别：

1. 风湿性心肌炎

多见于 5 岁以后学龄前和学龄期儿童，有前驱感染史，除心肌损害外，病变常累及心包和心内膜，临床有发热、大关节肿痛、环形红斑和皮下小结，体检心脏增大，窦性心动过速，心前区可听到收缩期反流性杂音，偶可听到心包摩擦音。抗链"O"增高，咽拭子培养 A 族链球菌生长，血沉增快，心电图可出现 I 度房室传导阻滞。

2. β 受体功能亢进症

多见于 6～14 岁学龄儿童，疾病的发作和加重常与情绪变化（如生气）和精神紧张（如考试前）有关，症状多样性，但都类似于交感神经兴奋性增高的表现。体检心音增强，心电图有 T 波低平倒置和 S－T 改变，普萘洛尔试验阳性，多巴酚丁胺负荷超声心动图试验心脏 β 受体功能亢进。

3. 先天性房室传导阻滞

多为 III 度阻滞，患者病史中可有晕厥和 Adams－Stokes 综合征发作，但多数患者耐受性好，一般无胸闷、心悸、面色苍白等。心电图提示 III 度房室传导阻滞，QRS 波窄，房室传导阻滞无动态变化。

4. 自身免疫性疾病

多见全身型幼年类风湿关节炎和红斑狼疮。全身型幼年型类风湿性关节炎主要临床特点为发热、关节疼痛、淋巴结、肝脾肿大、充血性皮疹、血沉增快、C 反应蛋白增高、白细胞增多、贫血及相关脏器的损害。累及心脏可有心肌酶谱增高，心电图异常。对抗菌素治疗无效而对激素和阿司匹林等药物治疗有效。红斑狼疮多见于学龄儿童，可有发热，皮疹，血白细胞、红细胞和血小板减低，血中可查到狼疮细胞，抗核抗体阳性。

5. 皮肤粘膜淋巴结综合征

多见于 2～4 岁幼儿，发热，眼球结膜充血，口腔粘膜弥散性充血，口唇皲裂，杨梅舌，浅表淋巴结肿大，四肢末端硬性水肿，超声心动图冠状动脉多有病变。需要注意的是，重症皮肤粘膜淋巴结综合征并发冠状动脉损害严重时，可出现冠状动脉梗死心肌缺血，此时心电图可出现异常 Q 波，此时应根据临床病情和超声心动图进行鉴别诊断。

6. 癫痫

急性心肌炎合并 III 度房室传导阻滞发生阿－斯综合征应与癫痫区分。由于儿科惊厥很常见，年长儿无热发生的未明原因惊厥者常想到癫痫。这两种惊厥发作时症状不同，癫痫无明确感染史，发作时因喉痉挛缺氧而发绀，过后面色苍白。阿－斯综合征发作是心脏排血障碍脑血流中断，发作时面色苍白，无脉，弱或缓，过后面色很快转红。

7. 甲状腺机能亢进

儿科较为少见，由于近年来对心肌炎较为重视，因此一见到不明原因窦性心动过速，就想到心肌炎，常将甲状腺机能亢进误为心肌炎。当心脏增大时诊断为慢性心肌炎。但患者心功能指数不是减少而是增加，和心肌炎不一样。有青春发育期女孩出现不明原因窦性心动过速时，应常规除外甲状腺机能亢进。

九、治疗

本症目前尚无特殊治疗。应结合患者病情采取有效的综合措施,可使大部患者痊愈或好转。

(一)休息:急性期至少应卧床休息至热退 3－4 周,有心功能不全或心脏扩大者,更应强调绝对卧床休息,以减轻心脏负荷及减少心肌耗氧量。

(二)抗生素的应用:细菌感染是病毒性心肌炎的重要条件因子之一,为防止细菌感染,急性期可加用抗生素,青霉素 1－2 周。

(三)维生素 C 治疗:大剂量高浓度维生素 C 缓慢静脉推注,能促进心肌病变恢复。用 10%－12.5% 溶液,每次 100－200mg/kg,静脉注射,在急性期用于重症病例,每日 1 次,疗程 1/2－1 个月;抢救心源性休克时,第一日可用 3－4 次。

(四)心肌代谢酶活性剂:多年来常用的如极化液、能量合剂及 ATP 等均因难进入心肌细胞内,故疗效差,近年来多推荐下列药物。

(1)辅酶 Q10:存在于人细胞线粒体内,参与能量转换的多个酶系统,但需特殊的脱辅基酶的存在才能发挥作用,而其生物合成需 2－3 个月时间。剂量:1mg/kg/d,口服。

(2)1,6－二磷酸果糖(FDP):是一种有效的心肌代谢酶活性剂,有明显的保护心肌的作用,减轻心肌所致的组织损伤。剂量为 0.7－1.6ml/kg 静脉注射,最大量不超过 2.5ml/kg (75mg/ml),静注速度 10ml/min. 每日 1 次,每 10－15 日为一疗程。

(五)免疫治疗

(1)肾上腺皮质激素:应用激素可抑制体内干扰素的合成,促使病毒增殖及病变加剧,故对早期一般病例不主张应用。仅限于抢救危重病例及其他治疗无效的病例可试用,一般起病 10 天内尽可能不用。口服泼尼松每日 1－1.5mg/kg,用 3－4 周,症状缓解后逐渐减量停药。对反复发作或病情迁延者,依据近年来对本病发病机制研究的进展,可考虑较长期的激素治疗,疗程不少于半年,对于急重抢救病例可采用大剂量,如地塞米松每日 0.3－0.6mg/kg,或氢化可的松每日 15－20mg/kg,静脉滴注。环孢霉素 A,环磷酰胺目前尚无肯定疗效。

(2)抗病毒治疗:动物试验中联合应用三氮唑核苷和干扰素可提高生存率,目前欧洲正在进行干扰素治疗心肌炎的临床试验,其疗效尚待确定。

(3)丙种球蛋白:动物及临床研究均发现丙球丙种球蛋白对心肌有保护作用。从 1990 年开始,在美国波士顿及洛杉矶儿童医院已将静脉注射丙种球蛋白作为病毒性心肌炎治疗的常规用药。

(六)控制心力衰竭

心肌炎患者对洋地黄耐受性差,易出现中毒而发生心律失常,故应选用快速作用的洋地黄制剂。病重者用地高辛静脉滴注,一般病例用地高辛口服,饱和量用常规的 2/3 量,心衰不重,发展不快者,可用每日口服维持量法。

(七)抢救心源性休克

1. 镇静

2. 吸氧

3. 大剂量 VitC

4. 扩容:为维持血压,恢复循环血量,24 小时总液量 1000－1200ml/m2。可先用低右

10ml/kg 或 2:1 液 10ml/kg;有酸中毒者可用 5% NaHCO3 5ml/kg 稀释成等渗液均匀滴入。其余液量可用 1/2－1/3 张液体补充,见尿补钾。

5. 激素

6. 升压药:常用多巴胺和多巴酚丁胺各 7.5ug/kg/min,加入 5% 葡萄糖维持静滴,根据血压调整速度,病情稳定后逐渐减量停药。

7. 改善心功能

8. 改善心肌代谢

9. 近年来,应用血管扩张剂硝普钠取得良好疗效,常用剂量 5－10mg,溶于 5% Glucose 100ml 中,开始 0.2ug/kg.min 滴注,以后每隔 5min 增加 0.1ug/kg,直到获得疗效或血压降低,最大剂量不超过每分钟 4－5ug/kg。

第二节　重症暴发性心肌炎

病毒性心肌炎是临床上较为常见的心血管疾病之一,引起心肌炎的病毒以柯萨奇病毒乙组最常见,但确切的发病机制目前尚不完全清楚。心肌炎的临床表现及预后不一,轻者可无自觉症状,严重者可表现为心源性休克或(和)心力衰竭、恶性心律失常、猝死。重症暴发性心肌炎(fulminant myocarditis,FM)起病急,病情重,变化快,约占急性心肌炎总数的 4.6%,预后较差,急性期病死率可高达 10%～20%。如迅速识别,同时给予强化支持、对症治疗,超过 90%者可以完全恢复而很少遗留后遗症。

一、机械辅助支持治疗

对于 FM 至今无特效治疗,一般都是采用对症及支持疗法。有血流动力学不稳定或反复心力衰竭发作者应积极给予一线支持治疗。正性肌力药物使用的同时合并或不合并使用激素对心肌的恢复提供了可能,但也可导致血流动力学的失代偿甚至死亡∞_63。因此,在急性期,特别是对于难治性心力衰竭患者目前建议可进行机械辅助支持,包括:经主动脉内球囊反搏(intra—aortic balloon pump,IABP),经皮心肺支持系统(percutaneous cardiopulmonary support system,PCPS),心室辅助装置,包括左心室辅助装置(1eft ventricular assist device,LVAD)或双心室辅助装置(biventricularassist device,Bi－VAD),体外膜肺氧合(extracorporeal membrane oxygenation,ECM0)。

1. IABP

IABP 是通过动脉系统在左锁骨下动脉以远和肾动脉开口近端的降主动脉内置入 1 根装有气囊的导管,导管的远端连接反搏仪。在心脏舒张期气囊冲气,收缩期气囊排气,从而起到辅助心脏泵的作用,使被抑制或缺血的心肌重新恢复功能。IABP 的适应证包括:左心室泵衰竭、心源性休克、顽固的不稳定型心绞痛、急性心肌梗死(AMI)、心肌梗死并发症(室间隔穿孔、二尖瓣反流及乳头肌断裂)、心肌缺血引发的顽固心律失常、在高危外科手术或经皮腔内冠状动脉成形术(PTCA)前使用对患者心肌进行保护、感染性休克、体外循环脱机困难、冠状动脉搭桥/换瓣手术或 PTCA 中、后发生意外的患者。IABP 的临床应用指征:心脏指数< 2L/min,平均动脉压<60 mmHg(1 mm－Hg＝0.133kPa),体循环阻力>2 100dyn/S・cm,左心房压>20 mmHg,中心静脉压>15 cmH$_2$O,尿量<20 ml/h,末梢循环差,四肢发凉者。

3．禁忌证是：主动脉瓣关闭不全、动脉夹层动脉瘤、主动脉瘤、窦瘤破裂及主动脉大动脉有病理改变或大动脉有损伤者，全身有出血倾向、脑出血者，不可逆脑损害者，心室颤动及终末期心肌病者，内脏畸形纠正不满意者；周围血管疾患放置气囊导管有困难者，恶性肿瘤有远处转移者。对于经过积极治疗血流动力学仍不稳定患者，建议尽早应用 IABP 辅助。2004 年 AHA/ACC 将 IABP 推荐为 AMI 并发心源性休克患者的 I 类适应证。SHOCK 研究结果表明，AMI 并发心源性休克患者 IABP 使用辅助治疗可使住院病死率下降近 20％。目前关于 IABP 的使用时机尚无明确定论，国外有研究指出预防性早期应用 IABP 较补救性使用 IABP 更能改善高危 AMI 患者 PCI 预后。FM 并发心源性休克是病毒严重损伤心脏导致心脏泵衰竭引起的原发性心输出量减低，使维持生命的器官得不到足够血液灌注而产生的临床综合征。Marks 等通过研究发现，IABP 可以降低室内最高压力，左心室作功上升，同时可降低后负荷。IABP 可增加心源性休克状态下冠状动脉血流和终末器官灌注，增加心排血量，降低心率、左心室舒张末压、平均左心房压及心脏后负荷，至少降低心肌耗氧量 20％～30 0A，从而起到稳定病情、抑制病情恶化的作用。对高危患者积极应用 IABP 辅助治疗，甚至是预防性应用，可明显降低病死率。

2. PCPS

PCPS 是一种近年来开展的有效的床旁辅助循环支持系统，是体外循环（心肺转流）的形式之一。该系统通过经皮穿刺方法建立管路，用氧合器对红细胞进行氧合，替代肺的功能；用离心泵产生循环动力，替代左心室的收缩功能，以帮助患者度过危险期。PCPS 适应证：心脏术后低心排、肺动脉栓塞、急性呼吸窘迫综合征、急性重症心肌炎、呼吸心跳骤停、AMI 并心源性休克、高危冠状动脉球囊扩张等；禁忌证为：心、肺、肝、脑等不可逆病变的终末期，多脏器功能衰竭末期，恶性肿瘤末期，不能控制的持续出血等。Oshima 等报道了 4 例 FM 的患者，生存者与死亡者间应用 PCPS 平均支持持续的时间为（241±79）h，应用 PCPS 5 d 后 3 例 FM 者成功移除，治疗的生存率达到 75％，有效地的维持了血流动力学的稳定。总结影响其预后的主要原因是患者临床症状出现后至 PCPS 置入的时间。我国亦报道了应用 PCPS 成功救治 1 例 FM 患者的病例，该支持系统建立过程在 20min 内完成，持续心肺支持 92h58min，患者最后康复出院。

3. LVAD,Bi－VAD

心室辅助装置在过去 20 年里，已成为治疗终末期心力衰竭患者的重要选择，是在挽救等待供心时面临死亡威胁的终末期心脏病患者的过程中逐步发展和成熟起来的。在目前，应用辅助装置作为心脏移植的替代方法进而作为终末期心脏病的一种目的性治疗或心脏移植的过渡，其在临床应用正在逐渐增多。血泵（hemopump，HP）是由 Wampier 设计的一种新的 LVAD,HP 可以减少左心室收缩负荷，并且使左心室舒张末期压力降低，而动脉压却能很好维持，从而减轻左心室作功，降低了心肌氧耗量，使受损心肌得以恢复。实验结果还表明，该血泵能够增加缺血心肌的血液灌注量。根据 Nils 等应用血流动力学的指标作为 FM 患者进行机械辅助循环的入选的标准：儿茶酚胺及磷酸二酯酶抑制剂已经用至极量，但平均动脉压仍＜50 mmHg，心脏指数＜2.0 L/minl·m，体循环阻力≥1 000 dyn/s·cm，中心静脉压或左心房压≥20 mmHg，尿量＜20 ml/h。患有主动脉瓣病变或动脉瘤的患者，具有明确的血恶液质，准备接受心脏移植的患者，修复的主动脉瓣及主动脉闭锁性疾病患者，禁忌应用。关于 FM 患者心室辅助装置的安装时机问题，Masood 等认为，当心脏对极量的药物无反应时，应及时进行心室辅助装置辅助循环,应用得越早,心功能完全恢复的可能性越大。Tetsuya 等认为,在进行 FM 患者心室辅助时很重要的一点是单纯使用 LVAD 还是 Bi—VAD,大多数学者倾向于单纯使用 LVAD,这样可以减少由于 Bi—VAD 置入所带来的潜在并发症。Jett 等姑 33 对 1 例 FM 患者进行了 Bi—VAD,因患者存在严重的右心房及右心室扩张,术前右心室心内膜活组织检查证实心肌存在淋巴细胞浸润和肌细胞溶解。Farrar 等总结了 213 例 Thoratec 泵置入的患者,提出存在严重肾功能、肝功能及呼吸功能障碍的患者倾向于使用 Bi—VAD。同时指出心室辅助装置置入的越早,往往单独使用 LVAD 就可达到预期的效果。

4. ECMO

ECMO 技术是一种持续体外生命支持疗法 手段,可较长时间全部或部分代替心肺功能,为心脏、肺脏病变治愈及功能的恢复争取时间,具有人工心和人工肺的功能。其总体发展始于 20 世纪 80 年代末。基本原理是一路管道将体内血液引流至储血罐,然后由机械泵将血泵入氧合器,经膜肺将血液氧合、排出 CO_2 并加温后再通过另一路管道回输体内。引流体外和泵人体内的管道之间有一备用的短路,其作用是一旦回路或机械故障时可迅速将机体与 ECMO 系统脱离,从而确保临床使用安全。ECMO 无论对成人或婴幼儿心脏术后的严重急性心肺功能障碍均可提供持续有效的呼吸循环支持。ECMO 临床应用的适应证有:心室辅助为心脏手术做准备或为心脏移植过渡;心脏手术重建后右心室衰竭并发可逆性肺动脉高压;可恢复性心肌病变,如心肌炎、冠状动脉痉挛等;心脏手术后左心室功能顿抑;先天性心脏病手术重建后单或双室心功能衰竭;急性呼吸窘迫综合征等。绝对禁忌证:禁忌抗凝者;无救治希望的终末期疾病,潜在的中重度慢性肺部疾病;高龄多器官功能衰竭综合征;对治疗无反应的脓毒性休克;无法控制的代谢性酸中毒;中枢神经系统损伤;重度免疫抑制等。FM 呈暴发性经过,病毒感染后较短时间内即可出现心脏方面的严重表现,不及时治疗可在数天至数周内死亡姐钉。文献报道表明,ECMO 是一种重要的体外生命支持形式,对于体外循环心脏手术或心脏移植术后发生的用其他方法治疗无效的心功能衰竭,其疗效确切,操作方便,心功能恢复后亦可在床旁拔管,在拔管前可以暂时停止辅助以评估患者。Bi—VAD,可同时心肺支持,改善全身氧合,相比于心室辅助装置费用较低,且不用切开胸骨,可应用于婴幼儿,也可在行心肺复苏术的情况下使用,应用上比较机动,特别适用于对不能确定脑功能恢复而需延长心肺复苏术者。

二、非机械辅助支持治疗

在循环衰竭的 FM 患者,有很高的死亡率,急性期应根据患者的具体情况、医院的具体条件、医务人员对技术掌握的熟练程度,合理的选择机械辅助支持的方式,对改善患者症状、提高生存率、缩短病程或作为移植前的过渡是非常重要的,但基础治疗亦不能忽视。在急性毒血症期间,应当强调卧床休息,限制体力活动,因其可增加病毒的复制和缩短生存时间。FM 患者应该接受标准的抗心力衰竭治疗包括利尿剂、B 受体阻滞剂、血管紧张素转化酶抑制剂或血管紧张素 II 受体抑制剂、正性肌力药物等,如并发心律失常则根据具体情况使用抗心律失常药物或置人起搏器、埋入式心脏复律除颤器,抗感染治疗、抗病毒治疗、营养心肌治疗、自由基清除剂、免疫调节治疗等这些措施对 FM 者亦是重要的。如果要阻断疾病的进程或可能向扩张型心肌病发展,基本的病原机制,如病毒感染或持续与自身免疫介导的心肌损伤应该重视。治疗这些首要机制的挑战在于要求对病原详细的诊断与明确导致心力衰竭的病理生理机制。因长期以来认为心肌炎的预后是与细胞免疫、体液免疫相关性的疾病,许多学者认为免疫调节治疗,尤其是免疫抑制治疗可能对其有益,支持的证据大部分来自于非严格对照的临床试验。也有学者认为尽管免疫抑制剂能有效下调心肌炎所致的自身免疫损伤,但是同时也可以促进病毒的播散和心肌细胞的溶解。实际上,临床试验和病毒性心肌炎的鼠科动物模型已证实激素和其他免疫抑制剂治疗并未带来益处,而且有可能加重病情和增加死亡率,欧洲心脏炎症性疾病的流行病学与治疗研究试验(European Study on the Epidemiology and Treatment of Cardiac Inflammatory Disease,ESETCID)也表明,免疫抑制治疗并未显示多大益处。由于在病毒性心肌炎各病理生理阶段可能重叠,因此,制定一个合理的治疗方案也是有挑战的,一个治疗方案对某个阶段有益但对另一个阶段可能就无益。

FM 患者起病急、病情重,进展迅速,常有严重心律失常、心源性休克或(和)心力衰竭等发生,导致急性期死亡。因此在发病早期及时识别并给予恰当的支持治疗,经随访发现其长期预后是好的。新的治疗方法。如血浆置换、在已证明免疫激活的患者应用超免疫球蛋白与免疫抑制治疗、抗细胞因子、T 细胞受体疫苗及诱导特异性自身抗原的免疫耐受也显示了可以减缓疾病的发展过程并且将可能是未来治疗的方向。由于 FM 表现缺乏特异性,明确的诊断和有效治疗方法的研究仍将是今后努力的方向。

(周晓瑛)

第十一章　心律失常

第一节　概述

正常心脏激动起源于窦房结,以一定的频率沿着正常传导系统使心房和心室顺序激动,这一过程的任一环节发生异常,即可产生心律失常。心律失常多见于各种器质性心脏病,尤其是冠状动脉粥样硬化性心脏病、心肌炎、心肌病、风湿性心脏病、心力衰竭。其他病因还包括缺氧、自主神经功能调节失衡、电解质紊乱、内分泌失调以及药物影响等。正常健康者也可发生心律失常。

一、流行病学

人类从出生开始一直到终老,都有可能发生心律失常。新生儿在出生后的一周内,心律失常的发生率占同期住院新生儿的 0.7%。随着年龄的增长、心脏功能的衰退,心律失常的发生也增加,据报道,老年人心律失常的发生率高达 44.48%。

部分心律失常有一定的性别分布特征。女性静息心率较快,窦房恢复时间较短,Q-T 离散度较小,Q-T 间期较男性延长,尖端扭转性室速更多见,而女性心源性猝死较男性为少,可能与女性生育期雌激素的影响导致冠心病发病延迟有关。心房颤动更多见于男性。在阵发性室上性心动过速中,房室结折返性心动过速多见于女性,约为男性患者的 2 倍,而房室旁道介导的心动过速男性多见,是女性的 2 倍。

运动员是备受大众和心律失常专家关注的一类特殊人群,对于强体力活动下的运动员心源性猝死事件的预测是其焦点之一。由于迷走神经张力增高以及过度运动,运动员的心率减慢,Q-T 间期延长。窦性心动过缓是运动员最常见的心律失常,心脏传导延缓和早搏也不少见,但运动后可消失。有统计显示,与正常人相比,运动员的早搏、房室传导阻滞、束支传导阻滞、预激综合征的发生率无明显差异。无潜在心脏疾病的室性心律失常并无心源性猝死的预测意义,无器质性心脏病的运动员很少发生猝死。40 岁以下运动员的死亡多归咎于先天性心脏病,如肥厚性心肌病、冠状动脉解剖异常;40 岁以上者多由于冠心病。

二、正常传导系统及其电生理

心肌细胞可分为普通心肌细胞和特殊心肌细胞,前者是组成心房心室的主要成分,司心脏收缩;后者即心脏传导系统,主要功能是激动的产生和传导,包括窦房结、结间束、房室结、希氏束、左右束支和浦肯野纤维网。

窦房结是心脏正常的起搏点,多呈长梭形,位于上腔静脉与右心房交界处上 1/3 的心外膜下。窦房结内恒定地有窦房结动脉穿过其中央。窦房结内的细胞包括起搏细胞(P 细胞)

和过渡细胞(T细胞)以及丰富的胶原纤维,胶原组织随年龄的增长而增多并影响心脏起搏功能。

结间束尚无充足的形态学证据,但从功能角度上,在窦房结和心房之间存在着某些比其他部位传导快的组织是可以肯定的。另外,Bechman束连接于右心房和左心房之间。房室结,又称房室交界区,是最为重要的次级起搏点,可形成双向传导和双径路传导,因此,有不少复杂的心律失常发生在此部位。房室结位于房间隔底部、卵圆窝下,分为房结区、结区、结束区,向前延伸为房室束即希氏束,穿过中心纤维体,行走于室间隔膜部的后下缘成为左束支,并陆续分出左后分支、左前分支,本身延续为右束支。左后分支粗短,左前分支、右束支细长,两侧束支的分支在心内膜下交织成网,即浦肯野纤维网,进入到心室壁内。

心肌细胞具有自律性、兴奋性、传导性和收缩性,前三者与心律失常紧密相关。

心肌细胞在受到刺激时能产生动作电位,是细胞具有兴奋性的表现。影响兴奋性的因素有静息电位水平,阈电位水平以及钠通道的状态。心肌细胞发生一次扩播性兴奋后,兴奋性会发生周期性变化,可分为以下几个时期:绝对不应期、有效不应期、相对不应期、超常期。在相对不应期或超常期产生的动作电位,其0期的幅度和上升速率均低于正常,主要是由于部分钠通道仍处于失活状态之故,这种动作电位传播速度较慢,容易形成折返、导致心律失常的发生。

心肌能自动地、按一定节律产生兴奋的能力,称为自律性。心脏内特殊传导系统(房室结的结区除外)的细胞均具有自律性。各部位的自律性高低不一,受4期自动除极的速度、最大舒张电位的水平以及阈电位水平的影响。窦房结的自律性最高,成为正常心脏活动的起搏点。其他部位的自律组织,在正常情况下不表现自律性。

窦房结发出的兴奋,经心房肌及功能上的优势传导通路传播到左、右心房。与此同时,窦房结的兴奋也可通过心房肌传到房室交界区,然后由希氏束传到左右束支,最后经浦肯野纤维到达心室。房室交界处的传导速度较慢,易发生传导阻滞,使心房的兴奋不易或不能传导至心室。心肌传导性受结构和生理因素的影响。当兴奋落在通道失活状态的有效不应期内,则传导阻滞;如落在相对不应期或超常期内,则传导减慢。

三、心律失常形成机制

(一)激动形成异常

激动形成异常分为两类:①窦房结中节律点产生激动的程序与规律异常;②激动全部或部分起源于窦房结以外的部位(异位节律点)。

(二)激动传导异常

最多见的是传导阻滞,另一类是传导通过附加的异常径路,使心脏的某部分提前除极或与正常传导径路交替传导,从而改变心脏活动的顺序。激动沿一条径路下传,同时又沿另一条径路返回原处引起再一次激动,从而形成环路,称为折返,折返是引起心动过速最常见的机制,一般认为形成折返激动需要同时存在以下条件:①至少存在有两条或以上功能性或解剖上的传导途径,并在近端和远端形成闭合环;②其中一条具有单向传导阻滞;③有足够长的传导时间,使得单向传导阻滞的径路不应期得以恢复。

激动起源异常和传导异常多同时存在,相互作用。

四、心律失常分类

(一)窦性心律失常

窦性心动过速、窦性心动过缓、窦性心律不齐、窦性停搏、病态窦房结综合征、窦房结折返性心动过速。

(二)室上性心律失常

房性早搏、交界区性早搏、室上性心动过速、心房扑动和心房颤动。

(三)室性心律失常

室性早搏、室性心动过速、心室扑动和心室颤动。

(四)传导阻滞

窦房传导阻滞、房内传导阻滞、房室传导阻滞和室内传导阻滞。

(五)综合征

预激综合征、Brugada 综合征、长 Q—T 综合征、短 Q—T 综合征。

五、心律失常的诊断

详细的病史询问和体格检查是心律失常诊断的第一步。相关的实验室和器械检查应遵循以下原则:从简单到复杂、从无创到有创、从便宜到昂贵。

(一)病史

心律失常患者主诉迥异,但最常见的症状包括心悸、晕厥、晕厥前症状、充血性心力衰竭。

1. 发作方式

运动、恐惧、焦虑诱发的心悸多提示儿茶酚胺敏感性心动过速,肾上腺能阻滞剂可能有效;静息时发作心悸或病人夜间惊醒者多提示迷走神经兴奋,如房颤;衣领过紧、转头诱发晕厥者,多提示颈动脉窦高敏感。

2. 终止方式

屏气、Valsalva 动作或其他使迷走神经兴奋的措施能终止者,房室结折返性心动过速可能性大,偶尔房性心动过速和室性心动过速者也能终止。

此外,发作频度、持续时间、症状的严重程度也有助于临床医生及时地制订出一份合适的诊疗计划。发作时心率可通过患者自数脉搏、血压心率监测仪获得。

还应该注意询问患者的用药史、饮食史、其他系统疾病史以及家族史。

(二)体格检查

心率、血压是关键的首要检查。颈静脉波形分析出现大炮 α 波,源自房室分离时,为对抗关闭的三尖瓣,右心房发生强烈收缩,见于完全性房室传导阻滞、室性心动过速,第一心音强度的变化也有相同的意义。心脏杂音对器质性心脏病有很大的诊断意义。

Valsalva 动作和颈动脉窦按摩能引起一过性的迷走张力增高,对于部分心动过速有一定的诊疗价值。依赖于房室结传导的快速型心律失常可因迷走刺激而终止或减慢,但也可能没有变化;房性心动过速偶尔可以终止;室性心动过速则很少可以终止;窦性心动过速可逐渐减慢,然后回复正常心率;房扑、房颤等房性心律失常的心室率多可减慢。对于宽 QRS 波心动过速,迷走神经张力的增高能终止或减慢室上速伴有的室内差异性传导。另一方面,它一过性地阻止房室结逆传而产生房室分离,以此确诊室性心动过速。Valsalva 动作和颈动脉窦按摩的效果仅持续数秒,因此必须及时观察和记录心电图上的任何节律改变。

颈动脉窦按摩时,病人取仰卧位,头侧向一边。鉴于曾有按摩时栓塞事件的报道,按摩前应仔细听诊颈动脉是否有杂音。颈动脉窦位于颈动脉分叉处,用两指轻压下颌角可扪及动脉良好搏动。在个别患者,即使很轻的按压也可导致高敏反应。由于两侧颈动脉窦的反应可能不同,可于对侧重复按摩,切记两侧不要同时按压。

(三)心电图

心电图是分析心律失常的首要工具。首先需要描记十二导联心电图。其次,P 波明显的长导联心电图常有助于仔细分析,常用的导联有 Ⅱ、Ⅲ、aVF,有时也记录 V_1、aVR 目前临床上多采用同步记录 12 导联心电图,有利于心电图的分析。发作时心电图的确切分析可免去一些不必要的检查。

整体分析一份心电图需要回答下面几个关键问题。

(1)如果 P 波清晰,心房率和心室率是否等同?

(2)P—P 间期、R—R 间期是否规则? 如果不规则,是否持续性地不规则?

(3)P 波和对应的 QRS 波群是否相关? P 波和 QRS 波群的数目是否一致? P 波在 QRS 波群之前(长 RP 间期)还是之后(短 RP 间期)? 此 RP 间期或 PR 间期是否恒定?

(4)心向量是否正常?

(5)P 波、PR 间期、QRS 波、Q—T 间期是否正常?

除此以外,还应结合临床背景对心电图进行整体综合评估。

食道心电图是一种常用的无创性诊断技术。食道紧贴左房之后,位于左右肺静脉之间。将电极置入食道腔内可记录心房的电活动。此外,将导管电极置入食管可进行心房调搏,偶尔也可行心室调搏,并且能诱发或终止心动过速。与体表心电图同时描记可用来鉴别室上速伴差传和室速、对明确室上速机制也有价值。食道心电图和食道调搏的并发症很少,但大多数病人主诉不适是它应用受限的原因。

(四)心电图长程记录

延长心电图的描记时间对记录心律失常的发作频度、记载心律失常与症状的关系、评估抗心律失常药物的效果非常有用。一些记录仪还可分析 QRS 波、ST 段、T 波的变异程度。

Holter 监测即运用磁带或数码记录仪对 2~3 个导联持续描记 24 小时的心电图。其显著的优点是能记载症状发作和异常心电图的关系。25%~50% 的病人在 Holter 监测时会有不适主诉,其中 2%～15% 由心律失常引起。

健康的年轻人一般不会记录到严重的心律失常。窦性心动过缓(35～40 次/分)、窦性停搏超过 3 秒、二度Ⅰ型房室传导阻滞(多在睡眠时)、交界区逸搏、房早、室早的出现如不伴有症状一般无临床意义。频发、复杂性的心律失常包括二度Ⅱ型房室传导阻滞应加以重视。国外研究显示频发、复杂性室早但无症状的健康人群,其长期预后与一般健康人群相比,死亡率并不增加。

大多数缺血性心脏病患者,尤其是心肌梗死早期会出现室早。频发、复杂性的室早是一个独立的危险因素,能使心梗后病人心源性猝死率增加 2～5 倍。心律失常抑制试验(CAST)研究表明,室性异位搏动是鉴别高危病人的指标,但与猝死并无因果联系,采用ⅠC 类抗心律失常药物能有效控制室性早搏但增加总死亡率。

Holter 监测还可用于抗心律失常药物疗效的评定。

对于罕见症状乃至更为稀发的症状,需要更长时间的记录,包括事件记录仪、植入式事件回放记录仪,前者可记录 30 天,后者置入患者皮下可达数月。

(五)运动试验

运动诱发心律失常伴相关症状,如晕厥、心悸,应考虑行运动试验。运动试验有助于发现更为复杂的室性心律失常,并能促使室上性心律失常发作、鉴定心律失常与运动的关系、有利于抗心律失常治疗方法的选择和发现促发心律失常的因素。

大约 1/3 的正常人在运动试验后可发生室性异位心律,大多发生于快心室率时,表现为偶发的形态一致的室性早搏,或室早联律,而重复运动试验常不能再次诱发。室上性早搏在运动时比静息时更常见,随年龄增长频率增加,其发生并不表示器质性心脏病的存在。运动末心率持续性增快(恢复基线水平延迟)与心血管预后不良相关。大约 50% 的冠心病患者在运动试验时会出现室性早搏,相对于正常人群,此类患者多在较慢的心率(<130 次/分)时和恢复早期出现室性异位心律。

(六)直立倾斜试验

直立倾斜试验主要用于晕厥的鉴别诊断,明确晕厥的原因是血管抑制还是心脏抑制反应。病人仰卧于手术台上,倾斜 60°～80°,维持 20～45 分钟或更长时间。若试验阴性,可口服或静脉使用异丙肾上腺素以促发晕厥,或者在倾斜数分钟之后使用,以缩短产生阳性结果的试验时间。起始剂量为 1 $\mu g/min$,每次增加 0.5 $\mu g/min$ 直至症状出现;或者直接给予 4 $\mu g/min$ 的最大剂量。异丙肾上腺素引起直立位时血管抑制反应,易感者则会心率减慢,血压下降,并伴有晕厥前或晕厥症状。2/3～3/4 的血管迷走性晕厥病人该试验阳性,80% 的病人可以呈阳性结果,但假阳性率达 10%～15%。如果结果阳性同时并发症状则更有意义。阳性反应可分为心脏抑制型、血管抑制型或混合型。此外,直立倾斜试验还能增加患者对倾斜体位的耐受性、改善病人症状。

(七)电生理检查

电生理检查(EPS)是指使用多极导管通过静脉途经将电极置入心内不同的位置以记录

或诱发心脏的电活动,用于诊断心律失常、终止心动过速、评价治疗效果、预防心动过速的复发和判断预后。EPS 对房室传导阻滞、室内传导阻滞、窦房结功能不全、心动过速、不明原因晕厥或心悸的诊断价值高。适应证包括:①心动过缓或心脏停搏引起晕厥或晕厥前症状、且无创性检查无阳性发现者。一方面通过测定 AH 间期、HV 间期判断阻滞部位位于希氏束上方还是下方;通过窦房结恢复时间、窦房传导时间判断窦房结功能。②有症状、反复发作的药物治疗无效的室上速或室速病人,可采用程序电刺激终止心动过速。③鉴别室上速伴差传和室性心动过速。室上速病人的 HV 间期≥正常窦性节律者;室速时,HV 值偏小,或希氏束电位不能清晰记录。④经众多检查仍无法明确病因的晕厥患者,尤其是患有器质性心脏病者。临床研究结果显示针对 EPS 发现的晕厥原因进行治疗之后,避免了 80% 的病人晕厥复发。⑤脉搏快、心悸临床症状明显、无心电图记录者以明确病因。

电生理检查潜在的风险较小。偶有心脏穿孔伴心脏压塞、假性动脉瘤等并发症发生,但发生率都小于 1/500,如果加上治疗手段的并发症,总发生率会有所增加。随着房颤的治疗措施——左房消融的广泛开展,体循环栓塞的并发症可能会增加。

(八)其他

如心率变异性、Q-T 离散度、晚电位、T 波交替、压力感受器敏感试验,对心律失常的诊断有一定的帮助,但临床应用仍很有限。

六、心律失常的治疗

心律失常的治疗并不仅仅在于心律失常本身,而在于患者整体病情的评估和治疗。具体包括病因治疗、药物治疗以及非药物治疗。

(一)病因治疗

主要是指心脏病理和病理生理改变的纠正,如心肌缺血、心功能不全、自主神经张力改变,其次就是心律失常促发因素的去除,如缺氧、电解质紊乱、内分泌失调以及可疑药物的使用。

(二)抗心律失常药物治疗

按 Vaughan Williams 分类法,抗心律失常药物可分为四类:Ⅰ类为钠通道阻滞剂,包括Ⅰa、Ⅰb、Ⅰc 类,分别以奎尼丁、利多卡因、普罗帕酮为代表;Ⅱ类为 β 受体阻滞剂;Ⅲ类为钾通道阻滞剂,以胺碘酮为代表药物;Ⅳ类即钙通道阻滞剂。虽然此分类法对于临床应用有很多不足,但由于简便易行一直沿用至今。具体药物用法用量、副作用见表 11-1。

表 11-1 抗心律失常药物

类别	药物	治疗量	维持量	主要副作用	对 APD 或 Q-T 间期的影响
I a	普鲁卡因胺	5 min 内静注 100 mg,共 1 g	1～4 mg/min 静滴维持,口服 250～500 mg,4～6 h 一次	胃肠道反应、低血压、室性心律失常,传导阻滞,长期服用可出现白细胞减少和红斑狼疮样表现	延长＋
I b	利多卡因	50～100 mg,5～10 min 一次,静注,共 300 mg	1～4 mg/min 静滴	嗜睡、头晕、房室传导阻滞、抑制心肌收缩	缩短＋
	美西律	10 min 内静注 100～200 mg,口服 100～200 mg,6～8 h 一次	1～2 mg/min 静滴维持,口服 100 mg,每日三次	头晕、恶心、心动过缓、低血压	缩短＋
I c	普罗帕酮	1～1.5 mg/kg 稀释后 5 min 内静注,口服 150～200 mg,每日三次	0.5～1 mg/min 静滴,口服 100 mg,每日三次	头晕、胃肠道反应、传导阻滞、体位性低血压	不变
II	普萘洛尔	1～3 mg 稀释后 10～20 min 内静注,口服 10 mg,每日三次	口服 10 mg,每日三次	低血压、心动过缓、心力衰竭、哮喘	不变
	美托洛尔	5 mg 稀释后 5 min 内静注	12.5～50 mg,每日两次	同上	不变
III	胺碘酮	2.5～5 mg/kg 稀释后 5 min 内静注,口服 200 mg 2～3 次/d	0.5～1 mg/kg 静滴维持,口服 100～200 mg/d	角膜混浊、甲状腺功能紊乱、肺间质纤维化、TDP	延长＋＋＋
	索他洛尔	口服 40～240 mg 每日两次,小剂量开始,0.5～2 mg/kg 稀释后 10 min 以上静注	40～80 mg bid 口服,10 mg/h 静滴维持	低血压、心动过缓、哮喘、TDP	延长＋＋＋
IV	维拉帕米	5～10 mg 稀释后 5～10 min 静注,口服 80 mg 每日三次	40～80 mg 每日三次口服	心动过缓、房室传导阻滞、低血压、头晕	不变
	地尔硫草	0.075～0.15 mg/kg 缓慢静注,口服 30～60 mg 每日三次	30 mg 每日三次口服	同上	不变
其他	洋地黄毒甙	0.2～0.4 mg 稀释后静推	0.05～0.1 mg 每日一次	室性心律失常、房性或交界区性心动过速、房室传导阻滞	缩短＋＋
	腺苷	5～10 mg 稀释后 5 s 内静注,3～5 min 后可重复		房室传导阻滞、室性心动过速、心脏停搏	缩短＋＋
	硫酸镁	1～3 g 10 min 以上静注	3～20 mg/min 静滴	嗜睡、血压下降、呼吸心搏骤停、传导阻滞	
	肾上腺素	3～5 mg 静注,3～5 min 后可重复		头痛、心悸、血压急骤增高、室性心律失常	
	异丙肾上腺素	10～15 mg 3～4 h 一次,舌下含服,1～3 g/min 静注		头痛、心悸、心绞痛、室性心律失常	
	阿托品	0.3～0.6 mg 每日三次,口服,1～2 mg 皮下或静脉注射	0.3～0.6 mg 每日三次口服	口干、皮肤潮红、尿潴留、视物模糊、心动过速、兴奋、烦躁、谵妄	缩短＋＋

抗心律失常药物引起原有心律失常加重,或诱发了新的心律失常,称为致心律失常作用。所有的抗心律失常药物都有致心律失常作用,发生率一般为 $10\%\sim15\%$。如维拉帕米使预激综合征患者旁道前传的心房颤动的心室率增加而促发室颤;洋地黄过量可引起房性心动过速,常伴有 $2:1$ 房室传导阻滞,也可引起非阵发性房室交界区性心动过速;奎尼丁、胺碘酮、索他洛尔等可致尖端扭转型室性心动过速;Ⅱ、Ⅳ类抗心律失常药物易致心动过缓。因此,必须严格掌握抗心律失常药物治疗的适应证,并注意致心律失常作用的易患因素,如心力衰竭、心肌缺血、室性心律失常、传导阻滞、原有复极异常、电解质紊乱、药物相互作用等。

(三)心律失常的非药物治疗

心律失常的非药物治疗已经成为一部分心律失常的首选治疗方法,包括电复律、电除颤、起搏、射频消融以及外科手术治疗。

1. 电复律和电除颤

电复律和电除颤是终止异位快速心律失常的常用治疗方法,前者主要用于房扑、房颤、室上性和室性心动过速,后者则用于室颤。其原理是高压直流电短暂作用于心脏,使得正常和异位起搏点同时除极,以恢复窦房结最高起搏点的功能。

2. 植入式心脏复律除颤器(ICD)

ICD 是近 20 年发展起来的一种多功能、多程控参数的电子装置,能够用于治疗室性心动过速、心室颤动、心动过缓。ACC/AHA 制订的 ICD Ⅰ类适应证包括:①非一过性或可逆性原因引起的室颤或室速所致的心脏骤停;②自发的持续性室速,且除外可消融者,如预激综合征伴房颤所致者、左室分支型室速、右室流出道室速;③不明原因晕厥,且电生理检查可诱导出持续性室速或室颤,药物治疗无效,尤其是左室 EF 值偏低者;④非持续性室速,既往有冠心病、心肌梗死病史,左室 EF≤35%,电生理检查可诱导出室颤或持续性室速者。

中国生物医学工程学会心脏起搏与电生理分会制定的 ICD 植入指南认为的非适应证包括:①原因不明的晕厥,又未证实系室速、室颤所致者;②持续性室速或室颤的病因可逆或可纠正,如急性心肌梗死、心肌炎、电解质紊乱或药物的不良反应等;③无休止的室速;④导管消融或外科手术可治疗的室速或室颤,如预激综合征合并心房颤动所致的室颤、特发性室速或束支折返性心动过速以及法洛四联症合并的室速;⑤有明显精神障碍,难以配合或随访的病人;⑥药物治疗无效的重度心功能不全(NYHA 心功能Ⅳ级),且不宜行心脏移植的病人;⑦预期寿命小于 6 个月的终末期病人。

3. 人工心脏起搏

人工心脏起搏是通过人造的脉冲电流刺激心脏,以带动心脏搏动的一种治疗方法。有临时起搏和永久起搏之分,前者多为后者的过渡性治疗手段。主要用于治疗缓慢性心律失常,也可用于某些快速性心律失常的诊断和治疗。其适应证包括:①有相关症状的心动过缓,如二度Ⅱ型房室传导阻滞、三度房室传导阻滞、双分支或三分支阻滞、病态窦房结综合征,ACC/AHA 已有关于心动过缓的起搏器安装适应证的详细指南;②异位快速性心律失常药物治疗无效,可用抗心动过速起搏器;③手术前后预防心率过慢;④协助某些心脏病的诊断。

4. 射频消融

射频消融治疗是快速性心律失常治疗史上的里程碑,它使得某些快速性心律失常得到根治。它利用高频低压的电磁波毁损与心律失常发生相关部位的心肌组织而使心律失常得到根治。主要用于:①房室旁道所致的房室折返性心动过速;②房室结折返性心动过速;③自律性或折返性房性心动过速、房扑、房颤;④伴有严重症状的频发室早或非持续性室速、右室流出道室速、左室分支型室速、伴有症状的单一形态的持续性室速。

CARTO系统和非接触标测系统是新型的标测系统,有利于提高复杂心律失常的消融成功率。CARTO系统即电解剖标测系统,其特点是可以将心电生理与心内解剖结构相结合,并进行三维重建。通过CARTO系统可以确定激动的起源部位、传导顺序、折返环路以及瘢痕组织等,从而有助于鉴别心律失常的电生理机制、指导消融。

非接触球囊标测系统是另一种具有三维重建功能的标测系统,但其原理与CARTO系统不同。该系统使用球囊导管并将其游离于心腔内,球囊导管有3 360个电极可接受心腔(心房或心室)内各个部位的电信号,系统对每个心动周期中的整个心内膜激动进行详细的标测,并以不同的色彩动态显示出来,而且还能通过其导航系统指引消融电极到达靶点部位。该系统最大的优点是可以根据一次心跳或相邻的几次心搏确定心律失常的起源部位、激动顺序、折返环路、异常径路及缓慢传导区的出口,确定消融靶点,并即时判断消融效果。非接触标测系统的这一特点使其特别适用于短阵或血流动力学不稳定的室性心动过速。

CARTO系统和非接触标测系统主要用于一些电生理基质复杂的快速心律失常的标测,如心肌梗死后室速、起源于左房或房间隔部位的局灶性房速、手术切口性房速、非典型房扑、房颤等的标测。

5.外科手术

主要是将与心律失常发生相关的心脏组织切除、切割、分离以期保留甚至改善心脏功能。如冠心病患者多合并室速等心律失常,心脏搭桥术、室壁瘤切除能改善心肌供血,对心律失常的治疗也有所裨益,另外还有瓣膜病的外科修补或置换、长Q-T综合征的心交感神经切除术。COX迷宫手术是房颤的经典治疗方法,它将心房组织分成一定大小的间隔,使得折返环不能维持以消除房颤,但30%~40%的患者因窦房结功能不全需要安装起搏器。目前研究中的胸腔镜技术可望获得与迷宫手术同样的疗效,创伤性小,无需开胸。近年来导管射频消融将逐渐成为房颤治疗的新的有效方法。

第二节 窦性心律失常

一、分类

(一)窦性心动过速

正常窦性心律的特点为:P波规律出现,且Ⅰ、Ⅱ、aVF、$V_4 \sim V_6$导联P波直立,aVR导联倒置,正常成人窦性心律的频率为60~100次/分,若大于100次/分,则称窦性心动过速,常见于生理状况,如运动、情绪激动、饮用酒、茶、咖啡后,也见于发热、甲亢、贫血、低血压、心肌炎、心力衰竭、肺栓塞以及某些药物引起,如异丙肾上腺素、阿托品。心动过速多逐渐发作和终止,增加迷走张力的方法可使心率减慢。窦性心动过速多无需治疗,主要针对原发病因,必要时选用β受体阻滞剂或镇静剂。

(二)不适当的窦性心动过速

不适当的窦性心动过速是指无明确生理或病理诱因,静息状态下窦性心率较快,轻微活动心率明显加快,多见于年青女性,可能是由于窦房结自律性增加或自主神经调节异常导致。

Holter 监测白天心率大于 100 次/分,夜间正常。是否治疗主要取决于有无症状。药物治疗首选 β 受体阻滞剂、非二氢吡啶类钙通道阻滞剂,药物治疗无效、症状严重者可选择射频消融术,改良窦房结,预后良好。

(三)窦性心动过缓

窦性心律的频率小于 60 次/分,则称窦性心动过缓,多见于睡眠时、老年人和运动员,也可见于颅内高压、甲状腺功能减退、病态窦房结综合征、应用药物如 β 受体阻滞剂、洋地黄。无症状的窦性心动过缓无需治疗,有症状者可选用阿托品、肾上腺素等,但目前仍无一种药物可以安全可靠地加快心率且无长期应用所引起的并发症。对于心动过缓引起心搏量减少、出现症状或心力衰竭者,可以选择安装起搏器,心房起搏优于心室起搏和长期服药治疗。

(四)窦性心律不齐

同一导联窦性心律 P-P 间期的差异>0.12 s,称为窦性心律不齐。多与呼吸有关,也可见于窦房结游走心律、与心室收缩排血有关的窦性心律不齐、异位心律诱发的窦性心律不齐。心率加快后可能使之消除。多无需治疗,必要时可选用镇静剂、阿托品、肾上腺素等。

(五)窦性静止

窦性停搏又叫窦性静止,心电图上见规律的 P-P 间期后突然出现长时间的 P 波脱漏,形成长的 P-P 间期,且长 P-P 间期与正常 P-P 间期不成倍数关系,若成倍数关系,则称窦房阻滞。其临床表现及治疗同病态窦房结综合征。

(六)窦房结折返性心动过速

窦房结折返性心动过速多见于冠心病、心肌病、风心病等器质性心脏病患者,尤其是患有病态窦房结综合征的老年人。在因室上速而行电生理检查的患者中,窦房结折返性心动过速的检出率为 1.8%~16.9%;而在局灶性房速的患者中,窦房结折返可高达 27%。心电图上 P 波以及 P-R 间期与窦性者基本一致,心房率规则,相对较慢,120~180 次/分,刺激迷走神经可以终止发作。临床上多无需处理。反复发作患者不能耐受者可给予腺苷、维拉帕米、β 受体阻滞剂、胺碘酮,必要时可行射频消融术。

(七)病态窦房结综合征

病态窦房结综合征,简称病窦,是指窦房结及其周围组织病变引起功能障碍而导致的一系列心律失常及临床症状的综合征,因此命名为窦房结功能障碍综合征似乎更为妥当,但由于使用习惯,病窦的说法一直沿用至今。病窦的发生率随年龄的增长而增加,最常见于中老年冠心病患者,60~69 岁是发病的最高峰。

二、病因

常见病因有冠心病、心肌病、心肌炎,也见于代谢、浸润性疾病、手术创伤。功能性病因包括迷走张力增高、药物等。儿童的窦房结功能不全多见于先心矫正术后。还有家族性病窦的报道,仍有不少病例原因不明。

三、临床表现

多表现为与心动过缓相关的心、脑、肾供血不足的症状,如头晕、乏力、黑矇、晕厥、心悸、心绞痛、少尿等,部分病例甚至可发生猝死。临床上具有病程长、发展慢、死亡率低的特点。

四、心电图

(1)持续的窦性心动过缓,心率<50 次/分,排除药物因素或其他非生理状况。

(2)窦性停搏或窦房阻滞,此类有症状的患者在电生理检查的时候多有异常表现,且房颤和栓塞事件的发生率高。

(3)窦房结病变合并房室传导阻滞,即双结病变;合并房室、室内传导阻滞,称为全传导系统缺陷。

(4)慢快综合征:窦性心动过缓合并快速性室上性心动过速,如房速、房扑、房颤。

同一个病人在不同状况下可记录到以上不止一种心电图改变。

五、诊断

根据典型的心电图和临床表现,病态窦房结综合征的诊断可初步确立,但确诊仍依赖于进一步检查。1~2 次 Holter 监测是临床上最常用的方法,若最长 R−R 间期达到 2.5~3.0 秒,即可确诊,并且可以决定是否安装永久起搏器。电生理检查是精确的诊断方法,窦房结恢复时间>1 550~2 000 ms,校正的窦房结恢复时间>525~600 ms,窦房传导时间>160~180 ms,可以诊断。运动或药物试验适用于无条件行以上两项检查时,如上下蹲或阿托品试验,若最快心率不到 90 次/分,则试验阳性,可初步诊断。

六、治疗

(一)病因治疗

病窦患者不可轻易使用洋地黄,以免诱发心动过缓及阿—斯综合征,必须使用者应预先安装起搏器;有内在拟交感活性的 β 受体阻滞剂有助于预防心动过缓。

(二)安装人工起搏器

可以提高生活质量,但并不能提高生存率。慢快综合征者,应在安装起搏器之后服用预防室上性心动过速的药物,如胺碘酮。

(三)药物治疗

仅限于短期用药,可选用茶碱、阿托品、异丙肾上腺素等。

第三节 期前收缩

期前收缩也称过早搏动、期外收缩或额外收缩,是指心脏某一部位较基本心律提前发出的冲动,而提早引起心脏的一部分或全部除极,基本心律可以是窦性、房性、房室交接性和室性等。

一、期前收缩的分类

根据起源部位不同可分为窦性(包括窦房交接性)、房性、房室交接性及室性期前收缩 4 种类型。前 3 种起源于希氏束分叉以上,统称为室上性期前收缩。起源于希氏束分叉处以下部位的期前收缩,称为室性期前收缩。在各类期前收缩中,以室性期前收缩最多见,房性期前收缩和交接性期前收缩次之,窦性期前收缩极为罕见,且在临床上不易作出肯定的诊断。

根据期前收缩发生的频度可分为偶发和频发期前收缩。一般将每分钟<5次称为偶发期前收缩,每分钟≥5次称为频发期前收缩。

期前收缩依据形态可分为单形性和多形性期前收缩,依据发生部位分为单源性和多源性期前收缩,多源性期前收缩指期前收缩的形态和配对间期均不同(图11-1)。

期前收缩与主导心律心搏成组出现称为"联律",根据联律间期可分为联律间期固定型和联律间期不固定型期前收缩。还可根据期前收缩的联律分为"二联律"、"三联律"和"四联律",分别指主导心律搏动和期前收缩交替出现,每两个主导心律搏动后出现一个期前收缩以及每3个主导心律搏动后出现一个期前收缩(图11-1、4-2)。两个期前收缩连续出现称为成对的(couplets)期前收缩(图11-3),3~5次期前收缩连续出现称为成串的或连发的(salvo)期前收缩。一般将≥3次连续出现的期前收缩称为心动过速(图11-3)。

期前收缩还可根据发生机制不同可分为自律性、折返性和触发性期前收缩。

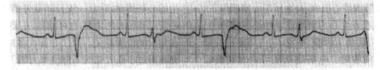

图11-1 多源性室性期前收缩,成二联律(Ⅱ导联)

第2、4、6、8个QRS波群提前发生,增宽畸形,其中第2、6个QRS波群与第4、8个QRS波群形态各异,配对间期不等,为多源性室性期前收缩

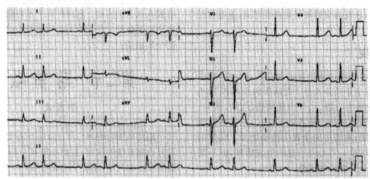

图11-2 房性期前收缩,成二联律、三联律

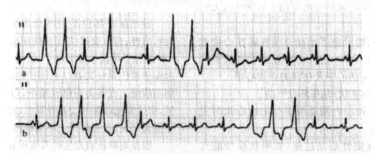

图11-3 室性期前收缩(Ⅱ导联)

a.第1、3个窦性搏动后连续提前发生两个宽大畸形的QRS波群,其前无P波,为成对的室性期前收缩

b.成串或连发的室性期前收缩,亦称短阵室性心动过速

二、病因

正常人和各种心脏病患者均可发生期前收缩。期前收缩可发生于任何年龄,但儿童少

见,老年人多见。期前收缩可因神经功能性因素引起,如激烈运动,精神紧张、长期失眠,过量的烟、酒、茶、咖啡等的摄入,心血管神经症等所发生的期前收缩都属此类原因。炎症、缺血、缺氧、麻醉、心导管检查、外科手术和左心室假腱索等均可使心肌受到机械、电、化学性刺激而发生期前收缩。期前收缩常见于冠状动脉粥样硬化性心脏病、心肌病、风湿性心脏病、肺源性心脏病、高血压左心室肥厚、二尖瓣脱垂患者,尤其在发生心力衰竭或急性心肌梗死时。洋地黄、酒石酸锑钾、普鲁卡因胺、奎尼丁、三环类抗抑郁药中毒亦可引起期前收缩。电解质紊乱可诱发期前收缩,特别是低钾血症。值得注意的是有些器质性心脏病的早期,就具有自主性神经功能紊乱的症状(如甲状腺功能亢进性心脏病),有些药物除对心肌有直接毒性外,也对自主神经功能有影响(如酒石酸锑钾、洋地黄等),故在考虑期前收缩的病因主要是由于神经功能因素时,应仔细分析病情,并作有关检查,以除外器质性因素。

三、临床表现

期前收缩患者可以毫无症状,或仅有心悸、心跳或"停跳"感。期前收缩次数过多者会有头昏、乏力、胸闷等症状。发生于器质性心脏病的期前收缩,常使心脏病的症状加重。但也有不少患者,很多的症状是由于对期前收缩的不正确理解和焦虑、恐惧情绪所致。值得注意的是具有一定危险性的期前收缩倒不一定有特殊的明显症状。

期前收缩发生时,心脏检查发现节律不齐,有提前发生的心脏搏动,后继一较长间歇停搏。期前收缩的第一心音可有明显的增强,也可减弱,主要与过早收缩开始时房室瓣的位置有关。第二心音大多减弱,有时由于心室充盈量过小而收缩时不能使半月瓣开启,第二心音即无从产生,故只能听到一个心音。室性期前收缩因左、右心室收缩不同步而常引起第一与第二心音的分裂,期前收缩发生越早,心室的充盈量和搏出量越小,桡动脉脉搏也相应地越减弱,有时甚至完全不能扪及而被误诊,在二联律时可误诊为心动过缓,但心脏听诊可鉴别。

四、心电图检查

(一)窦性期前收缩

窦房结起搏点突然提早发放激动,或激动在窦房结内折返引起的期前收缩,称为窦性期前收缩。

心电图特点:①在窦性心律的基础上提早出现的P波与同导联的窦性P波完全相同。②期前收缩的配对间期多相等。③代偿间歇与基本窦性周期相等,即为等周期代偿间歇。④期前收缩下传的QRS-T波群多与窦性QRS-T波群相同,少数可伴时相性室内差异传导而宽大畸形(图11-4)。

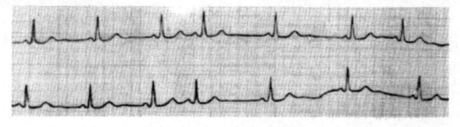

图11-4　窦性期前收缩

上、下两行的第4次心搏为期前收缩,P波形态与窦性P波相似,具有等周期代偿间期

（二）房性期前收缩

房性期前收缩起源于窦房结以外心房的任何部位,提前出现的心房激动。正常成人进行24 h心电监测,大约60%有房性期前收缩发生。

心电图特点:①房性期前收缩的P波提前发生,与窦性P波形态各异。②P－R间期与R－P间期的长短有关,R－P间期越短,P－R间期越长,反之,R－P间期越长,P－R间期越短,但都＞120 ms,合并预激综合征时,P－R间期小于120 ms。③房性期前收缩如发生在舒张早期,适逢房室结尚未脱离前次搏动的不应期,可产生传导中断(被称为阻滞的或未下传的房性期前收缩,图11－5)或缓慢传导(下传的P－R间期延长)现象。发生很早的房性期前收缩的P波可重叠在前面的T波上,且不能下传心室,故无QRS波发生,易误认为窦性停搏或窦房传导阻滞。此时应仔细检查T波形态异常加以识别。④房性期前收缩使窦房结提前发生除极,因而包括期前收缩在内的前后两个窦性P波的间期,短于窦性P－P间期的两倍,称为不完全代偿间歇。若房性期前收缩发生较晚,或窦房结周围组织的不应期长,窦房结的节律未被扰乱,期前收缩前后P－P间期恰为窦性者的2倍,称为完全性代偿间歇。房性期前收缩发生不完全性代偿间歇居多。偶尔可出现插入性房性期前收缩,在这种情况中期前收缩后的间期非常短,房性期前收缩前后P－P间期等于或稍大于一个正常的窦性P－P间期。⑤房性期前收缩下传的QRS波群通常与窦性QRS波群相同,也可伴时相性室内差异传导、束支传导阻滞、预激综合征而宽大畸形(图11－6)。

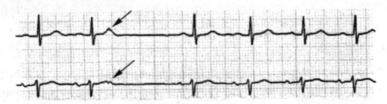

图11－5　房性期前收缩未下传(阻滞性房性期前收缩)心电图(箭头所指)

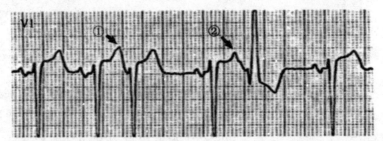

图11－6　房性期前收缩心电图(V1导联)

第3(箭头①)、5(箭头②)个心搏为房性期前收缩,其中第5个心搏为房性期前收缩伴室内差异传导

（三）交接性期前收缩

交接性期前收缩是指起源于房室交界区的激动形成的期前收缩。

心电图特点:①提早出现的QRS波群形态与窦性相同,部分因伴时相性室内差异传导、束支阻滞或预激综合征而畸形。②逆行P位于QRS之前(P－R间期＜0.12 s)、QRS之中或QRS之后(R－P间期＜0.20 s)。③交接性期前收缩起源点远离窦房结,在逆行心房传导过程中,常与窦性激动在窦房交接区或房室交接区发生绝对干扰,产生完全性代偿间歇(图11－7)。

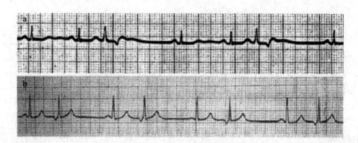

图 11-7　房室交接性期前收缩（Ⅱ导联）

　　a.房室交接性期前收缩,成三联律,逆行 P 波位于 QRS 波群之后　　b.房室交接性期前收缩,成二联律,逆行 P 波位于 QRS 波群之前

　　（四）室性期前收缩

　　室性期前收缩是指起源于希氏束以下部位的期前收缩。

　　心电图特点:①提前发生的宽大畸形的 QRS 波群,时限通常超过 0.12 s,S-T 段与 T 波的方向与 QRS 波群主波方向相反。②室性期前收缩与其前面的窦性搏动之间期(称为配对间期)恒定。③室胜期前收缩很少能逆传心房,提前激动窦房结,故窦房结冲动发放未受干扰,室性期前收缩后出现完全性代偿间歇,即包含室性期前收缩在内前后两个下传的窦性搏动之间期,等于两个窦性 R-R 间期之和。④若室性期前收缩恰巧插入两个窦性搏动之间,不产生室性期前收缩后停顿,称之为间位性室性期前收缩(图 11-8)。间位性室性期前收缩一般在窦性心动过缓或室性期前收缩发生较早时出现。间位性室性期前收缩常对紧随其后的窦性激动产生干扰,最常见的干扰是使其后的窦性激动的 P-R 间期延长,这是因为室性期前收缩激动逆传到房室交界区时,使之进入相对不应期,因而影响下一窦性激动在房室传导系统中下传的速度所致。⑤少数室性期前收缩的冲动可逆传至心房,产生逆行 P 波,甚至再返回心室而形成少见的室性反复心搏(图 11-8)。⑥室性并行心律:心室的异位起搏点规律地自行发放冲动,并能防止窦房结冲动入侵。其心电图表现为异位室性搏动与窦性搏动的配对间期不恒定,长的两个异位搏动之间距,是最短的两个异位搏动间期的整倍数,当主导心律的冲动下传与心室异位搏动点的冲动几乎同时抵达心室,可产生室性融合波,其形态介于以上两种 QRS 波群形态之间(图 11-9)。

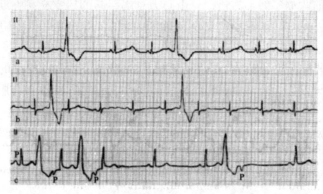

图 11-8　室性期前收缩（Ⅱ导联）

　　a.第 2、5 个 QRS 波群提前发生,明显增宽畸形,其前无 P 波,其后有完全性代偿间歇　　b.第 2、7 个 QRS 波群提前发生,明显增宽畸形,其后无代偿间歇,为间位性室性期前收缩　　c.室性期前收缩后有逆行 P 波,大多数引起室性反复心搏

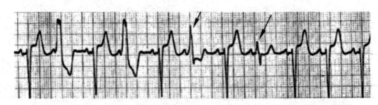

图 11-9　室性并行心律(V1 导联)

第 2、4、6、8 个搏动为室性并行心律。频率为 50 次/min。第 6、8 个搏动为室性融合波(箭头所指)

五、诊断

根据患者的陈述常能提示期前收缩的可能,而经过心脏听诊一般即容易得出诊断。频繁的期前收缩有时从体征不易与心房颤动鉴别;运动后心率增快时能使一部分期前收缩减少或消失,而心房颤动中的心室律则更为不齐。心搏呈二联律者大多数系由期前收缩所引起;但亦可以为 3:2 房室传导阻滞。期前收缩引起的二联律产生强弱交替的脉搏,但与交替脉不同,脉律有明显的不齐,故不难区别。

心电图不仅能使期前收缩的诊断更为明确,还能进一步确定期前收缩的类型。对于有些特殊类型,如阻滞性房性期前收缩、间位性或连发成串的期前收缩、多源性期前收缩等,则尤需心电图来确诊。

六、治疗

窦性期前收缩通常不需治疗,应针对原发病处理。

房性期前收缩通常不需要治疗。频繁发作,伴有明显症状的房性期前收缩,应适当治疗。主要包括去除诱因、消除症状和控制房性期前收缩发作。患者应充分休息,适当活动,避免精神紧张和情绪激动,避免过度烟、酒及浓茶、咖啡等。对有感染的患者,应积极抗感染治疗。由心力衰竭引起的房性期前收缩,适当洋地黄可达到治疗目的。但由于洋地黄中毒引起的房性期前收缩,则应针对发生原因处理,苯妥英钠有较好疗效。治疗房性期前收缩的药物包括镇静药、β 受体阻滞剂、钙拮抗剂、普罗帕酮以及胺碘酮等。

房室交接性期前收缩一般不需治疗。由心力衰竭引起的房室交接性期前收缩,适当洋地黄可达到治疗目的。对症状明显的房室交接性期前收缩,可选用 β 受体阻滞剂、Ⅰ 类抗心律失常药及钙拮抗剂。起源于房室结远端的期前收缩有可能在心动周期早期发生,在某些情况下可能会诱发快速性室性心律失常,在这种情况下,治疗与室性期前收缩的治疗一样。

室性期前收缩伴发心力衰竭、低钾血症、洋地黄中毒、感染、肺源性心脏病等情况时,应首先治疗上述病因。

无器质性心脏病的室性期前收缩不会增加此类患者发生心脏性死亡的危险性,如无明显症状,可不必使用药物治疗。如患者症状明显,治疗以消除症状为目的。减轻患者焦虑与不安,避免诱发因素,如吸烟、咖啡、应激等。药物宜选用 β 受体阻滞剂,亦可酌情选用美西律、普罗帕酮。

二尖瓣脱垂患者伴有室性期前收缩,仍遵循无器质性心脏病并发室性期前收缩的处理原则。如患者合并二尖瓣反流及心电图异常表现,发生室性期前收缩时有一定的危险性,可首先选用 β 受体阻滞剂,无效时改用 Ⅰ 类和 Ⅲ 类抗心律失常药物。

急性心肌梗死早期出现的室性期前收缩,宜静脉使用利多卡因和胺碘酮,利多卡因无效时亦可改用静注普鲁卡因胺。若急性心肌梗死发生窦性心动过速与室性期前收缩,早期静脉注射 β 受体阻滞剂能有效减少心室颤动的发生。室性期前收缩发生在其他暂时性心肌缺血,如变异型心绞痛、溶栓治疗、经皮穿刺腔内冠状动脉成形术后的再灌注性心律失常,可静脉注射利多卡因或普鲁卡因胺。

有器质性心脏病,伴轻度心功能不全(EF40%～50%),原则上只处理心脏病,不必针对应用室性期前收缩的药物。但有明显症状者,可选用美西律、普罗帕酮、莫雷西嗪、胺碘酮、普鲁卡因胺。在紧急情况下可静脉给药,必要时可考虑联合用药。

器质性心脏病合并明显心力衰竭伴有室性期前收缩,有很高的心脏性猝死危险性。CAST 试验表明,应用某些Ⅰc类抗心律失常药物治疗心肌梗死后室性期前收缩,尽管药物能有效控制室性期前收缩,总死亡率反而显著增加。原因是这些抗心律失常药物本身具有致心律失常作用。因此,应当避免应用Ⅰ类,特别是Ⅰc类药物治疗心肌梗死后室性期前收缩。β受体阻滞剂对室性期前收缩的疗效不显著,但能降低心肌梗死后猝死发生率。胺碘酮应用于心肌梗死合并心力衰竭伴有室性期前收缩的患者,能有效抑制室性期前收缩,可降低心律失常死亡,致心律失常作用低,宜低剂量维持,以减少不良反应的发生。

心电图上室性期前收缩显示左束支阻滞伴电轴右偏以及下壁导联呈单向 R 波或右束支阻滞伴电轴左偏图形,其室性期前收缩起源于右心室流出道(图 11－10)或左心室后间隔。具有这类心电图特点的室性期前收缩患者,若症状明显,抗心律失常药物效果不佳,或不能耐受药物,不伴有其他类型的心律失常,无明显器质性心脏病,可考虑经导管射频消融,其成功率可达 90%。

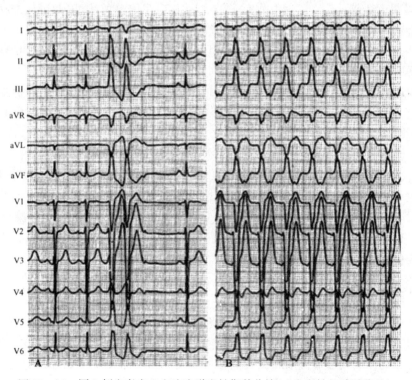

图 11－10　同 1 例患者右心室流出道室性期前收缩(a)和室性心动过速(b)

第四节　房性心动过速

心室率超过 100 次/分,称为心动过速。根据部位可分为窦性、房性、房室交界区性、室性心动过速;根据 QRS 时限可分为宽 qRS 波(≥0.12 s)、窄 QRS 波(<0.12 s)心动过速。

房性心动过速简称房速,其发病率随年龄增长而增加,老年人的患病率可达 13%。在急性心肌梗死、非缺血性心脏病、慢性阻塞性肺部疾病、电解质紊乱、药物中毒(如洋地黄)等情况下,房速的发病率增加。房速也见于正常人,非持续性房速在正常青年人中的发病率达 2%。

根据发病机制可分为自律性和折返性两类,根据病灶起源可分为局灶性和多源性房速。

一、临床表现

局灶性房性心动过速在成人中见于器质性心脏病如心肌梗死、心肌病、肺心病以及洋地黄中毒、低钾;在儿童中多见于正常心脏,长大后若呈慢性发作,可引起心动过速性心肌病,表现为心脏扩大、心力衰竭。多源性房性心动过速多见于老年人慢性阻塞性肺部疾病,常诱发或加重心功能不全,易发展为房颤,预后不良。房速时心房和心室多 1∶1 下传,如出现房室传导阻滞,多见于洋地黄中毒、低血钾等。

二、心电图

P 波形态与窦性者不同,房性频率在 100～160 次/分,P 波多位于心动过速周长的后半段,P－R 间期正常或延长。房速发作时 P 波之间多存在等电位线,以此可以与房扑相鉴别,但是如果心房频率过快或存在房内传导阻滞,P 波宽大、等电位线消失,则很难与房扑鉴别。此外,即使房速时的心电图有清晰 P 波和等电位线也不能完全排除大折返性房速,尤其当存在复杂的器质性心脏病或有先心病外科手术史时。

房速确切的起源部位依赖于心内标测,但通过分析房速时体表心电图 P′波形态,可以初步判定其起源部位,对于简化消融程序、减少曝光时间有一定的意义。P′波在 V_1 导联呈正向、或 aVL 导联呈负向或等电位,多提示房速来源于左房;aVL 导联正向或双向 P 波则见于右房或右上肺静脉房速;起源于间隔者,P′波较窦性 P 波为窄、振幅也较小。Ⅱ、Ⅲ、aVF 导联对起源位置偏上部或偏下部有一定的意义,正向 P 波提示心房上部来源;负向者提示心房下部来源。在 aVR 导联出现负向 P′波,对界嵴部位房速的诊断敏感性和特异性均超过 90%。窦性心律时 V_1 导联 P 波双向,而房速时出现正向 P 波,多提示右上肺静脉房速。

出现 3 种或 3 种以上形态不同的 P 波,P－P 间期、P－R 间期、R－R 间期各异,P 波之间有等电位线存在,称为多源性或紊乱性房性心动过速。

三、电生理检查

电生理检查时,房性期前刺激可诱发或终止折返性心动过速,而不能诱发或终止自律性或紊乱性房速。常规的心内电生理检查方法可以通过以下特征作出诊断:①在房速时,能标测到较体表心电图 P 波明显提前和比其他心房部位更早的局部最早心房激动点;②心房激动顺序符合从该局部最早心房激动点呈单一的放射状和规律性传导;③在该局部行心房 S1S1

刺激的激动顺序与房速时完全相同;④在局灶点行单点消融可以终止心动过速发作;⑤排除大折返机制的房速。

四、治疗

洋地黄中毒引起者,立即停用洋地黄,血钾不高者,行补钾治疗;血钾偏高或不能应用钾盐者,可选用β受体阻滞剂、利多卡因。慢性肺部疾患者,应予吸氧及控制感染治疗。

折返性和自律性者,射频消融成功率高,可作为首选治疗,其成功率 86%,复发率 8%。导管消融显示,左房起源的房速有 18%,多灶起源的有 10%,其余为右房房速。在国内外有经验的医疗中心,其严重并发症很低(1%~2%),主要有心脏穿孔、右侧和左侧膈神经的损伤和窦房结功能障碍等。在房间隔或 Koch 三角消融房速时要注意避免损伤房室结。

终止急性发作可选用洋地黄、钙通道阻滞剂、β受体阻滞剂、胺碘酮,对药物无效者可试行电复律治疗。

对紊乱性房速,治疗原发疾病很重要,抗心律失常药物很少有用,部分病例应用钙拮抗剂有效。由于多存在严重的肺部疾病,通常禁忌使用β受体阻滞剂。慢性期治疗可以应用非二氢吡啶类钙拮抗剂,而电复律、抗心律失常药物或导管消融治疗等均无效。

第五节　心房扑动、心房颤动

心房扑动(简称房扑)、心房颤动(简称房颤)是常见的房性快速性心律失常,尤其是房颤,Framingham 报道随诊 5 000 多例 30~62 岁成人共 22 年,房颤发生率为 2%。房颤随年龄增长发生率增加,有资料提示小于 70 岁者发病率为 2%~4%,80 岁以上可达 9%~15%,而相比之下房扑则少得多(约为 0.088%),两者发病率之比为(10~20):1,而且一半以上的房扑合并房颤。随着年龄增加,房扑的发病率也增加。在 50~79 岁人群中,房扑的发病率为 5/10万,80 岁以上则为 587/10 万。

有研究报道,男性房颤病人逐年增加,而女性发病率依旧持平,并且女性房颤病人治疗较为困难,一旦确诊,死亡率较高。房颤有阵发性、持续性、永久性之分。

一、病因

多数房扑、房颤见于器质性心脏病,如高血压、冠心病、心肌病、心包炎、甲亢、房缺、肺心病、酒精中毒。大约 60% 的房扑是由外科手术、肺炎、急性心梗等诱发。预激综合征旁道前传也可出现房扑房颤。阵发性房扑可见于无器质性心脏病者,反复发作的阵发性房颤,无确切心内外疾患者,称为孤立性房颤或特发性房颤。

二、发病机制

房扑、房颤的发病机制是折返激动。

房扑的折返环通常占据了心房的大部分区域,又称大折返性房速。下腔静脉至三尖瓣环间的峡部是典型房扑折返环的关键部位,故这类房扑又称峡部依赖性房扑。围绕三尖瓣环呈逆钟向(左前斜位)折返的房扑最为常见,称典型房扑;围绕三尖瓣环呈顺钟向折返的房扑较少见,称非典型房扑。非峡部依赖性房扑相对很少见,多与心房内瘢痕有关,常见于先心病矫正术后、二尖瓣术后、心房迷宫术后,又称"损伤相关性大折返性房扑"。

房颤的经典"多子波折返"学说已被动物实验和临床所证实,一直占据着主导地位。近年来普遍认为90％以上的房颤起源于肺静脉及其与左心房的移行区域,对该部位的隔离可以使房颤终止且效果良好。还有人研究发现慢性幽门螺杆菌感染造成的慢性胃炎可能是一种潜在的可诱导房颤的非心血管疾病,并推测幽门螺杆菌可能参与了心房的慢性炎症而导致房颤。

三、心电图

（一）心房扑动

P波消失,代之以锯齿状扑动波（F波）,F波之间无等电位线,形态、方向、大小一致,间隔规则,频率多为250～350次/分,Ⅱ、Ⅲ、aVF导联中清晰可见,多以2∶1或4∶1下传,故心室率规则,如下传比例不固定,心室率则不规则。若心室率规则而十分缓慢,应考虑有无房室传导阻滞。逆钟向峡部依赖性房扑的心电图特征为:Ⅱ、Ⅲ、aVF导联上的扑动波呈负向,V_1导联上的扑动波呈正向,移行至V_6导联时则扑动波演变成负向波。顺钟向峡部依赖性房扑的心电图特征则相反,表现为Ⅱ、Ⅲ、aVF导联上的正向扑动波和V_1导联上的负向扑动波,移行至V_6导联时则演变成正向扑动波。

（二）心房颤动

P波消失,代之以大小不等、形态各异的颤动波（f波）,频率多在350～600次/分,通常V_1导联较明显,若f波极为细小,一般导联可不易辨出。心室率绝对不齐,如房颤合并完全性房室传导阻滞,心室率可完全匀齐。若前一个R－R间期较长而与下一个相距较近时,出现一个宽大畸形的QRS波,可能是房颤伴室内差异传导,应与室性早搏相鉴别。

四、临床表现

临床表现取决于有无器质性心脏病、心功能和心室率的快慢。部分患者无症状,大多发作时主诉心悸、气促。心房的快速而无序的跳动一方面使得心脏的有效泵血减少,而诱发或加重心功能不全;一方面导致心房内血栓形成,产生血栓栓塞并发症。少数房颤病人即以栓塞为首发症状。房颤的中风并发症的发病率是无房颤患者的5倍。既往有血栓栓塞或一过性脑缺血病史、高血压、冠心病、糖尿病、高龄、心力衰竭者、左房扩大（>50 mm）、左室功能不全（LVEF≤40％）者是中风的高危人群。60岁以下的孤立性房颤患者,脑栓塞的年发生率仅有0.55％,当合并一个以上高危因素时,栓塞几率成倍增长。栓塞以缺血性脑卒中为主,随年龄增长而增加,一旦发生,大约半数致死或致残。合并房室旁道的患者,若快速的心房率经旁路下传,可危及生命。

房扑多不稳定,易转为窦律或房颤。房颤时,心律绝对不齐,第一心音强弱不等,脉率慢于心率,称脉搏短绌。

五、治疗

（一）病因治疗

应注意有无预激综合征和心力衰竭的存在,前者应避免使用腺苷、洋地黄、β受体阻滞剂、钙通道阻滞剂,宜选用胺碘酮、普罗帕酮。血管紧张素转换酶抑制剂、血管紧张素Ⅱ受体拮抗剂、他汀类药物、醛固酮拮抗剂等非抗心律失常药物可能通过减轻心房纤维化和致心律失常的结构重构和电重构而达到预防房颤发生的作用。

（二）控制心室率

一般选用洋地黄、β受体阻滞剂、钙通道阻滞剂。使静息时心率控制在 70～90 次/分，活动后心率控制在 110 次/分以下。Ｉc 类抗心律失常药物可减慢房扑时的心房率，但容易引起 1：1 房室传导，故应该联合应用抑制房室结的药物。

（三）抗凝

发作 48 小时以内转复者，无需抗凝。小于 65 岁，无中风危险或心脏疾病史者，可选用阿司匹林抗血小板治疗；65 岁以上或任何年龄有中风危险者，首选华法林，使 INR 保持在 1.6～2.5 之间，可有效预防栓塞事件的发生，并且不增加出血的危险性。新近观察显示，房扑的栓塞发生率为 1.7%～7.0%，因此有关房颤的抗凝治疗指南也适用于预防房扑的血栓栓塞并发症。

（四）转复

是否转复取决于发作时间。发作 24 小时内者，可观察有无自行转复之可能，若 48 小时内不能自行转复，应行药物转复或电复律。发作超过 48 小时但 2 个月以内者，行延迟转复或经食管超声指导下转复，前者转复前后各服用华法林抗凝 3 周、4 周；后者超声检查明确无心房血栓后转复并抗凝 4 周。发作 2 个月以上者，转复可能性很小。药物转复可选用胺碘酮、普鲁卡因胺。

（五）维持窦律

首次发作转复后、慢性房扑房颤者，无需使用抗心律失常药物；2 次或以上发作转复后，应加用抗心律失常药物，如胺碘酮、普罗帕酮、索他洛尔。

（六）根治

射频消融术可根治部分房扑房颤。典型房扑、预激综合征旁道前传所致者，成功率高，应作为首选治疗，消融关键峡部造成双向阻滞是典型房扑消融成功的判断标准，可将房扑消融成功率提高到 90%～100%。

（七）房颤的导管射频消融

自 1994 年 Swartz 首次采用经导管心内膜射频消融治疗心房颤动至今，心房颤动的导管射频消融取得了长足的进展。最初采用仿迷宫术行右房和左房的多径路线性消融，手术时间长达 10 小时以上，X 线曝光时间长，并发症多，限制了此方法的临床应用。1998 年，法国的 Haissaguerre 提出肺静脉电隔离（PVI）治疗"局灶性心房颤动"，成功率高，手术时间短，但存在一定比例的肺静脉狭窄等并发症；关于肺静脉电隔离术从开始的单靶肺静脉电隔离到后来的四个肺静脉电隔离甚至包括腔静脉电隔离，旨在提高成功率、减少复发率。阵发性心房颤动行肺静脉电隔离的即刻成功率 90%，术后 6 个月仍有较高的复发率；随后意大利的 Pappone 提出采用 Carto 三维标测行环肺静脉前庭左心房消融达到基质的改良目的，其终点并不强调完全的肺静脉电隔离，此方法适用于各种类型的心房颤动患者，总有效率达 90%，其中阵发性心房颤动有效率 91%，慢性心房颤动有效率 88%。目前，德国 Kuck 实验室采用 Carto＋双 Lasso 行左右环上下肺静脉左心房消融治疗心房颤动，强调消融终点必须达到肺静脉电隔离，随访一年阵发性心房颤动的成功率达 95%，慢性心房颤动成功率 90%。国内资料显示心房颤动消融的总成功率约 80%。

COX 迷宫手术是根治房颤的经典方法,由于创伤大,并发症严重,不能推广应用,近年来兴起的经胸腔镜技术可望达到和迷宫手术相同的疗效,创伤小,无需开胸,有一定的应用前景。

第六节　房室交界区性期前收缩

一、概述

房室交界区性期前收缩,又称为房室交界区性早搏,指起源于房室交界区域的期前激动。房室交界区域包括房室结、心房下部和希氏束。房室交界区性期前收缩可见于无或有器质性心脏病的患者。

二、临床表现

患者可无症状,或觉心悸、漏跳感等。当期前收缩发作频繁时可有胸闷、头晕、乏力等症状。

三、诊断要点

房室交界区性期前收缩依据心电图而诊断。心电图特征:交界区提前出现的激动向上逆传心房产生逆行 P 波,向下激动心室产生提前的 QRS 波;逆传 P 波出现在 QRS 波之前(PR 间期<0.12 秒)、之后(PR 间期<0.20 秒)或埋藏在 QRS 波之中;QRS 波多形态正常,一般多出现完全性代偿间歇,若存在室内差异传导,则出现宽大畸形的 QRS 波,不易与室性期前收缩鉴别。

四、治疗方案与原则

房室交界区期前收缩一般不需要治疗。如果期前收缩频发,患者有相关症状,可选择 β 受体阻滞剂、Ⅰc 类抗心律失常药或非二氢吡啶类钙离子通道阻滞剂。

第七节　房室交界区性逸搏与逸搏心律

一、概述

房室交界区逸搏或逸搏心律,既可以是对迷走神经刺激的反应,也可以见于病理情况如严重的心动过缓或房室传导阻滞,此时的房室交界区性逸搏和逸搏心律可替代高位节律点激动心室。在正常情况下,房室交界区并不表现出自律性,为潜在心脏起搏点。当窦房结的频率低于房室交界区,或者窦房结的冲动未能传导至房室交界区,后者可以发放冲动而引起逸搏,连续出现的逸搏形成逸搏心律。可见于心脏结构正常或有器质性心脏病的患者。

二、临床表现

患者可有胸闷、头昏、乏力,与心动过缓有关。若心房收缩正逢三尖瓣处于关闭状态,查体时可见颈静脉搏动时的大 a 波。

三、诊断要点

心电图特征：在长于正常窦性 P—P 间期的间歇之后出现一个正常的 QRS 波，P 波缺如，或可见逆行性 P 波位于 QRS 波之前或之后；有时也可以见到未下传到心室的窦性 P 波，即 QRS 波前有窦性 P 波，PR 间期<0.12 秒；房室交界区性逸搏的频率多为 40～60 次/分，QRS 波形态多正常；有时也可见独立和缓慢的窦性 P 波，此时心房率慢于心室率，称为房室分离。

四、治疗方案与原则

需要根据具体情况进行个体化治疗，有些情况可能不需要任何治疗，但有些情况时需应用增加逸搏频率和改善房室传导的药物，或给予心脏起搏治疗。

第八节 非阵发性房室交界区性心动过速

非阵发性房室交界性心动过速的发生与房室交界区异位起搏点的自律性增高或触发活动有关。其发生与终止过程缓慢，故称非阵发性。常在窦性心率变慢、房室交界区异位起搏点的自律性超过窦房结时开始，窦性心率加快时可暂停或终止。

一、病因

最常见的病因是洋地黄中毒，通常发生于器质性心脏病患者，如急性下壁心肌梗死、急性风湿热、心肌炎、低钾血症、慢性阻塞性肺疾病以及心脏手术后。此外，偶见于正常人。也常出现在房室结折返性心动过速进行导管射频消融过程中。

二、临床表现

很少引起血流动力学改变，患者多无症状，临床表现与心率和原发疾病的病因有关。体征取决于心房和心室的关系及二者的频率。第一心音可以稳定或出现变化，颈静脉可出现或不出现大炮 a 波。

三、心电图表现

非阵发性房室交界性心动过速的 QRS 波群形态与窦性心律时相同，频率大多为 70～130 次/分，在经过短暂的心率加快后节律常规则。洋地黄中毒引起者常合并房室交界区文氏型传导阻滞，因而心室律变得不规则。房室交界区的异位激动虽可逆传心房，但心房多由窦房结、心房或房室交界区的第二个异位起搏点控制，心室由房室交界区发出的激动控制，因此可出现干扰性房室分离和房性融合波（图 11－11）。

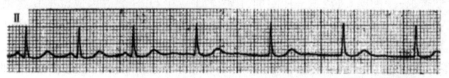

图 11－11 非阵发性房室交界性心动过速
第 4、5、6、7 个 QRS 波群推迟出现，呈室上性，其前、后无 P 波，频率 71 次/分

四、治疗

非阵发性房室交界性心动过速通常能自行消失,如果患者能耐受则只需密切观察。因不会引起明显的血流动力学障碍,一般不需特殊治疗,主要是针对原发疾病进行治疗。对于洋地黄中毒者立即停药,应用钾盐、苯妥英钠、利多卡因、β受体阻滞剂治疗。对于其他病因引起者,可选用Ⅰa、Ⅰc或Ⅲ类抗心律失常药物。

第九节 房室结折返性心动过速

房室结折返性心动过速(atrioventricular nodal reentrant tachycardia,AVNRT)是临床上较常见的阵发性室上速,大约占阵发性室上速的30%,多发生于没有器质性心脏病的患者,女性多于男性。

一、病因与发生机制

患者通常没有器质性心脏病,不同年龄与性别均可发生。最新观点认为 AVNRT 的折返环位于房室交界区,但并不局限于致密房室结,而是由房室结自身和结周心房肌构成的功能相互独立的快径路和慢径路组成。AVNRT 发生机制为房室结双径(快、慢径)传导所引起的持续折返所致。根据折返径路及不同的传导方式可将 AVNRT 分为慢径前传-快径逆传的慢快型、快径前传-慢径逆传的快慢型和慢-慢型(房室结多径路)三种。

二、临床表现

心动过速发作突然开始与终止,持续时间长短不一。阵发性心悸、头晕和四肢乏力是其主要症状,多伴有焦虑不安。有时还可出现心绞痛、晕厥,甚至发生心力衰竭和休克。症状的轻重取决于发作时心室率及持续时间,亦与原有疾病的严重程度有关。若发作时心室率过快,使心排血量与脑血流量急剧减少或心动过速突然停止、窦房结未能及时恢复自律性而导致长时间心脏停搏,则可发生晕厥。体检时心尖区第一心音强度恒定,心律绝对规则,按压颈动脉窦及刺激迷走神经可使部分心动过速终止。

三、辅助检查

(一)AVNRT 的心电图表现

表现为:①起始突然,通常由一个房性早搏触发,下传的 P-R 间期显著延长,随后引起心动过速的发作。②心率140~240次/min,节律规则。③QRS 波群形态与时限均正常,除非发生室内差异性传导或原有束支传导阻滞。④P波为逆传型,P波与 QRS 波群保持恒定关系,慢快型者 R-P 间期<1/2 R-R 间期,P波常埋藏在 QRS 波群内或位于其终末部分(使Ⅱ、Ⅲ、aVF 导联见假性 S 波,V1 导联见假性 r 波),快慢型者则 R-P 间期>1/2 R-R 间期。

(二)心电生理检查

大多数患者通过心电生理检查被证实存在有房室结双径路,快径路传导速度快而不应期长,慢径路传导速度慢而不应期短。其他的心电生理特征包括:①房性早搏能诱发或终止心动过速。②心动过速开始几乎一定伴有房室结传导延缓(A-H 间期延长)。③心房与心室不参与形成折返环路。④逆行心房激动顺序正常,意味着位于希氏束邻近的电极部位最早记录到经快径路逆传的心房活动。

四、治疗

(一)终止心动过速

1. 兴奋迷走神经

如患者血压和心功能良好,可以通过兴奋迷走神经来抑制房室结传导,使心动过速终止。如颈动脉窦按摩、乏氏(Valsalva)动作、按压眼球、刺激咽后壁、将面部浸没于冰水中等。

2. 药物治疗

静注抗心律失常药物是终止心动过速最有效的方法。首选药物为腺苷,起效迅速;如腺苷无效,可改为静注维拉帕米或地尔硫革,疗效达90%以上。对心功能不全的患者可首选静注洋地黄以终止发作。β受体阻滞剂能有效终止心动过速,但应避免用于心力衰竭、支气管哮喘患者,并以选用短效β受体阻滞剂如艾司洛尔较为合适。Ⅰc与Ⅲ类抗心律失常药物如普罗帕酮、索他洛尔、胺碘酮等均可终止心动过速的发作,但其疗效、起效时间、安全性均不及腺苷与维拉帕米,临床上不作首选。

3. 直流电复律

当急性发作经药物治疗无效时,或患者出现心绞痛、低血压、心力衰竭、晕厥甚至休克等严重表现时,应立即施行电复律治疗。但应注意,已应用洋地黄者不应接受电复律治疗。

4. 经食管心房调搏

不适宜电复律的患者可采用经食管心房调搏,也能有效终止心动过速。

(二)预防复发

1. 药物干预

对频繁反复发作者可于普罗帕酮、普萘洛尔、维拉帕米、地高辛等长期治疗。

2. 导管射频消融治疗

经导管射频消融治疗创伤小、治愈率高,已成为根治本病的方法。对于发作频繁、药物疗效不佳、不能耐受或不愿长期服药预防以及发作时症状严重者可行经导管射频消融术根治。消融慢径是首选方法,极少并发房室传导阻滞,可保持正常的P-R间期,不影响心脏功能。靶点一般位于靠近冠状窦口的三尖瓣环上,可记录到碎裂的心房波,房波和室波的比例为1:(2~6),其间没有H波。消融时出现加速性交界性心律往往提示有效放电,以不能诱发AVNRT为消融终点。

第十节 预激综合征

预激综合征是指心房激动经异常通道下传,预先激动部分心室所引起的一系列心电图改变的临床综合征,多合并快速性心律失常。由Wolff、Parkinson、White三人于1930年首次报道,故又称WPW综合征。经典型预激综合征发生率为0.01%~0.31%,随年龄增长发病率减低。患者大多没有器质性心脏病,在婴儿预激综合征中,20%合并先心病,最常见的为Ebstein畸形。

预激综合征可伴发房室折返性心动过速(AVRT),女性多于男性。首次发生有症状心动过速的年龄，AVRT 为(23±14)岁，AVNRT 为(32±18)岁，后者发病年龄较迟，16 岁以下患者仅占 9%。

一、发病机制

心房和心室之间存在正常房室传导系统以外的旁道是目前公认的发病机制。目前已知的旁道包括 Kent 束，又称房室旁道，是最早发现的旁道；James 束，为房室结内旁道；Mahaim 纤维，又称结室旁道或束室旁道，目前电生理研究认为 Mahaim 纤维是心房分支纤维，连接于心房与右束支远端。

房室结组织为慢反应纤维，传导速度慢，旁道组织属于普通心肌，为快反应纤维，传导速度较快，心房的激动从两条通道下传，激动在房室结的生理延迟要比旁道为大，因此，旁道下传的激动预先使得某部分心室肌激活，故而 P－R 间期缩短，而且提前产生的心室预激波与正常房室结下传的波形融合使得总的 QRS 时限变宽。

在某些情况如房早时，一条通道单向阻滞，即可形成折返环路而出现心动过速。心房激动经房室结前传至心室，形成窄 QRS 波，后经旁道逆传至心房完成一个环路并循环反复，称为顺传环路；心房激动经旁道前传，形成宽 QRS 波，后经房室结逆传至心房的环路称为逆传环路。

二、心电图

经典预激综合征表现为：P－R 间期<0.12 s；QRS 时间>0.10 s；QRS 起始部粗钝，成为 delta 波；可有继发性 ST－T 改变。

三、旁道定位

1945 年 Rosenbaum 根据体表心电图将预激综合征分为 A、B 两型，前者的预激波在 V_1 ～V_6 导联都是正向的，后者的预激波在 V_1～V_3 为负向，V_4～V_6 为正向，后有人把 V_1～V_3 正向预激，V_4～V_6 负向预激称为 C 型。Giraud 推测 A 型预激为左侧旁道，B 型预激为右侧旁道。还有学者总结统计后认为肢体导联预激波的方向有助于旁道前后位置的判断，Ⅰ、aVL 负向预激，提示左侧旁道靠前，而左侧旁道靠后或右侧旁道则多为正向预激；Ⅱ、Ⅲ、aVF 导联负向预激提示旁道位于后间隔或其两侧。此外还有 Lindsay 经验等通过体表心电图进行旁道的定位预测，但都属于初步筛选，有很大的局限性，确诊仍依赖电生理检查时的准确标测。

四、伴发的心律失常及其处理

(一)房室折返性心动过速(AVRT)

顺传型 AVRT 多为窄 QRS 波，心电图表现以及治疗均类似房室结折返性心动过速，但若有逆传型 AVRT 或房颤伴旁道前传者，应避免使用洋地黄、钙通道阻滞剂、β 受体阻滞剂。多数情况下，其与房室结折返性心动过速的鉴别仍依赖电生理检查，体表心电图仅有一定的提示作用。逆传型 AVRT 多为宽 QRS 波，此时任何阻断房室结的药物都可加快心率而促发室颤，因此应避免使用腺苷、洋地黄、钙通道阻滞剂、β 受体阻滞剂。可选用胺碘酮、普鲁卡因胺，若病情不稳定，可紧急转复。

（二）房扑、房颤

预激综合征合并房颤的几率很高，据报道发生率为 11%～39%，而伴发房扑相对很少。房颤时若旁道不应期短，则旁道下传的冲动使得心室率极为快速，容易促发室颤而有生命危险。一般认为，心室率超过 200 次/分，旁道下传者可能性大。旁道下传的 QRS 波必定宽大畸形，而房室结下传的很容易发生室内差异性传导，也是宽大畸形的，两者很难鉴别，而两者的治疗又有矛盾之处，前者应首选电复律，阻断房室结的药物对后者有帮助，而对于前者则加重病情，促发室颤。因此，在没有确定诊断的情况下，可选用胺碘酮、普鲁卡因胺。病情不稳定者，紧急转复。有人把房颤时 R－R 间期（大致反映旁道前传不应期）≤250 ms 作为预测室颤的重要指标。

五、预激综合征患者的猝死和危险分层

在 3～10 年的随诊中，预激综合征患者的心源性猝死发生率为 0.15%～0.39%，在预激综合征中约有一半以猝死为首发表现，预激综合征伴房颤的患者发生心源性猝死主要是由于心室率过快。对有猝死的预激综合征患者的回顾性研究证实，有相当一部分患者属于高危状态，包括：①在自发或诱发的房颤中心室率过快，RR 间期＜250 ms；②有心动过速病史；③存在多条旁路；④合并 Ebstein 畸形。有报告指出，家族性预激综合征虽极为罕见，但却有较高的猝死率。间歇性预激的特点是 delta 波突然消失，QRS 波正常化，说明旁路具有较长的不应期，不容易发生室颤。在应用普鲁卡因胺后预激消失，也可能属低危险患者。

六、治疗

药物治疗主要用于控制心动过速的发作。

非药物治疗首选射频消融术，成功率达 95%～98%。导管消融左侧游离壁的成功率略高于其他位置的旁路。复发率约 5%，旁路复发通常能成功地通过第二次消融解决。并发症主要与血管穿刺（如血肿、深静脉血栓形成、动脉穿孔、动静脉瘘、气胸）、导管操作（如瓣膜损伤、微栓塞、冠状静脉窦或心肌壁穿孔、冠状动脉撕裂、血栓形成）或射频损伤（如房室传导阻滞、心肌穿孔、冠状动脉痉挛或堵塞、一过性缺血发作或脑血管意外）等原因有关。旁路导管消融中与操作程序有关的死亡率在 0～0.2%。术中难以避免的三度房室传导阻滞发生率为 0.2%～1.0%，多数发生于靠近房室连接的间隔旁路消融。心脏填塞的发生率是 0.1%～1.1%。

对于无症状的预激患者是否积极治疗仍有争议。1/3 的无症状者年龄小于 40 岁，但在 40 岁后出现症状，无症状的预激综合征患者大多预后良好。但是对于高风险职业的患者必须行射频消融术，如学校班车司机、飞行员、水下作业人员。电生理检查对无症状的预激综合征患者预测阳性事件的指标包括：①诱发 AVRT 或房颤；②检出多条旁路。

第十一节 室性心动过速

室性心动过速简称室速，是临床上较为严重的一类快速性心律失常，大多数发生于器质性心脏病患者，可引起血流动力学变化，若未能得到及时有效的治疗，可导致心源性猝死。室速也可见于结构正常的无器质性心脏病患者。

一、定义和分类

室性心动过速(室速),是指发生于希氏束分叉以下的束支、普肯耶纤维、心室肌的快速性心律失常。目前室速的定义大多采用 Wellens 的命名方法,将室速定义为频率超过 100 次/分、自发、连续 3 个或 3 个以上的室性期前搏动或程序刺激诱发的至少连续 6 个室性期前搏动。

室速的分类方法较多,各有其优缺点,但尚无统一的国际标准。根据室速的心电图表现、持续时间、发作方式、对血流动力学的影响、病因等不同特征可将室速分为不同的类型。

(一)根据室速发作的心电图形态分类

1. 单形性室速

是指室速发作时 QRS 波群形态在心电图同一导联上单一而稳定(图 11—12),既可呈短阵性(非持续性),也可呈持续性。有一些患者在多次发作心动过速时,QRS 波群形态并非一致,但只要每次心动过速发作时的 QRS 波群形态单一,均可确定为单形性室速。

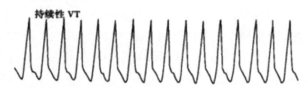

图 11—12　持续性单形性室速

QRS 波群形态在同一导联上单一而稳定

大部分的室速属单形性,根据 QRS 波群的形态可分为右束支传导阻滞型室速和左束支传导阻滞型室速。右束支传导阻滞型室速是指 V₁ 导联的 QRS 波群呈 rsR'、qR、RS 型或 RR'型(图 11—13),而 V₁ 导联的 QRS 波群呈 QS、rS 或 qrS 型则称为左束支传导阻滞型室速(图 11—14)。

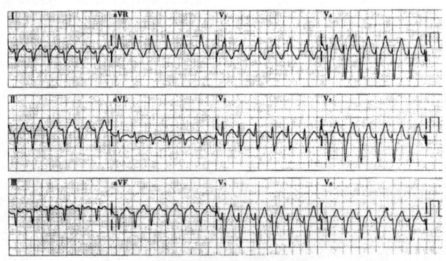

图 11—13　右束支传导阻滞型室速

V₁ 导联的 QRS 波群呈 rsR'型

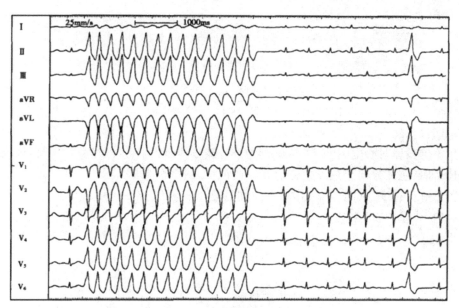

图 11-14 左束支传导阻滞型室速
V₁ 导联的 QRS 波群呈 QS 型

2.多形性室速

是指室速发作时 QRS 波群在心电图同一导联上出现三种或三种以上形态。根据室速发作前基础心律的 Q-T 间期长短可进一步将多形性室速分为两种类型:①尖端扭转型室性心动过速:室速发作前的 Q-T 间期延长,发作时 QRS 波群沿着一基线上下扭转(图 11-15);②多形性室性心动过速:室速发作前的 Q-T 间期正常,发作时心电图同一导联上出现三种或三种以上形态的 QRS 波群(图 11-16)。

近几年一些学者发现,有些多形性室速患者表现为极短联律间期,无明显器质性心脏病依据。窦性心律时 Q-T 间期、T 波、U 波均正常,常常具有极短的联律间期,其病因尚不明确,有的发生机制可能为触发活动。

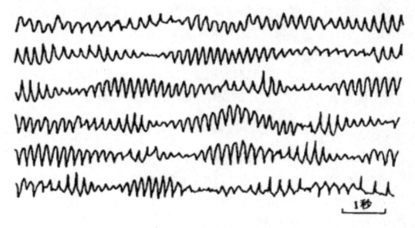

图 11-15 尖端扭转型室速
QRS 波群增宽,振幅和形态变化较大,主波方向围绕基线出现上下扭转

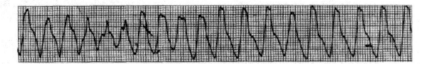

图 11-16 多形性室速

心室率 170 次/分,QRS 波群增宽畸形,呈三种以上的形态,第 4、第 5 个 QRS 波群似融合波

3.双向性室速

是指室速发作时心电图的同一导联上 QRS 波群呈现两种形态并交替出现,表现为肢体导联 QRS 波群主波方向交替发生正负相反的改变,或胸前导联 QRS 波群呈现左、右束支传导阻滞图形并交替变化(图 11-17)。双向性室速在临床上比较少见,主要见于严重的器质性心脏病(如扩张型心肌病、冠心病等)或洋地黄中毒,该型室速患者的基本心律失常为心房颤动。发生在正常人的双向性室速意义不太清楚,有人认为可能对预示心脏骤停具有一定的意义。

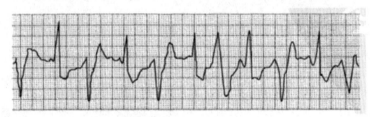

图 11-17 双向性室速

QRS 波群呈两种形态并交替出现

(二)根据室速的发作时间分类

根据室速发作的持续时间和血流动力学改变,可分为三种类型。

1.持续性室速

是指心动过速的发作时间达到或超过 30 秒以上,或虽未达到 30 秒但发作时心动过速引起严重血流动力学改变。

由于此型多见于器质性心脏病患者,室速的发作时间较长,常伴有严重血流动力学改变,患者出现心慌、胸闷、晕厥等症状,需要立即体外直流电复律。

若室速不间断发作,虽然其间有窦性心律但大部分时间为室速,称为无休止性室速。它是持续性室速的一种严重类型,发作时间持续 24 小时以上,使用各种抗心律失常药物或体外直流电复律等均不能有效终止心动过速的发作。多见于冠心病或扩张型心肌病患者,预后不良,死亡率很高。

2.非持续性室速

是指室速发作持续时间较短,持续时间在 30 秒内能自行终止者(图 11-14)。此型在临床上十分常见,在无器质性心脏病患者中占 0~6%,在器质性心脏病患者中占 13%。由于持续时间较短,一般不出现晕厥等严重血流动力学改变的症状,患者常仅有心慌、胸闷等不适。

(三)根据有无器质性心脏病分类

1.病理性室速

各种器质性心脏病导致的室速。根据引起室速的病因,可分为冠心病室速、心肌病室速、药物性室速、右心室发育不良性室速等。

2.特发性室速

发生在形态和结构正常的心脏的室速。根据发生部位,可分为左心室特发性室速和右心室特发性室速。

(四)根据发作方式分类

可分为阵发性室速(又称为期前收缩型室速)及非阵发性室速(又称为加速性室性自主心律)。

(五)根据室速发作的血流动力学和预后分类

1.良性室速

室速发作时未造成明显血流动力学障碍,发生心源性猝死的危险性很低。主要见于无器质性心脏病患者。

2.潜在恶性室速

非持续性但反复发作的室速,不常导致血流动力学障碍,但可能引起心源性猝死,患者大多有器质性心脏病的客观依据。

3.恶性室速

反复发作持续性室速,造成明显血流动力学障碍,表现为黑矇、晕厥或晕厥前期、心功能不全恶化、心绞痛发作甚至猝死。常发生在心脏扩大、LVEF 小于 30% 的患者。常见类型有多形性室速、尖端扭转型室速、束支折返性室速等。

(六)根据室速的发生机制分类

1.折返性室速

由折返机制引起的室速,折返是室速最常见的发生机制。

2.自律性增高性室速

由心室内异位起搏点自律性增高引起的室速,见于加速性室性自主心律。

3.触发活动性室速

由后除极引起的室速,主要见于由长 $Q-T$ 间期综合征引起的尖端扭转型室速、洋地黄中毒引起的室速。

(七)特殊命名的室速

包括束支折返性室速、维拉帕米敏感性室速或分支型室速、儿茶酚胺敏感性室速、致心律失常性右心室发育不良性室速、尖端扭转型室速、并行心律性室速、无休止性室速、多形性室速、双向性室速。

二、病因和发病机制

(一)病因

1.器质性心脏病

是室速的主要病因,约 80% 的室速具有器质性心脏病的病理基础。最常见为冠心病,特别是急性心肌梗死以及陈旧性心肌梗死伴有室壁瘤或心功能不全。其次为心肌病、心力衰竭、急性心肌炎、二尖瓣脱垂、心瓣膜病、先天性心脏病等。

2.药物

除 β 受体阻滞剂外,各种抗心律失常药物都可能引起室速。常见的有Ⅰa、Ⅰc类抗心律失常药、索他洛尔等。拟交感神经药、洋地黄制剂、三环类抗抑郁药等大剂量使用时也可出现室速。

3.电解质紊乱、酸碱平衡失调

特别是低钾血症时。

4.其他病因

如先天性、获得性长 Q-T 间期综合征,麻醉,心脏手术和心导管操作等。

5.特发性

约 10% 的室速无器质性心脏病客观依据和其他原因可寻,称为特发性室速。少数正常人在运动和情绪激动时也可出现室速。

(二)发生机制

室速的发生机制包括折返、触发活动和自律性增高。冠心病心肌缺血及心肌梗死、心肌病等由于心肌缺血、缺氧、炎症、局部瘢痕形成、纤维化导致传导缓慢,为折返提供了形成条件,细胞外钾离子、钙离子浓度的改变,pH 降低等也影响心肌的自律性和传导性,可成为室速的诱因并参与折返的形成。触发活动是除折返外的另一种重要机制,尖端扭转型室速、洋地黄制剂中毒可能与触发活动有关。自律性增高是部分室速的发生机制。在急性心肌梗死早期,室性心律失常的发生机制包括折返、自律性增高和触发活动,陈旧性心肌梗死单形性持续性室速的机制多为折返,非持续性室速的机制可能与单形性持续性室速不同。致心律失常性右心室发育不良的室速机制可能为折返,特发性室速的发生机制主要为触发活动,也可能包括折返和自律性增高。

三、临床表现

室速发作的临床表现主要取决于室速是否导致血流动力学障碍,与室速发生的频率、持续时间、有无器质性心脏病及其严重程度、原有的心功能状态等有关。

临床上大多数患者室速发作为阵发性,其临床特征是发病突然,一般会突感心悸、心慌、胸闷、胸痛等心前区不适,头部或颈部发胀及跳动感,严重者还可出现精神不安、恐惧、全身乏力、面色苍白、四肢厥冷,甚至黑矇、晕厥、休克、阿-斯综合征发作,少数患者可致心脏性猝死。也有少数患者症状并不明显。若为非器质性心脏病引起者,持续时间大多短暂,症状也较轻,可自行恢复或经治疗后室速终止,虽然反复发作但预后一般良好。而具有较严重的器质性心脏病基础者,在心动过速发作后可因心肌收缩力减弱,心室和心房的收缩时间不同步,心室的充盈和排血量明显减弱,患者可迅速出现心力衰竭、肺水肿或休克等严重后果,有的甚至可发展为心室颤动而致心脏性猝死。

室速发作时,体格检查可发现心率一般在 130~200 次/分,也有的较慢,约 70 次/分,少数患者的频率较快,可达 300 次/分,节律多较规则,有的不绝对规则(如多形性室速发作时),心尖部第一心音和外周脉搏强弱不等,可有奔马律和第一、第二心音分裂,有的甚至只能听到单一的心音或大炮音。第一心音响度和血压随每一次心搏而发生变化,提示心动过速时发生了房室分离,是室性心动过速发作时较有特征性的体征。有些室速发作时,因 QRS 波群明显增宽而第一、第二心音呈宽分裂,可见颈静脉搏动强弱不等,有时可见颈静脉搏动出现大炮波,比心尖部搏动频率慢。

四、心电图表现

室速的心电图主要有以下表现(图 11-12~图 11-17)。

(1)3 个或 3 个以上连续出现畸形、增宽的 QRS 波群,QRS 间期一般≥0.12 秒,伴有继发性 ST—T 改变。少数起源于希氏束分叉处的室速,QRS 间期可不超过 0.12 秒。QRS 波群前无固定 P 波,心室率>100 次/分,常为 130～250 次/分。有些特殊类型室速的心室率低至 70 次/分,少数高达 300 次/分。单形性室速 RR 间距规整,一般相差<20 毫秒,而多形性室速 RR 间距往往不规则,差别较大。

(2)大多数患者室速发作时的心室率快于心房率,心房和心室分离,P 波与 QRS 波群无关或埋藏在增宽畸形的 QRS 波群及 ST 段上而不易辨认。部分患者可呈现 1：1 室房传导,也有部分患者呈现室房 2：1 或文氏传导阻滞。

(3)心室夺获:表现为室速发作伴有房室分离时,偶有适时的窦性激动下传心室,出现所谓提前的窦性心搏,QRS 波群为室上性,其前有 P 波且 PR 间期>0.12 秒。

(4)室性融合波:系不完全性心室夺获,由下传的窦性激动和室性异位搏动共同激动心室而形成,图形介于窦性和室速的 QRS 波群之间。心室夺获和室性融合波是室速的可靠证据,但发生率较低,仅见于 5% 左右的患者。

(5)室速常由室性期前收缩诱发,即在发作前后可出现室性期前收缩,后者 QRS 波群形态与室速相同、近似或者不一致。少数情况下,室速也可由室上性心动过速诱发。

五、室速的诊断和鉴别诊断

室速的诊断主要依靠心电图表现,病史、症状、体征等临床资料可为诊断提供线索,应与宽 QRS 波群的室上性心动过速鉴别,诊断不明确时对有适应证的患者需进行心脏电生理检查才能确诊。

(一)临床资料

一般而言,室速大多发生在有器质性心脏病的患者,而室上性心动过速患者多无器质性心脏病的依据。冠心病心肌梗死、急性心肌炎、心肌病、心力衰竭等患者发生的宽 QRS 波群心动过速,室速的可能性大。而心脏形态、结构正常,心动过速反复发作多年,甚至从年轻时就有发作,尤其是不发作时心电图有预激综合征表现者,室上性心动过速的可能性较大。发作时刺激迷走神经能终止心动过速者,大多是室上性心动过速;有时室速呈 1：1 室房传导,刺激迷走神经虽然不能终止心动过速,但可延缓房室结传导,如果心动过速时室房由 1：1 传导转变为 2：1 或文氏传导,有助于室速的诊断。

体格检查时如颈静脉出现大炮波,第一心音闻及大炮音,有助于室速的诊断。

(二)心电图

室速发作时 QRS 波群增宽,间期≥0.12 秒,表现为宽 QRS 波群心动过速。此外,室上性心动过速伴室内差异性传导、原有束支传导阻滞伴发的室上性心动过速、旁路前向传导的房性心动过速、心房扑动、心房颤动及预激综合征逆向性房室折返性心动过速均可见其 QRS 波群增宽。由于不同原因的宽 QRS 波群心动过速,其治疗和预后不尽相同,如果诊断错误导致治疗严重失误,则可能出现严重不良后果。因此,室速应与这些宽 QRS 波群的室上性心动过速相鉴别。临床上,室速是宽 QRS 波群心动过速的最常见类型,约占 80%。对于任何一例宽 QRS 波群心动过速在没有依据表明是其他机制所致以前,均初步拟诊为室速。除非有差异性传导的证据,否则不宜轻易诊断室上性心动过速伴室内差异性传导。

表 11—2 列举了室上性心动过速伴室内差异性传导与室速的区别,可供鉴别诊断参考。

表 11-2 室性心动过速与室上性心动过速伴室内差异性传导的区别

	支持室性心动过速的依据	支持室上性心动过速伴室内差异性传导的依据
P波与 QRS 波群的关系	房室分离或逆向 P'波	宽 QRS 波群前或后有 P'波,呈 1:1 关系,偶有 2:1、3:2 房室传导阻滞
心室夺获或室性融合波	可见到,为诊断的有力依据	无
QRS 额面电轴	常左偏(-30°~-180°)	很少左偏(3%~13%)
QRS 波形态		
右束支传导阻滞型	QRS 间期>0.14 秒	QRS 间期为 0.12~0.14 秒
V₁ 导联	R 形波或双相波(qR、QR 或 RS 型)伴 R>R'	三相波(rsR',RSR'型)(85%)
V₆ 导联	rs 或 QS 形,R/S<1	qRs 形,R/S 很少小于 1
左束支传导阻滞型	QRS 间期>0.16 秒	QRS 间期≤0.14 秒
V₁ 导联	R 波>30 毫秒,R 波开始至 S 波最低点>60 毫秒,S 波顿挫	极少有左述形态
V₆ 导联	QR 或 QS 形	R 波单向
刺激迷走神经	无效	可终止发作或减慢心率
其他	V₁~V₆ 导联都呈现正向或负向 QRS 波群,QRS 波群形态与窦性心律时室性期前收缩一致	原有的束支阻滞或预激 QRS 波群形态与心动过速时一致,QRS 波群形态与室上性期前收缩伴室内差异性传导时一致

1991 年 Brugada 等对 554 例宽 QRS 波群心动过速患者进行了心内电生理检查,提出了简便有效的分步式诊断标准,显著提高了诊断室速的敏感性和特异性,二者分别为 98.7%、96.5%。诊断共分四个步骤:①首先看胸前导联 V₁~V₆ 的 QRS 波群是否均无 RS(包括 rS、Rs)图形,如任何一个胸前导联无 RS 波,则应诊断为室速。②如发现有一个或几个胸前导联有 RS 波,则要进行第二步观察,即测量胸前导联 R 波开始至 S 波最低点之间的时限,选择最长的 RS 时限,如果超过 100 毫秒则应诊断为室速;如未超过 100 毫秒,则应进行第三步分析。③观察有无房室分离,如有,可诊断为室速;如无,则进行最后一步分析。④观察 V₁ 及 V₆ 导联的 QRS 波群形态,如果这两个导联的 QRS 波群形态都符合表 11-2 中室速的 QRS 波群形态特征则应诊断为室速,否则可诊断为室上性心动过速。

在临床实践中,绝大多数宽 QRS 波群心动过速可以通过仔细分析 12 导联心电图进行正确诊断,但有少数患者在进行鉴别诊断时仍然十分困难。利用希氏束电图及心脏电生理检查不但能区分室性与室上性心动过速,还可以了解心律失常的发生机制是折返还是自律性增高。室上性心动过速时,V 波前都有 H 波,且 HV 间期都大于 30 毫秒。室速时,V 波与 H 波是脱节的,可以出现以下几种图形:①H 波与 V 波同时出现,H 波隐藏在 V 波之中,不易被发现,或者 H 波在 V 波之前出现,但 HV 间期小于 30 毫秒,其 H 波来自窦性搏动而 V 波来自室性搏动;②H 波在 V 波后出现,H 波是室性搏动逆行激动希氏束产生的,H 波后可有心房夺获;③A 波后有 H 波,但 H 波与其后的 V 波无关,HV 时间变化不定,二者是脱节的。利用心房调搏法,给心房以高于室率的频率刺激,使心室夺获。如果夺获的 QRS 波为窄的心室波,则证明原来的宽 QRS 波为室速。

六、治疗

（一）一般治疗原则

室速发作时，一部分患者可能病情很凶险，导致血流动力学障碍，出现严重症状甚至危及生命，必须立即给予药物或直流电复律以及时有效地终止发作，而另一部分患者可以没有症状或者只有很轻微的症状，体检时血压无明显降低，不做任何处理，血流动力学也未见有恶化迹象。研究表明，许多抗心律失常药物有致心律失常作用，长期使用并不能减少室性心律失常的发生率，甚至增加死亡率。因此，在选择治疗措施前，需要根据室速发作时患者的血流动力学状况、有无器质性心脏病，准确评估室速的风险，并采取合理的治疗对策：持续性室速患者，无论有无器质性心脏病，均应积极处理；器质性心脏病患者，无论是持续性室速还是非持续性室速，均应治疗；无器质性心脏病患者发生的非持续性室速，如无症状或血流动力学障碍，可不必药物治疗。其治疗原则主要有以下几个方面。

（1）立即终止发作：包括药物治疗、直流电复律等方法。

（2）尽力去除诱发因素：如低钾血症、洋地黄中毒等。

（3）积极治疗原发病：切除心室壁瘤，控制伴发的心功能不全等。

（4）预防复发。

（二）终止发作

1. 药物治疗

血流动力学稳定的室速，一般先采取静脉给药。

（1）发生于器质性心脏病患者的非持续性室速很可能是恶性室性心律失常的先兆，应该认真评估预后并积极寻找可能存在的诱发因素。治疗主要针对病因和诱因，即治疗器质性心脏病和纠正如心力衰竭、电解质紊乱、洋地黄中毒等诱因。对于上述治疗措施效果不佳且室速发作频繁、症状明显者，可以按持续性室速用抗心律失常药，以预防或减少发作。

（2）发生于器质性心脏病患者的持续性室速大多预后不良，容易引起心脏性猝死。除了治疗基础心脏病、认真寻找可能存在的诱发因素外，必须及时治疗室速本身。应用的药物为胺碘酮、普鲁卡因胺、β受体阻滞剂和索他洛尔。心功能不全患者首选胺碘酮，心功能正常者也可以使用普罗帕酮，药物治疗无效时应及时使用电转复。

（3）无器质性心脏病、无心功能不全患者可以选用胺碘酮，也可以考虑应用Ⅰa类抗心律失常药（如普鲁卡因胺）或Ⅰc类抗心律失常药（如普罗帕酮、氟卡尼等）；特殊病例可选用维拉帕米或普萘洛尔、艾司洛尔、硫酸镁静注。在无明显血流动力学紊乱、病情不很紧急的情况下，也可选用口服给药如β受体阻滞剂、Ⅰb类抗心律失常药美西律或Ⅰc类抗心律失常药普罗帕酮等。

（4）尖端扭转型室性心动过速（TdP）：首先寻找并处理引起Q—T间期延长的原因，如血钾、血镁浓度降低或药物作用等，停用一切可能引起或加重Q—T间期延长的药物。采用药物终止心动过速时，首选硫酸镁，无效时，可试用利多卡因、美西律或苯妥英钠静脉给药。上述治疗效果不佳者行心脏起搏，可以缩短Q—T间期，消除心动过缓，预防心律失常进一步加重。异丙肾上腺素能加快心率，缩短心室复极时间，有助于控制扭转型室速，但可能使部分室速恶化为室颤，使用时应小心，适用于获得性Q—T间期延长综合征患者、心动过缓所致TdP而没有条件立即行心脏起搏者。

(5)洋地黄类药物中毒引起的室速应立即停用该类药物,避免直流电复律,给予苯妥英钠静脉注射;无高钾血症的患者应给予钾盐治疗;镁离子可对抗洋地黄类药物中毒引起的快速性心律失常,可静脉注射镁剂。

2.电学治疗

(1)同步直流电复律:对持续性室速,无论是单形性或多形性,有血流动力学障碍者不考虑药物终止,而应立即同步电复律。情况紧急(如发生晕厥、多形性室速或恶化为室颤)或因QRS波严重畸形而同步有困难者,也可进行非同步转复。

(2)抗心动过速起搏:心率在200次/分以下,血流动力学稳定的单形性室速可以置右心室临时起搏电极进行抗心动过速起搏。

(三)预防复发

包括药物治疗、射频导管消融以及外科手术切除室壁瘤等。

可以用于预防的药物包括胺碘酮、利多卡因、β受体阻滞剂、普罗帕酮、美西律、硫酸镁、普鲁卡因胺等。在伴有器质性心脏病的室速中,可用β受体阻滞剂或胺碘酮,β受体阻滞剂也可以和其他抗心律失常药如胺碘酮等合用。由于 CAST 试验已证实心肌梗死后抗心律失常药物(恩卡尼、氟卡尼、莫雷西嗪)治疗可增加远期死亡率,因此心肌梗死后患者应避免使用恩卡尼、氟卡尼、莫雷西嗪。无器质性心脏病的室速患者,如心功能正常,也可选用普罗帕酮。

有血流动力学障碍的顽固性室速患者,在有条件的情况下,宜安装埋藏式心脏转复除颤器(ICD)。CASH 和 AVID 试验结果表明,ICD 可显著降低器质性心脏病持续性室速患者的总死亡率和心律失常猝死率,效果明显优于包括胺碘酮在内的抗心律失常药物。

七、特殊类型的室性心动过速

(一)致心律失常性右心室发育不良的室性心动过速

致心律失常性右心室发育不良(arrhythmogerlic right ventricular dysplasia,ARVD),又称为致心律失常性右心室心肌病,是一种遗传性疾病,也可能与右心室感染心肌炎、右心室心肌变性或心肌进行性丧失有关。在文献中曾被称为羊皮纸心、Uhl 畸形、右心室脂肪浸润或脂肪过多症、右心室发育不良、右心室心肌病。其最常见的病理改变是右心室心肌大部分被纤维脂肪组织所替代,并伴有散在的残存心肌和纤维组织;右心室可有局限性或弥漫性扩张,在扩张部位存在不同程度的心肌变薄,而左心室和室间隔一般无变薄,也可有局限性右心室室壁瘤形成。ARVD 主要发生于年轻的成年人,尤其是男性,大多在 40 岁以前发病。临床主要表现为伴有左束支传导阻滞的各种室性心律失常,如反复发作性持续性室性心动过速;也可出现房性心律失常,如房性心动过速、心房扑动、心房颤动。患者常表现为晕厥和猝死,晕厥和猝死的原因可能是心室颤动,晚期可发展为心力衰竭。患者最重要的心电图异常为右胸前导联 $V_1 \sim V_3$ T 波倒置、Epsflon 波及心室晚电位阳性。右心室心肌病的诊断依据为超声心动图、螺旋 CT、心脏磁共振、心室造影等检查发现局限性或广泛性心脏结构和功能异常,仅累及右心室,无瓣膜病、先天性心脏病、活动性心肌炎和冠状动脉病变,心内膜活检有助于鉴别诊断。

其发作期的急性治疗与持续性室速的治疗相同,维持治疗可用β受体阻滞剂、胺碘酮,也可二者联用,但效果不确切。也有采用射频消融治疗的报道,但容易复发和出现新型室速,不作为常规手段。有晕厥病史、心脏骤停生还史、猝死家族史或不能耐受药物治疗的患者,应考虑安装 ICD。

(二)尖端扭转型室性心动过速

尖端扭转型室性心动过速(torsade pointes,TdP)是多形性室速的一个典型类型,一般发生在原发性或继发性 Q-T 间期延长的患者,主要临床特征是反复晕厥,有的甚至猝死。其病因、发生机制、心电图表现和治疗与其他类型室速不同。1966 年 Dessertenne 根据该型室速发作时的心电图特征而命名。

正常人经心率校正后 Q-T 间期(Q-Tc)的上限为 0.40 秒,当 Q-Tc 大于 0.40 秒时即为 Q-T 间期延长,又称为复极延迟。目前认为,TdP 与心室的复极延迟和不均一有关,其中 Q-T 间期延长是导致 TdP 的主要原因之一,因此将 Q-T 间期延长并伴有反复发生的 TdP 称为长 QT 综合征(LQTS)。

1. 长 Q-T 间期综合征的分类

LQTS 一般分为先天性和后天性两类。

(1)先天性 LQTS 又可分为 Q-T 间期延长伴有先天性耳聋(Jervell-Lange-Nielson 综合征)和不伴有耳聋(Romano-Ward 综合征),二者都有家族遗传倾向,患者多为儿童和青少年。一般在交感神经张力增高的情况下发生 TdP,被认为是肾上腺素能依赖性。

(2)后天性 LQTS 通常发生在服用延长心肌复极的药物后或有严重心动过缓、低钾/低镁血症等情况下,多为长间歇依赖性,触发 TdP 通常在心率较慢或短-长-短的 RR 间期序列时。

有关 TdP 的发生机制仍有争议,目前认为主要与早期后除极引起的触发活动和复极离散度增加导致的折返有关。先天性 LQTS 的发生机制与对肾上腺素能或交感神经系统刺激产生异常反应有关。某些引起先天性 LQTS 的因素是由于单基因缺陷改变了细胞内钾通道调节蛋白的功能,导致 K^+ 电流如 I_{Kr}、I_{Ka} 或 I_{50} 等减少和(或)内向除极 Na^+/Ca^{2+} 流增强,动作电位时间和 Q-T 间期延长,出现早期后除极。在早期后除极幅度达阈电位时,引起触发活动而出现 TdP。后天性 LQTS 因复极离散度增加的折返机制和早期后除极的触发活动等引起 TdP。

2. 心电图特点

TdP 时 QRS 波振幅变化,并沿等电位线扭转,频率为 200~250 次/分(图 11-15),常见于心动过速与完全性心脏阻滞,LQTS 除有心动过速外,尚有心室复极延长伴 Q-T 间期超过 500 毫秒。室性期前收缩始于 T 波结束时,由 R-on-T 引起 TdP,TdP 经过数十次心搏可以自行终止并恢复窦性心律,或间隔一段时间后再次发作,TdP 也可以恶化成心室搏动。患者静息心电图上 U 波往往明显。

3. LQTS 的治疗

对 LQTS 和 TdP 有效治疗的基础是确定和消除诱因或纠正潜在的有害因素。其后在弄清离子机制的基础上,一个适当的治疗计划就可以常规展开。将来特殊的治疗可能针对减弱引起早期后除极的离子流进行,现在的治疗一般着眼于抑制或阻止早期后除极的产生和传导,可通过增强外向复极 K^+,加强对内向 Na^+ 或 Ca^{2+} 的阻滞,或抑制早复极电流从起点向周围心肌的传导实现。

(1)K^+ 通道的激活:实验已证实早期后除极和 TdP 可被 K^+ 通道的开放所抑制,但临床尚未证实。似乎有效的短期治疗包括:采用超速起搏、利多卡因或注射异丙肾上腺素以增强

K^+,但异丙肾上腺素注射对于先天性 LQTS 是禁忌。

(2)Na^+ 通道的阻断:TdP 可被具有 Na^+、K^+ 双重阻滞功能的 Ⅰa 类药物诱发,但可被单纯 Na^+ 通道阻滞剂抑制。

(3)Ca^{2+} 通道的阻滞:在先天性 Ca^{2+} 依赖性和心动过缓依赖性 TdP 中,维拉帕米可抑制心室过早除极并减少早期后除极振幅。

(4)镁:静脉用镁是临床上一种抑制 TdP 的安全有效的方法。其作用可能是通过阻断 Ca^{2+} 或 $Na+$ 电流来实现的,与动作电位时程缩短无关。

(5)异丙肾上腺素注射:肾上腺素能刺激对先天性 LQTS 相关的 TdP 是禁忌的。但临床上,异丙肾上腺素注射对长间歇依赖性很强的 LQTS 经常是有效的。虽然小剂量可能增强早期后除极所需的除极电流,但大剂量可以增强外向 K^+ 电流,加快心率和复极,抑制早期后除极和 TdP。

(6)起搏:对先天性和后天性 LQTS 持续的超速电起搏是一种有效的治疗方法。可能因为加强了复极或阻止长的间歇,从而抑制早期后除极。

(7)肾上腺素能阻滞和交感神经节切除术:所有先天性 LQTS 可采用 β 受体阻滞剂治疗。有些权威专家认为高位左胸交感神经节切除术在单纯药物治疗失败的病例中可作为首选或辅助治疗。在心脏神经支配中占优势的左侧交感神经被认为是先天性 LQTS 的发病基础。在临床上,β 受体阻滞剂禁忌用于后天性 LQTS,因其可减慢心率。

(8)电复律器－除颤器的植入:伴有先天性 LQTS 的高危患者或不能去除诱因的后天性 LQTS 患者,可能需要埋植一个电复律器－除颤器。有复发性晕厥、有过心脏停搏而幸存的或内科治疗无效的患者应被视为高危患者。

(三)加速性室性自主心律

加速性室性自主心律(accelerated idioventricular rhythm)又称为加速性室性自搏心律、室性自主性心动过速、非阵发性

室性心动过速或心室自律过速、加速性室性逸搏心律、心室自搏性心动过速、缓慢的室性心动过速等。

加速性室性自主心律是由于心室的异位节律点自律性增高而接近或略微超过窦性起搏点的自律性而暂时控制心室的一种心动过速。其频率大多为 60～130 次/分。由于室性异位起搏点周围不存在保护性的传入阻滞,因此会受到主导节律的影响。只有当异位起搏点自律性增高又无传出阻滞并超过窦性心律的频率时,心电图才显示室性自主心律,一旦窦性心律的频率增快而超过异位起搏点的自律性即可激动心室而使这种心动过速被窦性心律取代。与折返性室速不同,加速性室性自主心律的心室搏动有逐渐"升温－冷却"的特征,不会突然发生或终止。由于其频率不快,与窦性心律接近,因此可与窦性心律竞争,出现心室夺获或室性融合波。

心电图特征是:①宽大畸形的 QRS 波群连续出现 3 个或 3 个以上,频率为 60～130 次/分;②心动过速的持续时间较短,大多数患者的发作仅仅为 4～30 个心搏;③心动过速常常以舒张晚期的室性期前收缩或室性融合波开始,QRS 波群的前面无恒定的 P 波,部分 QRS 波群之后可见逆行性 P'波,有时以室性融合波结束,并随之过渡到窦性心律;④室速可与窦性心律交替出现,可出现心室夺获或室性融合波(图 11－18)。

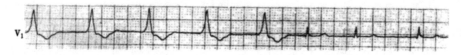

图 11—18 加速性室性自主心律

QRS 波群宽大畸形,心率 66 次/分,窦性激动夺获心室后,加速的室性心律被抑制

加速性室性自主心律在临床上比较少见,绝大多数发生在器质性心脏病如急性心肌梗死、心肌炎、洋地黄中毒或高钾血症等患者,偶见于正常人。在急性心肌梗死溶栓再灌注治疗时,若出现加速性室性自主心律,可视为治疗有效的指标之一。其发作时间短暂,多在 4～30 个室性心搏后消失,一般不会发展为心室颤动,也无明显血流动力学障碍,因此这类心律失常本身是良性的,预后较好,不需要治疗。治疗主要针对原有的基础心脏病。

(四)束支折返性室性心动过速

束支折返性室性心动过速是由左右束支作为折返环路的组成部分而构成的大折返性室性心动过速,其折返环由希氏束—普肯耶系统和心室肌等组成,具有明确的解剖学基础。其心动过速也表现为持续性单形性室性心动过速。自从 1980 年首次报告 1 例束支折返性心动过速以后,临床报告逐渐增多。一般仅见于器质性心脏病患者,最多见于中老年男性扩张型心肌病患者,也可见于缺血性心脏病、瓣膜病、肥厚型心肌病、Ebstein 畸形患者,此外也可见于希氏束—普肯耶系统传导异常伴有或不伴有左心室功能异常患者。其发生率约占室性心动过速的 6% 左右。因此,在临床上并不少见。

心电图上束支折返性室性心动过速发作时,频率较快,一般在 200 次/分以上,范围 170～250 次/分;多呈完全性左束支传导阻滞图形,电轴正常或左偏,少数可呈右束支传导阻滞图形(图 11—19);若出现束支阻滞,心动过速即终止。平时室速不发作时,一般均有房室传导功能障碍,如 PR 间期延长,呈一度房室传导阻滞;QRS 波群增宽,多呈类似左束支传导阻滞图形。

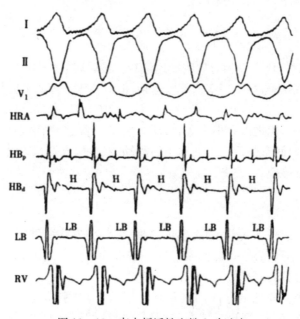

图 11—19 束支折返性室性心动过速

呈右束支阻滞型,束支折返性激动由右束支逆传,通过希氏束,然后经由左束支下传,希氏束电位(H)在左束支电位(LB)之前

由于绝大多数束支折返性室性心动过速患者都有较严重的器质性心脏病,心功能常常有不同程度的恶化,因此一旦室速发作,患者常常有明显的临床症状,如心慌、胸闷、胸痛、低血压、黑矇、晕厥,甚至发生心脏性猝死。体格检查主要是原发性心脏病的体征,束支折返性室性心动过速发作时,常常出现心功能不全的体征。其确诊有赖于心内电生理检查。束支折返性室性心动过速发作时如不能得到及时有效的控制,常常呈加速的趋势,易转化为心室扑动或心室颤动。

束支折返性室性心动过速的治疗手段与其他类型室速相类似,但是药物疗效不佳;而射频导管消融阻断右束支是根治左束支传导阻滞型室速的首选方法,成功率近 100%;极少数患者需安装 ICD。

第十二节　心室扑动和心室颤动

心室扑动(简称室扑)、心室颤动(简称室颤)见于严重的器质性心脏病患者,最常作为终末事件出现于冠脉疾病中,也见于严重的药物中毒、电解质紊乱、心脏手术、电击以及各种疾病临终之前。室颤还可见于婴儿、运动员以及无器质性心脏病者。若 3～5 分钟内室扑室颤得不到有效救治,则会导致致命性的心脏停搏。

院外复苏存活的病人中,有 75% 发生室颤,其中 15%～25% 合并心动过缓或心脏停搏,比单纯室颤预后要差,且与左室功能严重不全相关。复苏存活病人中有 75% 表现为严重的冠心病,但急性透壁心梗的发生仅占 20%～30%。室颤合并急性心梗者的年复发率为 2%,而无心梗者的心源性猝死或室颤复发率比心梗者要高。随着近 20 年来冠心病死亡率的下降,心源性猝死的发生率也降低。

一、心电图

(一)心室扑动

QRS 波－T 波消失,代之以相对规则的连续粗大波动,频率多在 150～250 次/分,心脏失去排血功能。有时候室扑与快室率室速难以鉴别,但对临床处理似乎无甚意义。

(二)心室颤动

QRS－T 波群消失,代之以大小不等,极不匀齐的混乱波,频率多在 250～500 次/分,此时血液循环停止。长时间室颤后会出现细小的颤动波(振幅 0.2 mV 以内),意味着病人生存几率低下,几近于心脏停搏。

二、临床表现

室扑、室颤病人可表现为头晕,随之意识丧失、癫痫样发作、呼吸困难,若无有效救治,则导致死亡。血压多测不到,心音不能闻及。在心脏电活动停止之前,心房能够以自身的节律或随心室颤动波持续搏动一段时间。

有研究表明,心源性猝死的危险因素包括心肌缺血、左室功能不全、多于 10 个室早/小时、自发性或可诱导的室速、高血压伴左室肥厚、肥胖、胆固醇水平增高、吸烟、过度饮酒、男性、高龄。

复苏存活病人的死亡预测因子包括射血分数降低、异常室壁活动、充血性心力衰竭、心梗或室性心律失常病史。前壁心梗合并室颤是猝死的高危人群。

三、治疗

（一）紧急除颤、心肺复苏

时间就是生命。复苏成功后应持续监测、预防再发。代谢性酸中毒和电解质紊乱多见，应注意纠正。

（二）预防再发

可选用利多卡因、胺碘酮、普鲁卡因胺，但治疗原发病仍处于首要地位，如抗缺血治疗。对于非可逆性病因者，植入 ICD 是预防再发的重要治疗手段。射频消融术仅适用于良好耐受的单形性室性心律失常者。

第十三节　房室传导阻滞

房室传导阻滞是指冲动从心房传到心室的过程中，冲动传导的延迟或中断。房室传导阻滞可发生在房室结、希氏束以及束支等不同部位。按其阻滞的程度，分为三类：一度房室传导阻滞为窦性冲动自心房传至心室的时间延长；二度房室传导阻滞为窦性冲动中有一部分不能传到心室；三度房室传导阻滞（完全性房室传导阻滞）为窦性冲动全部不能传到心室，以至由阻滞部位以下起搏点来控制心室活动。

一、病因

（一）正常人和运动员

正常人和运动员可发生一度、二度Ⅰ型房室传导阻滞，常发生于夜间，与迷走神经张力增高有关。

（二）器质性心脏病

是引起房室传导阻滞的主要原因，包括急性风湿热、冠心病（尤其是急性心肌梗死）、病毒性心肌炎、心内膜炎、心肌病、原发性高血压、先天性心脏病、心包间皮瘤等。

（三）其他

如心脏手术、电解质紊乱（如高钾血症）、药物毒性作用（洋地黄、β 受体阻断药或钙通道阻滞药过量）、黏液性水肿等。

二、临床表现

（一）症状

一度房室传导阻滞患者通常无症状。二度房室传导阻滞患者可有心悸和心搏脱漏。三度房室传导阻滞由于心室率慢，心排血量少，可表现为乏力、头晕、黑矇、心绞痛、心力衰竭等，如果心室停顿超过 15 秒，可引起晕厥，若同时伴抽搐，称为阿－斯（Adams－Stokes）综合征，此时如未迅速恢复心室自主心律，可导致猝死。

（二）体征

一度房室传导阻滞听诊时，因 P－R 间期延长，第一心音强度减弱。二度房室传导阻滞可有心音脱失和脉搏脱落。三度房室传导阻滞第一心音强度经常变化，第二心音正常或有反向分裂,有时可听到响亮的第一心音(大炮音)。

三、心电图检查

(一)一度房室传导阻滞

每个 P 波后均有 QRS 波群,但 PR 间期>0.20 s(图11—20),老年患者应超过 0.21 s。

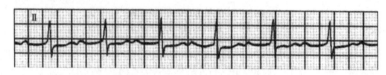

图 11—20　一度房室传导阻滞

Ⅱ导联每个 P 波后均跟随 QRS 波群,PR 间期 0.36 s

(二)二度房室传导阻滞

包括莫氏Ⅰ型、莫氏Ⅱ型。

1.莫氏Ⅰ型(文氏现象)

(1)P 波规律出现,PR 间期逐渐延长,直到 1 个 P 波后漏搏 1 个 QRS 波群。

(2)QRS 波群漏搏后,PR 间期又缩短,之后又逐渐延长,QRS 波群再漏搏。

(3)上述现象周而复始,反复出现。

(4)大多数 QRS 波群为室上性。

(5)通常以 P 波数与 P 波下传数的比例来表示房室传导阻滞的程度,常见的房室传导比率为 3∶2、4∶3 或 5∶4(图11—21)。

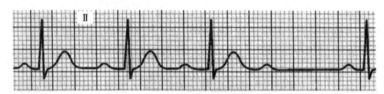

图 11—21　二度Ⅰ型房室传导阻滞

Ⅱ导联 P 波规律出现,由左起第 1 个 P 波开始,PR 间期逐渐延长,直至第 4 个 P 波后脱漏 1 个 QRS 波群,出现长间歇,形成 4∶3 房室传导。为二度Ⅰ型房室传导阻滞

2.莫氏Ⅱ型

(1)PR 间期固定,可以延长亦可在正常范围内。

(2)部分 P 波出现 QRS 波群漏搏,如每隔 2 或 3 个 P 波后有 1 次 QRS 波群漏搏,分别称之为 3∶2、4∶3 房室传导阻滞。

(3)大多数 QRS 波群为室上性(图11—22)。如果连续出现 2 次或 2 次以上的 QRS 波群漏搏(如 3∶1、4∶1 传导)时,称为高度房室传导阻滞,易发展为完全性房室传导阻滞,预后较差。

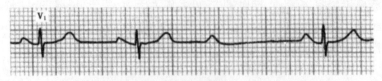

图 11—22　二度Ⅱ型房室传导阻滞

V₁ 导联 P 波规律出现,P 波与 QRS 波群数目之比为 3∶2。下传的 PR 间期为 0.16 s,且恒定不变。QRS

波群时限 0.08 s。为二度Ⅱ型房室传导阻滞

（三）三度（完全性）房室传导阻滞

（1）P 波与 QRS 波群毫无关系，P—P 间距和 R—R 间距各有其自身的节律，且均基本规则，心房率快于心室率。如偶尔出现 P 波下传至心室者，称为几乎完全性房室传导阻滞。

（2）逸搏心律：①交界性逸搏心律，心室起搏点在希氏束及以上部位，频率一般为 40～60 次/分，QRS 波群形态正常；②室性逸搏心律，心室起搏点在希氏束以下（分支以上），频率一般为 20～40 次/分，QRS 波群增宽畸形（图 11—23）。

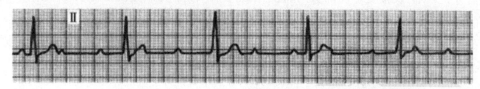

图 11—23　三度房室传导阻滞

Ⅱ导联 P 波规则，频率 80 次/分。QRS 波群缓慢而规则，频率 40 次/分，P 波与 QRS 波群互不相干。QRS 波群时限正常，提示起搏点在希氏束分叉以上

四、治疗

（一）病因治疗

积极治疗引起房室传导阻滞的各种心脏病，纠正电解质紊乱、停用有关药物、解除迷走神经过高张力等。

（二）药物治疗

（1）希氏束分支以上的阻滞，大多表现为一度或二度Ⅰ型房室传导阻滞，预后较好，且不影响血流动力学，如无症状且心室率在 50 次/分以上时，无须特殊治疗。

（2）二度Ⅱ型及三度房室传导阻滞，心室率多较缓慢并可影响血流动力学，对于症状明显或心室率低于 40 次/分者，应以提高心室率、改善症状及预防阿—斯综合征为主，药物治疗可选用异丙肾上腺素、阿托品等，二者均可提高房室传导阻滞的心室率。阿托品（0.5～2 mg，静脉注射）适于阻滞位于房室结的患者，异丙肾上腺素（1～4 μg/min，静脉滴注）适用于任何部位的房室传导阻滞，但应用于急性心肌梗死时应十分慎重，因可能导致严重室性心律失常。

（三）起搏治疗

药物治疗无效或者伴阿—斯综合征、心力衰竭者，应尽早考虑安装临时或永久性人工心脏起搏器。

第十四节　室内传导阻滞

一、概述

心室内传导阻滞（室内阻滞）是指希氏束分支以下的室内传导系统或心室肌发生传导障碍，一般分为左、右束支传导阻滞，左束支分支即左前分支、左后分支阻滞，浦肯野纤维及心室

肌发生的前向传导延缓或中断。

右束支阻滞可见于正常人,其发生率随年龄而增加,也常发生于各种器质性心脏病及传导系统的退行性疾病等,亦可见于肺栓塞,还可见于先天性心脏病手术治疗后。

左束支较粗分支也早,左束支阻滞常表示有弥漫性的心肌病变。最常见的病因为冠心病、高血压性心脏病,也见于风湿性心脏病、主动脉瓣钙化狭窄、充血性心力衰竭、心肌病等,也可见于奎尼丁与普鲁卡因胺中毒,极少见于健康人。左束支又分为左前分支及左后分支两支,左前分支较细,仅接受左前降支的血供,故易受损;而左后分支较粗,接受左冠前降支及右冠后降支的双重血液供应,不易发生传导阻滞,如出现多表示病变严重。

双束支或三分支传导阻滞是严重心脏病变引起,包括急性心肌梗死、心肌炎及原因不明的束支纤维化,容易发展成完全性房室阻滞。

二、临床表现

单支、双支阻滞通常无临床表现。完全性三分支阻滞的临床表现与完全性房室阻滞相同。

单支、双支阻滞间可听到第一、二心音分裂。完全性三分支阻滞心率常极为缓慢。

临床上除心音分裂外无其他特殊表现。诊断主要依靠心电图。

三、心电图表现

(一)完全性右束支阻滞

(1)QRS 时限≥0.12 秒。

(2)V_1、V_2 导联呈 rsR′,r 波狭小,R 波粗钝。

(3)V_5、V_6 导联呈 qRs 或 Rs,S 波宽。

(4)Ⅰ导联有明显增宽的 S 波、aVR 导联有宽 R 波。

(5)T 波与 QRS 主波方向相反。不完全性右束支阻滞图形与上述相似,但 QRS 时限<0.12 秒(图 11-24)。

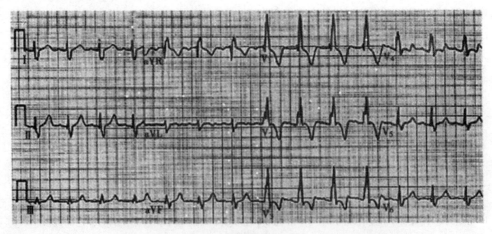

图 11-24 完全性右束支传导阻滞

（二）完全性左束支阻滞

（1）QRS 时限≥0.12 秒。

（2）V_5、V_6 导联 R 波宽大,顶部粗钝或有切迹(M 形 R 波),其前方无 q 波。

（3）V_1、V_2 导联多呈宽阔 QS 或 rS 波形,S 波宽大。

（4）Ⅰ导联 R 波宽大或有切迹。

（5）T 波与 QRS 主波方向相反。不完全性左束支阻滞图形与上述相似,但 QRS 时限＜0.12 秒(图 11－25)。

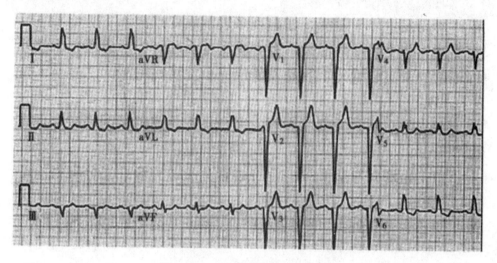

图 11－25　完全性左束支传导阻滞

（三）左前分支阻滞

（1）额面平均 QRS 电轴左偏达−45°～−90°。

（2）Ⅰ、aVL 导联呈 qR 波形,R_{aVL}>R_I。

（3）Ⅱ、Ⅲ、aVF 导联呈 rS 波形,$S_Ⅲ$>$S_Ⅱ$。

（4）QRS 时限正常或稍延长,＜0.12 秒,aVL 的室壁激动时间可延长,大于 0.045 秒,$V_{1\sim3}$ 的 r 波低小呈 rS,V_5、V_6 可出现较深的 S 波。(图 11－26)。

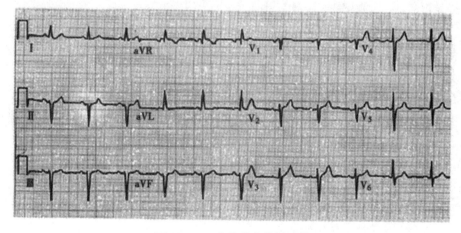

图 11－26　左前分支传导阻滞

（四）左后分支阻滞

（1）额面平均 QRS 电轴右偏达＋90°～＋120°。

（2）Ⅰ、aVL 导联呈 rS 波形；Ⅱ、Ⅲ、aVF 导联呈 qR 波形，且 $R_Ⅲ＞R_Ⅱ$。

（3）QRS 时限＜0.12 秒（图 11－27）；并除外常见引起电轴右偏的病变如右心室肥厚、肺气肿、侧壁心肌梗死等。

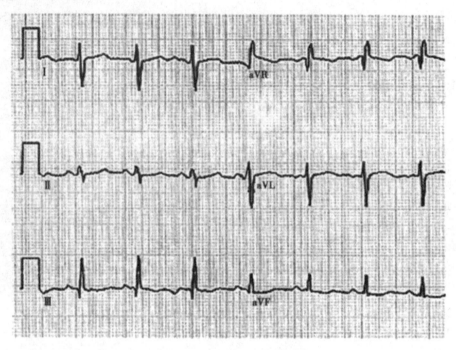

图 11－27　左后分支传导阻滞

（五）双束支传导阻滞

双束支传导阻滞是指左、右束支主干部位传导发生障碍引起的室内传导阻滞。每一侧束支传导阻滞有一、二及三度之分。若两侧阻滞程度不一致，必然造成许多形式的组合，出现间歇性、规则或不规则的左、右束支传导阻滞，可同时伴有房室传导阻滞。如果两侧束支同时出现三度传导阻滞，则表现为完全性房室阻滞。

（六）双分支与三分支传导阻滞

前者指室内传导系统三分支中的任何两分支同时发生阻滞。不同阻滞部位导致不同心电图表现。

1. 右束支合并左前分支传导阻滞

临床上多见，心电图特点（图 11－28）。肢体导联 QRS 波群与左前分支传导阻滞相似，但由于终末附加向量，故Ⅲ、aVF 导联出现终末 r 波，胸前导联与右束支传导阻滞的波形相同。

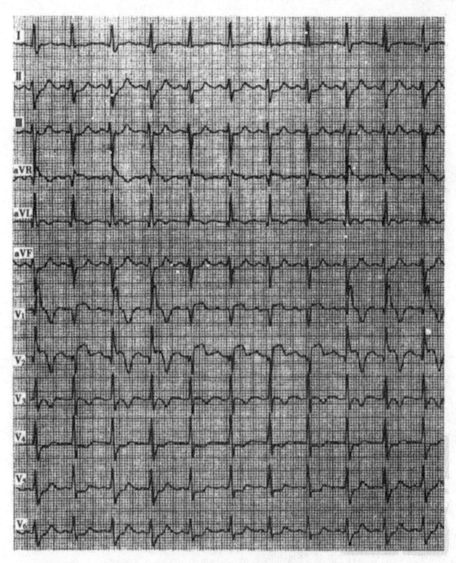

图11-28　间歇性右束支合并左前分支阻滞

2.右束支合并左后分支传导阻滞

临床上很少见,心电图特点(图11-29):肢体导联 QRS 波群与左后分支传导阻滞相似;胸前导联与右束支传导阻滞相似。

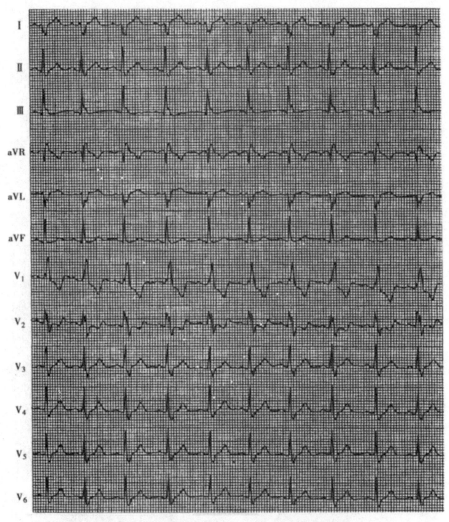

图 11-29　完全右束支合并左后分支传导阻滞

3.左前分支合并左后分支传导阻滞

这种传导阻滞心电图很难诊断,只有在两支阻滞程度不同时诊断方能确立。

三分支传导阻滞指右束支、左前分支、左后分支均有阻滞证据(图 11-30),也可以为双分支阻滞合并一度房室传导阻滞。阻滞可呈永久性,也可呈间歇性;三分支的组织程度、传导比例、传导同步性可以相同,也可以不同,因此,心电图表现复杂多样。如果三分支同时发生完全阻滞,表现为三度房室阻滞。

(七)不定型室内传导阻滞与浦肯野纤维传导阻滞

不定型室内传导阻滞指激动在心室内的传导发生了阻滞,但确切部位难以确定。心电图可见 QRS 间期≥0.12 秒,波形既不符合完全性右束支传导阻滞,也不符合完全性左束支传导阻滞的特征。多见于广泛心肌病患者,病变多累及双侧束支,预后较单支传导阻滞为差。

浦肯野纤维在心室内膜深层广泛交织形成浦肯野纤维网,使激动得以在心室内迅速传布,其阻滞的心电图可见 QRS 波群钝挫、切迹,多表现左束支传导阻滞的特点,可伴有 T 波及 Q-T 间期延长。

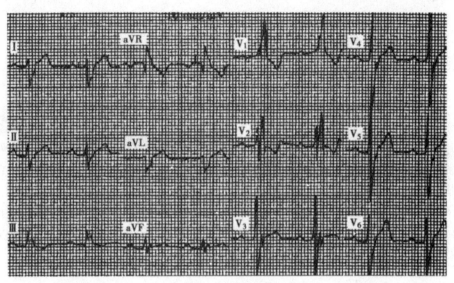

图 11-30 三分支传导阻滞

四、治疗方案及原则

慢性单侧束支阻滞者如无症状无需治疗。双分支与不完全性三分支阻滞不必预防性起搏治疗。急性前壁心肌梗死发生双分支、三分支阻滞,或慢性双分支、三分支阻滞,伴有晕厥或阿-斯综合征发作者,应及早考虑心脏起搏治疗。

双分支或三分支阻滞伴间歇性三度房室阻滞或伴二度Ⅱ型房室阻滞以及双侧束支阻滞,均列为起搏器置入Ⅰ类适应证。双分支或三分支阻滞患者,虽未证实晕厥由房室阻滞引起,但可排除由于其他原因(尤其是 VT)引起的,或虽无临床症状,但电生理检查发现 H-V 间期≥100 毫秒,或者电生理检查时,由心房起搏诱发希氏束以下非生理性阻滞,均列为起搏器置入Ⅱa 类适应证。神经肌源性疾病伴发的任何程度的分支阻滞,无论是否有症状,因为传导阻滞随时会加重,故列为起搏器置入Ⅱb 类适应证。分支阻滞无症状或不伴有房室阻滞以及分支阻滞伴有一度房室阻滞,但无临床症状,则均列为起搏器置入Ⅲ类适应证。

(周晓瑛)

第十二章　心功能不全

第一节　概述

心力衰竭（心衰）是指在有适量静脉回流的情况下,由于心输出量绝对或相对减少,不能满足机体代谢需要而引起的以循环功能障碍为主的综合征。循环功能障碍主要表现为体循环或肺循环淤血及组织血液灌注不足。心力衰竭不是一个独立的疾病,是各种病因心脏病的严重或终末阶段,是心血管病患者死亡的常见原因。由于心衰几乎都有静脉系统充血,故心力衰竭与充血性心力衰竭在意义上常为同一概念。心功能不全与充血性心力衰竭的概念也基本上是一致的,但前者的含义更为广泛,包括已有心排血量减少但尚未出现临床症状的这一阶段。

一、危险因素

（一）高血压

多年来,已知高血压是心衰发生的重要危险因子。年龄在 35～64 岁之间的男性和女性个体,高血压者心衰危险因素比正常人高 3～4 倍,而年龄＞60 者则高近 2 倍。虽然在年轻组相对危险较高,但绝对升高的危险老年组高,反映较大的绝对危险差异。因此,高血压仍是心衰发展的重要危险因子。

（二）左室肥厚

已充分证明左室肥厚是心衰发展的危险因素,在高血压控制以后仍如此。达左室肥厚标准的心电图证据者,伴发的危险更大。

（三）吸烟

42％男性和 24％女性心衰者有吸烟习惯。与高龄者比较,年轻组男性吸烟和心衰发生的关系更密切。多变量分析显示吸烟是男性心衰发展的显著的独立危险因素,在高龄组也如此。女性吸烟和心衰发展的关系不确定,但年老女性有相对危险增加的趋势。

（四）高血脂

虽然血脂异常和冠心病发展的确切关系已被证实,但血脂异常的重要性还没有在心衰中明确证明。有证据提示甘油三酯水平升高和心衰产生具有某种关系,同时血清总胆固醇高密度脂蛋白（TC/HDL）比例高也意味着心衰发生率增加。

（五）糖尿病

糖尿病是被充分肯定的冠心病的危险因子。约 46％的患者有已知的糖尿病或者不正常的空腹血糖水平。糖尿病在心衰女性中比男性更常见,女性糖尿病患者比男性糖尿病患者致心衰的危险性更大。心肌梗死后,糖尿病患者心衰症状比非糖尿病患者心衰更严重。对任何水平的梗死面积,糖尿患者 EF 值比非糖尿病患者低。糖尿病是心衰产生和死亡的独立预测因子。因此,对心衰患者应积极检查血糖代谢异常并予以处理。

（六）微蛋白尿

在心脏终点预防评价（heart outcomes prevention evaluation,HOPE）试验中,对糖尿病

和非糖尿病患者,微蛋白尿都是心衰和其他心血管事件的预测因素。

（七）肺活量

长时间肺活量减低可能与心衰发展的危险增加相关。肺活量异常可能反映因左室功能不全所致的肺淤血。然而,在所有研究中,肺活量和心衰发展间的关系未有一致的发现。

（八）心率

高血压患者静息心率是未来产生心衰的预测因子。心衰危险随心率呈持续阶梯样增加,年龄校正后的 2 年发病率,心率＜64 次/分患者为 14.6‰,心率＞85 次/分时,增加到 62.2%。这可能提示左室功能不全和神经内分泌系统激活的微妙关系。

（九）肥胖

Eriksson 等报道超重是心衰发生的独立危险因素。这个发现支持调整饮食,促进减轻体重并有助于矫正血脂的异常。

二、病理生理

心衰症状的产生机制尚未完全明了。尽管心功能损害是心衰发展的关键,但外周血液的改变,特别是肾及骨骼肌血流的变化,可能具有重要的病理生理意义。同样一系列的神经内分泌激活也是心衰的特征,特别是使用利尿剂治疗时。压力受体反射异常是神经内分泌功能异常与血管舒缩功能间重要的环节。

（一）血流动力学

异常心力衰竭最基本的血流动力学异常是心排血量降低及心室充盈压升高。根据 Frank－starling 定律,心排血量随心室充盈压的升高与舒张末期心肌纤维长度的增加而相应增加;当左室舒张末期压达 15～18mmHg 时,Frank－Starling 机制达最大效应,超过此压力时,心排血量不再增加,甚至反而降低。心力衰竭患者,在任何特定的心室舒张末期压时,其心排血量均较正常人为低。

（二）神经内分泌的激活

随着心排血量下降,动脉压降低,可激活各种神经内分泌机制。动脉压降低,作用于动脉压力感受器,使交感神经兴奋,儿茶酚胺分泌增加。心排血量下降,肾血流量降低,激活肾素－血管紧张素－醛固酮系统,使血管紧张素Ⅱ及醛固酮增加。此外,血管加压素、内皮素分泌也增加。上述神经内分泌激活,一方面加强心肌收缩力,增加外周阻力,提高心排血量,维持动脉压,保证重要生命器官的血液灌注;另一方面,因外周阻力增加、水钠潴留而增加心脏前、后负荷,增加心肌耗氧量,加剧心力衰竭的恶化。心力衰竭时,心房肽的分泌也增加,但内源性心房肽常不足以抵消激活了的交感神经系统和肾素－血管紧张素－醛固酮系统的强力作用。

（三）心室重构

心力衰竭时,心肌的损害、心脏容量和压力负荷增加以及神经内分泌的激活,导致心肌细胞和细胞外基质－胶原网组成成分的改变、心肌的肥厚及心室的扩大,即心室重构或心室再塑,继以舒张功能障碍,并逐渐发展而成为收缩性心力衰竭,最后导致不可逆性心肌损害的终末阶段。

既往的心肌梗死左室重塑导致心室扩大,甚至在最初的心脏损伤后很多年,这一过程随左室持续扩张不断延续。无症状患者心室扩大和收缩功能不全发展速度比有症状的患者慢。

似乎无症状和有症状患者代表一种病理的连续性,晚期心室扩大加快。虽然心肌结构如此变化的确切机制不明,但有人设想心肌壁张力升高代表一种启动因子。肾素—血管紧张素系统(RAS)激活,通过增加室壁张力和可能的直接心肌作用,在心室重塑发病机制中起重要作用。

三、分类

(一)按临床症状的有无

按临床症状的有无分为无症状性心力衰竭和临床型心力衰竭。无症状性心力衰竭,又称无症状性心室功能障碍,是指左室已有功能障碍,EF 降低(<50%),而无临床"充血"症状的这一阶段,可历时数月至数年。临床型心力衰竭,又称有症状性心力衰竭,是指各种心脏病所致心力衰竭的失代偿期。

临床型心力衰竭按心功能的情况可分为四级(NYHA 分级):

Ⅰ级:体力活动不受限制。日常活动不引起乏力、心悸、呼吸困难及心绞痛等症状。

Ⅱ级:体力活动轻度受限。休息时无症状,日常活动可引起乏力、心悸、呼吸困难及心绞痛的症状。

Ⅲ级:体力活动明显受限。休息时无症状,轻于日常的活动即可引起上述症状。

Ⅳ级:不能从事任何体力活动。休息时亦有症状,体力活动时症状加重。

美国心脏病协会(AHA)标准委员会对 NYHA 分级进行了修订,增加了客观评定的分级标准,即根据心电图、运动试验、X 线和超声心动图等客观检查分为 A、B、C、D 四级:

A 级:无心血管疾病的客观证据。

B 级:有轻度心血管疾病的客观证据。

C 级:有中度心血管疾病的客观证据。

D 级:有重度心血管疾病的客观证据。

例如,患者无症状,但跨主动脉瓣压力阶差很大,其分级为,心功能Ⅰ级,客观评定 D 级;又例如,二尖瓣狭窄患者,有中等程度的劳力性呼吸困难,二尖瓣口面积中等减小,其分级为心功能Ⅱ或Ⅲ级,客观评定 C 级。

(二)按心力衰竭时心肌机械性能改变

按心力衰竭时心肌机械性能改变分为收缩性心力衰竭和舒张性心力衰竭。收缩性心力衰竭是指因心脏收缩功能障碍导致收缩期排空能力减弱而引起的心力衰竭。临床特点是心脏扩大、收缩末期容积增大和射血分数降低。收缩性心力衰竭是临床最常见的形式。舒张性心力衰竭常与收缩功能障碍同时出现,亦可单独存在。

(三)按心力衰竭发生的部位

按心力衰竭发生的部位分为左心、右心和全心衰竭。左心衰竭分为左房衰竭与左室衰竭。单纯左房衰竭比较少见。左室衰竭是心力衰竭中最重要的类型,常由左室受损或左室负荷过重等所引起。右心衰竭分为右房衰竭与右室衰竭。单纯右房衰竭亦比较少见。单纯右室衰竭多见于各种心肺疾病所致的肺动脉高压、右室梗死或右室心肌病等。全心衰竭又称双侧心力衰竭,即左心衰竭与右心衰竭合并存在。临床上见到的心力衰竭常常是全心衰竭。

(四)按心力衰竭时心排血量的高低

按心力衰竭时心排血量的高低分为低排血量型心力衰竭和高排血量型心力衰竭。低排血量型心力衰竭是指心力衰竭患者,在休息时心输出量低于或接近正常,但在运动后心输出量不能相应增加以适应机体的需要,心输出量比正常明显减少。常见于心脏瓣膜病、冠心病、心肌病、高血压性心脏病、先天性心脏病等。高排血量型心力衰竭是指心力衰竭患者休息时的心输出量高于正常,但比出现心力衰竭前的心输出量有所降低。常见于甲状腺功能亢进症、贫血、维生素 B1 缺乏症(脚气病)、妊娠等。

(五)按发生心力衰竭时血流动力学变化的方向

按发生心力衰竭时血流动力学变化的方向分为前向性心力衰竭和后向性心力衰竭。前向性心力衰竭是指由于心肌收缩功能降低及心脏后负荷过度,导致心排血能力减弱、心输出量降低、动脉系统血液灌注不足。后向性心力衰竭是指由于心肌舒缩功能障碍及心脏前负荷过度,心室不能将静脉回流的血液排空,导致肺静脉和(或)体静脉淤血。

(六)按心力衰竭发展的速度

按心力衰竭发展的速度分为急性和慢性心力衰竭。

第二节 慢性心力衰竭

慢性心力衰竭是指在静脉回流正常的情况下,由于原发的心肌损害引起心输出量减少和心室充盈压升高,临床上以组织血液灌注不足以及肺循环和(或)体循环淤血为主要特征的一种综合征。

难治性心力衰竭指Ⅲ～Ⅳ级的充血性心力衰竭(CHF)患者经适当而完善的洋地黄制剂、利尿剂和血管扩张剂治疗及消除合并证和诱因后,CHF 的症状和临床状态未得到改善甚至恶化者。

一、病因与诱因

(一)病因

1. 心肌本身疾病

(1)弥漫性或局限性心肌损害:见于心肌炎、心肌病、心肌梗死、心肌纤维化等。

(2)心肌代谢障碍:见于冠心病、肺源性心脏病、高原病等,由于心肌缺血缺氧,引起心肌能量代谢障碍。维生素 B,缺乏症,因 ATP 形成障碍,亦可出现心力衰竭。

2. 心室负荷过度

(1)压力负荷过度(又称后负荷过度):④左室压力负荷过度常见于高血压、主动脉瓣狭窄等;②右室压力负荷过度常见于肺动脉高压、肺栓塞、肺动脉瓣狭窄、慢性阻塞性肺疾患等。

(2)容量负荷过度(又称前负荷过度):①左室容量负荷过度常见于主动脉瓣关闭不全、左房室瓣关闭不全、法洛四联症等;②右室容量负荷过度常见于肺动脉瓣关闭不全、右房室瓣关闭不全、房间隔缺损等;③双室容量负荷过度见于贫血、甲状腺功能亢进症、脚气病、动静脉瘘等。

3. 心室舒张受限

见于肥厚型心肌病、限制型心肌病、心包疾患(如缩窄性心包炎、心肺压塞)等。心包疾患引起心力衰竭因心肌本身的舒缩功能多是正常的,故一旦解除病因,心力衰竭的症状和体征可迅速消失。有人认为这是心力衰竭的临床表现,不是真正的心力衰竭;有人认为仍属心力衰竭。

（二）诱因

1.感染

为诱发和加重心力衰竭的常见因素，包括呼吸道感染、风湿热、感染性心内膜炎、尿路感染等，其中，以呼吸道感染为多见。

2.电解质紊乱和酸碱平衡失调

低钾、低镁可影响洋地黄的应用而加重心力衰竭；严重酸碱中毒可诱发心力衰竭。

3.心律失常

（1）快速性心律失常：因心室充盈时间缩短、舒张期充盈量降低、心肌耗氧量增加可诱发心力衰竭。

（2）缓慢性心律失常：因心输出量降低而诱发心力衰竭。

4.妊娠和分娩

因心脏负荷和心肌耗氧量增加而诱发心力衰竭；另外，临产期的子宫收缩疼痛、精神紧张等，亦可诱发心力衰竭。

5.体力或脑力劳动过度、情绪激动等应激状态，可增加心肌耗氧量而诱发或加重心力衰竭。

6.贫血、甲状腺功能亢进症，输血或输液过多或过快，肺栓塞等亦可诱发心力衰竭。

7.药物应用不当，如长期应用负性肌力药（如 β 阻滞剂、钙拮抗剂等）、长期服用非甾体类抗炎药（如吲哚美辛等）。

二、临床表现

（一）左心衰竭肺淤血的临床表现

1.呼吸困难是心力衰竭较早出现和最常见的症状，由于肺淤血和肺顺应性降低引起肺活量减少所致。

（1）劳力性呼吸困难：休息时患者常无症状，当体力活动或劳动时体循环压力梯度增加，回心血量增多，左房充盈压增加，肺淤血加重而出现呼吸困难，休息后可自行缓解。

（2）夜间阵发性呼吸困难：常在睡眠时发生。患者入睡并无困难，但在夜间熟睡后突然憋醒，因胸闷、气急而被迫坐起，有时伴阵咳、咳泡沫痰，坐起或站立后数分钟内症状可缓解，患者又可入睡。其发生机制为：①平卧时静脉回流增加，心脏前负荷增加；②平卧时膈肌上升，肺活量减少；③夜间迷走神经张力增高。

（3）端坐呼吸：患者平卧休息时感呼吸困难，被迫取半卧位或坐位以减轻呼吸困难。半卧位或坐位时，由于重力作用，使部分血液转移到身体下垂部位，可减轻肺淤血，且由于膈肌下降可增加肺活量。

2.咳嗽、咳泡沫痰、咯血系肺泡和支气管黏膜淤血所致。咳嗽多在体力活动或夜间平卧时加重。左房室瓣狭窄、肺栓塞亦可引起咯血。

3.两肺可闻及湿性啰音部分夜间阵发性呼吸困难患者两肺可闻及哮鸣音。

（二）右心衰竭体循环淤血的临床表现

1.胃肠道症状

长期胃肠道淤血、水肿，可引起消化不良、食欲不振、恶心、呕吐、腹胀及上腹部疼痛等症状。严重者可发生肠源性蛋白丧失。

2. 静脉充盈与搏动

因上、下腔静脉压升高,可出现颈外静脉、手背静脉及舌下静脉充盈,并可出现静脉搏动。颈静脉充盈是右心衰竭的早期表现。肝颈静脉回流征阳性是右心衰竭的重要体征之一,但亦可见于渗出性或缩窄性心包炎。

3. 肝肿大和压痛

早期肝肿大而柔软,有压痛,常发生于皮下水肿之前;长期慢性肝淤血而发生心源性肝硬化时,肝脏质地较硬,边缘较锐利,压痛不明显。

4. 下垂部位

水肿活动者,在足、踝内侧及胫骨前可出现凹陷性水肿,下午更明显,随病情加重而呈上行性发展。长期卧床者,在骶部和股内侧出现凹陷性水肿。严重右心衰竭患者,可出现全身性水肿。长期下肢水肿易并发蜂窝织炎及静脉血栓。

5. 胸水

见于全心衰竭或右心衰竭患者,以右侧胸水多见,也可为双侧胸水,胸水的产生与体静脉压和肺静脉压升高及胸膜毛细血管通透性增加有关。胸水以右侧多见的可能机制为:①胸水由扩大的左、右心房压迫肺静脉所致,而右侧胸腔血液通过奇静脉路程长,故易积液于右侧;②右肺的平均静脉压较左侧高,同时右肺的容量较左肺大,右肺的表面滤出面积也就比左肺大,因而以右侧胸水多见;③若胸水只限于右侧,要考虑因肺梗死所致。

6. 腹水

可见于右心衰竭或全心衰竭的晚期患者,常伴有心源性肝硬化。亦可见于缩窄性心包炎或三尖瓣狭窄患者。

7. 心包积液

见于严重而持久的右心衰竭患者。

8. 青紫

见于长期右心衰竭患者,为静脉压增高、静脉血氧分压降低所致,为周围型青紫。长期全心衰竭患者可出现混合型青紫。左心衰竭患者可出现四肢末端青紫,但比右心衰竭患者轻。

9. 心脏性恶病质晚期患者

可发生营养不良、消瘦,表现出恶病质。

(三)心输出量减少导致组织血液灌注不足的临床表现

1. 疲乏、无力躯干及四肢肌肉供血不足所致,为左心衰竭的早期症状。

2. 失眠、嗜睡脑缺氧所致。严重脑缺氧可出现神志错乱,甚至昏迷。

3. 皮肤苍白

由于心输出量降低引起代偿性交感神经兴奋,外周血管收缩使皮肤苍白。

4. 尿少

由于肾血流量减少,肾小球滤过率降低,肾小管再吸收增加所致。

5. 心率增快

由于每搏量下降,儿茶酚胺代偿性分泌增加,可导致心率增加。

6. 脉压变小心输出量下降,可使血压下降。往往表现为收缩压偏低而舒张压偏高,脉压变小。严重者可出现心源性休克。

(四)其他临床表现

(1)声音嘶哑由左肺动脉扩张压迫左喉返神经所致。

(2)可出现交替脉、心尖部舒张期奔马律、心界扩大等。

(五)原发心脏病的体征

三、辅助检查

(一)诊断心力衰竭的无创手段

1.心电图

心衰患者中心电图正常罕见,如果心电图正常,需要对心衰的诊断作仔细的再评估,心电图是明确心脏节律的最有效手段。心衰患者的特异心电图不能提示特异的病因。Q波的存在提示心肌梗死,但若缺乏明确的病史,则需要其他手段,如超声心动图加以证实。

2.胸部 X 线检查

X 线胸片的心脏大小与左室功能相关性较差。急性心衰常常不出现心脏扩大,但有证据提示,慢性心衰而心脏大小正常时,需仔细检查心衰的诊断正确与否。心脏扩大支持心衰的诊断,特别是存在肺上叶静脉扩大时,但后者与肺毛细血管嵌压相关性较差。仔细检查肺野,可以找出间质或肺水肿或胸膜渗出的证据。但观察者在对 X 线胸片上肺淤血的证据的解释上一致性较低,而且单用胸部 X 线难以可靠地区分心源性或肾源性肺淤血。心脏轮廓可以提示瓣膜、心肌或心包钙化等特殊诊断。X 线胸片有助于排除可导致上述症状的肺部疾病。

3.心脏超声

为了更好地诊断心衰,应常规使用心脏超声,此方法安全、简便而且随时可用。利用心脏超声可以评价心脏瓣膜、心腔结构、心室肥厚以及收缩和缩张功能等心腔完整的功能参数,其对心室容积测定、收缩功能和局部室壁运动异常的检出可靠。多普勒超声技术为有经验的操作者测定跨瓣压差和右室收缩压提供了定量化手段。如果有三尖瓣关闭不全存在时,可计算出肺动脉而做出肺动脉高压的诊断。当患者经胸超声显像较差,或有机械二尖瓣,或者为了更详细地了解心房、肺静脉以及二尖瓣时,可以使用经食管超声评价其结构和功能。由于射血分数依赖于两个十分精确的容量测定值,因而易出现计算误差,重复性较低。

4.肺功能

尽管肺部疾病的存在并不能排除并存的心衰,但肺功能的测定有助于排除气短的肺源性原因。慢性阻塞性呼吸疾病与缺血性心脏病间存在着强烈的相关性,而后者是心衰的主要原因。心衰患者 1 秒峰呼气流速和用力呼气容量下降,但其程度与症状性慢性阻塞性气道疾病不同。当患者出现严重的气短和哮鸣、峰呼气流速＜200L/min 时,应注意哮喘的诊断而不是肺水肿。

5.血液学和生化检查

贫血可加重已存在的心衰,血细胞比容升高提示呼吸困难可能由肺部疾病、发绀型先天性心脏病或肺动静畸形所致。测定血清尿素氮和肌酐对于通过容量负荷而产生与心衰相同特征的肾衰的鉴别诊断以及之后的心衰治疗至关重要。未经治疗的心衰很少出现明显的电解质紊乱。电解质紊乱常见使用利尿剂的患者。心衰患者出现低钠血症和肾功能不全提示预后不佳。肝淤血时会出现肝脏有关酶的升高。

尿液分析对检查蛋白尿和尿糖非常有用,有助于提示临床工作人员注意潜在的肾脏问题或糖尿病,这些情况可以导致或使心衰复杂化。由甲状腺毒症引起的心衰常号陕室率房颤相关,而且可能是老年甲状腺功能亢进者主要的临床表现,甲状腺功能低下也可以心衰的形式出现。

6.心脏核素检查

核素扫描为评价左和右室整体收缩功能以及心肌灌注提供了简单的方法。利用核素检查可以评价左室舒张充盈早期相关,但进一步了解左室舒张功能异常十分困难,显像技术可用于不能行心脏超声检查者。静息状态、运动和运动后的心肌灌注显像可以用来评价缺血存在与否及其严重程度。其不足是在评价瓣膜功能、心室肥厚方面几乎无价值,在此方面其可利用性与超声相比受到较大的限制。其费用相对较高,对心室容积测定的重复性不高,而且患者受到射线的辐射,从而限制了其临床应用。

7.运动试验

运动耐量下降,其限制性症状为气短或疲倦,是心力衰竭的特点,但不特异。在没有接受治疗的患者,若运动试验正常,可排除心衰的诊断。在诊断明确的心衰患者,药物治疗和运动训练可以改善运动耐量,但很少能使其恢复正常。在已明确诊断的患者中,运动耐量有助于评价病情的严重性并监测其进展。运动时氧饱和度的明显下降,提示肺部疾病的存在。临床上,氧耗量的测定有助于明确运动试验是受限于心肺因素还是其他因素。

8.神经内分泌的检查

神经内分泌机制在心力衰竭病理生理中的重要性已很明确,但其在心衰诊断中的地位却不清楚。大样本荟萃分析的良好证据表明,肾上腺素、肾素、血管紧张素Ⅱ和固酮与心衰的严重程度和预后明显相关,但对所有患者来讲,这些预测因子不准确而且难以解释。利尿剂、血管扩张剂和ACEI以复杂的形式改变上述神经内分泌物质的血浆浓度,因而其诊断价值有限。血浆肾上腺素水平随年龄而升高,大于75岁的人,其肾上腺素水平可能在诊断心衰的范围之内。

对于个体患者,心衰诊断评价的最佳指标为利钠肽(ANP)。心房利钠肽和脑利钠肽在心功能异常早期症状出现以前升高。N-心房利钠肽作为无活性的前激素的副产品,可能反映了心室功能异常及其严重程度,其准确性高于ANP。目前就脑利钠肽和β-ANP对心衰诊断的价值没有太多的资料。血浆ANP水平升高与一定的症状相关,而且在无肾衰竭的情况下,高度提示存在心衰。接受治疗的患者,ANP血浆水平正常并不能完全排除心衰的诊断,其水平正常反映了治疗的效果。ANP血浆水平随年龄增大仅有极小的升高。

(二)诊断心力衰竭的有创方法

通常不需要有创的方法来确定慢性心衰的诊断,但它在明确病因方面具有一定的重要性。心衰可以发生于静息时心输出量及心室充盈压正常的患者,至少在经治患者是如此。相反,在无症状的心功能异常者,却会出现静息时心输出量的下降和充盈压的升高。运动时的心输出量的下降和肺毛细血管楔压的升高,可由可逆性心肌缺血所致,对心衰并不特异,但最大运动时的血流动力学反应正常可排除心衰是引起症状的原因。

用无创方法排除舒张功能异常可能是困难的,在某些患者可通过直接测定心内的压力和容积来解决。直接测定心输出量和充盈压有助于在存在肺或肝脏疾病时支持或排除心衰的诊断。当考虑扩张性心肌病的诊断时,冠脉造影有助于排除冠心病。对心衰伴有心肌缺血证据的患者,考虑血管重建时,也需进行冠脉造影。心内膜活检是一个有用的研究工具,但其临床价值有限。对有经验的人来说,当患者存在无法解释的心肌功能异常时,应进行活检以排除浸润或炎症性疾病。

四、诊断和鉴别诊断

(一)临床实践

中诊断心衰的要求为了满足心衰的定义,必须存在心衰的确切症状和客观体征,仅根据临床指标评价心肌功能是不够的。必须客观的评价心功能异常,心脏彩超是最简单、有效的工具而广泛地用于临床。诊断心衰要求存在心衰的症状和(或)诊断需求的客观指征。根据任何单一检查不能做出心衰的诊断。而且需要排除与心衰症状和体征相似,或加重心衰症状和体征的其他疾病。

(二)诊断根据

临床表现如呼吸困难及心源性水肿的特点,一般不难做出诊断。值得注意的是,其诊断应包括病因诊断、病理解剖及病理生理诊断、心功能分级等。

(三)鉴别诊断

1. 收缩性心力衰竭与舒张性心力衰竭均表现为肺循环和(或)体循环淤血,从症状和体征上难以区别,但后者左室射血分数正常、左心室不大,可通过辅助检查加以鉴别,治疗上亦有明显差异(表 12-1)。

表 12-1　收缩性心力衰竭与舒张性心力衰竭的鉴别

项目	收缩性心力衰竭	舒张性心力衰竭
发病比例	占心力衰竭的 70%	占心力衰竭的 30%
常见病因	冠心病、心肌炎、心肌病、心脏瓣膜病变	高血压心脏病、肥厚型心肌病、冠心病等
射血分数	降低	正常
机械收缩时间	异常	正常
左室射血时间	异常	正常
射血前期	异常	正常
等容收缩期	异常	正常
峰充盈率	正常	异常
峰充盈时间	正常	异常
等容舒张期	正常	延长
快速充盈期	正常	缩短
左室内径	增大	正常
缩短率	降低	增加
治疗选择	血管紧张素转换酶抑制剂、正性肌力药、利尿剂等	钙拮抗剂、β阻滞剂、血管紧张素转换酶抑制剂等

2. 心源性水肿应与肾性水肿、肝硬化所引起的水肿相区别:心源性水肿为重力性水肿,而肾性水肿多出现于眼睑、颜面部组织较疏松的部位,且以晨起时明显;肝硬化患者,腹水征常较外周水肿明显。

五、治疗

心衰的治疗方法是多方面的,包括一般治疗、药物方法、机械装置的作用以及外科干预。

本章重点讨论建立在大规模试验结果等证据基础上的药物治疗。

(一)治疗目的

对于任何原因导致的心衰,治疗的目的相同,包括以下几个内容:

1.预防

(1)预防导致心肌功能异常和心衰的疾病;

(2)一旦心脏功能出现异常,预防心衰的出现。

2.维持或改善生活质量。

3.延长存活时间。

(二)慢性心力衰竭的处理

慢性心衰由于收缩功能的异常,治疗方法包括一般治疗、药物疗法、机械设备及手术等。

1.一般性措施

(1)饮食:饮食控制的目的在于减少肥胖,控制和减少食盐的摄入对晚期心衰患者更为重要。除了较热的环境外,晚期心衰患者,无论有无低钠血症,其液体摄入量应减少到 $1\sim1.5L/24h$。

(2)戒烟:所有的心衰患者都应戒烟。

(3)饮酒:若怀疑患者为乙醇性心肌病,则需立即禁酒;对其他原因的患者,尽管缺乏有关乙醇对心衰患者影响的资料,目前建议每日乙醇摄入量,男性不宜超过 40g/d,女性不超过 30g/d。

(4)运动:去适应是肌肉代谢改变的可能原因,与症状密切相关,应尽量避免。应鼓励患者低水平的耐力性肌肉活动,如散步,而避免进行应力性等长运动。特殊的运动训练需要与患者病情的承受能力相一致,而且需在医生指导下进行。

(5)休息:休息仅适用于急性心衰或慢性心衰加重者,对稳定的心衰患者不鼓励休息。

2.药物治疗

(1)利尿剂:临床使用:当水钠潴留的存在表现为肺淤血或外周水肿时,利尿剂是系统治疗的基本药物。如果可能的话,利尿剂应与 ACEI 联合应用。袢利尿剂、噻嗪类以及美托拉宗适用于心衰治疗的所有阶段。轻度心衰可以使用一个噻嗪类利尿剂,当心衰恶化时,常需使用袢利尿剂。当肾小球滤过率小于 30ml/rain,噻嗪类利尿剂很少有效。这种情况常见于老年心衰患者。在严重心衰患者,噻嗪类利尿剂与袢利尿剂具有协同作用,常可联合使用。就其效果和不良反应来讲,两者联合用药优于单独增加袢利尿剂的剂量。美托拉宗具有强效的利尿作用,常作为最后手段来补充袢利尿剂的不足。

绝大多数利尿剂治疗的心衰患者,常同时服用 ACEI,通常情况下认为,保钾利尿剂不应与 ACEI 同时使用。但每天小于 50mg 的小剂量螺内酯与 ACEI 和袢利尿剂同时使用,并不常引起高钾血症,可以安全地用于心衰治疗。而且,如果患者出现持续性的低钾血症,无论是否使用 ACEI,都需要使用保钾利尿剂。氨苯蝶啶、阿米罗利和螺内酯等药可以预防和治疗利尿剂导致的低钾血症,而口服补钾很少能有效地维持体内的钾储备。在患者没有服用 ACEI 类药物,保钾利尿剂可以用于心衰的治疗来防止出现低钾血症。同时,保钾利尿剂与袢利尿剂联合使用,偶尔可以用于克服持续存在的低钾血症。对严重心衰者,无低钾血症存在的情况下,在 ACEI 和袢利尿剂的基础上,加用小剂量的螺内酯有益于心衰的治疗。

应用保钾利尿剂治疗心衰时,应密切监测肌酐和血钾浓度,临床上可行的方法是:治疗初期每5～7天测血肌酐和血钾水平,直到其水平稳定,然后改为每3个月测定1次,最后间隔半年测定1次。螺内酯的剂量不宜过大。表12—2介绍了口服利尿剂的剂量和不良反应。

表12—2 口服利尿剂的剂量和不良反应

	初始剂量(mg)		每日建议的最大剂量(mg)		主要不良反应
祥利尿剂					低钾、低钠、低镁高尿酸血症、糖耐量异常、异常LDL升高、酸碱失平衡
呋塞米	20～40		250		
布美他尼	0.5～1.0		5～10		
依他尼酸	50		400		
噻嗪类					
氢氯噻嗪	12.5～50		50～75		
美托拉宗	1～10		10		
	+ACEI	−ACEI	+ACEI	−ACEI	
保钾利尿剂					
阿米洛利	2.5	5	20	40	高钾、皮疹
氨苯蝶啶	25	50	100	200	
螺内酯	12.5	25	50	100	乳腺女性化

(2)血管紧张素转换酶抑制剂(ACEI)

临床应用:无论是否存在容量负荷过重,因心脏收缩功能异常导致的症状性心衰的任一阶段,ACEI都是绝对适应证。对于服用利尿剂的所有心衰患者,都应考虑同时接受ACEl治疗。因左室射血分数降低,出现疲劳或轻度的劳力性呼吸困难而无容量负荷过重的症状和体征者,也应考虑将ACEI作为一线药物应用。主要不良反应为低血压、晕厥、肾功能不全、高钾血症以及血管性水肿。干咳是其常见的不良反应,常导致大约15％～20％患者停用ACEI制剂。其他少见的不良反应有面部潮红和味觉异常。

血肌酐≤3mg/dl(或265mmol/L)的肾功能不全和相对较低的血压(≥90mmHg)不是ACEI治疗的禁忌证。此外,血钾的改变通常较小(0.2mmol/L),轻度的高钾血症并非使用ACEI的禁忌证。但血钾水平＞5.5mmol/L则属禁忌,在ACEI治疗的开始阶段,应停用保钾利尿药。

ACEI的绝对禁忌证是双侧肾动脉狭窄,和既往使用ACEI时出现的血管性水肿。有ACEI诱发咳嗽史是其相对禁忌证。在停用ACEI之前,应首先排除咳嗽是由肺淤血导致的可能,以免误停ACEI,丧失有益治疗的机会。

ACEI治疗的程序:①治疗前避免过度利尿,如果正在使用利尿剂,停利尿剂24小时;②治疗最好在夜间仰卧时开始,使对血压的可能负面影响达最小程度,但心衰治疗时尚无资料支持该观点。若治疗在早晨开始时,应持续监测血压数小时;③从小剂量开始,然后应用大规模试验中证实有效的最大剂量维持;④在药物剂量调整过程中,应每3～5天测定肾功能和电解质,直至稳定,然后每3个月测定1次,最后间隔6个月1次。如果肾功能恶化,停止治疗;⑤治疗期间应小心使用保钾利尿药,一般在持续性低钾血症或治疗无效时,加用保钾利尿剂。但在重度心衰患者,应在监测血钾情况下,联合使用螺内酯,对抗醛固酮;⑥避免使用非甾体类抗炎药物;⑦在每次增加剂量后1～2周检查血压;⑧应对下述患者特殊注意:a.心衰原因不明;b.血钠＜130mmol/L;c.收缩压＜100mmHg;d.中—重度心衰;e.血肌酐＞

130mmol/L;f.瓣膜病。

有关 ACE1 治疗参考剂量见表 12－3。除非有新的试验结果出现,ACEI 的剂量应不断的调整,最后达到现在临床试验中使用的最大剂量。

表 12－3　厂家推荐的维持剂量

药物	初始剂量		维持剂量	
苯那普利	2.5mg	每日 2 次	5～10mg	每日 2 次
卡托普利	6.25mg	每日 2 次	25～50mg	每日 3 次
依那普利	2.5mg	每日 1 次	10mg	每日 2 次
赖诺普利	2.5mg	每日 1 次	5～20mg	每日 1 次
喹那普利	2.5～5mg	每日 1 次	5～10mg	每日 1 次
培多普利	2mg	每日 1 次	4mg	每日 1 次
雷米普利	1.25～2.5mg	每日 1 次	2.5～5mg	每日 2 次

（3）心脏糖苷类

临床应用:地高辛和洋地黄毒苷是最常见的心脏糖苷类,它们拥有相同的药效学;但药代动力学特征存在差异,地高辛经肾排泄,洋地黄毒苷经肝脏代谢,其消除不依赖于肾功能,因此,可用于肾功能异常和老年患者。当其血浆水平在正常范围时,心脏糖苷类的中毒症状和体征极为罕见。

收缩功能异常患者,无论其心衰程度如何,出现快速心室率房颤是心脏糖苷类的特别适应证。洋地黄毒苷可以用于无症状性心功能异常伴房颤者的心室率控制,尽管在这些情况下,心脏糖苷类的效果是否优于钙拮抗剂（维拉帕米、地尔硫革）或 β 阻滞剂尚不肯定。伴随使用利尿剂和 ACEI,心脏糖苷类药物可以改善窦性心律下因收缩功能异常所致心衰,心功能为 NYHA 分级Ⅲ～Ⅳ级患者的症状,当心衰减轻时,应继续用药。

禁忌证包括心动过缓、Ⅱ～Ⅲ度房室阻滞、病窦综合征、颈动脉窦综合征、WPW 综合征、肥厚梗阻性心肌病、低钾血症以及高钙血症。对于控制房颤心室率,心脏糖苷类药物的剂量应依据心室反应个体化,而窦性心律下的剂量尚不清楚,可根据血浆地高辛浓度进行调整。

如果血清肌酐浓度在正常范围,地高辛通常口服剂量为 0.25～0.375mg,老年人 0.0625～0.125mg,偶尔 0.25mg,伴有治疗慢性心衰时,无需负荷剂量。开始 0.25mg 每日 2 次共 2 天,治疗之前应测定肾功能和血钾水平。肾衰时,每日剂量应相应减少。地高辛清除率与肌酐清除率密切相关,而后者可通过下列公式计算:肌酐清除率＝(140－年龄)×体重(kg)721×血肌酐水平(mg/100ml)。下列情况下应测定血浆地高辛水平:①老年人;②患者依从性较差;③过量服用;④与影响地高辛浓度的药物合用,如胺碘酮、奎尼丁或维拉帕米;⑤房颤心室率控制不满意时。洋地黄毒苷常用的口服剂量为 0.07～0.11mg/d,负荷剂量为 0.3mg/d 共 3 天,若无肝功能异常,不需要减少心衰患者的每日剂量,此药与胺碘酮、维拉帕米、奎尼丁有相互作用。

（4）血管扩张剂:血管扩张剂减轻左室前后负荷。依据 Frank－Starling 机制,充血性心衰患者前负荷的降低可改善左室功能,并增加心脏输出而不增加心肌耗氧。血管扩张剂还可以通过降低后负荷减少瓣膜反流。可直接作用于选择的血管床,如冠状动脉和肾血管而改善脏器功能不全。

急性血管扩张剂治疗:硝酸甘油和硝普钠是急性心衰短期血管扩张治疗应用最普遍的

药物。

硝酸甘油:硝酸甘油使平滑肌细胞松弛并扩张动静脉,机制是作用于鸟苷酸环化酶并产生 cGMP。可降低全身血管阻力和后负荷,改善心输出量。硝酸甘油 0.3~0.6mg 舌下含服,3~5 分钟起效,持续 15~30 分钟,可重复使用。重症患者可用静脉滴注,从小剂量开始,维持量 50~100μg/min。

硝普钠:硝普钠产生一氧化氮和亚硝基硫醇,刺激鸟苷酸环化酶,增加细胞内 cGMP。给药后平滑肌细胞迅速松弛。最显著的效果是扩张动脉,降低后负荷。对肾和肝血管作用小。硝普钠可致冠脉窃血现象,最好用于心肌梗死或心脏手术后的急性心衰。也用于稳定慢性心衰患者并确定其最佳血管扩张水平。短期应用≤3mg/(kg·min),,小于 72 小时少见硫氰酸盐和氰化物中毒。

长期血管扩张剂治疗:硝酸酯和肼屈嗪:口服硝酸酯和肼屈嗪,对左室功能和血流动力学影响与上述血管扩张剂的急性效果相似。

肼屈嗪主要是动脉扩张剂,但可能也有轻度正性变力性作用,可能与交感活性的反射性激活有关。与其扩张血管减轻心脏负荷相对抗,变力作用可能对心耗氧具有某些不利影响。

硝酸酯联合肼屈嗪在减轻充盈压方面优于单独应用肼屈嗪。当 ACEl 治疗禁忌或不能耐受时,上述药物的联合应用是心衰治疗的另一选择。在使用心脏糖苷类和利尿剂的情况下,肼屈嗪与硝酸异山梨酯联用,对慢性心衰患者的死亡率可能有一定作用,但对心衰的住院率无影响。

钙拮抗阻滞剂:第一代钙拮抗剂硝苯地平除血管扩张效果外,有负性变力性作用,对心衰时的血流动力学、神经体液激活和疾病进展具有害的作用。地尔硫革对血流动力学具有害、不变或改善的作用。与心肌梗死后无心衰患者相反,在梗死后心衰患者的研究中,维拉帕米治疗没有得益。

其他血管扩张剂:其他潜在的血管扩张剂,如派唑嗪、前列腺环素,这些药物目前不用于慢性心衰患者的长期治疗。

多数血管扩张剂短期应用均可改善血流动力学。除联用肼屈嗪—硝酸异山梨酯外,不同血管扩张剂的长期作用或中性或有害。因此,建议 ACEI 以外的血管扩张剂只用于缓解症状和改善急性血流动力学状况。

(5)β 阻滞剂

血流动力学效果:β 阻滞剂短期效果与长期效果区别很大,静脉给药后,心率、心缩力和血压很快下降,随后心输出量下降。然而,心室内容积、每搏输出量和射血分数未受影响。具备血管扩张作用的 β 阻滞剂使充盈压和后负荷下降。治疗 1~3 个月,可见良好的舒张效果,而且这些作用可能会超过其对心肌收缩功能的所有作用。长期治疗(3~12 个月),β 阻滞剂改善心衰,表现为射血分数、心输出量和运动耐量的增加,与 ACEI 相似,β 阻滞剂减轻左室重塑。

神经体液作用:急性给予美托洛尔引起外周儿茶酚胺反射性增加,而跨心肌阶差无变化。应用放射性活性标测去甲肾上腺素,显示非选择性 β 阻滞剂普萘洛尔与选择性 β 阻滞剂美托洛尔相比,可减少心肌去甲肾上腺素的溢出。

对生存的影响:最近,两个以总死亡率为终点的试验 CIBIS－Ⅱ 和 MERIT－HF 结果的发表,是心衰治疗 20 世纪末最重要的进展之一。CIBIS－Ⅱ 及 MERIT－HF 结果提示:①比索洛尔、美托洛尔等 β 阻滞剂可改善患者的生存；②目前只限于对 ACEI 和利尿剂稳定的心功能Ⅱ～Ⅲ级患者的治疗有益，对于有严重症状的、心功能Ⅳ级的心衰患者，以及近期不稳定的心衰患者，8 阻滞剂的安全性和有效性尚未确立；③口服比索洛尔以 1.25mg 起始，采用滴定法逐级加量至 2.5mg、3.75mg、5mg、7.5mg，然后达 10mg，前 2 次加量的时间为 1 周，以后为 4 周；④美托洛尔 12.5mg 或 25mg，每日 1 次开始，8 周内逐渐加重至 200mg/d；⑤休息状态下心率低于 50 次/分、血压低于 90mmHg，未安装永久起搏器的Ⅰ度以上房室阻滞、肾衰竭（血 $Cr > 300\mu mol/L$）及可逆性阻塞性肺病等不适合使用 β 阻滞剂；⑥有关老年人、无症状左室功能不良患者、舒张功能不全患者以及新近发生心肌梗死的患者，还未有资料显示 β 阻滞剂有益。

临床应用：β 阻滞剂必须从小剂量起始，目前推荐的起始剂量：比索洛尔为 1.25mg，每日 1 次；卡维地洛 3.125～6.25mg，每日 2 次；美托洛尔 12.5mg，每日 1 次或 25mg，每日 1 次。每 2 周剂量加倍，直到常规维持剂量。

β 阻滞剂可能的作用机制：β 阻滞剂改善生存的效益可能是抑制心衰代偿机制（神经内分泌激活）潜在的有害效应，即 ACEI 抑制了血管紧张素——醛固酮系统激活的有害效应，β 阻滞剂抑制了交感神经系统激活的有害效应。ACEI 减轻心脏负荷，β 阻滞剂减慢心率，两者都降低血压，这就使心脏做功和能量消耗减少。心衰治疗的神经内分泌假说，包括 ACEI 防止了血管紧张素Ⅱ、醛固酮对心脏的毒性作用；β 阻滞剂防止了儿茶酚胺的毒性作用。

（6）血管紧张素Ⅱ受体（AT_1）拮抗剂：目前尚未明确证实 AT_1 受体拮抗剂在减少心衰患者死亡和发病方面优于 ACEI。但氯沙坦的耐受性明显优于卡托普利，尤其不能耐受的咳嗽显著少于卡托普利。常用药物有氯沙坦 50～100mg，每日 1 次；缬沙坦 80～160mg，每日 1 次；依贝沙坦 150～130mg，每日 1 次。

（7）非洋地黄类正性变力性药：依据作用方式不同，影响肌力的药物可分为几类。心脏糖苷类通过离子通道或离子泵影响肌纤维膜间的离子，这些在前面已述及。其他药物通过刺激受体（β 受体激动剂）或减少 cAMP 分解（磷酸酯酶抑制剂）来增加细胞内 cAMP 水平。还有一类药物通过肌浆网钙的释放或提高收缩蛋白对钙的敏感性影响细胞内钙而起作用。

①β 受体激动剂

多巴酚丁胺：多巴酚丁胺是一种异丙肾上腺分子的改良药物，具有 β_1 和 β_2 和 α_1 肾上腺能受体活性。它在增加收缩力的同时扩张血管，增加每搏输出量和心输出量。收缩力的增强通常伴有心肌耗氧量的增加。心律失常等不良反应通常轻微。多巴酚丁胺只能静脉给药，速度 $2\mu g/(kg \cdot min)$ 至 $20～25\mu g/(kg \cdot min)$。多巴酚丁胺可增加 β 受体敏感性，但静注时间超过 96 小时，血流动力学效果可能下降达 50%。

多巴胺：多巴胺是以 β 受体活性为主的肾上腺素能激动剂。该药增加收缩力而对心率和血压的影响较小。低剂量时 $0.5～2.0\mu g/(kg \cdot min)$ 多巴胺作用于多巴胺受体，$5.0\mu g/(kg \cdot min)$ 以上剂量时通过 β_1 受体起作用，而高剂量时也通过 α 受体起作用。低剂量输入致肾、肠系膜和冠状动脉平滑肌舒张，导致利尿。

IBOPAMINE：IBOPAMINE 是口服的多巴胺能激动剂，以活性代谢产物二羟苯乙基甲胺 N—甲基多巴胺作用于 DA_1 和 DA_2 受体。该药增加心输出量、降低系统血管阻力而不影响心率，从而具有有益的血流动力学效果。

XAMOTEROL：XAMOTEROL 是具有 β 肾上腺素能阻滞作用和高度部分激动活性的

药物。长期作用与其他正性肌力药相似。

②磷酸二酯酶抑制剂:通过抑制 cAMP 降解,发挥正性肌力作用。常用药物有氨力农,该药具有正性变力性和血管扩张作用。静脉输入时,后负荷减低,灌注压降低,心脏指数增高,心率增加。主要不良反应是血小板减少。用量为负荷量 0.75mg/kg 稀释后静脉注入,再以 5~10μg/(kg·min)静滴,每日总量 100~200mg。同类药米力农除扩张血管外,也有增加心肌收缩力的作用,而无血小板减少的不良反应。用量为 0.75mg/kg 稀释后静脉注入,再以 0.5μg/(kg·min)静滴 4 小时。另一个药物依诺昔酮的短期作用与其他磷酸二酯酶抑制剂相似。

③钙敏药:Pimobendan 是这类正性肌力药中研究得最彻底的,通过增加细胞内钙和肌钙蛋白(Troponin)的亲合力而起作用。Pimobendan 抑制磷酸二酯酶,因而与米力农作用相似。Levosimendan 是一种较新的钙敏药,与 Pimobendan 具相似特征。Vesnarinone 是合成的喹啉衍生物,部分抑制磷酸二酯酶,同时作用于跨膜离子转运。该药增加收缩力而不加快心率。

(8)心衰的抗心律失常药物治疗:虽然进行性泵衰竭是心衰死亡的一个常见原因,但猝死可能是最常见的原因,占全部死亡的 25%~50%,心功能Ⅱ级的患者 68% 死于猝死。除极少数原发心肌收缩不全外,大部分猝死是由于室性心律失常。大多数抗心律失常药物抑制左室功能。虽然频发的复杂性室性心律失常是猝死的先兆,但左室衰竭是更有力的预兆。另外,有些药物具有致心律失常作用,尤其对左室功能不全患者。胺碘酮是Ⅲ类抗心律失常药,几乎没有负性变力性作用。索他洛尔是具有Ⅲ类抗心律失常药物作用的 β 阻滞剂,未发现有减少室性心律失常死亡的作用。

(9)抗血小板或抗凝药物

阿司匹林:在绝大多数欧洲国家中,阿司匹林被广泛用于冠心病患者,而该病是心衰最常见的原因。

口服抗凝药物:口服抗凝药物在减少心衰患者全身栓塞危险方面具有良好的作用,对心衰合并房颤患者,应口服华法林。有全身栓塞或肺栓塞史,或心内膜血栓形成者,也应接受口服华法林。心脏扩大的窦性心律心衰患者,长期预防性使用口服抗凝药的效果尚不清楚。有选择地在心脏大、射血分数较低、或有室壁瘤患者使用口服抗凝药物是可取的。

肝素:心衰患者需卧床者,可短期使用皮下低分子肝素,以预防深静脉血栓形成。若充血性心衰患者正在接受积极的利尿治疗或限制活动,应考虑预防性使用肝素。

(10)氧疗:目前氧疗常用于急性心衰的治疗,并不在慢性心衰患者中应用。最近的研究显示,氧气补充治疗在严重心衰患者可能会导致血流动力学的恶化。

3. 器械装置和手术

(1)血运重建:越来越认识到慢性左室功能异常并不总意味着持续或不可逆的细胞损伤,对因心肌缺血导致的心衰患者血运重建日趋增多。慢性低灌注或反复的顿抑心肌仍然存活但处于低活性状态。具有存活心肌或心肌收缩功能储备是良好预后的关键。

(2)起搏器:起搏器在心衰治疗中有多重作用,起搏器可用于纠正不恰当的缓慢心率,使房——室顺序收缩间期最佳化以增加心输出量。对于严重心衰,当伴有左束支阻滞且 QRS≥150ms 时,双室或左室起搏或双室加心房起搏,可明显改善心功能和血流动力学,但有关生存的影响还有待较大规模试验予以验证。

(3)埋藏式自动复律除颤起搏器:当患有持续性室速或室颤时,ICD 可通过抗心动过速起搏或电转复有效治疗上述心律失常,降低发病率,减少死亡率。对重度心衰伴持续性快速室性心律失常患者,ICD 可考虑作为心脏移植前的过渡阶段,其有效性还未得到证实。

(4)超滤:超滤已经用于肺水肿和(或)严重的难治性心衰患者。当患者对药物治疗无效时,超滤可以纠正肺水肿和体内的过多水分。对大多患者,症状的缓解是暂时的,超滤只是为进行心脏移植赢得时间。

(5)心脏移植:心脏移植已经成为目前治疗终末期心衰的手段之一。当患者选择恰当时,心脏移植显著增加生存率和运动耐量,并提高生活质量。对接受三联免疫抑制治疗的患者进行的研究发现,其 5 年生存率为 70%～80%,并全部恢复全日或半日工作。严重心衰无其他治疗方法时应考虑心脏移植,除了心脏供体之外,心脏移植的主要问题是受体对移植物的排斥,排斥是术后第一年的主要死亡原因。

第三节 急性心力衰竭

急性心力衰竭是指由于致病因素使心脏在短时间内发生心肌收缩力明显减低,或心脏前、后负荷加重而导致急性心排血量减低,以至于不能满足机体代谢需要的一种临床综合征。

临床上根据血流动力学特点,分为急性左心、右心和全心衰竭;全心衰竭同时具有左、右心衰竭的表现;急性左心衰竭最为常见,主要表现为急性肺水肿,严重者可出现心源性晕厥、心源性休克及心脏骤停;急性右心衰竭比较少见,多由肺栓塞所致,表现为急性肺源性心脏病,亦可发生于右室梗死。

本节主要讨论急性左心衰竭。

一、病因与诱因

(一)病因

1.急性弥漫性心肌损害见于急性广泛性心肌梗死,急性重症心肌炎等。

2.急性机械性阻塞见于二尖瓣或主动脉瓣狭窄,左室流出道梗阻、左房内球瓣样血栓或左房黏液瘤嵌顿二尖瓣口、急进型或严重型高血压等。

3.急性容量负荷过度见于急性腱索或乳头肌断裂、瓣膜撕裂穿孔、瓣膜重度连枷脱垂、人工瓣损坏、主动脉瓣关闭不全、老年和慢性病患者输液速度过快或输液量过多等。

4.急性心室舒张受限见于急性心包积液或积血所致的心脏压塞。

(二)诱因

常见诱因包括:感染、快速性心律失常、显著的心动过缓、劳累、情绪激动等。

二、临床表现

张功能障碍而临床尚无心力衰竭症状的部分心脏病患者在某些诱因作用下也可突然发生急性心力衰竭。

(一)症状

急性左心衰竭发病急骤,常表现为突然发生的呼吸困难(每分钟呼吸可达 20～30 次)、焦虑不安、端坐呼吸、咳嗽、常咳泡沫痰或粉红色泡沫痰,可伴大汗淋漓。

（二）体征

两肺可布满湿啰音及哮鸣音；心率增快，心尖部可闻及奔马律，但常被肺部啰音所掩盖，原有心脏杂音不清楚；皮肤苍白、湿冷或青紫；血压在开始时可升高，舒张压常＞90mmHg，以后可降至正常或出现心源性休克。严重心力衰竭时可出现心源性晕厥和心脏骤停。

三、辅助检查

急性左心衰竭无需做特殊检查；如做动脉血气分析可显示：氧分压明显下降，二氧化碳分压正常或下降，pH＞7.0。

四、诊断和鉴别诊断

（一）诊断依据

1. 突发呼吸困难、焦虑不安、端坐呼吸、大汗淋漓、咳嗽、咳泡沫痰或粉红色泡沫痰。

2. 双肺布满啰音及（或）哮鸣音；心率增快，心尖部闻及奔马律；皮肤苍白，青紫。

（二）鉴别诊断

心源性哮喘应与支气管哮喘相鉴别（表12-4）。

表12-4　心源性哮喘与支气管哮喘的鉴别

项目	心源性哮喘	支气管哮喘
病因	可有基础心脏病	可有家族史
过敏史	无	可有
反复发作史	无	可有
病程	短	长
症状	多见于中年或老年患者，常出现夜间阵发性呼吸困难，每次持续时间常＜1小时，咳泡沫痰或粉红色泡沫痰	多从青少年起病，冬春季多发，每季持续时间达数小时或数日。发作前有咳嗽、喷嚏症状
体征	有基础心脏病体征，两肺可闻及湿性啰音及哮鸣音，无肺气肿征	无心脏病体征，双肺布满哮鸣音，可有肺气肿征

五、治疗

（一）体位

使患者取坐位或半卧位，两腿下垂，以减少静脉回流。

（二）迅速而有效地纠正低氧血症

鼻导管或面罩高浓度吸氧，流速为5～6L/min，一般吸氧浓度为40％～60％。有泡沫痰时，一般采用酒精去泡沫，通常将酒精放入湿化瓶内；面罩吸氧时酒精浓度为30％～40％，鼻导管吸氧者，酒精浓度为70％～80％，若患者不能耐受，也可选用20％～30％的酒精，以后逐渐增加。也可用1％硅酮溶液代替酒精或用二甲硅油去泡气雾剂进行喷雾疗法，其去泡沫作用较酒精更强。

（三）减轻心脏负荷

舌下含服硝酸甘油0.6mg，每分钟1次，最多可用至8次；效果不明显时可应用静脉血管扩张剂硝普钠静滴，起始剂量为10μg/min。5～10分钟增量1次，最大剂量300μg/min，硝普钠均衡地扩张动脉和静脉，尤其适用于血压升高的左心衰竭。用血管扩张剂时需监测血压，血压＜(90/60mmHg 时,宜同时应用多巴胺以维持血压。

(四)镇静

吗啡 2～5mg 静注,必要时可重复。吗啡的作用:①解除患者焦虑;②减轻呼吸用力;③降低中枢交感神经对小动脉的收缩反应而使之扩张。如出现抑制呼吸的不良反应,可用纳洛酮拮抗。

(五)氨茶碱

哮鸣音明显的患者可将氨茶碱 0.25g 溶于 5%葡萄糖液 20ml 中缓慢静注或氨茶碱 0.25g 溶于 5%葡萄糖液 250ml 中静滴。

(六)利尿剂

速尿 20～40mg 静注,作用机制为:①利尿以减少循环血容量;②扩张静脉使静脉回流减少而减轻肺水肿。

(七)强心苷的应用

二尖瓣狭窄伴快速房颤或室上速患者,如出现肺水肿则首选西地兰 0.4mg 加 5%葡萄糖液 20～40ml 静注。以左心室扩大为主,未使用强心苷的左心衰竭患者,选用毒毛旋花子苷 K0.25mg 或西地兰 0.2～0.4mg 加 5%葡萄糖液 20～40ml 静注。

第四节 老年人心力衰竭

老年人心血管系统及其他系统在形态与功能上随年龄增加发生一系列变化,即所谓"生理性老化"。同时老年人又常有多系统、多器官疾病并存,机体内环境稳定性发生变化。抗病能力、各器官的储备功能均显著下降。因此,老年人不仅易患心力衰竭,且临床表现错综复杂,治疗矛盾多,疗效差,还易发生药物间相互影响,给老年人的心力衰竭的处理带来困难。

老年人心血管系统生理特征为:心肌收缩力下降,心输出量减少。心脏储备功能下降,左室顺应性减退,外周血管阻力增加。

一、病因和诱因

(一)病因

1. 多病因

老年人往往同时患有几种疾病,常见的有冠心病、肺心病、高血压性心脏病、糖尿病、退行性心脏瓣膜病、贫血性心脏病等。以其中一种为主要原因,其他则参与并加重心力衰竭,使病复杂化。

2. 医源性心力衰竭发生率高

老年人心脏储备能力下降,因快速大量输液,摄取钠盐过量等因素可突然发生心力衰竭。

3. 心脏瓣膜病变较多

老年心力衰竭患者中约 1/3 有器质性瓣膜病变,且以缺血、 变性和高血压损害为主。主动脉病变是老年人心力衰竭的主要原因,二尖瓣钙化及继发于二尖瓣脱垂的二尖瓣反流也占很大比例,而风湿性心脏病仅占少数。

(二)诱因

老年人急性心力衰竭的诱发以呼吸道感染(尤其是肺炎),急性心肌缺血最为常见。其次为心律失常,如快速心房纤颤,阵发性室上性心动过速等。其他诱因包括常用剂量的普萘洛尔、肾上腺皮质激素、肺梗死、肾衰竭、劳累、情绪激动、饱餐、过多或过快的输液、洋地黄中毒、排尿或排便困难等。

二、临床表现

(1)老年人心力衰竭的症状多不典型,部分患者已处于中度心力衰竭可完全无症状,一旦受到某种因素诱发,即可发生重度左心衰竭,危及生命。老年人发生急性左心衰竭时,由于心输出量下降,造成脑供血不足,多出现脑缺血症状。

(2)老年人常有多种疾病并存,互相影响,掩盖或加重心脏病的症状及体征,导致诊断困难。老年人急性心肌缺血或急性心肌梗死时可没有胸痛,合并心力衰竭时对心力衰竭的病因诊断困难。心力衰竭时肺部体征不典型者多,常合并肺部感染,两者鉴别较难。以下情况支持左心衰竭为主:咳嗽及呼吸困难突然出现或加重;夜间阵发性呼吸困难;呼吸困难加重时肺部湿性啰音异常增多,且随体位而变化;应用血管扩张剂或利尿剂后症状迅速缓解。

(3)评价老年人心力衰竭程度比较困难,需结合病史、体征、辅助检查资料等综合判断。

(4)老年人心力衰竭时易合并其他器官功能障碍、如肾功能障碍、代谢性酸中毒、脑供血不足、低氧血症、电解质紊乱、心律失常等。

三、治疗

(一)一般治疗

1.要充分休息早期应减少活动,坐位比长期卧位好。

2.饮食宜清淡进食富含维生素和易消化的饮食,适当限盐.。

3.对长期卧床者,应鼓励其在床上做四肢活动,以预防便秘和消化不良,减少静脉血栓、褥疮等并发症。

(二)去除致病因素

如控制肺部感染、降低心脏负荷,改善心肌缺血,尿毒症患者进行透析治疗等。

(三)老年人慢性充血性心力衰竭用药注意事项

1.血管扩张剂

老年人多有脑动脉、肾动脉粥样硬化,应用血管扩张剂的过程中需密切监测血压,勿使血压骤然下降,以免重要器官血液灌注不足。开始剂量宜小(可从常用剂量的 1/3 或 1/2 开始),并逐渐加至治疗量。

2.利尿剂

老年人慢性充血性心力衰竭在血管扩张剂基础上使用利尿剂,常用噻嗪类利尿剂或速尿,酌情使用保钾利尿剂。老年人因肾功能减退,血容量减少,应避免突然过度利尿导致低血钾,血容量突然减少而致血液浓缩发生血栓、心肌梗死、体位性低血压等不良后果。老年人排钾功能减退,应用保钾利尿剂时应监测血钾变化。

3.洋地黄制剂

老年人肾小球滤过率随年龄而下降,口服常规剂量的地高辛时,血浆半衰期明显延长,血药浓度升高,故老年人剂量应相应减少,口服地高辛一般每天只需 0.125mg 或更少。洋地黄中毒较常见,最常见的毒性反应是胃肠道症状和室性心律失常,也易出现神经系统症状。老年人心力衰竭患者常同时患多种疾病,同时服用几种药物,应注意药物间的相互作用。老年人在缺氧、甲状腺功能低下、体弱消瘦、低血钾情况下,即使血清地高辛浓度正常(0.5~2.0ng/ml)也可发生洋地黄中毒。故老年人应用洋地黄应倍加小心,避免过量中毒。

4. ACE 抑制剂

老年人心力衰竭患者可选用小剂量 ACE 抑制剂治疗。但应注意:①治疗过程中密切监测血压,以免血压过低影响重要组织器官血液灌注;②应用中监测肾功能,如血肌酐、肌酐清除率、尿素氮、血清钾水平。重度肾动脉硬化者,慎用 ACE 抑制剂,防止肾功能进一步减退;③避免同时合用 ACE 抑制剂和保钾利尿剂。若必须同时应用,则应注意监测血电解质变化,避免发生高钾血症。

5. β阻滞剂

老年人心肌梗死后慢性心功能障碍患者可应用心脏选择性β阻滞剂,但应从小剂量开始。阿替洛尔 3.125mg 或美托洛尔 6.25mg,以每日 1~2 次为宜,逐渐增加剂量。定期检查心电图,注意有无心脏传导障碍,心率不低于 60 次/分为宜。合并有喘息性支气管炎、重度肺气肿、心脏传导障碍及重度心力衰竭患者应慎用或不用β阻滞剂。原则上β阻滞剂不同维拉帕米合用。

6. 镇静剂

为消除患者精神紧张、恐惧、忧虑等,应给予小剂量安定类制剂。老年人禁用巴比妥类,以免发生定向及精神障碍。急性左心衰竭时,应用吗啡应减少剂量(每次 3~5mg,皮下注射),避免抑制呼吸,发生呼吸衰竭。

第五节 舒张性心力衰竭

舒张性心力衰竭,是指在左室收缩功能(左室射血分数)正常的情况下,由于左室充盈速率和充盈量减低,或虽充盈量正常,但伴有左室充盈压的异常升高而导致的肺循环或体循环淤血的临床综合征。单纯舒张性心力衰竭不包括下列三种情况:①由机械性梗阻如二尖瓣狭窄所致的心室充盈异常;②由心包病变如缩窄性心包炎所致的心室充盈异常;③由收缩性心力衰竭所致或合并舒张性心力衰竭时的心室充盈异常。

左室舒张性心力衰竭的发生率为 13%~42%,其特点为有充血性心力衰竭表现(多为肺淤血),左心室不大、左心室壁大多增厚、左房增大,左室射血分数正常、舒张功能指标异常,对洋地黄类药物反应不佳。它是一种后向性心力衰竭。

一、病因和发病机制

(一)导致左室松弛受损的疾病

高血压性心脏病、肥厚型心肌病、主动脉瓣狭窄、冠状动脉粥样硬化性心脏病(以下简称冠心病)及糖尿病等。这些疾病因后负荷增加、心肌肥厚、心肌缺血或心肌纤维化致左室主动松弛受损,从而影响左室充盈。

(二)导致心肌僵硬度增加的疾病

心肌淀粉样变性、血红蛋白沉着症、限制型心肌病、心肌间质纤维化及心内膜心肌纤维化等。在这些疾病的早期常有左室松弛受损,而在晚期则表现为左室心肌扩张能力减退(顺应性降低），即心肌僵硬度增加，进而影响左室充盈。

（三）影响心室间相互作用的疾病

房间隔缺损、肺动脉高压、急性右室梗死及急性肺动脉栓塞等。这些疾病可导致右室容量负荷、压力负荷增加或急性右室扩张，进而通过心包的限制作用和左右心室间的相互作用使左室充盈减少。值得注意的是，心包疾病（如缩窄性心包炎、心包填塞）的主要改变也是心室舒张受限，但心室本身的舒张功能并无异常，故未列为舒张性心力衰竭的病因范畴。

二、临床表现

（一）症状

主要症状是劳力性呼吸困难、阵发性夜间呼吸困难。发病早期可仅表现为劳力性心慌、气短；严重时可出现端坐呼吸。

（二）体征

在心尖区稍内侧可闻及病理性第四心音或第四心音奔马律，在心尖部可闻及病理性第三心音或第三心音奔马律，肺部可闻及湿性啰音，动脉血压正常或偏高。

三、辅助检查

（一）胸部 X 线检查

有明确的肺淤血或肺水肿征象而心影正确或稍大，对诊断有一定帮助。

（二）心电图检查

可显示左室肥大伴劳损、心肌缺血等改变，无特异性。

（三）心电机械图检查

同步记录心电图、心音图及心尖搏动图可以测得反映左室舒张功能的时间间期。主要指标有：左室等容舒张期延长（>100ms），快速充盈期缩短（<110ms），缓慢充盈期延长（>250ms）。

（四）超声心动图检查

1.二维或 M 型超声心动图检查，可显示左房增大但左室舒张末期内径正常，室壁厚度增厚或正常，左室射血分数正常，内径缩短率>25%，二尖瓣前叶舒张中期关闭速度（EF 斜率）降低。

2.脉冲多普勒超声心动图检查的常用指标包括等容舒张时间（IVRT）、二尖瓣血流舒张早期流速（EV）和心房收缩期流速（AV）、EV/AV 比值以及 E 波减速时间（EDT）。左室松弛性减退时，二尖瓣血流频谱常表现为 IVRT 和 EDT 延长，E 波降低。A 波升高，EV/AV 降低；左室僵硬度增加时，二尖瓣血流频谱常表现为 IVRT 和 EDT 缩短，E 波高尖，A 波减小，EV/AV 增大。但当左室松弛性和僵硬度均有异常时，二尖瓣血流频谱可表现为"假性正常化"，为假阴性。高龄、心率增快（>90 次/分）、左室前负荷减小、左室后负荷增加或左室收缩力减弱时，尽管左室舒张功能正常但 EV/AV 减低，为假阳性。单纯依赖二尖瓣血流频谱指标诊断舒张性心力衰竭的做法是不可取的。在舒张性心力衰竭合并二尖瓣反流的患者，应用连续多普勒技术可测量左室压力最大下降速率（- dp/dtmax）和左室心肌松弛时间常数（T），与心导管测值高度相关。

（五）放射性核素

心血池造影检查是近年来用于评价左室舒张功能的非介入性检查方法之一。根据左室时间—放射活性曲线可获得下列左室舒张功能参数：高峰充盈率（PEF）、高峰充盈时间（TPER）及舒张期的前1/3充盈分数。左室舒张功能障碍时，PFR降低，TPFR延长，前1/3充盈分数降低。若操作方法正确，用此法检测左室舒张功能比较准确，且可重复，亦可用于随诊。但因设备昂贵，尚难在基层医院推广应用。

（六）心导管检查和心血管造影术

通过心导管可准确测量左室射血分数、$-dp/dt_{max}$和T值，同步记录左室压力和容量，可计算出反映心室顺应性能的指标dp/dv和Kp，前者指单位容积变化引起的压力变化，即心室的僵硬度，其倒数dv/dp即心室顺应性；后者为心肌僵硬度常数，即dp/dv与其压力关系的斜率。舒张性心力衰竭患者，左室射血分数正常，T值延长，$-dp/dt_{max}$可显著降低，而dp/dv和Kp可明显增大。因其为有创性检查，不易多次重复，亦难以普及。

四、诊断

目前尚无一个公认的无创性诊断舒张性心力衰竭的指标；单纯舒张性心力衰竭的诊断仍需依靠临床表现并排除收缩性心力衰竭。

下列情况有助于单纯舒张性心力衰竭的诊断：①临床存在已知病因；②患者有静息或劳力性呼吸困难；③体格检查或X线检查示肺淤血或肺水肿；④超声心动图检查示左房增大但左心室不大，左室射血分数＞50％。应注意排除其他可导致呼吸困难、肺淤血的病变（如慢性肺部疾病、二尖瓣狭窄等）以及可导致左室射血分数升高的病变（如二尖瓣反流、甲状腺功能亢进症等）。

脉冲多普勒超声心动图测得的二尖瓣血流充盈参数、放射性核素心血池造影检查及心电机械图检查测得的舒张功能参数对舒张性心力衰竭的诊断有一定的帮助，但这些参数都是负荷依赖性指标，既受前、后负荷的影响，也受心率、年龄的影响，故取得测值是心肌舒张功能、前、后负荷及心率诸因素的综合作用结果。只有排除负荷、心率等因素的影响后，才证明是心室舒张功能的改变，故诊断舒张功能异常常要慎重，有舒张功能异常而无临床症状者不能诊断为舒张性心力衰竭。

五、治疗

舒张性心力衰竭是由于左室舒张期充盈减少而非泵血功能障碍所致，所以在治疗上与收缩性心力衰竭有根本区别。

（一）病因治疗

对高血压患者施行有效的降压治疗，应用药物或介入性方法改善冠心病患者的心肌缺血，有主动脉瓣狭窄时可择期行瓣膜置换术；对肥厚型心肌病患者，选择维拉帕米或硫氮革酮似优于β阻滞剂；伴心肌肥厚的患者，应合理选择可逆转心肌肥厚、减轻左室重量的药物（如血管紧张素转换酶抑制剂、钙拮抗剂及β阻滞剂）；有心肌间质纤维化的患者，可试用血管紧张素转换酶抑制剂或醛固酮拮抗剂（螺内酯）。

（二）消除诱因

预防和治疗感染，特别是呼吸道感染；避免体力过度劳累和精神刺激等。

（三）减轻心脏前负荷

可应用利尿剂或静脉扩充剂（如舌下含服或静脉滴注硝酸甘油）减少静脉回流，降低前负荷，减轻肺淤血。注意不能使前负荷过度降低，应保持足够的左室充盈压以避免左室充盈量和心输出量的明显下降。

（四）维持窦性心律和适宜的心室率

窦性心律对维持房室同步、增加心室充盈十分重要。心动过速时，心室舒张期充盈时间缩短，心搏量减低；过慢的心室率时亦影响心排血量。当舒张性心力衰竭并发心房颤动时，应控制心室率，如能转复为窦性心律可更明显改善舒张功能，且心房收缩的恢复有助于降低左房压。合并心动过速时，可使用β阻滞剂或钙拮抗剂。合并严重的心动过缓或房室传导阻滞时，应考虑安置起搏器。

（五）正性松弛剂的应用

具有正性松弛作用的药物包括：钙拮抗剂、儿茶酚胺类药物及磷酸二酯酶抑制剂。这三类药物可明显增加左室松弛速率和舒张早期充盈，但后两类药物具有正性肌力作用，不适合单纯舒张性心力衰竭的治疗，而钙拮抗剂可作为治疗舒张性心力衰竭的首选药物。

（六）避免使用正性肌力药

洋地黄类药物可增加细胞内钙离子水平，对单纯舒张性心力衰竭有弊无益，应避免使用。但当舒张性心力衰竭合并收缩性心力衰竭或加速心室率的心房颤动时，可使用洋地黄类药物。

六、预后

左室舒张功能障碍常早于收缩功能障碍，因此，对舒张性心力衰竭采取有效的治疗和预防措施是十分必要而有益的。舒张性心力衰竭的长期预后与基础病因有关。与收缩性心力衰竭相比，单纯舒张性心力衰竭的预后较好，其病死率为2%～8%。如舒张性心力衰竭已发展为充血性心力衰竭，其预后不佳。严重舒张性心力衰竭可并发急性肺水肿，甚至死亡。

（庞洪华）

第十三章　血压异常

第一节　高血压病

高血压是目前最常见的心血管病,随着社会进步、经济发展,生活逐渐富裕,食物中脂肪和热量增加,同时交通工具的发达使体力活动减少。加上生活节奏紧张,吸烟、饮酒无节制,使得高血压的患病率在逐渐增加,由高血压引起的心、脑血管疾病已成为目前发展中国家人们的一个重要死亡原因。因此,高血压病的防治已成为公共卫生当局和医务人员面临的最大挑战之一。

一、概述

目前我国高血压病流行病学的特点是"三高"、"三低",即高血压病发病率高、致残率高、死亡率高;相反,高血压病的知晓率(患者已知道自己患高血压病)、服药率、控制率(经治疗后血压<140/90mmHg)低。

高血压病是一种慢性逐渐进展性的疾病,长期的高血压将可能导致心、脑、肾和血管病变,引起脑卒中、充血性心力衰竭、慢性肾衰竭、主动脉夹层等严重并发症。高血压又是冠心病、动脉粥样硬化、周围动脉栓塞性疾病的最重要的危险因素。一般情况下,血压越高,并发症的发生率也越高。人群长期随访研究表明,人群中发生脑卒中的患者70%有高血压,确诊高血压发生脑卒中的相对危险性是正常血压者的32倍。

大约70%的高血压患者属于轻型,并发症的发生一般在高血压发病15~20年左右。影响高血压并发症发生的因素除了升高的血压水平外,尚有年龄及靶器官受损程度。年轻患者10年内主要心血管事件发生率约1%,而在老年人可达30%以上。有资料表明急进型或恶性高血压仅占3.86%,虽经积极降压治疗,5年生存率仍只达61%,尿毒症常是其最主要的死亡原因。

二、病因及发病机制

(一)病因

高血压被认为是遗传易感性和环境因素影响相互作用的结果,前者约占40%,后者约占60%。

1.遗传因素

临床上约60%的高血压患者可询问到高血压家族史。据调查,父母均无高血压,子女高血压发病几率只有3.1%;父母一方有高血压,子女发病几率28.3%;父母均有高血压,子女发病率达46%。所以高血压发病具有明显的家族性。高血压的遗传可能存在主要基因显性遗传和多基因遗传两种方式。在遗传表现型上,不仅血压升高发生率体现遗传性,而且在血压升高的程度、并发症发生及肥胖等其他有关因素也具有遗传性。目前已经发现细胞膜阳离子转运,交感神经介质,肾脏分泌的激素,血小板活性物质等方面存在高血压遗传性缺陷或异常。

2.环境因素

(1)钠盐摄入过多:人体每天需 5g 氯化钠就可满足生理平衡,但实际上目前日常生活中每天摄盐量大于 10g。大量人群调查结果指出,平均摄盐量与人群血压水平和高血压患病率呈正相关。摄盐过多导致血压升高主要发生在盐敏感的个体中,同一地区人群中血压水平与盐摄入量并不相关;高血压者在严格限制盐的摄入后,仅有 1/3 的患者血压下降,并且主要是收缩压和立位血压下降。另外饮食中的钾含量也是一个病因因素,钾的摄入量与血压呈负相关,且具有独立的作用。至于钙对血压的作用尚有不同的看法。大多数认为低钙是高血压的危险因素。

(2)过量饮酒:每天饮酒量与血压呈线性相关,尤其是收缩压,每天饮酒量超过 50g 乙醇的患者中有明显较高的发病率。

(3)精神紧张:高血压患病率明显地与职业有关,在驾驶员、会计、电报员中较高。长期生活在噪音环境中听力敏感性减退者高血压发病增多。高血压患者住院休息 2 周后,约 60% 患者血压下降 10% 以上。

3.其他因素

(1)肥胖:体重指数(BMI),即体重(kg)/身高(m^2),与血压呈显著正相关。超重或肥胖是血压升高的重要危险因素。肥胖儿童高血压的患病率是正常体重儿童的 2~3 倍,成人中超过理想体重 20% 者患高血压的危险性是体重过低 10% 者的 8 倍以上。高血压者有 1/3 患者体不同程度的肥胖。

(2)口服避孕药:服避孕药妇女血压升高发生率及程度与服药时间长短有关,35 岁以上妇女容易出现血压升高。但常为轻度和可逆的,停药后 3~6 个月血压恢复正常。

(3)阻塞性睡眠呼吸暂停(OSA):该病患者 60%~80% 有高血压。血压高度与 OSA 病程密切有关。并且表现为血压升高的昼夜节律性消失。

(二)发病机制

遗传和环境等因素如何作用以及通过什么途径与环节引起血压升高。

从血流动力学角度,血压=心输出量(CO)×总外周血管阻力(TPR)

血压升高主要是以 TPR 相对或绝对增高为特征。从 TPR 增高这一现象出发,发病环节较多集中在以下几方面。

1.交感神经活性亢进

各种病因造成大脑皮层下神经中枢功能紊乱,导致交感神经末梢释放增强,血浆中儿茶酚胺浓度增高(主要是去甲肾上腺素及肾上腺素),周围阻力小动脉收缩痉挛和结构重建,因此,TPR 增高,血压上升。在高血压早期,血流动力学表现为高动力循环状态,心肌收缩力增强,心率加快,回心血量增加,使心输出量增高,这是交感神经活性亢进的表现。

2.肾脏排钠障碍

肾脏排钠障碍,体内潴留过多的钠盐是引起高血压的重要因素。血压升高的关键在于肾脏排钠减少,体内水钠潴留,细胞外液容量增加,通过全身调节机制引起 TPR 升高,血压上升,再通过压力利尿钠机制和分泌排钠激素,将潴留的水钠排泄出去。

肾脏排钠障碍是由多因素作用产生的。肾脏内一些具有降压、排钠作用的激素物质(肾髓质素,前列腺素 PGE_2、PGA_2,缓激肽酶)分泌减少,以及肾外排钠激素(心房肽)分泌释放减少,而潴钠激素(18-羟脱氧皮质酮,醛固酮)分泌增多。

肾髓质素是一种具有利尿排钠、扩血管作用的活性物质；前列腺素 PGE$_2$、PGA$_2$ 具有增加肾皮质血流，利尿排钠，抑制交感活性的作用；缓激肽是一种对肾内血流动力学和水、盐具有调节作用的重要的局部激素，它能增加肾皮质血流，利尿排钠，对抗 RAA 系统；以上这些激素物质分泌减少即可引起血压升高。而 RAA 系统活性增强，可使血管紧张素 II 及醛固酮产生增多，前者缩血管作用强烈，后者潴钠作用较强，所以血压升高。18－羟脱氧皮质酮是一种作用相对较弱的潴钠激素，但它能明显增强醛固酮的潴钠作用，故该激素分泌增多也使血压上升。

3. 血管内皮及平滑肌细胞功能异常

血管内皮细胞产生各种局部血管活性物质经自分泌和旁分泌机制影响血管功能；通过平滑肌细胞膜离子转运异常影响血管张力和收缩反应性。因此，血管系统是参与血压持续升高和升压反应性增强的重要环节。

（1）细胞膜离子转运异常：细胞膜上有许多特异性离子通道、载体和酶，组成细胞膜离子转运系统。主动转运包括钠泵和钙泵。被动转运包括：①同向协同转运：钠、钾离子依赖载体以 1:1 同向协同外流或内流；②逆向协同转运：细胞内、外离子以相反方向耦联协同转运，如钠—钾交换、钠—氢交换、钠—钙交换；③电压依赖性阳离子通道，如钠通道、钙通道、钾通道。高血压时细胞膜离子转运异常，即"膜学说"主要表现为：钠泵活性降低，钠—钾同向协同转运缺陷，钠—钾和钠—氢逆向协同转运增强，钠—钙交换受抑制，钙离子转运异常，细胞膜及代谢异常。上述细胞膜离子转运系统的异常，相互之间关系错综复杂，但是其最终的环节是 [Ca^{2+}]增高，激活平滑肌细胞兴奋—收缩耦联系统，外周血管收缩功能增强，TPR 和血压升高。

（2）血管壁肾素—血管紧张素系统：血管壁尤其是在大动脉存在局部肾素—血管紧张素系统的几种基本组成成分，如血管紧张素原、ACE、ATII 均可在血管壁局部合成、分泌。血管壁局部 ATII 激活平滑肌细胞受体，刺激血管收缩；加速交感神经末梢儿茶酚胺的释放，还可直接促进血管平滑肌细胞增殖与生长，导致血管壁增厚。

（3）内皮素：它是血管内皮细胞分泌的一种最强力的缩血管肽类活性物质，使小血管平滑肌细胞收缩，在高血压发生中起重要作用。

（4）内皮衍生舒张因子（EDRF）：这是一种强力的扩血管活性物质，可能属一氧化氮类物质。高血压时由于血管内皮的结构与功能受损，EDRF、产生和释放不足，造成血管扩张能力减弱。

4. 胰岛素抵抗

高血压与胰岛素血症之间的关联已被认识多年，特别在肥胖者，产生胰岛素抵抗的原因尚不清楚。胰岛素的升压效应除了激活交感神经外，还包括对血管壁肥厚的生长作用和增加肾脏对钠重吸收。这可能成为高血压的原发原因，或者至少是一种继发性的促进剂。

三、高血压的定义、分类、诊断

我国高血压防治指南研讨会上决定采用世界卫生组织/国际高血压学会（WHO/ISH）公布的高血压治疗指南中的有关高血压的定义为收缩压≥140mmHg，和（或）舒张压≥90mmHg，患者既往有高血压病史，目前正服用抗高血压药，血压虽已低于 140/90mmHg，亦应诊断为高血压。高血压的分类分级见表13－1。

表 13-1 高血压的分类和分级

类型	收缩压(mmHg)	舒张压(mmHg)
理想血压	<120	
正常血压	<130	
正常高值	130~139	85~89
1级高血压(轻型)	140~159	90~99
亚组:临界高血压	140~149	90~94
2级高血压(中型)	160~179	100~109
3级高血压(重型)	≥180	≥110
单纯收缩期高血压	≥140	<90
亚组:临界收缩期高血压	140~149	<90

注:当收缩压和舒张压处于不同类型时,取较高时类型。

动态血压监测最近 10 年兴起的诊断技术。国内协作研究根据调查数据较早建议 24 小时均值<130/80mmHg,白昼均值<135/85mmHg、夜间均值<125/75mmHg 作为动态血压正常上限参考值,妊娠期高血压的定义为绝对的血压升高(即血压≥140/90mmHg),或者血压较妊娠前 3 个月时增高(收缩压升高≥25mmHg 和(或)舒张压≥15mmHg)。

四、高血压患者心血管病危险的绝对水平分层

为了对这些危险因素进行正确的评价,根据患者年龄、性别、吸烟、糖尿病、胆固醇和早发心血管病家族史、靶器官损害和心血管病、肾脏病史;同时根据 Framinghan 研究的对象(年龄 45~80 岁,平均 60 岁)的 10 年心血管病死亡,致死样脑卒中和心肌梗死的危险资料进行计算。将心血管病和绝对危险分成四组:低危、中危、高危和极高危组。见表 13-2,3。

表 13-2 影响预后的因素

心血管疾病的危险因素	靶器官损害	并存的临床疾病
Ⅰ用于危险分层的危险因素: · 收缩压和舒张压的水平(1~3 级) · 男性>55 岁,女性>65 岁 · 吸烟 · 总胆固醇>5.72mmol/L · 糖尿病 · 早发心血管疾病家族史 Ⅱ加重预后的其他危险因素: · 高密度脂蛋白胆固醇降低 · 低密度脂蛋白胆固醇升高 · 糖尿病伴微白蛋白尿 · 葡萄糖耐量减低 · 肥胖 · 以静息为主的生活方式 · 血聚纤维蛋白原增高	· 左心室肥厚(EKG、VCG、X 线) · 蛋白尿和(或)血浆肌酐轻度升高(106~177mmol/L) · 超声或 X 线证实有动脉粥样硬化斑块(颈、髂、股或主动脉) · 视网膜普遍或灶性动脉狭窄	· 脑血管疾病:脑梗,脑出血,短暂性脑缺血发作 · 心脏疾病:心肌梗死,心绞痛充血性心衰,冠状动脉血运重建 · 肾脏疾病:糖尿病。肾病肾衰竭 · 血管疾病:夹层动脉瘤,症状性动脉疾病 · 重度高血压性视网膜病变:眼底出血、渗出、视乳头水肿

注:靶器官损害相当于以前 WHO 的二期高血压,与高血压有关的临床疾病相当于以前 WHO 的三期高血压。

表 13-3 按危险分层

	血压(mmHg)		
	1级	2级	3级
I. 无其他危险因素	极危	中危	高危
II. 1~2 个危险因素	中危	中危	极高危
III. >3 个危险因素或靶器官损害或糖尿病	高危	高危	极高危
IV. 并存与高血压有关的临床疾病	极高危	极高危	极高危

注:危险分层(10 年内脑卒中或心肌梗死危险):低危组:<15%,中危组:15%～20%,高危组:20%～30%,极高危组:≥30%。

五、高血压病的治疗

高血压的治疗包括非药物治疗及药物治疗两个方面,无论哪种治疗都应达到预期的目标才能使心血管危险降到最低。

（一）高血压病的治疗目标

高血压病的主要治疗目标是最大限度地降低心血管病的发病、病残和死亡的总危险。因此在严格控制血压水平的同时,还要干预患者存在的所有可逆性危险因素(如吸烟、高胆固醇及糖尿病等)以及并存的与高血压相关的临床疾病。

1. 血压控制程度

由于心血管病危险与血压之间的相关呈连续性,在正常血压范围内并无最低阈。因此降压治疗的目标应是将血压降至"正常"或"理想"水平。有证据表明,降压治疗引起危险减低的主要因素是血压下降的程度。因此,中青年人血压应达到理想或正常水平;老年人也应降至140/90mmHg 以下;合并糖尿病者血压应降至<130/85mmHg;慢性肾衰竭或蛋白尿的患者需要更为积极地降低血压,尿蛋白>1g/d 的患者目标血压(125/75mmHg)应低于轻度蛋白尿的患者(目标血压为 130/80mmHg)。单纯收缩期高血压使收缩压下降至 140mmHg 以下为准。

2. 逆转靶器官的损害

高血压产生的靶器官的损害是患者致死和致残的重要原因。因此,减少、减缓或逆转靶器官的损害是非常重要的。对于高血压引起的心肌肥厚经过长期有效的降压治疗是可以得到逆转的。目前,临床研究发现有效的降压治疗使血压下降,同时也伴随着左室肥厚的逆转。

高血压持续 5～10 年,即可发现肾小动脉病变,其后继发肾实质损害。所以积极的控制血压能有效的防止终末期肾衰的发生。目前以 ACEI、钙拮抗剂、AngII 受体阻滞剂对保护肾脏功能较好,β阻滞剂和利尿剂因为能引起高血脂、高血糖,后者引起血尿酸升高,故应有选择性的应用。

3. 减少心血管事件及降低死亡率

4. 提高患者的生活质量

高血压是一种慢性病,难以治愈,大多需要终身服药。因而降压药物的治疗效果,用传统的评价指标(治愈、好转、未愈等)难以灵敏有效地反映出来。而运用生活质量来评价则可以测定不同服药阶段疾病的自然发展过程以及药物治疗对患者日常生活、工作和心理状态等产生的影响,而反映药物的治疗效果。对高血压患者既能控制血压到目标值,又能够不影响或提高患者的生活质量也是高血压病治疗的重要目标。

（二）一般治疗

1. 戒烟

这对高血压患者预防心脑血管病是极其重要的,虽然烟中的尼古丁可使血压一过性的升高,但却降低服药的顺从性并增加降压药物的剂量。

2. 减轻体重

从婴儿期开始,过多的身体脂肪可引起血压升高。身体脂肪过多是促发高血压的一个重要的因素。超重 10% 的高血压患者,减轻 5 公斤就能降低血压,同时对危险因素如胰岛素抵抗、糖尿病、高血脂和左室肥厚有益处。建议体重指数 (kg/m^2) 应控制在 24 以下。

3. 适度饮酒酒精摄入量与血压以及人群高血压患病率之间呈线性关系。酒精可减弱降压药物的效果。大量饮酒者,可在突然停饮后引起血压升高。因此有饮酒习惯的高血压患者应限制饮酒量。男性每日乙醇量不得超过 20～30g,女性不超过 10～20g。

4. 限制钠盐

高盐是高血压发病的重要环境因素之一,高血压患者中 60% 为盐敏感者,高盐饮食使该类患者血压明显升高而改变"杓型"规律。低钾膳食可增强钠盐的升压效果。限制钠盐的目标为每日钠的摄入 5.8 克或氯化钠 6 克。

5. 增加体育活动

对缺乏体力活动的患者进行规则的轻度有氧运动,如健步、慢跑、太极拳、气功、迪斯科或游泳 30～45 分钟,每周 3～4 次。运动强度指标可用运动时最大心率为 180 减去平时心率,也可采用最大心率的 60%～85% 作为运动适宜心率。

6. 保持平静的心理状态

不宜过于急躁、不要负于过重的心理负担或压力。

对于非药物治疗可总结为四句话"合理膳食、适量运动、戒烟限酒、心理平衡"有人称为四大健康基石。

（三）药物治疗

1. 开始药物治疗的时机

（1）高危组及极高危组的患者,经过数日内重复血压测定证实患者的血压水平之后,即应开始药物治疗。

（2）至于中危和低危患者是否开始药物治疗,受下述因素的影响:①加强改善生活方式措施后血压控制的程度:如果经过 3～6 个月血压监测后:中危患者 SBP≥140mmHg 或 DBP≥90mmHg,即开始药物治疗。如果 SBP<140mmHg 或 DBP<90mmHg 可继续监测血压及非药物治疗。低危组患者 SBP≥150mmHg 或 DBP≥95mmHg 即开始药物治疗。如 SBP<150mmHg 或 DBP<95mmHg 可继续监测血压及非药物治疗。②其他危险因素的控制程度:如果控制的不好,应及早开始药物治疗。③征求患者的意见,选择适宜的治疗。④现行医疗保健制度中卫生资源的状况。

（3）至于 1 级高血压中的临界高血压(SBP140～149mmHg 和 DBP90～94mmHg),应采取长期非药物治疗。

（4）对于合并 DM 及(或)肾功能不全的血压在正常高值(130～139/85～89mmHg)者应及早积极的考虑降压治疗。目前的资料显示降压治疗可减少肾功能的进一步损害。

2.药物治疗的原则

不论选择何种药物,降压药物应用的原则为:

(1)开始治疗时应用最小的有效剂量药物:为了使药物的不良反应减至最小,开始以最小的有效剂量。如果小剂量的反应较好,又未能达到足够的血压控制目标且没有不良反应,可逐步增加药物的剂量,以获得最佳疗效。

(2)使用适宜的药物联合以达到最大的降压效果,同时减少不良反应:经常首选加用小剂量的第二类药物而不是增加已使用的单一药物剂量。两种药物的小剂量应用很可能不产生不良反应或者使两种药物的不良反应相抵消。这种情况下,应用固定小剂量的联合(复方)是有益的。HOT 研究提出 70% 的患者需要联合用药。几种不同类药物的联合应用产生的降压效果大于任何一种单一药物疗效。

(3)如果第一种使用的药物降压效果不明显,且有不良反应时,应改用第二类药物,而不是增加药物的剂量和加用第二类药物。

(4)尽量选用长效作用的药物,一日一剂,提供 24 小时持续效果:这些药物的优点可改善治疗依从性,减少血压波动性以达到平稳的持续的血压控制,减少主要的心血管病事件危险性,防止从夜间较低血压到晨起血压骤升。引起心血管事件的发生,有较好的效果,而且可减少靶器官损害。要求降压药物的降压谷峰比值>50%,即给药后 24 小时仍保持 50% 以上的最大降压效应。

3.降压药物的选择

应注意的事项在药物的治疗开始时对于药物的选择应是个体化,应高度重视如下因素。

(1)患者是否有心血管病危险因素:如有血脂升高、胰岛素抵抗时选 β 阻滞剂和氢氯噻嗪应受到限制。

(2)有无靶器官的损害:如左室肥厚、肾脏损害时,降压药物应首选 ACEI 和钙拮抗剂(尤其是长效钙拮抗剂)。肼苯达嗪能增加左室肥厚不宜选用。当肾脏功能严重障碍时(Cr>3mg/dl 或 265μmol/L)也不宜选用 ACEI,此时利尿剂宜选用袢利尿剂。

(3)有无伴随的疾病影响降压药物的应用:如高血压病合并痛风不能选用氢氯噻嗪,合并慢性阻塞性肺病不能选用 β 阻滞剂,合并溃疡病不能用利血平。合并周围血管病及房室传导阻滞不能选用 β 阻滞剂。

(4)药物之间的相互作用:如用环胞素、类固醇激素的患者 50%~80% 使血压上升,因其使广泛血管收缩引起血压升高,此时首选钙拮抗剂而不用利尿剂,降压药物之间的联合应避免不利的联合用药。

(5)降低心血管危险的证据有多少:这一点主要是根据循证医学的证据,以 β 阻滞剂、利尿剂为最多,ACEI、钙拮抗剂次之,AngII 受体阻滞剂和 α 阻滞剂目前尚无可靠资料证实其长期效果。

(6)患者长期用药的经济承受能力:经济富裕者可用价值高的长效作用药物,经济收入低者可用廉价药物,以保证其长期服药治疗。

4.降压药物的评价

目前广为使用的降压药物有六大类:利尿剂、β 阻滞剂、钙拮抗剂、ACEI、AngII 受体阻滞剂、α 阻滞剂。

(1)利尿剂:临床实践观察到该类药物的代谢不良反应呈剂量的依赖性,而其降压效应并非呈剂量依赖性,即加大剂量只增加不良反应而不增加降压效应,因此,采取小剂量降压治疗是安全的。

目前认为利尿剂仍是最有价值的降压药物。其价格便宜、有效、小剂量应用时通常能很好耐受。可使用氢氯噻嗪12.5mg,每日1～2次。吲达帕胺(Indapamide),不影响胆固醇代谢,并且有逆转左室肥厚作用,可用1.25～2.5mg,每日一次。利尿剂主要应用于轻、中度高血压,尤其老年高血压或合并心衰浮肿时。痛风者禁用,小剂量可避免低血钾、糖耐量降低和心律失常等不良反应。

(2)β阻滞剂:该类药物用于抗高血压治疗已有30年历史,大量临床观察证实:①使用β阻滞剂长期有效的降压治疗可逆转左室肥厚,且无明显降低左室收缩功能;一般来说无内源性拟交感活性的β阻滞剂逆转左室肥厚作用较好;②β阻滞剂可作为一级预防用药,降低脑卒中及急性心肌梗死的发生率;③高血压合并心肌梗死后患者使用β阻滞剂可减少再梗死率及死亡率。常用美托洛尔(metoprolol)50～100mg,每日1次。倍他洛尔(betaxolol)5～20mg,每日1次。卡维地洛(carvedilol)12.5～25mg,每日1次。

β阻滞剂的主要代谢不良反应是使TG升高,HDL轻度下降,糖耐量下降、血糖升高。此类药物主要用于轻、中度高血压,尤其在静息时心率较快的中青年患者以及对高血压病伴劳力型心绞痛或AMI患者都是良好的适应证。

(3)钙拮抗剂:其特点是阻断血管平滑肌上L-型电压依赖性钙通道,故舒张血管作用较强,并兼有改善脂肪代谢(使HDL升高)、轻度改善胰岛素抵抗、防止和逆转左室肥厚以及保护心、脑、肾、血管作用。实验证明钙拮抗剂还减少LDL在动脉壁上的沉积,抑制血管平滑肌细胞移行和增生,从而产生显著的抗动脉粥样硬化作用。

经典的钙拮抗剂有三种,即维拉帕米、地尔硫䓬、硝苯地平。其中以硝苯地平为最早代表的二氢吡啶类钙拮抗剂,这类药物还有尼卡地平、尼索地平、尼莫地平、尼群地平、非洛地平等,新一代二氢吡啶钙拮抗剂,如氨氯地平、拉西地平,对血管组织更具选择性,无明显负性肌力作用,几乎不影响心脏传导功能,并具有吸收缓慢、逐渐产生扩血管效应、作用时间长等特点。

目前比较统一的观点认为短效钙拮抗剂单一用药对冠心病的患者有害,不主张在这类患者中使用。而长效钙拮抗剂(如氨氯地平、拉西地平)的使用,可克服这一缺点。因此提倡使用长效钙拮抗剂:氨氯地平5～10mg,每日1次,拉西地平4～6mg,每日1次;此外尚有硝苯地平控释片、维拉帕米缓释片、非洛地平缓释片。

钙拮抗剂可用于各种程度的高血压,尤其老年人。对高血压病伴左室肥厚、心绞痛(尤其是冠心病痉挛者)、周围血管病,或伴高血脂、糖尿病伴阻塞性肺病都是良好适应证。严重高血压不能排除肾A狭窄时也应选用钙拮抗剂。头痛、外周水肿、心率加快是其常见不良反应。长效钙拮抗剂不良反应较轻。心脏传导阻滞和心衰者禁用非二氢吡啶类钙拮抗剂,不稳定心绞痛和AMI时禁用速效二氢吡啶类钙拮抗剂。

(4)血管紧张素转换酶抑制剂:血管紧张素转换酶是一种Zn^{2+}依赖性金属肽酶。与血管紧张素转换酶的Zn^{2+}活性基因结合的配基可以是巯基(SH)、羧基(COO)也可以是次磷酸基(POO),含后二者的ACEI与ACE结合比较牢固,故作用较强而且持久,可每日一次给药。分为三类:I类:以卡托普利为代表,半衰期短,本身具有生物活性,但需进一步代谢,肾脏排泄;II类:以依那普利为代表,均为前体药,必须变成二酸的形式才具有活性,肾脏排泄;III类

Lisinopril,不经代谢,为水溶性。不与血浆蛋白结合,完全由肾脏排泄。

血管紧张素转换酶抑制剂作用机制:

①作用于循环中的 RAAS:使血浆 AngII 下降,起到急性降压作用。

②作用于组织中的 RAAS 包括抑制血管内皮细胞的 ACE。这是它平稳降压的重要环节。

③调节或降低肾上腺素能活性:AngII 可促进肾上腺素神经末梢释放去甲肾上腺素,ACE 受抑制后 AngII 下降,从而抑制外周交感神经系统。

④增加缓激肽和扩血管性的前列腺素的形成,增加 NO 的释放。

⑤减少血管内皮细胞缩血管作用的内皮素释放。

⑥抑制醛固酮的形成,从而减少水、钠潴留。

血管紧张素转换酶抑制剂优点及其应用:

①降压的疗效是肯定的:单药 $60\%\sim70\%$ 有效。对严重的急进性高血压,ACEI+CCB 效果明显。

②由于对周围交感神经的调节作用,服用 ACEI 后对运动、麻醉、出血反应正常,无反射性心动过速;对老年人高血压有效且少有体位性低血压,用药后尽管血压下降,由于自主神经功能正常,可以重新恢复脑血管的自动调节能力,保持脑血流量。

③对代谢无不良影响:使血钾轻度升高,。使尿酸轻度下降,提高肌肉和脂肪对胰岛素的敏感性。对胰岛素抵抗也有一定的改善作用。对血脂无明显影响。对醛固酮有一定的抑制作用。所以对下列疾病均可安全使用:胰岛素依赖性糖尿病;痛风;慢性阻塞性肺病;抑郁症等。

④由于其抑制血管内膜内皮素的释放,可用于周围血管病,雷诺氏病。

⑤高血压伴心室肥厚或有舒张功能及收缩功能不全或合并 MI 者,ACEI 是良好的选择。ACEI 长期应用可逆转 LVH,改善心肌收缩和舒张功能,可降低心、脑血管病的死亡率。

⑥对高血压肾病和糖尿病肾病患者应用 ACEI 对肾脏有明显的保护作用,具有延缓肾功能恶化的作用。

总之 ACEI 对高血压伴有 LVH、HF、AMI、DM、肾病、痛风者都是良好的选择。

血管紧张素转换酶不良反应及禁忌证:

①妊娠高血压,ACEI 可致胎儿畸形,应禁用。

②肾功能严重障碍(Cr>220μmol/L),双肾 A 狭窄要慎用或禁用。

③有肾功能损害或正在补钾者有引起高钾血症可能。

④明显的血容量减少,主动脉狭窄、缩窄性心包炎时要慎用或禁用。

⑤由消炎镇痛药所致的肾损害要慎用。

⑥干咳、血管性水肿可以发生。

(5)血管紧张素 II(AngII)受体拮抗剂(A-II-A):AngII 受体拮抗剂能全面抑制 RAS,提高降压疗效,不产生咳嗽及周围性水肿。这些均优于 ACEI。因为 Ang 形成,体内有两个途径:①经典途径:肝脏合成血管紧张素原,经肾素分解生成 Ang I,再经 ACE 分解生成 AngII,最后经酶裂解成 AngIII 及其碎片;②非经典途径:一系列酶(组织蛋白酶 G,糜蛋白酶等)参与 Ang 的分解和生成。

心脑和血管产生 AngII 的一个重要的旁路酶是蛋白酶。在心脏组织仅 10% 的 AngII 是从经典途径产生的,大约 80% 是通过心脏组织的糜蛋白酶产生的。而 ACEI 不能抑制非经典途径的酶系。所以 ACEI 对 RAS 的抑制是不全面的。

目前已证实有两种特异性 AngII 受体 AT_1 和 AT_2 受体亚型。AT_1 是 AngII 的主要作用部位,存在于血管壁、心脏、肾脏、脑、肺、肾上腺皮质。其效应有:血管收缩、释放激素、调节液体量和促进细胞增殖。AT_2 主要存在于胚胎组织,脑、肾上腺髓质、子宫、卵巢等。

AngII 拮抗剂一个突出的优势就在于它几乎无禁忌证且与许多抗高血压药物都能合用。目前有限的临床试验证实,它不仅具有显著的抗高血压疗效,且不引起咳嗽,其降压作用又是逐渐产生的,减少了首剂低血压的发生。使血压持续平稳得到控制,应用于老年高血压是安全的,对靶器官具有直接保护作用。AngII 受体拮抗剂和 ACEI 可以联合应用,也可替代应用。目前常用于临床的有缬沙坦(Valsartan,商品名:代文,Diovan),80mg/d 有良好的耐受性,与依那普利 20mg/d 相比有相同的降压疗效;还有氯沙坦(Losartan,商品名:科索亚,COZAAR),50mg/d 适用于大部分患者,3～6 周达最大降压效益。

(6)α 阻滞剂:无选择性的 α 阻滞剂利血平、胍乙啶等很少应用。选择性 α 阻滞剂可以阻滞突触后或血管壁的 α 受体,不阻滞突触前 α 受体,对抗去甲肾上腺素,产生动静脉血管扩张效应。其特点是血压下降同时使心脏后负荷减少,故可治疗 HF。这类药物对脂代谢有益,降 TC 和 TG,升高 HDL,而对糖代谢无干扰,故可减少心血管危险因素。

目前常用的 α 阻滞剂有哌唑嗪,多沙唑嗪,前者可发生首剂低血压反应,故应小剂量开始应用,后者是长效制剂,极少发生首剂反应。

目前我国临床上常用口服的降压药详见附表 13-4,13-5。

表 13-4　口服降压药

	每天剂量(mg)分服次数	主要不良反应
利尿药		血钠↓尿酸↑
氢氯噻嗪(Hydrochlorothiazide)	12.5～25 每日 1 次	血钾↓血钙↑血胆固醇、糖↑
氯噻酮(Chlortalidone)	12.5～25 每日 1 次	血钾↓血钙↑血胆固醇、糖↑
吲哒帕胺(Indapamide)	1.25～2.5 每日 1 次	血钾↓
布美他尼(Bumetanide)	0.5～4 每日 2 次或 3 次	血钾↓
呋塞米(Furodemide)	40～240 每日 2 次或 3 次	血钾↓
阿米洛利(Amiloride)	5～10 每日 1 次	血钾↑
螺内酯(Spironolactone)	25～100 每日 1 次	血钾↑,男性乳房发育
氨苯蝶啶(Triamterene)	25～100 每日 1 次	血钾↑
α 阻滞剂		体位性低血压
多沙唑嗪(Doxazodin)	1～16 每日 1 次	
哌唑嗪(Pragosin)	2～30 每日 2 次或 3 次	
特拉唑嗪(Terazosin)	1～20 每日 1 次	
β 阻滞剂		支气管痉挛,心功能抑制
普萘洛尔(Propranolol)	30～90 每日 2 次或 3 次	
美托洛尔(Metoprolol)	50～100 每日 1 次	
阿替洛尔(Atenolol)	12.5～50 每日 1 次或 2 次	

(续表)

	每天剂量(mg)分服次数	主要不良反应
倍他洛尔(Betaxolol)	5～20 每日 1 次	
比索洛尔(Bisoprolol)	2.5～10 每日 1 次	
α、β 阻滞剂		
拉贝洛尔(Labetalol)	200～600 每日 2 次	
阿罗洛尔(Arotinlolo)	10～20 每日 1 次或 2 次	
钙拮抗剂		
二氢吡啶类		水肿,头痛,潮红
硝苯地平(Nifedipine)	15～20 每日 3 次	
缓释片、胶囊	10～20 每日 2 次	
控释片、胶囊	30～120 每日 1 次	
尼群地平(Nitrendipine)	20～60 每日 2 次或 3 次	
尼卡地平(Nicardipine)	60～90 每日 2 次	
尼索地平(Nisoldipine)	20～60 每日 1 次	
非洛地平(Felodipine)	2.5～20 每日 1 次	
氨氯地平(Amlodipine)	2.5～10 每日 1 次	
拉西地平(Lacidipine)	4～6 每日 1 次	
非二氢吡啶类		心脏传导阻滞,抑制心肌收缩力
地尔硫䓬(Diltiazem)	90～360 每日 3 次	
缓释片、胶囊	90～360 每日 2 次	
维拉帕米(Verapami)	90～180	便秘
缓释片	120～240 每日 1 次	
血管紧张素转换酶抑制剂		咳嗽,血钾高,血管性水肿
卡托普利(Captopril)	25～150 每日 3 次或 2 次	
依那普利(Enalapril)	5～40 每日 2 次	
苯那普利(Benazepril)	5～40 每日 1 次或 2 次	
赖诺普利(Lisinopril)	5～40 每日 1 次	
雷米普利(Ramipril)	1.25～20 每日 1 次	
福辛普利(Fosinopril)	10～40 每日 1 次或 2 次	
西拉普利(Cilazapril)	2.5～5 每日 1 次	
培哚普利(Perindopril)	4～8 每日 1 次	
喹那普利(Quinalpril)	10～40 每日 1 次或 2 次	
群多普利(Trandolapril)	0.5～2 每日 1 次	
地拉普利(Dalapril)	15～60 每日 2 次	
咪哒普利(Imidapril)	2.5～10 每日 1 次	
血管紧张素 II 受体拮抗剂		血管性水肿、高血钾
氯沙坦(Lasartan)	50～100 每日 1 次	
缬沙坦(Valsartan)	80～160 每日 1 次	
依贝沙坦(Erbbesartan)	150～130 每日 1 次	

表 13—5　各类主要降压药选用的临床参考

	适应证	禁忌证	限制应用
利尿剂	心力衰竭,收缩期高血压,老年高血压	痛风	血脂异常,妊娠
β阻滞剂	劳力性心绞痛,心肌梗死后,快速心律失常,心力衰竭	哮喘,慢性阻塞性肺病,周围血管病,I～II度心脏传导阻滞	高甘油三脂血症,1型糖尿病,体力劳动者
ACEI	心力衰竭,左心室肥厚,心肌梗死后,糖尿病微量蛋白尿	双侧肾动脉狭窄,血肌酐＞3mg/dl高血钾	
钙拮抗剂	心绞痛,周围血管病,老年高血压收缩期高血压,糖耐量减低	妊娠	心力衰竭、心脏传导阻滞(非二氢吡啶类)
α阻滞剂	前列腺肥大,糖耐量减低		体位性低血压

5.关于联合用药

六大类降压药物在用推荐剂量上产生相同的血压下降。通常血压下降的幅度随着治疗时血压水平的升高而增加。几种不同类药物联合应用产生降压效果大于任何一种单一药物治疗。联合用药所用的药物种数不宜过多,过多则可有复杂的药物相互作用。目前认为比较合理的配伍为:①ACEI(或血管紧张素II受体拮抗剂)加利尿剂;②钙拮抗剂加β一阻滞剂;③ACEI加钙拮抗剂;④利尿剂加β一阻滞剂;⑤α一阻滞剂加β一阻滞剂。

6.几种"个体化"的治疗方法

(1)中青年单纯舒张压升高:由于舒张期高血压早期表现为左室收缩功能受损,周围血管张力增高,选用对周围血管有高度选择性的钙拮抗剂扩张周围血管,改善左室收缩功能,较好的有长效二氢吡啶类药物,如氨氯地平、拉西地平等。α_1阻滞剂(特拉唑嗪等)直接扩张小动脉,降低舒张压疗效很好。上述药物合用对降低舒张压效果更好。

(2)老年高血压:老年人一般多为收缩压升高,脉压较大并且多为盐敏感性高血压。这时左室舒张功能先受损,周围血管交感活性减低。因此,可选用利尿剂、ACEI、二氢吡啶类钙拮抗剂及β一阻滞剂。由于老年高血压常表现为血压波动性升高,尤其在清晨时出现血压急剧升高、,则应给长效与短效药物合用,用速效药物来控制突然升高的血压。

(3)按昼夜节律改变选择用药:对应激活动状态时血压显著升高且有明显昼夜节律者应用β一阻滞剂、钙拮抗剂。对无节律者,应加强夜间用药,争取夜间血压有所下降,防止心功能受损,尤其防止左心室肥大。注意用长效降压药物。

(4)肥胖:选择脂溶性较好的药物。如美托洛尔、尼莫地平、福辛普利、雷米普利等。如伴有胰岛素抵抗,可选择 ACEI 及长效钙拮抗剂,利尿剂应用吲哒帕胺。

六、治疗效果不好的原因

1.顽固性高血压指治疗计划,包括改善生活方式和足量的药物联合应用后,不能使原发性高血压患者的血压降至 140/90mmHg 以下,或单纯收缩期高血压收缩压不能降到140mmHg 以下。

2.未发现的继发性高血压,包括肾性和内分泌性。

3.不能坚持治疗,服药依从性差,这是常见的原因。

4.继续使用升高血压的药物,如口服避孕药、非固醇类抗炎药物、甘草、可卡因、环胞素、抗抑郁药等。

5.未坚持严格的生活方式措施,体重增加、大量饮酒等。

6.容量负荷过重,由于利尿剂应用不够,高盐饮食,进行性肾功能减退。

7.粗壮上臂而未用大号的袖带使间接测定的血压值偏高。

8.单纯诊室(白大衣)高血压。

七、更新高血压病防治的观念,解除误区,科学防治

1.认为血压降至正常会加重心、脑、肾供血不足。循证医学证据显示:血压控制在正常范围内越低越好。只要缓慢而平稳的将血压降至目标水平以下,既可明显减低心脑血管事件的危险,也可减轻症状。

2.对合并糖尿病、靶器官损害、高血脂、肥胖、吸烟等危险因素越多的高血压患者,目标血压水平应该越低的重要意义认识不足,对疗效的监测力度不够。

3.常用作用快的短效药物对多年的高血压无需立即降到正常,应缓慢、平稳降压,尽量用每日一次的长效制剂。使用短效降压药可加重心肌缺血。

4.各种电子血压计应校准,废止在肘关节以下测血压。

5.引导患者服用有效药物,应该注意药物的合理配伍。

6.老年人单纯收缩期高血压的危害应充分认识。

7.高血压患者如果非药物治疗无效则需要长期服药,一般可达数十年,绝大部分患者需要终生服药。

8.不要过快的撤药,更不能轻易停药,一般要求血压长期稳定正常达1年以上后,可逐渐减少药物剂量,或减少服药次数。

9.可以应用2～3种成分明确的复方制剂,如 ACEI 和利尿剂合用,可减少每种药物的剂量,减少不良反应,协同增效,服用方便,依从性好。

10.糖尿病合并高血压时,应同时控制血糖和血压,降血压比降血糖得益更大。

11.脑梗死的急性期不要急于降压治疗,除非合并高血压脑病或 DBP$>$130mmHg,因为此时颅内压升高,脑缺氧,疼痛及紧张等因素导致反射性血压升高。这些病症正确处理后血压会相应下降,但病情稳定后的恢复期应将血压降至正常。

第二节　高血压脑病

高血压脑病是指血压急剧升高引起急性脑循环功能障碍,导致脑水肿和神经功能障碍的一种临床综合征。

一、病因

1.原发性高血压,由于某种诱因血压急剧升高。

2.急进型或恶性高血压,尤其并发肾衰竭者。

3.妊娠高血压综合征。

4.嗜铬细胞瘤,库欣综合征,醛固酮增多症。

5.铅中毒,促肾上腺皮质激素中毒也可引起高血压脑病。

6.肾脏疾病及肾动脉狭窄引起的高血压。

二、发病机制

（一）血压升高

高血压脑病患者均有全身性动脉压增高及脑病发作前动脉压显著增高。动脉压增高本身不会引起脑病的症状，而是因血压增高时引起脑小动脉舒缩功能紊乱，导致脑病的症状。

（二）脑内小动脉痉挛

高血压脑病是因脑内小动脉痉挛而使毛细血管的血流减少而导致脑组织缺血及水肿。血压迅速且极度升高时，脑血管的自身调节作用加强而引起脑部小动脉的痉挛，导致进入毛细血管床的血流量减少，使毛细血管和神经元缺血，毛细血管壁通透性增加，血管内液外渗到细胞间隙，造成脑水肿。另外，由于缺血性小梗死，造成脑组织的坏死，病变可相当广泛，最后出现严重的神经损害。

（三）脑血管自身调节能力的崩溃

在正常情况下脑血流量多能"自主调节"，如在一定范围内血压升高或降低，则脑血管通过收缩与扩张来维持恒定的血流量。但脑血管的自身调节能力是有限的。如血压过低，则脑血流减少，脑灌注不足导致脑缺氧；如血压过高，超过了脑小动脉收缩极限，一般认为当平均动脉压大于160mmHg时，脑血管"自主调节"功能丧失。原来收缩的脑血管由于不能承受过高的压力，致使脑血管发生被动强制性扩张，脑血流灌注增加，部分毛细血管可损伤、变性、坏死甚至破裂，产生脑水肿及斑点状出血和小灶性梗死等。

总之，高血压脑病的发病机制是复杂的，目前多数学者认为动脉压急剧增高是重要的因素，脑内小动脉痉挛及脑血管自身调节的崩溃可能均起作用。

三、病理变化

高血压脑病患者均有不同程度的脑水肿，脑外表苍白，脑回变平，脑沟变浅。皮层表面有淤点，表浅部位的动、静脉及毛细血管扩张。其特征性病变是脑实质微血栓及斑点状出血，血管病变的特征是小动脉局限性纤维素样坏死和非特异性小动脉玻璃样变性，中层肥厚和粥样硬化等。因此，高血压脑病的病理基础是脑血管纤维素样坏死，脑实质的微梗死和纤维蛋白性血栓。

四、临床表现

高血压脑病起病急剧，病情发展迅速，症状多于12～24小时达高峰。发病前先有血压显著升高并有严重头痛、精神错乱、周身浮肿等前驱症状。若在前驱症状出现时，令患者卧床休息，给予适当处理血压迅速降低后，脑病可以阻滞不发。若血压继续升高则可转变为高血压脑病。

（一）高血压脑病的主要临床表现

1.头痛

为高血压脑病突出的症状，在短期内进行性加重。头痛可限于后枕部，也可为全头部，严重者可伴有恶心和呕吐。头痛与血压升高及颅内压增高有关，用降压药或相应治疗后头痛可缓解。

2.血压显著升高

高血压患者，在起病前血压必定再度增高，舒张压往往升至120mmHg以上，平均动脉压

常在 $150\sim200$mmHg,有的可高达 $250/140$mmHg 以上。

3.惊厥

是常见的症状之一。发作时似癫痫样,神志丧失、两眼上翻、口吐白沫、呼吸停止、皮肤发绀、肢体痉挛、瞳孔散大,并可有舌头咬破及大小便失禁等。肢体痉挛多为全身性,亦可为局限性,历时 $1\sim2$ 分钟后,痉挛停止,进入昏睡状态。

4.颅内压增高

由脑水肿引起,表现为剧烈头痛、喷射性呕吐等。有的患者可伴有颈项强直。

5.视力和眼底

视力障碍,如视力模糊、偏盲或黑矇也是常见的症状,可由视网膜病变、小动脉痉挛及视乳头水肿引起,也可由枕叶脑水肿、大脑后动脉和大脑中动脉痉挛引起。眼底改变常有视乳头水肿,可有火焰状出血、绒毛状出血和动脉痉挛等改变,形成高血压性视网膜病变。

6.呼吸困难

少数人可出现呼吸困难,可能是由于呼吸中枢血管痉挛、局部缺血及局部酸中毒引起。

7.脑功能障碍

有些患者可出现暂时性的失语、偏瘫、偏身麻木、听力障碍及精神错乱等症状。昏迷是本病严重的表现。

上述症状一般只持续数分钟、数小时也可达数日或更长时间。若抢救及时,常可在数小时至 $1\sim2$ 天内缓解。严重的患者也可因发生癫痫持续状态、心力衰竭或呼吸衰竭而死亡。

(二)辅助检查

脑脊液压力多数显著增高,少数患者可正常。脑脊液成分多为正常,但可含有少量红细胞或白细胞;有些患者可有蛋白质增高。头颅超声波、脑放射性核素扫描及头颅平片等检查均为正常。急性期脑电图可出现两侧同步的尖、慢波,而且常有枕部的节律性尖波和慢性活动。

五、诊断与鉴别诊断

(一)诊断依据

发病急剧,发病前有血压显著增高,伴剧烈头痛、惊厥、意识改变、眼底有高血压性视网膜病变,血压降低后神经症状消失,不留后遗症,病程短暂,症状与体征多在数小时内消失。

(二)鉴别诊断

1.脑出血、脑血栓形成及脑栓塞所出现的体征多是偏瘫,病程长,不易与本病混淆,此时行头颅 CT 检查价值最大。

2.妊娠毒血症所致的高血压脑病于妊娠后六个月发生,有明显的水肿与蛋白尿,不难与其他病因鉴别。

3.铅中毒引起的惊厥,可依据患者有铅接触史并出现贫血、红细胞嗜碱性点彩、齿龈铅线、蛋白尿、尿中排出过量铅质而确诊。

4.肾上腺皮质肿瘤或增殖可有血压增高。但库欣综合征有向心性肥胖及皮质醇分泌过多;嗜铬细胞瘤患者多出现血压极度增高时常伴有苍白、出汗、心动过速、心绞痛等症状;原发性醛固酮增多症有醛固酮分泌过多、血钾过低及肌肉软弱无力等;垂体瘤引起的肢端肥大症患者,除有高血压外,常有特殊面容和肢端肥大以及蝶鞍扩大和视野缺损等。

六、治疗及预后

高血压脑病是急重症,必须争分夺秒进行抢救,争取在不可逆脑损害发生之前及时正确的处理,预后良好。高血压脑病的抢救治疗应包括:尽快降压,制止惊厥,降低颅内压,预防呼吸衰竭和心力衰竭等。具体措施如下:

(一)降低血压

这是高血压脑病患者最主要的治疗。降压治疗应掌握如下原则。

1. 理想的降压治疗目标

既能使血压迅速下降到安全水平,以预防进行性不可逆靶器官损害,又不能使血压下降过低,避免引起全身及局部脏器灌注不足,一般在几分钟至几小时内使平均动脉压降低 20%～25%。

2. 逐步控制性降压

最初 48 小时内血压下降幅度应掌握在收缩压不低于 160mmHg,舒张压不低于 100mmHg。血压降到最初治疗目标后,应维持数天,在以后的 1～2 周内逐渐将血压降至正常水平。

3. 合理选择降压药

药物选择应根据高血压脑病患者血压升高的病因及药物作用的起始、高峰与维持时间,药物的血流动力学效应以及药物的不良反应。开始要采用静脉点滴用药降压。常用的静脉用降压药(表 13-6)。硝普钠、硝酸甘油和酚妥拉明作用开始快,持续时间短,可随时调整剂量,所以比较理想,其中硝普钠为首选药物。

4. 避免使用的药物

利血平是以往常用药物,但该药急性给药疗效差,并引起嗜睡、心率减慢、心输出量减少、肾血流降低,所以不推荐使用。β-阻滞剂除了合并主动脉夹层外不宜使用,因为其对血流动力学有不利的影响,包括体循环阻力增加,肺毛细血管楔压升高,心率减慢,心输出量下降,'肾血流量和脑血流量减少等。

(二)控制惊厥

对于癫痫持续状态或癫痫发作频繁者,可用安定 10～20mg 静脉缓慢注射,若不能控制,可继用安定 40～50mg 加入 10% 或 25% 葡萄糖溶液 250ml 中静滴。

(三)降低颅内压

可选用 20% 甘露醇 250ml、25% 山梨醇 250ml、50% 葡萄糖溶液 60ml 中的一种药物静脉滴注,最好在半小时内滴入,每 4～6 小时一次。利尿酸和速尿有降低血压、利尿、减轻脑水肿和降低颅内压的作用,亦可应用。利尿酸一次静脉注射量为 25～50mg,速尿为 40～80mg。

(四)其他治疗

因为本病的发生可能是因血压太高,脑血管自身调节机制崩溃而导致血管扩张引起脑水肿而发病,所以应禁用血管扩张剂。有心力衰竭者,应给速尿及洋地黄治疗,吗啡对呼吸中枢有抑制作用,在颅内压增高时不宜应用。及早开始口服降压药物,使血压控制在正常水平。

高血压脑病的预后视致病的原因而定。发病时出现的症状虽然非常危重,但若能及时加以急救处理,一般预后都是良好的。恶性高血压所引起的脑病,也是可以恢复的。但惊厥发作频繁者,为预后不良之先兆,如不及时正确的处理,往往会演变成脑出血,严重者很快陷入昏迷死亡。

表 13-6　治疗高血压脑病常用注射降压药物

药名	剂量	起效	不良反应
I. 血管扩张剂			
硝普钠	$0.25\sim5\mu g/(kg\cdot min)$ 静滴	立即	恶心、呕吐、肌肉抽搐、出汗、硫氰酸盐中毒
硝酸甘油	$5\sim100\mu g/min$ 静滴	$2\sim5min$	心动过速、面红、头痛、呕吐、亚铁血红蛋白症
二氮嗪	$50\sim100mg$ 静注,以后重复静注 或 $15\sim30mg/min$ 静滴	$2\sim4min$	心、低血压、面红、心动过速、胸痛
尼卡地平	$2\sim10mg/h$ 静滴	$5\sim10min$	心动过速、头痛、面红、局部静脉炎
肼苯达嗪	$10\sim20mg$ 静注 $10\sim20mg$ 肌注	$10\sim20min$ $20\sim30min$	心动过速、面红、头吐、心绞痛
II. 肾上腺素能抑制剂			
酚妥拉明	$5\sim15mg$ 静注	$1\sim2min$	心动过速、面红
三甲噻酚	$0.5\sim5mg/min$ 静滴	$1\sim5min$	肠和膀胱麻痹、立位性低血压、视觉模糊、口干
艾司洛尔	$500\mu g/(kg\cdot min)$ 静注历时 1min, 后 $50\sim300\mu g/(kg\cdot min)$ 静滴	$1\sim2min$	低血压、心动过缓、心功不全加重
拉贝洛尔	$20\sim80mg$ 静注,每 10min $2mg/min$ 静滴	$5\sim10min$	呕吐、头皮刺麻、咽部烧灼感、体位性低血压、头晕、恶心

第三节　高血压急症

原发性高血压大多起病及进展均缓慢,病程可长达 10 余年至数十年,病状轻微,逐渐导致靶器官损害。但少数患者可表现为急进重危,或具特殊表现而构成不同的临床类型。高血压急症是指原发性或继发性高血压在病情发展过程中,或在某些诱因的作用下,血压急剧升高,病情迅速恶化,常伴有心、脑、肾功能障碍。除考虑血压升高的水平和速度外,靶器官受累的程度也很重要,当合并有急性肺水肿、心肌梗死、主动脉夹层动脉瘤及急性脑血管病变时,即使血压仅中度升高,也视为高血压急症。

一、类型和特点

(一)高血压危象

在高血压病程中,全身小动脉发生暂时性强烈痉挛,周围血管阻力明显增加,血压急剧升高,出现一系列急诊临床症状,称为高血压危象。

1. 病因

(1)原发性缓进型高血压 1.2 期。

(2)急进型高血压。

(3)继发性高血压。

2. 诱因

(1)寒冷、情绪波动。

(2)绝经期和经期内分泌功能紊乱。

（3）应用拟交感神经药物。

（4）应用单胺氧化酶抑制剂。

3.发病机制

在某些诱因的作用下，血管反应增强，血液循环中肾素、血管紧张素Ⅱ、去甲肾上腺素及血管加压素等血管活性物质积聚增加，而嗜铬细胞瘤可直接释放肾上腺素和去甲肾上腺素，引起周围小动脉痉挛，外周血管阻力增加，血压急剧升高，发生高血压危象。

4.临床表现

（1）血压改变：以收缩压突然升高为主，舒张压也可升高。心率增快，可＞110次/min。

（2）自主神经功能失调症状：面色苍白、烦躁不安、多汗、心悸、手足震颤和尿频。

（3）靶器官急性损害的表现：①冠状动脉痉挛：可有心绞痛，并发心脏病时可致心力衰竭和心律失常。②脑部小动脉痉挛：短暂的失语、感觉过敏、半身麻木、偏瘫。③肾动脉痉挛：可出现肾功能不全。④前庭和耳蜗内小动脉痉挛：眩晕、耳鸣、恶心、呕吐和平衡失调。每次发作历时短暂，持续几分钟至数小时，偶可达数日，易复发。

（4）辅助检查：尿常规、蛋白尿、红细胞；尿VMA可呈阳性；血游离肾上腺素和（或）去甲肾上腺素增高；血糖升高，血肌酐、尿素氮升高，电解质紊乱；心电图示心肌缺血，心律失常。

5.诊断和鉴别诊断

根据临床表现和辅助检查一般不难确立诊断。但应与高血压脑病、急性脑血管病等进行鉴别。

（二）高血压脑病

高血压患者在血压急剧升高的情况下，脑部小动脉先出现持续性痉挛，继而被动性或强制性扩张，出现急性脑循环障碍，导致脑水肿和颅内压升高及一系列临床表现，称为高血压脑病。

1.病因和发病机制

病因为各种类型的高血压。多发于缓进型高血压有明显脑动脉硬化者。也可由高血压危象发生脑水肿而引起。发病机制是脑血流的自主调节失灵。正常情况：血压下降时脑血管扩张，血压升高时脑血管收缩，即通过自身调节维持恒定的脑血流量。病理情况：血压急剧升高引起脑膜和脑细小动脉持久性痉挛，毛细血管血流减少，导致缺血和毛细血管通透性增加，继而脑细小动脉被动性或强制性扩张，出现急性脑循环障碍，出现脑水肿和颅内压升高。

2.临床表现

（1）血压升高：以舒张压升高为主，常＞16.0 kPa（120 mmHg），甚至高达18.7～24.0 kPa（140～180 mmHg）。

（2）脑水肿和颅内高压表现：首发表现为弥漫性剧烈头痛、呕吐，继而出现烦躁不安、嗜睡、视物模糊、黑矇、心动过缓。如发生局限性脑实质损害，可出现定位体征，如失语、偏瘫、痉挛和病理反射等。

（3）眼底检查：视盘水肿、渗出和出血。经积极降压治疗后临床症状和体征消失，一般无任何脑损害的后遗症。

3.辅助检查

（1）脑脊液：多正常。偶见少量红、白细胞，蛋白含量稍增加。

（2）脑电图：可有异常改变。

4.诊断和鉴别诊断

根据血压增高、脑水肿和颅内高压表现及眼底检查结果,一般可确立诊断。应与急性脑血管病、高血压危象和颅内占位病变进行鉴别。

（三）恶性高血压

本型高血压一开始就急剧进展,或经数年的缓慢过程后病情突然迅速发展,舒张压持续在 17.3 kPa(130 mmHg)以上,常伴有重度视网膜病变和肾功能障碍。

1.病因和发病机制

1％～5％的原发性高血压可发展为急进型高血压,继发性高血压发展为该型高血压的发病机制尚不清楚。

2.临床表现

多发于年轻人,男性多见。收缩压和舒张压均急剧升高,少有波动,常持续＞26.7/17.3 kPa(200/130 mmHg)。常有头疼、头晕、耳鸣、视物模糊、心悸、气促、多尿和夜尿增多。多有严重并发症,常于 1～2 年之后发生严重的心、脑、肾损害和视网膜病变,如心功能不全、心律失常、脑血管意外、肾衰竭等。

3.辅助检查

（1）尿常规:蛋白尿、血尿和管型尿,严重肾功能不全时尿比重固定在 1.010 左右。

（2）血液生化检查:半数患者血钾降低,肌酐、尿素氮增高。

（3）心电图:左心室肥大劳损,心律失常。

4.诊断和鉴别诊断

根据以上临床表现和辅助检查,一般可确立诊断。在有并发症存在时,应与其他可引起相同并发症的疾病进行鉴别。

5.预后

预后不良,多在发病 1～2 年内死亡。

二、高血压急症的治疗

高血压急症的治疗目的是迅速而又平稳地降低血压。在数分钟至数小时内将舒张压降至 13.3～14.7 kPa(100～110 mmHg),或将平均压下降 25％。

（一）治疗高血压急症的常用药物

1.血管扩张剂

硝普钠直接扩张小动脉和小静脉,作用迅速,降压作用强,但作用持续时间短。25～50 mg 加入 250～500 ml 液体中,以 10～40 μg/min 速度静脉滴注,根据血压进行调节,并监测血压。硝酸甘油主要扩张静脉,对动脉也有一定的扩张作用。用 5～10 mg 加入 250 ml 液体中,以 30～50 μg/min 速度静脉滴注。

2.肾上腺素能受体阻滞剂

酚妥拉明为 α_1、α_2 受体阻滞剂,适用于嗜铬细胞瘤。5～10 mg 加入 20 ml 10％葡萄糖中缓慢静脉注射,血压下降后用 10～20 mg 加入 250～500 ml 液体中维持。乌拉地尔为选择性 α_1 受体阻滞剂,25 mg 加入 40 ml 10％葡萄糖中静脉注射,10 min 后起效,15～30 min 作用达高峰。拉贝洛尔兼有 α 和 β 受体阻断作用。降压的同时并不减少脑血流,适用于脑血管意外者。心力衰竭、哮喘和心动过缓者禁用。

3.钙拮抗剂

硝苯地平扩张外周小动脉,降低外周阻力,降低血压。10 mg 舌下含服,5 min 起效,15～30 min 作用达高峰。降压作用持续 4 h 以上。不良反应有头痛、面部潮红、心悸等。文献报道有引起急性脑血管病的危险。尼卡地平作用与硝苯地平相似,对脑血管也有扩张作用,适用于肾性高血压和其他药物治疗效果不好的高血压的治疗。用 1～2 mg 加入 20 ml 10％葡萄糖中缓慢静脉注射,5 min 起效,继以 10 mg 加入 250 ml 10％葡萄糖中静脉滴注维持。

4.利尿剂

呋塞米利尿作用迅速、强大。适用于心、肾功能不全者。20～40 mg 静脉推注。还有血管扩张作用。

(二)高血压急症的药物选择

各类高血压急症的发病机制、临床表现和靶器官的损害程度都不一样,因此,在治疗时选择的药物也应有区别。

1.高血压危象

主要为缩血管的血管活性物质增多,特别是在嗜铬细胞瘤患者。因此应首选酚妥拉明、压宁定和拉贝洛尔。

2.高血压脑病

高血压脑病往往于血压下降数小时后症状完全消失,因此降压治疗同时起到诊断和鉴别诊断的作用。由于血压下降 5％就达到脑自主调节的下限,血压下降 50％或超过 50％可导致脑缺血甚至脑梗死,因此第 1 小时血压下降不应超过 30％,24 h 血压达到 21.3/13.3 kPa(160/100 mmHg)。治疗首选硝普钠,该药半衰期短,根据血压调节药物剂量。同时使用利尿剂、脱水药。

3.恶性高血压

早期无并发症一般给予口服降压药治疗,若患者出现高血压脑病、高血压危象、急性左心功能不全等时,可用硝普钠或尼卡地平等治疗。

4.高血压并急性左心衰竭

应将血压快速降至正常水平,以减轻左心室负荷。首选硝普钠和利尿剂。

5.高血压并主动脉夹层动脉瘤

为降低动脉壁张力,应立即将血压降至正常水平。可用尼卡地平或硝普钠加 β 受体阻滞剂。

(三)高血压急症的治疗

高血压急症时必需迅速使血压下降,以静脉给药最为适宜,以便随时改变药物所要使用的剂量。常用治疗方法如下。

1.硝普钠

直接扩张动脉和静脉,使血压迅速降低。开始以 10 μg/min 静脉滴注。硝普钠降低血压作用迅速,停止滴注后作用在 3～5 min 内即消失。该药溶液对光敏感,每次应用前需临时配制,滴注瓶需用银箔或黑布包裹。硝普钠在体内代谢后产生氰化物,大剂量或长时间应用可能发生硫氰酸中毒。

2.硝酸甘油

以扩张静脉为主,较大剂量时也可使动脉扩张。静脉滴注可使血压较快下降,剂量为 5～

10 μg/min 开始,然后每 5～10 min 增加 5～10 μg/min 至 20～5 μg/min。停药后数分钟作用即消失。不良反应有心动过速、颜面潮红、头痛、呕吐等。

3. 尼卡地平

为二氢吡啶类 CCB,用于高血压急症治疗剂量为:静脉滴注从 0.5 μg/(kg·min)开始,密切观察血压,逐步增加剂量,可用 6 μg/(kg·min)。不良反应有心动过速、颜面潮红、恶心等。

4. 乌拉地尔

为 α_1 受体阻滞剂,用于高血压危象剂量为 10～50 mg 静脉注射(通常用 25 mg),如血压无明显降低,可重复注射,然后予 50～100 mg 于 100 ml 液体中静脉滴注维持,速度为 0.4～2.0 mg/min,根据血压调节滴速。

第四节　低血压

低血压(hypotension)是指成人肱动脉血压低于 90/60 mmHg(12/8 kPa)。根据其产生原因的不同,可分为体位性低血压、生理性低血压和低血压病(病理性低血压);其中体位性低血压又可分为直立性低血压(原发性和继发性)和仰卧位低血压综合征,低血压病又可分为原发性和继发性两大类。根据起病速度又可分为急性和慢性低血压两大类。

一、直立性低血压

直立性低血压又称体位性低血压,其突出特征是平卧位或蹲位时血压正常,当转为立位时血压显著下降至 90/60 mmHg(12/8kPa)以下,收缩压降低超过 30 mmHg(4.0 kPa),舒张压降低超过 20 mmHg(2.67kPa),伴有脑缺血症状。取平卧位后,血压回升,症状消失。

(一)病因及发病机制

人站立时,由于重力的作用,下肢静脉可淤积 300～400 ml 血液,回心血量减少,心输出量降低,血压可下降。正常情况下通过神经反射调节,使周围小动脉收缩和心率增快;促进周围静脉血回流的机械作用加强,如血管系统的压力感受器对静脉淤血引起血管收缩反应、下肢肌肉张力增加和等长收缩,迫使血液通过静脉瓣通向心脏,使回心血量增加;体位改变时,通常会产生过度换气,引起反射性静脉张力增高,也有助于心脏的充盈和血压的升高。在上述机制共同作用下,可纠正由于体位改变引起的血流动力学改变。如果上述调节机制的某一或某些环节被破坏,即可发生直立性低血压。

直立性低血压可分为原发性和继发性两大类。原发性直立性低血压的发病原因不明,但大多认为可能属中枢神经系统疾患,特别是自主神经功能失调,导致血压调控异常,也有人认为是自主神经原发性变性(尤其是交感神经系统)所致。继发性直立性低血压常继发于其他疾病,包括:①神经系统疾患:脑干或其周围的肿瘤、缺血及炎症使血管运动中枢受累,其他疾病还有脊髓结核、脊髓横断性损伤、脊髓空洞症、多发性神经炎、多发性硬化、帕金森病等;②药物引起:交感神经节阻滞剂、抑制节后交感神经的降压药或血管扩张剂如硝酸酯类等;③交感神经截除术后致自主神经病变;④内分泌及代谢疾病:Addison 病、甲状腺功能减退症、重症糖尿病、嗜铬细胞瘤等;⑤其他情况如体质较差、严重贫血、久病卧床或极度疲劳的人,在长时间站立后可出现低血压。本节重点阐述原发性直立性低血压。

(二)诊断

1.临床表现

原发性直立性低血压多在中年以上发病,尤其是男性。直立位时血压迅速而显著降低,但心率无变化。可伴有脑缺血症状,轻者直立时逐渐发生眩晕,重者立即发生晕厥。还可有自主神经受损害的症状,如皮肤干燥、无汗、排尿、排便障碍、阳痿等。由于本病多为中枢神经系统疾病,故部分患者发病数年后可出现锥体外系症状,如眼外肌麻痹、肢体强硬伴粗大震颤、表情呆板、动作迟钝等;小脑症状如步态蹒跚、共济失调、眼球震颤等;锥体束症状如肌张力痉挛性增高、腱反射亢进、发音困难、病理神经反射阴性等。

2.实验室及器械检查

测量患者卧位和直立位血压:每分钟 1 次,连续 5 次,收缩压下降超过 30 mmHg(4.0kPa)和/或舒张压下降超过 20mmHg(2.7kPa)为阳性。

3.诊断参考

中年男性,于站立时逐渐发生虚弱感、头晕、眼花、眩晕甚至突发晕厥,而无任何原因可查。血压测定试验阳性。据以上两点,排除血管迷走神经性晕厥、排尿晕厥、颈动脉窦过敏和严重心律失常即可诊断本病。

4.鉴别诊断

应与血管迷走神经性晕厥、排尿晕厥、颈动脉窦过敏和严重心律失常所致晕厥相鉴别。

(三)治疗

(1)病因治疗;

(2)病因未明者或病因一时不能去除时宜在一段时间内采取卧位,起床活动及体位改变时,动作尽可能慢,避免骤然起立;

(3)可穿弹性长统袜、弹性紧身裤或用弹力绷带包扎下肢,以增加静脉回流;

(4)高钠饮食,摄入富含营养的食物;

(5)药物可应用 9−α 氟氢可的松、地塞米松、麻黄碱、左旋多巴等以升高血压,避免应用血管扩张剂及降压药;

(6)中药治疗。

二、仰卧位低血压综合征

仰卧位低血压综合征是指妊娠晚期孕妇在仰卧位后出现血压下降,心率减慢、头晕、晕厥。这是由于增大的子宫压迫下腔静脉,使静脉回心血量减少,心排出量下降所致。使孕妇立即改取侧卧位或将子宫向左或右推移位或剖宫产取出胎儿后症状即可消失。

三、生理性低血压状态

生理性低血压状态是指部分健康人群中,其血压已达到低血压标准,但无任何自觉症状,长期追踪观察,各系统器官无缺血、缺氧等异常,也不影响寿命。健康人群发生率为 2.5%～3.5%,常见于平素运动量较大的人群、体育运动员、重体力劳动者和体型瘦长的年轻妇女。生理性低血压状态在某些条件下可能会转成低血压病,故应定期随访,一般无需特殊治疗。

四、原发性低血压病

原发性低血压病其发病机制尚未阐明,可能与多种因素有关。多见于体质较弱者,女性多于男性。

（一）诊断

1.临床表现

患者可无自觉症状，仅在测血压时发现，部分患者可出现下列症状：

（1）疲乏无力：尤其好发于早晨，患者自觉精神萎靡不振，周身无力，经午睡或休息后可好转，到下午或傍晚再发，但并非疲劳所致。可能系神经系统功能紊乱导致过多的肌肉收缩不协调以及不恰当地消耗肌力所致。

（2）头痛头晕：可能与低血压致脑灌注不足有关，头痛以紧张性脑力或体力活动后显著，可为隐痛、搏动性或麻木性疼痛。头晕轻重不一，重者可发生晕厥。

（3）心前区不适、心悸：低血压患者心前区隐痛不适伴心悸，在静息或活动时均可发生，甚至有心绞痛样发作，多见于40岁以上患者，可能系血压过低致冠脉供血不足，引起心肌缺血、缺氧所致。

（4）神经功能障碍：记忆力减退、睡眠障碍和失眠。自主神经功能失调可表现为多汗、皮肤苍白或轻度发绀、忽冷忽热、可有蚁走感或手脚麻木。

（5）其他：食欲不振、消化不良、血糖降低、性功能衰退、白细胞减少，抵抗力降低易引起感染等征象。

2.诊断参考

据临床表现，血压降低达低血压标准，排除其他原因所致低血压，可以诊断本病。

（二）治疗

治疗主要为加强锻炼，补充营养。临床症状严重者，可酌情应用小剂量激素，强的松每次10mg，每日3次，或麻黄碱每次25mg，每日3次，同时辅以中医中药治疗。

第五节　高血压视网膜病变

一、概述

本病常有全身其他器官如心、脑、肾的功能损害，可出现头痛、恶心、呕吐、惊厥、昏迷和蛋白尿等。内分泌疾病所致者常伴有内分泌紊乱的全身体征，如Cushing综合征可伴有面颈及胸腹肥胖，皮肤细薄致颜面紫红，腹部出现紫色条纹，糖尿，骨质疏松以及毛发过多和性腺功能不全等症状。肾上腺皮质增生或腺瘤所致醛固酮增多症可有低血钙、高血钠、周期性瘫痪等体征。这些病所致急进性高血压如不采取积极治疗措施，患者多于数年内死于尿毒症或心脑疾患。患者早期无自觉症状，直至视力减退或因全身体征由内科转来会诊而作眼底检查。最主要的改变为视盘水肿和视网膜水肿，称为高血压性视神经视网膜病变（hypertensive neuroretinopathy）。视盘水肿开始表现鼻侧边界模糊，逐渐扩大至整个视盘，以至其周围视网膜发生水肿。视盘水肿隆起一般较明显，可高达6PD，生理盲点扩大。以往认为视盘水肿系由于脑组织水肿，颅压增高所致，但不少患者颅内压在正常范围，故二者并非因果关系。由于血压急剧升高，视网膜血管屏障受损，致血液有形成分渗出，使视网膜产生水肿、渗出和出血。视网膜水肿开始位于视盘颞侧呈雾样灰白色，然后扩展至整个后极部视网膜，变细的动脉和肿胀的静脉隐没于水肿的视网膜之中。视网膜出血多位于神经纤维层，呈线状或火焰状，可很小；也可很大而排列成一簇放射状，提示小血管血栓形成。棉絮状斑位于后极部，沿视盘周围放射状毛细血管分布。开始呈灰白色，边缘不清，呈绒毛状外观大小可为 1/4～1/2PD。当它们被吸收时，失去绒毛状外观变成颗粒状。硬性渗出有时出现，开始呈细小分布的黄白点，常位于黄斑区，当它们很致密时可在黄斑区排列成放射状或星状，也可位于视盘鼻侧或颞侧上下血管弓处，有时互相融合，形成大片渗出掩盖黄斑区。视网膜下尚可见有局灶性黄白色点状渗出，称为 Elschnig 斑。如果及时治疗，去除病因，降低血压，眼底病变可逐渐消退。有报告嗜铬细胞瘤所致者，及时手术摘除肿瘤，术后 3 个月视网膜病变大部分消退，1 年后完全消失。如未得到及时或适当治疗，晚期眼底动脉可呈银丝状或完全闭塞呈白线样，视网膜由于缺血导致视盘和（或）视网膜新生血管形成。有的患者未等到眼底晚期改变，已因心、脑、肾疾患而死亡。

在高血压病血压强烈升高时，视网膜可出现范围比较广泛的水肿混浊、出血和不同性质、形态的白色病灶，称为视网膜病变。视网膜病变是慢性进行性高血压病恶化或急性进行性高血压病的重要标志。是因血压急剧增高，视网膜毛细血管管壁损害，血－视网膜屏障破坏，血浆和血液有形成分从毛细血管进入视网膜所致。

二、分级

临床上高血压眼底改变有很多分类方法。目前国际上仍普遍应用 Keith－Wagnar 分级。第一级视网膜动脉功能性狭窄或伴有轻度硬化，此种改变主要发生于第二分支及以下的分支。第二级视网膜动脉硬化程度比第一级明显，动脉管径狭窄不均，并有动静脉交叉压迹现象。第三级除视网膜动脉狭窄与硬化外，尚有视网膜水肿、棉絮状斑、硬性白斑、出血斑等视网膜病变。第四级除第三级改变外，并有视乳头水肿。

我国 1964 年的"兰州会议"拟定了四级分类法。Ⅰ级：视网膜动脉痉挛。Ⅱ级：视网膜动脉硬化，轻度硬化的为Ⅱ级 A、显著硬化的为Ⅱ级 B。Ⅲ级：视网膜动脉硬化合并视网膜病变。Ⅳ级：Ⅱ级眼底改变加视乳头水肿。

三、诊断

根据患者病史、血压升高情况及眼底征象，易于诊断。荧光血管造影检查可见视盘毛细血管扩张迂曲，并有微血管瘤形成，晚期有荧光素渗漏。视网膜毛细血管有大量荧光素渗漏。相当于棉絮状斑区域的毛细血管闭塞，形成小的无灌注区，其周伟的毛细血管扩张，有微血管瘤形成，并有荧光素渗漏。相当于 Elschnig 斑处脉络膜毛细血管呈现低灌注或无灌注，晚期有荧光素渗漏。动脉细窄，静脉充盈迂曲。

四、治疗

(1)明确病因，尽快去除。

(2)原发性高血压患者，如果血压突然急剧升高，最好使舒张压缓慢稳定下降，急剧降低血压可造成器官缺血。因为长期高血压患者小动脉已部分或完全纤维化，血管壁对血压有很高的耐力，且丧失了一定的弹性和收缩力，只有在一定高度的收缩压下，才能维持器官的末梢循环。如果血压突然降得太多，反而出现末梢血液供血不足，而使器官血管出现闭塞现象。

(3)注意饮食，限制食盐摄入。

（4）眼部采取对症治疗，如活血化瘀以促进渗出和出血的吸收，口服维生素 C、E 和芦丁等。

第六节　血压与脊椎病的相关性

高血压病是一种心血管综合征，需从多个因素（遗传、环境因素、生活方式）、多器官（心、脑、肾、血管等）、多种病理生理机制的相互作用入手，系统地研究高血压发生发展规律，才能最终揭示原发性高血压的本质。动脉压被身体里各种感受器时刻监控着。这些感受器为何不能正常调控人体的血压？血压高低受心搏出量、心率、外周阻力、动脉弹性、血容量及血液质量、尿量等诸多因素的影响。这些变量相互有机配合，维持人体血压的稳定，是什么因素打破了这些变量之间的默契，这是医学界一直探讨的课题，本文试图从另一角度去研究高血压的发病机制，脊椎病变在高血压发病中的作用。

一、人体筋膜

筋膜似乎与高血压病没有什么联系，但是本文讲述的筋膜不是一般意义上的筋膜，广义的讲，人体就是由筋膜联合起来的网络。整个筋膜网链接、限定、分布到机体的每一个角落，并且传递运动和修复机体的功能。是包绕并广泛地延伸至各个内脏以及肌肉、神经、脉管和骨组织中。血管行走在整个筋膜网络之中，筋膜的功能影响到血管的的弹性，并且血管本身也的由三层膜构成。人体筋膜网通过附着在脊椎上发挥筋膜力学作用。结构与功能相互依赖，肌肉筋膜通过肌肉的收缩使脊椎发生改变，同样，脊椎的改变也可以影响筋膜的改变，进而影响到穿行在筋膜网中的血管、神经以及筋膜中的各种激素及神经递质含量。因而，现在属于筋膜新的含义：在人体进化的过程中，人体全身的结蹄组织构成人体的软性支架，其他器官系统的功能细胞以该支架为基础发挥正常功能，功能细胞的功能活动和生命活动（细胞更新）由支持系统提供支持（营养）和储备（干细胞）。形成有别于现有功能系统的新的功能系统————人体支持与储备系统。筋膜组织是机体的"干细胞库"，筋膜结缔组织对机体的支持储备作用正是动员"干细胞库"产生的。人体衰老过程是一个筋膜中干细胞储备逐渐耗竭的过程，如何保持筋膜的正常状态，为功能系统不断地提供稳定的修复细胞源并维持向功能细胞的正常分化是保持人体具有较长生命周期（长寿）的关键。良好的血管弹性是维持血压稳定的要素之一，良好的筋膜环境更是维持血管功能的基础。

二、交感神经

1. 交感神经对血压的影响大家都很明白，与脊椎病变有什么关联？交感神经的低级中枢在脊髓胸 1～腰 3 节段的灰质侧柱的中间外侧核。这些节前神经元的自主活动由兴奋和抑制性传入神经调节，他们由脑干中枢发出，在不同的兴奋和抑制脊髓路径中向下传递。交感神经的节前神经纤维起自此核的细胞。交感神经的周围部包括交感干、交感神经节、以及由节发出的分支和交感神经丛等。交感神经的节后神经纤维以纤维丛的形式分布在心脏和血管壁上。支配心脏的交感神经节前神经纤维起自脊髓胸段第 1～5 节灰质侧角的神经元，它们在颈神经节和星状神经节换元。心交感神经节后纤维组成心上、心中、心下神经以及神经丛支配窦房结、房室交界、心房肌和心室肌。动物实验资料表明，两侧的交感神经对心脏的支配并不完全对称。右侧的心交感神经主要支配窦房结,兴奋时主要引起心率加快;而左侧的心交感神经则主要房室交界,兴奋时由于房室传到加快,各处心肌活动更趋同步化,因而,能使心肌收缩能力增强。今年来发现心壁内存在后交感神经系统的神经丛,即交感传出的第三级神经元。可独立维持心脏的自主活动。交感神经从低级中枢到所支配的心脏和血管,都与脊椎的解剖位置变化有及其重要的关系。脊椎位置的变化对交感神经的影响最后通过筋膜的力学变化来完成。著名骨科专家魏征曾在上世纪 50 年代用正常家兔做实验,将家兔的全麻后,术前做一心电图图像,然后手术暴露颈第 6~胸 5 棘突,人工造成脊椎错位,此时出现心律紊乱,为室颤、2 度房室传到阻滞。然后立即复位脊椎错位,心律紊乱立即消失。我们不难理解,脊椎的病变可以通过影响心脏的功能来实现对血压的调节。

2. 支配肾脏的交感神经的节前神经元在脊髓胸 7~胸 9 节段的侧角,经过内脏大神经和腰内脏神经,构成的腹腔丛、主动脉丛到腹腔神经节和主动脉肾节交换神经元后,发出节后神经纤维沿肾血管周围神经丛分布,影响肾血管的收缩。肾素是一种酸性蛋白,主要来自肾脏。它水解血管紧张素原,生成 Ang1。肾素的合成和释放受以下因素的影响:交感神经张力,球旁细胞受交感神经支配,效应器上的受体为 β_1 受体。交感神经兴奋时,激动 β_1 受体,肾素释放增加。肾内压力感受器,当肾动脉灌注压低于 80mmHg 时,球旁细胞的压力感受器被激活,肾素释放增加。肾小球动脉的交感缩血管神经活动增强通过低的肾小球毛细血管血压和肾小球的滤过率间接引起肾素的释放。任何引起肾素释放的因素都会导致尿液排除率降低,因为肾素增加会引起肾小管对钠(和液体)重吸收的增加。尿液的排除率与神经垂体释放的血管加压素(抗利尿激素,ADH)相互影响,血管加压素调节肾小管某些部分的通透性,当血中激素水平升高时,水会从肾小管中被重吸收,使肾脏仅仅产生高浓度的尿液。下丘脑血管加压素的产生和它从垂体的释放受许多因素的影响。包括细胞外液渗透液的升高,心肺压力感受器传入信息的减少,动脉压力感受器传入信息的减少。肾血管痉挛造成的相对肾动脉狭窄,引起肾素释放增加的原始动力就是肾交感神经受到刺激出现的兴奋,胸椎病变及肾周围筋膜扭曲对肾脏血管的影响不言而喻了。

3. 肾上腺是仅有交感神经支配的器官,同时它也没有节后神经纤维分布,而是直接由起源于脊髓胸 10~腰 1,腰 2 段的侧角神经元的节前神经纤维经白交通支、交感干、内脏小神经、内脏最小神经到肾上腺的髓质。肾上腺髓质分泌的儿茶酚胺类神经递质维系着交感神经系统的功能。交感神经高级中枢下丘脑,经由丘脑脊髓束影响到交感神经的脊髓中枢的兴奋和抑制性。同时胸腰椎及其附近筋膜的病变是肾上腺交感神经节前纤维兴奋性和抑制性的另一因素。肾上腺皮质释放的糖皮质激素对于儿茶酚类激素有准许加强样作用。盐皮质激素影响血容量而对血压进行调节。

三、副交感神经

副交感神经的低级中枢位于脑干的一般内脏运动核和脊髓骶髓 2~4 节段的低副交感核,由这些核的细胞发出的纤维即节前纤维。周围部的副交感神经节,位于器官的周围和器官壁内,节内的神经细胞即为节后神经元,发出的节后神经纤维随脑神经和盆内脏神经到达所支配的器官。

(庞洪华)

第十四章 肺源性心脏病

肺源性心脏病是指肺组织或肺动脉及其分支的病变,引起肺循环阻力增加,因而发生肺动脉高压,导致右心室增大伴有或不伴有充血性心力衰竭的一组疾病。在肺源性心脏病形成前,患者都有肺动脉高压。按病程的缓急,肺源性心脏病可分为急性和慢性两类。

第一节 急性肺源性心脏病

急性肺源性心脏病是由于内源性或外源性栓子堵塞肺动脉或其分支使肺循环阻力增加,心排血量降低,引起右心室急剧扩张和急性右心功能衰竭的临床病理生理综合征。大块肺动脉栓塞尚可引起猝死。肺栓塞在西方发达国家年发病率约为0.05%,未经治疗患者病死率约30%。我国尚无这方面的流行病学资料,曾被认为是我国的少见病,以致长期以来国内临床界在很大程度上忽视了对该病的识别与诊断,使临床肺栓塞的识别与检出率低下。实际上,肺栓塞在我国也绝非少见,近年来由于对肺栓塞诊断的重视,临床病例有增加趋势。

一、病因

引起急性肺源性心脏病的肺动脉栓塞(pulmonary embolism,PE)主要由右心或周围静脉内血栓脱落所形成。栓子可来自:①右心房(如有心力衰竭和(或)心房颤动时)、右心室(如心肌梗死波及右心室心内膜下引起附壁血栓时)、肺动脉瓣或三尖瓣(如发生心内膜炎时);②周围静脉,绝大多数见于下肢和盆腔深静脉。常见的诱因包括:久病或手术后长期卧床、静脉曲张、右心衰竭、静脉内插管、红细胞增多症、血小板增多症、抗凝血酶的缺乏、口服避孕药等引起的高凝状态所致血流淤滞、创伤、外科手术、静脉炎后等致静脉管壁损伤均易致血栓形成。其他栓子可造成肺动脉栓塞者包括:长骨骨折所致脂肪栓,手术或腹腔镜、心血管造影等检查后的气栓,细菌性心内膜炎、动脉内膜炎、化脓性静脉炎后的菌栓,恶性肿瘤的瘤栓,羊水栓及寄生虫卵等。在我国,血栓性静脉炎和静脉曲张是下肢深静脉血栓形成的最主要原因。

二、病理解剖和病理生理

当静脉血栓从其形成的位点脱落,可通过静脉系统到达肺循环,如果栓子为大块型且非常大,可以停留在肺动脉分叉处,形成鞍形栓子或分别阻塞左、右肺动脉。分叉处有时栓子向右心室延伸至阻塞部分肺动脉瓣。右心室扩大,其心肌及左心室心肌,尤其是心内膜下心肌,可能因休克或冠状动脉反射性痉挛引起严重缺氧而常有灶性坏死。非大块型小的栓子位于肺动脉分支可致肺梗死,多发生在下叶,尤其在肋膈角附近,常呈楔形,其底部在肺表面略高于周围的正常肺组织,呈红色。存活者梗死处组织最后形成瘢痕。

肺血管阻塞的程度和潜在的心肺疾病,很可能是决定最终是否发生右心功能不全的最重要的因素。阻塞越重,肺动脉压力越高。缩血管物质的释放(例如5-羟色胺)反射性引起肺动脉收缩,加之低氧血症,可进一步增加肺血管阻力而导致肺动脉高压。

肺动脉压力突然升高,使右心室后负荷急剧增加,有心室扩张,右室壁张力增加,继而功能不全。右心室扩张,室间隔向左心室移动,由于因心包的限制而出现的心腔充盈不足,加上右心室收缩功能不全,可使右心室排血量减少,从而进一步降低左心室的前负荷。一旦右心室扩张,冠状静脉压增高,同时左心室舒张期扩张亦减少。左心室前负荷的降低亦可使室间隔移向左心室,左心室充盈不足排血量减少,体循环血流量和压力均降低,冠状血管灌注受到潜在危机而引起心肌缺血。这种循环的不断持续可引起循环衰竭甚至死亡。总之,肺栓塞后可导致下述病理生理改变。

(1)由于肺血管阻塞,神经体液因素或肺动脉压力感受器的作用,引起肺血管阻力增加。

(2)肺血管阻塞,肺泡无效腔增加,使气体交换受损,肺泡通气减少导致低氧血症,从而使 V/Q 单位降低,血液由右向左分流,气体交换面积减少,使二氧化碳的运输受影响。

(3)刺激性受体反射性兴奋(过度换气)。

(4)支气管收缩,气道阻力增加。

(5)肺水肿、肺出血、肺泡表面活性物质减少,肺顺应性降低。

三、临床表现

(一)症状

起病急骤,有呼吸困难、胸痛、窒息感。重者有烦躁不安、出冷汗、神志障碍、晕厥、发绀、休克等。可迅速死亡,亦可表现为猝死。如能度过低血压阶段,可出现肺动脉压增高和心力衰竭。亦可有剧烈咳嗽、咯血、中度发热等。然而,临床表现有典型肺梗死三联症者(呼吸困难、胸痛及咯血)不足 1/3。

(二)体征

常见呼吸急促、肤色苍白或发绀、脉细速、血压低或测不到,心率增快等。心底部肺动脉段浊音可增宽,可伴明显搏动。肺动脉瓣区第二音亢进、分裂,有响亮收缩期喷射性杂音伴震颤,也可有高频舒张期杂音。三尖瓣区可有反流性全收缩期杂音。可出现阵发性心动过速、心房扑动或颤动等心律失常。右室负荷剧增时,可有右心衰竭体征出现。气管有时向患侧移位,肺部可闻及哮鸣音和干湿啰音,也可有肺血管杂音,并随吸气增强,此外还有胸膜摩擦音等。

四、实验室检查和辅助检查

(一)血液检查

白细胞可正常或增高,血沉可增快,血清肌钙蛋白、乳酸脱氢酶、肌磷酸激酶(主要是 CK－MB)、血清胆红素常正常或轻度增高。血浆 D－二聚体(肺交联纤维蛋白特异的降解产物)增高,如小于 $500~\mu g/L$ 提示无肺栓塞存在。动脉血气分析动脉氧分压可降低,但肺泡－动脉氧离曲线正常者,不能排除急性 PE 的诊断。因此,当怀疑 PE 时,进行动脉血气分析并非诊断所必需。

(二)心电图检查

心电图不仅有助于除外急性心肌梗死,而且可对某些大块肺栓塞者做出快速鉴别,此类患者的心电图上存在右心室劳损的表现。发生大块肺栓塞的患者可出现窦性心动过速,ST 和 T 波异常,但也可表现为正常的心电图。其中最有价值的一个发现是,倒置的 T 波出现在 $V_1 \sim V_4$ 导联。其他的异常包括:不完全或完全性右束支传导阻滞,或出现 $S_I - Q_{III} - T_{III}$(I

导联 S 波深,Ⅲ 导联 Q 波显著和 T 波倒置)的表现。上述变化多为一过性的,动态观察有助于对本病的诊断。

（三）胸部 X 线检查

急性肺源性心脏病本身 X 线表现的特异性不强。

（1）栓塞部位肺血减少(Westermark 征),上腔静脉影扩大,肺门动脉扩张,右肺下动脉横径可增宽,也可正常或变细。

（2）肺梗死时可发现肺周围浸润性阴影,形状不一,常累及肋膈角,也可出现盘状肺不张及 Hampton 驼峰征,系继发性肺小叶血液填充影,患侧膈肌抬高,呼吸轻度减弱及少量至中量胸腔积液。

（3）心影可向两侧扩大。

（四）CT 扫描

最新一代的多排 CT 扫描仪,只需被检查者屏气不到 10 秒钟即可完成整个胸部的扫描,而且分辨率在 1 mm 或不到 1 mm。恰当地使用新一代的多排 CT 扫描,似乎可以取代肺动脉造影,成为诊断肺栓塞影像学上的金标准。

（五）磁共振成像

常规采用自旋回波和梯度回波脉冲序列扫描,对肺总动脉和左、右肺动脉主干的栓塞诊断有一定价值。但是,由于 MRI 对中央型肺栓塞诊断的敏感性与特异性均低于多排 CT,因此,在没有 CT 设备时,MRI 可以作为二线检查方法用于诊断。

（六）选择性肺动脉造影

是诊断肺栓塞最可靠的方法,如今已很少进行。这是因为新一代的多排 CT 扫描仪解决了大多数诊断上遇到的难题。然而,选择性肺动脉造影仍适用于准备进行介入治疗的患者,如导管介导的溶栓、吸出性栓子切除术、机械性血栓粉碎等。肺动脉造影检查有一定危险性,特别是并发肺动脉高压的患者应谨慎使用。

（七）超声心动图

经胸超声心动图适用于肺动脉总干及其左右分支的栓塞。表现为右室扩大,室壁不同步活动,右室运动减弱,肺动脉增宽等。经食管二维超声心动图可见右心室或肺动脉内游浮血栓,血管腔内超声检查则可能更为清晰。

（八）放射性核素肺扫描

^{99m}Tc—标记聚合人血清白蛋白(MAA)肺灌注扫描是安全、无创及有价值的肺栓塞诊断方法。典型所见是呈肺段分布的灌注缺损,不呈肺段性分布者诊断价值受限。肺灌注扫描的假阳性率较高,为减少假阳性可做肺通气扫描以提高诊断的准确性。

五、诊断和鉴别诊断

本类疾病由于诊断困难,易被漏诊或误诊,非常重要的是提高对肺栓塞的诊断意识。若患者出现突发"原因不明"的气短,特别是劳力性呼吸困难,窒息、心悸、发绀、剧烈胸痛、晕厥和休克,尤其发生在长期卧床或手术后,应考虑肺动脉大块栓塞引起急性肺源性心脏病的可能;如发生体温升高、心悸、胸痛和血性胸腔积液,则应考虑肺梗死的可能。结合相关检查有助于诊断。诊断仍不明确时可行选择性肺动脉造影。本病需与其他原因引起的休克和心力衰竭,尤其是急性心肌梗死及心脏压塞等相鉴别。

六、治疗

绝大多数的肺栓塞都是可以治疗的。其治疗措施随临床类型而不同。近年肺栓塞的治疗研究进展迅速,治疗更趋规范化。接受治疗的患者病死率为 5%～8%,不治疗者为 25%～30%。

大块肺动脉栓塞引起急性肺源性心脏病时,必须紧急处理以挽救生命。

（一）一般处理

密切监测呼吸、心率、血压、心电图及血气等变化。使患者安静,绝对卧床 2～3 周,已采取了有效抗凝治疗者卧床时间可适当缩短。吸氧,保持大便通畅,勿用力排便,应用抗生素控制下肢血栓性静脉炎和预防肺栓塞并发感染。

（二）急救处理

合并休克者,可用多巴胺 20～40 mg、多巴酚丁胺 5～15 μg/(kg·min)加入至 5% 葡萄糖溶液 250～500 ml 中静脉滴注,并迅速纠正引起低血压的心律失常,如心房扑动、心房颤动等。胸痛重者可用罂粟碱 30～60 mg 皮下注射或哌替啶 50 mg 或吗啡 5 mg 皮下注射以止痛及解痉。心力衰竭时按常规处理。

溶栓主要用于 2 周内的新鲜血栓栓塞,愈早愈好,2 周以上也可能有效。指征包括:①大块肺栓塞(超过 2 个肺叶血管);②肺栓塞伴休克;③原有心肺疾病的次大块肺栓塞引起循环衰竭患者。具体用药方案:链激酶负荷量 30 min 25 000 U,继而 100 000 U/h,维持 24 h 静脉滴注;尿激酶负荷量 10 min 4 400 U/kg 静脉滴注,继而 2 200 U/(kg·h)维持 24 h 静脉滴注;重组组织型纤溶酶原激活剂(rt-PA)2 h 100 mg,静脉滴注。国内常用尿激酶 2～4 h 20 000 U/kg 静脉滴注;rt-PA 2 h 50～100 mg,静脉滴注。溶栓数小时后病情明显好转。溶栓治疗结束后继以肝素或华法林抗凝治疗。

（三）外科疗法

(1)去栓术,即在呼吸机和体外循环支持下的急诊去栓手术,为一种成功、有效的治疗手段。主要是对于那些发生大块肺栓塞或中等大小肺栓塞但有溶栓禁忌的以及需要进行右心房血块切除或关闭卵圆孔的患者。在心源性休克发生前进行的去栓术结果一般较乐观,成活率高达 89%。

(2)放置下腔静脉滤网,其主要指征为:较多的出血而无法抗凝治疗;正规的抗凝治疗无法预防肺栓塞的复发。介入治疗:置入心导管粉碎或吸出栓子,同时可局部行溶栓治疗,本治疗不宜用于有卵圆孔未闭的患者,以免栓子脱落流入左心,引起体循环栓塞。

七、预后和预防

大多数肺动脉栓塞经正确治疗后预后良好。近年,随着溶栓治疗与去栓术的开展,可使大部分患者恢复。然而,进一步提高肺栓塞的诊断意识,减少误诊和漏诊,是改善患者预后的关键。肺栓塞的预防主要防止栓子进入肺动脉,其中以防止静脉血栓形成和脱落最为重要。对下肢静脉炎、静脉曲张应及时彻底治疗,采用手术、药物以及物理等方法,必要时放置入下腔静脉滤网,防止下肢静脉血栓形成和脱落导致肺栓塞。避免长期卧床或下肢固定姿势不活动,鼓励手术后早期下床活动,促进血液循环。对慢性心肺疾病或肿瘤患者,要提高可能并发肺栓塞的警惕性,高危患者可用肝素和(或)阿司匹林等药物抗凝、抗血小板治疗。

第二节　慢性肺源性心脏病

慢性肺源性心脏病简称肺心病，是指由肺组织、胸廓或肺动脉系统病变引起的肺动脉高压，伴或不伴有右心衰竭的一类疾病。

肺心病在我国是常见病、多发病，平均患病率为 0.48%，病死率在 15% 左右。本病占住院心脏病的构成比为 38.5%～46%。我国北部及中部地区 15 岁以上人口患病率为 3%，估计全国有 2 500 万人罹患此病，约有 30% 为非吸烟人群，与国外有明显差别，而且以农村女性多见，个体易感因素、遗传、气道高反应性、环境因素、职业粉尘和化学物质、空气污染等与本病的发病密切相关。

一、病因

影响支气管—肺为主的疾病，主要包括以下几个方面。

（1）COPD、支气管哮喘、支气管扩张等气道疾病，其中在我国 80%～90% 左右的慢性肺心病病因为 COPD。

（2）影响肺间质或肺泡为主的疾病，如特发性肺间质纤维化、结节病、慢性纤维空洞性肺结核、放射性肺炎、尘肺以及结缔组织疾病引起的肺部病变等。

（3）神经肌肉及胸壁疾病，如重症肌无力、多发性神经病，胸膜广泛粘连、类风湿关节炎等造成的胸廓或脊柱畸形等疾病，影响呼吸活动，造成通气不足，导致低氧血症。

（4）通气驱动失常的疾病，如肥胖—低通气综合征、睡眠呼吸暂停低通气综合征、原发性肺泡通气不足等，因肺泡通气不足，导致低氧血症。

（5）以肺血管病变为主的疾病，如反复肺动脉栓塞、广泛结节性肺动脉炎、结缔组织疾病 SLE 引起的肺血管病变等。

（6）特发性疾病，如原发性肺动脉高压，即不明原因的持续性、进行性肺动脉压力升高。各种肺血管病变可导致低氧血症以及肺动脉高压，并最终导致慢性肺心病。

二、病理解剖

由于支气管黏膜炎变、增厚、黏液腺增生、分泌亢进，支气管腔内炎症渗出物及黏液分泌物潴留，支气管纤毛上皮受损，影响了纤毛上皮净化功能。病变向下波及细支气管，可出现平滑肌肥厚，使管腔狭窄而不规则；又加上管壁痉挛、软骨破坏、局部管腔易闭陷等改变，使细支气管不完全或完全阻塞，致排气受阻肺泡内残气量增多压力增高，肺泡过度膨胀，肺泡在弹力纤维受损基础上被动扩张，泡壁断裂，使几个小泡融合成一个大泡而形成肺气肿。又慢性阻塞性肺病常反复发作支气管周围炎及肺炎，炎症可累及邻近肺小动脉，使腔壁增厚、狭窄或纤维化，肺细动脉Ⅰ及Ⅲ型胶原增多；此外可有非特异性肺血管炎，肺血管内血栓形成等。最后致右心室肥大、室壁增厚、心腔扩张、肺动脉圆锥膨隆、心肌纤维肥大、萎缩、间质水肿、灶性坏死，坏死灶后为纤维组织所替代。部分患者可合并冠状动脉粥样硬化性病变。

三、发病机制

肺的功能和结构改变致肺动脉高压（pulmonary hypertension，PH）是导致肺心病的先决条件。

(一)呼吸功能改变

由于上述支气管及肺泡病理改变出现阻塞性通气功能障碍。限制性肺部疾病或胸部活动受限制可出现限制性通气功能障碍,使肺活量、残气量和肺总量减低。进一步发展则通气/血流比值失调而出现换气功能失常,最终导致低氧血症和高碳酸血症。

(二)血流动力学改变

主要改变在右心及肺动脉,表现为右室收缩压升高和肺动脉高压。低氧作用于肺血管平滑肌细胞膜上的离子通道,引起钙内流增加和钾通道活性阻抑;刺激血管内皮细胞,使内皮衍生的收缩因子如内皮素－Ⅰ合成增加而内皮衍生的舒张因子如一氧化氮和降钙素产生和释放减少;某些血管活性物质如血栓素 A_2、血管紧张素Ⅱ、血小板激活因子及肿瘤坏死因子等形成和释放均促使肺血管收缩。加上二氧化碳潴留使血中 H^+ 浓度增高,均可加重肺动脉高压。缺氧又使肺血管内皮生长释放因子(平滑肌细胞促分裂素)分泌增加,使血管平滑肌增殖;成纤维细胞分泌的转化生长因子β表达增加,使肺动脉外膜成纤维细胞增殖,这种肺血管结构重建使肺血管顺应性下降,管腔变窄,血管阻力增加。缺氧引起的代偿性红细胞增多,血容量增加,血黏稠度和循环阻力增高。慢性炎症使肺血管重构、肺血管数量减少,肺微动脉中原位血栓形成,均更加重了肺动脉高压。

(三)心脏负荷增加,心肌功能抑制

肺心病由于心肌氧张力减低,红细胞增多和肺血管分流,使左、右心室尤其是右心室负荷增加,右心室扩大,右室排血不完全,最后产生右心衰竭。一般认为肺心病是右心室受累的心脏病,但肺心病也有左心室损害。尸检证明,肺心病有左室肥大者占 $61.1\%\sim90.0\%$。缺氧、高碳酸血症、肺部感染对心肌的损害,心输出量的增加及支气管肺血管分流的形成对左心室负担的增加以及老年人合并冠心病存在,均可使心脏功能受损加重。

(四)多脏器损害

肺心病引起多脏器衰竭与低灌注、感染所致休克,炎症介质的释放,抗原抗体复合物形成,激活补体、释出 C_3 等活性物质使中性粒细胞黏附于复合体,释出氧自由基而引起血管内皮严重损害,肺毛细血管内皮细胞受损使血中微聚物及血管壁活性物质难以清除,从而自左心室排出而引起全身器官损害,最后导致多脏器衰竭。

四、临床表现

本病病程进展缓慢,可分为代偿与失代偿两个阶段,但其界限有时并不清楚。

(一)功能代偿期

患者都有慢性咳嗽、咳痰或哮喘史,逐步出现乏力、呼吸困难。体检示明显肺气肿表现,包括桶状胸、肺部叩诊呈过度清音、肝浊音上界下降、心浊音界缩小甚至消失。听诊呼吸音低,可有干湿啰音,心音轻,有时只能在剑突下听到。肺动脉区第二音亢进,剑突下有明显心脏搏动,是病变累及心脏的主要表现。颈静脉可有轻度怒张,但静脉压并不明显增高。

(二)功能失代偿期

肺组织损害严重引起缺氧、二氧化碳潴留,可导致呼吸和(或)心力衰竭。

1. 呼吸衰竭

多见于急性呼吸道感染后。缺氧早期主要表现为发绀、心悸和胸闷等。病变进一步发展时发生低氧血症,可出现各种精神神经障碍症状,称为肺性脑病。

2.心力衰竭

亦多发生在急性呼吸道感染后,因此常合并有呼吸衰竭,以右心衰竭为主,可出现各种心律失常。此外,由于肺心病是以心、肺病变为基础的多脏器受损害的疾病,因此在重症患者中,可有肾功能不全、弥散性血管内凝血、肾上腺皮质功能减退所致面颊色素沉着等表现。

五、实验室检查和辅助检查

(一)血液检查

红细胞计数和血红蛋白增高,血细胞比容正常或偏高,全血黏度、血浆黏度和血小板黏附率及聚集率常增高,红细胞电泳时间延长,血沉一般偏快;动脉血氧饱和度常低于正常,二氧化碳分压高于正常,以呼吸衰竭时显著。在心力衰竭期,可有丙氨酸氨基转移酶和血浆尿素氮、肌酐、血及尿 β 微球蛋白、血浆肾素活性、血浆血管紧张素Ⅱ含量增高等肝肾功能受损表现。合并呼吸道感染时,可有白细胞计数增高。在呼吸衰竭不同阶段可出现高钾、低钠、低钾或低氯、低钙、低镁等变化。

(二)痰细菌培养

旨在指导抗生素的应用。

(三)X线检查

诊断标准:①右肺下动脉横径≥15 mm;②肺动脉中度凸出或其高度≥3 mm;③右心室增大。

通常分为三型:

(1)正常型,心肺无异常表现。

(2)间质型,非血管性纹理增多,粗乱(含轨道征)或(和)网织结节阴影,多见于肺下野或中下野,或兼有一定程度的肺气肿。

(3)肺气肿型,表现为肺过度膨胀(如横膈低平、左肋膈角开大>35°等),肺血管纹理自中或内带变细、移位变形或(和)稀疏,有肺大疱或不规则局限透明区,或兼有一定程度的间质改变。

(四)心电图检查

通过心电图发现右心室肥大具有较高的特异性但其敏感性较差,有一定易变性。急性发作期由于缺氧、酸中毒、碱中毒、电解质紊乱等可引起 ST 段与 T 波改变和各种心律失常,当解除诱因,病情缓解后常可有所恢复及心律失常消失。心电图常表现为右心房和右心室增大。V_1 的 R 波振幅、V_1 的 R/S 比值和肺动脉压水平无直接关系。肺动脉高压伴 COPD 的患者心电图上的异常表现通常要少于肺动脉高压伴随其他疾病的患者。因为前者肺动脉高压的程度相对较轻,而且胸腔过度充气造成的桶状胸往往导致心电图呈低电压。

心电图诊断右心房及心室增大的标准如下。

(1)在Ⅱ、Ⅲ、aVF、V_1、V_2 导联 P 波电压达到 0.25 mV。

(2)Ⅰ导联 R 波电压达到 0.2 mV。

(3)A+R-PL=0.7 mV(Butler 心电图诊断标准:A 为 V_1 或 V_2 导联 R 或 R'波的最大振幅,R 为Ⅰ或 V_6 导联 S 波最大振幅,PL 为 V_1 最小的 S 波或者Ⅰ或 V_6 最小的 r 波振幅)。用此标准评估肺动脉高压时,其敏感性可高达 89%。

（五）超声心动图

常表现为右心房和右心室增大，左心室内径正常或缩小，室间隔增厚。右心室压力过高引起的室间隔活动异常具有特征性。而右心室壁和周围组织结构的分辨能力限制了心脏超声对于右心室扩大的辨别能力。右心室的功能障碍很难用心脏超声来量化，但可通过室间隔的位置和偏曲度从侧面得以反映。如果心脏超声发现心包积液，右房扩大，间隔移位，通常提示预后较差。由于慢性右心室压力负荷过重及左心室充盈不足，二尖瓣收缩期脱垂及室间隔运动异常相当常见。通过测量三尖瓣反流速度，用 Bernoulli 公式可得到右心室收缩高压的多普勒超声心动图证据。多普勒超声心动图显示二尖瓣反流及右室收缩压增高。多平面经食管超声心动图可显示右室功能射血分数（RVEF）下降。

（六）肺功能检查

在心肺功能衰竭期不宜进行本检查，症状缓解期可考虑测定。患者均有通气和换气功能障碍。表现为时间肺活量及最大通气量减低，残气量增加。此外，肺阻抗血流图及其微分图的检查在一定程度上能反映机体内肺血流容积改变，了解肺循环血流动力学变化、肺动脉压力大小和右心功能；核素心血管造影有助于了解右心功能；肺灌注扫描如肺上部血流增加、下部减少，则提示有肺动脉高压存在。

六、诊断

本病由慢性广泛性肺、胸部疾病发展而来，呼吸和循环系统的症状常混杂出现，故早期诊断比较困难。一般认为凡有慢性广泛性肺、胸部疾病患者，一旦发现有肺动脉高压、右心室增大而同时排除了引起右心增大的其他心脏疾病可能时，即可诊断为本病。肺动脉高压和右心室增大是肺心病早期诊断的关键。肺心病常可并发酸碱平衡失调和电解质紊乱。其他尚有上消化道出血和休克，其次为肝、肾功能损害及肺性脑病，少见的有自发性气胸、弥散性血管内凝血等，后者病死率高。

七、鉴别诊断

1. 冠状动脉粥样硬化性心脏病

慢性肺心病和冠心病均多见于老年人，且均可有心脏扩大、心律失常及心力衰竭，少数肺心病患者心电图的胸导联上可出现 Q 波。但前者无典型心绞痛或心肌梗死的表现，其酷似心肌梗死的图形多发生于急性发作期严重右心衰竭时，随病情好转，酷似心肌梗死的图形可很快消失。

2. 风湿性心瓣膜病

慢性肺心病的右房室瓣关闭不全与风湿性心瓣膜病的右房室瓣病变易混淆，但依据病史及临床表现，结合 X 线、心电图、超声心动图、血气分析等检查所见，不难作出鉴别。

3. 其他

原发性心肌病（有心脏增大、心力衰竭以及房室瓣相对关闭不全所致杂音）、缩窄性心包炎（有颈静脉怒张、肝大、水肿、腹水及心电图低电压）及发绀型先天性心脏病伴胸廓畸形时，均需与慢性肺心病相鉴别。一般通过病史、X 线、心电图及超声心动图检查等进行鉴别诊断。

八、并发症

最常见的为酸碱平衡失调和电解质紊乱。其他尚有上消化道出血和休克，其次为肝、肾功能损害及肺性脑病。少见的有自发性气胸、弥散性血管内凝斑等,后者病死率高。

九、治疗

肺心病是原发于重症胸、肺、肺血管基础疾病的晚期并发症,防治很困难,其中 81.8% 的患者由慢性支气管炎、支气管哮喘并发肺气肿发展而来,因此积极防治这些疾病是避免肺心病发生的根本措施。应讲究卫生、戒烟和增强体质,提高全身抵抗力,减少感冒和各种呼吸道疾病的发生。对已发生肺心病的患者,应针对缓解期和急性期分别加以处理。呼吸道感染是发生呼吸衰竭的常见诱因,故需要积极予以控制。

（一）缓解期治疗

是防止肺心病发展的关键。可采用:

(1)冷水擦身和膈式呼吸及缩唇呼气以改善肺脏通气等耐寒及康复锻炼。

(2)镇咳、祛痰、平喘和抗感染等对症治疗。

(3)提高机体免疫力药物如核酸酪素注射液(麻疹减毒疫苗的培养液)皮下或肌内注射,或核酸酪素口服液 10 ml/支,3 次/日,36 个月为一疗程。气管炎菌苗皮下注射、卡介苗素注射液肌内注射等。

(4)临床试验表明,长期氧疗可以明显改善有缺氧状态的慢性肺心病患者的生存率。

(5)中医中药治疗,宜扶正固本、活血化瘀,以提高机体抵抗力,改善肺循环情况。对缓解期患者进行康复治疗及开展家庭病床工作能明显降低急性期的发作。

（二）急性期治疗

1.控制呼吸道感染

呼吸道感染是发生呼吸衰竭和心力衰竭的常见诱因,故需积极应用药物予以控制。目前主张联合用药。宜根据痰培养和致病菌对药物敏感的测定选用,但不要受痰菌药物试验的约束。可考虑经验性抗菌药物治疗。加拿大胸科学会 2000 年推荐的 COPD 急性期抗菌治疗方案,曾经被广泛引用。急性发作的 COPD 分为单纯型、复杂型和慢性化脓型 3 型,其中单纯型推荐的经验性治疗抗菌药物是阿莫西林、多西环素、复方磺胺甲噁唑;复杂型推荐的是喹诺酮类、β_2 内酰胺酶抑制剂复方制剂、第 2 代或第 3 代头孢菌素、新大环内酯类;慢性化脓型推荐的是环丙沙星、其他静脉用抗假单胞菌抗生素(哌拉西林钠、头孢他啶、头孢吡肟、碳青霉烯类、氨基苷类)。除全身用药外,尚可局部雾化吸入或气管内滴注药物。长期应用抗生素要防止真菌感染。一旦真菌已成为肺部感染的主要病原菌,应调整或停用抗生素,给予抗真菌治疗。

2.改善呼吸功能,抢救呼吸衰竭

采取综合措施,包括缓解支气管痉挛、清除痰液、畅通呼吸道,可用沐舒坦 15 mg,2 次/日,雾化吸入;或 60 mg,口服 2 次/日,静脉滴注。持续低浓度给氧,应用呼吸兴奋剂,BiPAP 正压通气等,必要时施行气管切开、气管插管和机械呼吸器治疗等。

3.控制心力衰竭

轻度心力衰竭给予吸氧,改善呼吸功能,控制呼吸道感染后,症状即可减轻或消失。较重者加用利尿剂亦能较快予以控制。

(1)利尿剂:一般以间歇、小量呋塞米及螺内酯(安体舒通)交替使用为妥,目的为降低心脏前、后负荷,增加心排血量,降低心腔充填压,减轻呼吸困难。使用时应注意到可引起血液浓缩,使痰液黏稠,加重气道阻塞;电解质紊乱尤其是低钾、低氯、低镁和碱中毒,诱致难治性水肿和心律失常。若需长时间使用利尿剂,可合用有保钾作用血管紧张素转换酶抑制剂,如卡托普利、培哚普利、福辛普利等,以避免肾素分泌增加、血管痉挛,增强利尿作用。中草药如复方五加皮汤、车前子、金钱草等均有一定利尿作用。

(2)洋地黄类:在呼吸功能未改善前,洋地黄类药物疗效差,且慢性肺心病患者肝、肾功能差,因此用量宜小,否则极易发生毒性反应,出现心律失常。急性加重期以静脉注射毛花苷丙(西地兰)或毒毛花苷 K 为宜,见效快,可避免在体内蓄积,若心力衰竭已纠正,可改用地高辛维持。

(3)血管扩张剂:除减轻心脏的前、后负荷,还可扩张肺血管,降低肺动脉压。全身性血管扩张药大多对肺血管也有扩张作用,如直接扩张血管平滑肌药物肼屈嗪、钙离子拮抗药硝苯地平、α 受体阻断药酚妥拉明、ACEI 卡托普利以及 β 受体激动药、茶碱类、依前列醇等,均可不同程度地降低肺动脉压力。但应注意这些药物对心排血量及动脉血压的影响,应从小剂量开始。慢性肺心病是以右心病变为主的全心病变,可发生右心衰竭、急性肺水肿或全心衰竭。并且心力衰竭往往与呼吸衰竭并存,因此,治疗心力衰竭前应先治疗呼吸衰竭,一般随着呼吸功能的改善,急性增高的肺动脉压可随之下降,右心室负担减轻,轻症心力衰竭患者可得到纠正。

4. 控制心律失常

除常规处理外,需注意治疗病因,包括控制感染、纠正缺氧、纠正酸碱和电解质平衡失调等。病因消除后心律失常往往会自行消失。此外,应用抗心律失常药物时还要注意避免应用普萘洛尔等 β 受体阻滞剂,以免引起气管痉挛。

5. 应用肾上腺皮质激素

在有效控制感染的情况下,短期大剂量应用肾上腺皮质激素,对抢救早期呼吸衰竭和心力衰竭有一定作用。通常用氢化可的松 100～300 mg 或地塞米松 10～20 mg 加于 5% 葡萄糖溶液 500 ml 中静脉滴注,每日 1 次,后者亦可静脉推注,病情好转后 2～3 天停用。如胃肠道出血,肾上腺皮质激素的使用应十分慎重。

6. 并发症的处理

并发症如酸碱平衡失调和电解质紊乱、消化道出血、休克、弥散性血管内凝血等应积极治疗。

7. 中医治疗

肺心病急性发作期表现为本虚证实,病情多变,治疗应按急则治标、标本兼治的原则。中西医结合治疗是一种很好的治疗途径。

十、预后和预防

本病常年存在,但多在冬季由于呼吸道感染而导致呼吸衰竭和心力衰竭,病死率较高。1973 年前肺心病住院病死率在 30% 左右,1983 年已下降到 15% 以下,目前仍在 10%～15% 左右,这与肺心病发病高峰年龄向高龄推移、多脏器合并症、感染菌群的改变等多层因素有关,主要死因依次为肺性脑病、呼吸衰竭、心力衰竭、休克、消化道出血、弥散性血管内凝血、全身衰竭等。本病病程中多数环节是可逆的,因此积极控制感染、宣传戒烟、治理环境污染,以减少自由基的生成,并通过饮食中添加高抗氧化效能的食物及服用某些抗氧化剂来相应地提高抗氧化系统的功能,对保护肺心病者的肺功能有着重要意义。对已发生肺心病的患者,应针对病情发展分别加以处理,通过适当治疗,心肺功能都可有一定程度的恢复,发生心力衰竭并不表示心肌已丧失收缩能力。

第三节 肺动脉高压

肺动脉高压实际上是由多种原因,包括基因突变、药物、免疫性疾病、分流性心脏畸形、病毒感染等侵犯小肺动脉,引发小肺动脉发生闭塞性重构,导致肺血管阻力增加,进而右心室肥厚扩张的一类恶性心脏血管疾病。患者早期诊断困难,治疗棘手,预后恶劣,症状出现后多因难以控制的右心衰竭死亡。

这一类疾病因病因谱广,预后差而成为日益突出的公共卫生保健沉重负担。不仅在西方发达国家备受重视,在我国等发展中国家也逐渐成为心血管疾病防治的重要任务。因此,心血管专科高级医师应该熟练掌握肺动脉高压临床特点,诊治规范,特别是右心室衰竭处理与左心衰竭的不同特点。

根据英国,美国以及我国有关肺动脉高压专家共识等指南性文件,建议临床医师首诊发现肺血管疾病患者,应该及时转往相应专科医师处进行专科评估和靶向治疗,以免贻误最佳治疗时机。另外,国内外经验表明,培训专科医师,建立专业准入制度以及相应区域性专科诊疗中心是提高肺血管疾病诊治水平的重要途径。值得强调的是,由中华医学会心血管病分会、中华心血管病杂志编辑委员会组织编写的我国第一个"中国肺动脉高压筛查诊断与治疗专家共识"(以下简称专家共识)于 2007 年 11 月在中华心血管病杂志正式发表,为更好规范我国心血管医师的临床诊治行为,提供了重要参考依据。

一、概念和分类

(一)历史回顾

1973 年世界卫生组织(WHO)在日内瓦召开了第 1 次世界肺高血压会议,会议初步把肺高血压分为原发性肺高血压(primary pulmonary hypertension,PPH)和继发性肺高血压两大类。1998 年在法国 Evian 举行的第 2 次 WHO 肺高压专题会议首次将肺动脉高压与肺静脉高压、血栓栓塞性肺高压区分开;并将直接影响肺动脉及其分支的肺动脉高压(pulmonary arterial hypertension,PAH)与其他类型肺高血压严格区分;还将应用多年的原发性肺高血压分为散发性和家族性两大类。2003 年在威尼斯举行的第 3 次 WHO 会议正式取消了原发性肺血压这一术语,并使用特发性肺动脉高压(idiopathic pulmonary arterial hypertension,IPAH)和家族性肺动脉高压(familial pulmonary arterial hypertension,FPAH)取而代之,特发性肺动脉高压和家族性肺动脉高压并列为肺动脉高压的亚类。

国内有专家建议使用"动脉型肺动脉高压"和"静脉型肺动脉高压"等概念。但肺静脉高压初期并不伴随肺动脉高压,如患者没有得到及时治疗,或导致肺静脉高压原因没有及时消除,才会逐渐伴随出现肺动脉高压。这一点在第 4 次世界卫生组织肺动脉高压会议(美国加州洛杉矶橘子郡,2008 年 2 月)上明确提出,称为"孤立的肺静脉高压",属于肺高血压。所以目前国际上多数专家还是倾向于把孤立的肺动脉高压和肺高血压严格进行区分来进行定义。

目前关于 2008 年 2 月第 4 次世界肺高血压学术会议上术语的最新进展,还有几点必须强调:①"家族性肺动脉高压"已经更改为"遗传性家族型肺动脉高压",而有骨形成蛋白2型受体(bone morphogenetic protein receptor 2,BMPR2)基因突变的特发性肺动脉高压患者,目前建议诊断为"遗传性散发型肺动脉高压"。②小孔房间隔缺损等左向右分流性先天性心脏病合并重度肺动脉高压患者,目前建议诊断为"类特发性肺动脉高压综合征(IPAH like physiology)"。

（二）肺高血压和肺动脉高压

肺高血压是指肺内循环系统发生高血压,整个肺循环,任何系统或者局部病变而引起的肺循环血压增高均可称为肺高血压(简称肺高压)。

肺动脉高压(PAH)是指孤立的肺动脉血压增高,肺静脉压力应正常,同时肺毛细血管嵌顿压正常。

特发性肺动脉高压(IPAH)是肺动脉高压的一种,指没有发现任何原因,包括遗传、病毒、药物而发生的肺动脉高压。研究发现26%的特发性肺动脉高压患者合并BMPR2突变,但目前认为合并基因突变应诊为"遗传性散发型肺动脉高压"。

肺高血压的诊断标准:在海平面状态下,静息时,右心导管检查肺动脉收缩压>30 mmHg(1 mmHg＝0.133 kPa)和(或)肺动脉平均压>25 mmHg,或者运动时肺动脉平均压>30 mmHg。而诊断肺动脉高压的标准,除了上述肺高压标准之外,尚需肺毛细血管嵌顿压(PCWP)≤15 mmHg,肺血管阻力>3。

（三）威尼斯会议肺高血压临床分类

尽管2008年2月第4次世界肺高血压会议重新对肺高血压进行了分类,但鉴于正式分类尚未发表,个别问题还存在争议,因此,本书仍采用威尼斯第3次世界卫生组织肺动脉高压专题会议制定的肺高血压诊断分类标准(表14—1)。

表14—1 2003年威尼斯会议肺高血压临床诊断分类

1.肺动脉高压

1.1 特发性肝动脉高压

1.2 家族性肺动脉高压

1.3 相关因素所致

1.3.1 胶原血管病

1.3.2 先天性体—肺分流性心脏病

1.3.3 门静脉高压

1.3.4 HIV 感染

1.3.5 药物和毒物

1.3.6 其他:甲状腺疾病,糖原贮积症,戈谢病,遗传性出血性毛细血管扩张症,血红蛋白病,骨髓增生性疾病,脾切除

1.4 因肺静脉或毛细血管病变导致的肺动脉高压

1.4.1 肺静脉闭塞病

1.4.2 肺毛细血管瘤

1.5 新生儿持续性肺动脉高压

2.左心疾病相关肺高压

2.1 主要累及左房或左室的心脏疾病

2.2 左心瓣膜病

3. 与呼吸系统疾病或缺氧相关肺高压

3.1 慢性阻塞性肺疾病

3.2 间质性肺病

3.3 睡眠呼吸障碍

3.4 肺泡低通气综合征

3.5 慢性高原病

3.6 肺泡－毛细血管发育不良

4. 慢性血栓和(或栓塞性肺高压)

4.1 血栓栓塞近端肺动脉

4.2 血栓栓塞远端肺动脉

4.3 非血栓性肺栓塞(肿瘤,虫卵和/或寄生虫,外源性物质)

5. 混合性肺高压

类肉瘤样病,组织细胞增多症,淋巴血管瘤病,肺血管压迫(腺瘤,肿瘤,纤维性纵隔炎)

二、流行病学

(一)流行病学资料

由于特发性肺动脉高压发病率较低,而其他类型肺动脉高压诊断分类十分复杂,加之早期临床症状隐匿,不易发现,而且确诊依赖右心导管检查,因此普通人群流行病学方面资料较少。

特发性肺动脉高压可发生于任何年龄,但平均诊断年龄为 36 岁,男性确诊时年龄略高于女性。我国特发性和家族性肺动脉高压注册登记研究表明,女性发病率高于男性,女男比例约为 2.4：1,与国外报道的(1.7～3.5)：1 相似,儿童特发性肺动脉高压性别比女性：男性为 1.8：1,目前研究未发现特发性肺动脉高压的发病率存在种族差异。根据 1987 年公布的美国国立卫生研究院(NIH)注册登记研究结果,人群中原发性肺高血压(PPH)年发病率为 1/100 万～2/100 万。2006 年法国研究表明法国成年人群中肺动脉高压年发病率和患病率分别为 2.4/100 万和 15.0/100 万。

虽然普通人群肺动脉高压发病率较低,但服用食欲抑制药人群中年发病率可达到 25/100 万～50/100 万。而尸检研究得到的患病率更高达 1300/100 万。

儿童肺动脉高压发病率同样很低。中国肺动脉高压注册登记研究初步结果表明,儿童肺动脉高压患者中特发性、家族性以及结缔组织病、先天性心脏病相关性肺动脉高压所占比例分别为 31%、3%、8%、59%。

(二)危险因素

肺动脉高压的危险因素是指在肺动脉高压发展过程中可能起促进作用的任何因素,包括药物、疾病、年龄及性别等。2003 年第 3 次 WHO 肺高血压会议上对肺动脉高压危险因素进行了系统阐述(表 14—2)。临床医师应熟悉肺动脉高压的常见危险因素,并应用到肺动脉高压诊断流程中。

表 14-2　2003 年威尼斯会议上确定的肺动脉高压危险因素

A. 药物和毒性

1. 已明确有致病作用

阿米雷司

芬氟拉明

右芬氟拉明

毒性菜子油

2. 非常可能有致病作用

安非他明

L-色氨酸

3. 可能有致病作用

甲基-安非他明

可卡因

化疗药物

4. 不太可能有致病作用

抗抑郁药

口服避孕药

治疗剂量的雌激素

吸烟

B. 有统计学意义的相关因素

1. 明确的相关因素

性别

2. 可能的相关因素

妊娠

高血压

3. 不太可能的相关隐私

肥胖

C. 疾病

1. 已明确的疾病

HIV 感染

2. 非常有可能的疾病

门静脉高压/肝病

胶原血管病

先天性体-肺分流性心脏病

3. 可能的疾病

甲状腺疾病

血液系统疾病

脾切除术后

镰刀细胞性贫血

β-地中海贫血

慢性骨髓增生性疾病

少见的遗传或代谢疾病

Ia 型糖原贮积症

戈谢病

遗传性出血性毛细血管扩张症

三、分子生物学

（一）基因突变

1954 年 Dresdale 首次报道了一例家族性原发性肺动脉高压家系，提示某些肺动脉高压可能与基因突变有关。1997 年发现染色体 2q31－32 有一个与家族性肺动脉高压有关的标记，2000 年明确该区域中编码骨形成蛋白 2 型受体（BMPR2）基因突变是肺动脉高压重要的遗传学机制。最近发现，ALK1/Endoglin 基因突变与遗传性出血性毛细血管扩张症合并特发性肺动脉高压的发病有关，可引起内皮细胞增殖（血管新生）和肺动脉平滑肌细胞增生，引起肺动脉高压特征性病理改变。各种类型肺动脉高压可能均有遗传因素参与。

（二）钾通道

缺氧可抑制小肺动脉平滑肌细胞的电压门控钾通道（K_V），导致钙通道开放增加，从而引起缺氧性肺血管收缩反应及血管重构。研究表明肺动脉高压以肺动脉平滑肌细胞的 $K_{V1.5}$ 表达下调为主，慢性缺氧性肺高压则 $K_{V1.5}$、$K_{V2.1}$ 的表达均下调；食欲抑制药如芬氟拉明、阿米雷司则可直接抑制 $K_{V1.5}$ 和 $K_{V2.1}$；二氯乙酸甲酯（DCA）和西地那非可增加钾通道的表达及活性。因此钾通道功能异常在肺动脉高压发病机制中起重要作用。

（三）增殖和凋亡

小肺动脉重构与内皮细胞过度增殖及凋亡抵抗有关。目前认为缺氧、机械剪切力、炎症、某些药物或毒物及遗传易患性均可导致内皮细胞的异常增殖。病理学研究发现，丛样病变是由异常增殖的内皮细胞和成纤维细胞构成的通道。而特发性肺动脉高压丛样病变为单克隆起源内皮细胞构成，与生长抑制基因如转化生长因子 β（TGF－β）2 型受体和凋亡相关基因 Bax 缺陷有关。另外特发性肺动脉高压及先心病相关性肺动脉高压丛样病变中还存在内皮细胞凋亡抵抗，导致不可逆性小肺动脉重构。

（四）5－羟色胺转运系统

肺动脉高压患者血液中 5 羟色胺（5－HT）水平升高，而最主要储存库—血小板中的含量却是下降的。多种类型肺动脉高压患者血浆中 5－HT 水平升高，即使肺移植或前列环素治疗也不能纠正；食欲抑制药阿米雷司、芬氟拉明与 5－HT 载体相互作用促使血小板释放 5－HT，并抑制其再摄取，导致血浆 5－HT 水平升高，因此也是一种钾通道拮抗药。临床及动物实验均证实，肺动脉平滑肌细胞中 5－HT 载体的表达和（或）活性升高均可引起小肺动脉重构。

（五）炎症机制

部分系统性红斑狼疮合并肺动脉高压患者经免疫抑制药治疗后病情明显改善，某些肺动脉高压患者体内可检测到循环自身抗体如抗核抗体及炎性细胞因子如 IL－1 和 IL－6 表达升高，肺组织学检查发现巨噬细胞和淋巴细胞炎性浸润，趋化因子 RANTSE 和 fractalkine 表达增加，提示炎症机制在肺动脉重构机制中起重要作用。

四、病理

肺动脉高压患者各级肺动脉均可发生结构重建，且严重程度和患者预后有一定相关性。肌型和弹性肺动脉、微细肺动脉的主要病理改变是中膜肥厚、弹性肺动脉扩张及内膜粥样硬化。各级肺小叶前或小叶内肺动脉主要表现为狭窄型动脉病变和复合型动脉病变：狭窄型病变包括肺动脉中膜平滑肌肥厚、内膜及外膜增厚；复合病变则包括丛样病变、扩张性病变和动脉炎性病变。对临床表现复杂、诊断困难的肺动脉高压患者，尽量争取行肺动脉病理解剖学检查。

五、血流动力学

（一）正常肺循环血流动力学特点

正常肺循环是一个低压、低阻、顺应性高的血液循环系统。肺血管床横截面积较大，因而阻力和压力均较低。肺血管壁薄，与气道解剖关系毗邻，因此肺血流动力学易受气道、纵隔及左右心室压力变化的影响。与临床关系密切的肺血流动力学参数有：肺动脉压、肺毛细血管楔压、肺血管阻力和右心排血量（或肺血流量）等，正常值范围，见表14－3。肺动脉收缩压正常值为 $13\sim26$ mmHg，舒张压为 $6\sim16$ mmHg，肺动脉压随年龄增长略有升高。肺毛细血管楔压通过导管直接嵌顿在小肺动脉远端测量获得，正常值为 $8\sim12$ mmHg，临床上常用肺毛细血管楔压代替左心房压力。

肺血管阻力（pulmonary vascular resistence，PVR）：计算公式是 $R=\dfrac{\overline{P}_{PA}-\overline{P}_{LA}}{\overline{Q}_T}$ ，其中 $\overline{P}_{PA}-\overline{P}_{LA}=$ 肺动脉与左房之间的平均压差（可以用 P_W 肺毛细血管楔压代替 P_{LV}），单位是 mmHg。$\overline{Q}_T=$ 平均肺血流量，单位用 ml/s 表示。

心排血量：正常情况下左心排血量略高于右心，主要是由于 $1\%\sim2\%$ 支气管静脉血直接回流到肺静脉所致。目前临床上常用计算右心排血量的方法有两种：热稀释法和 Fick 法。右心排血量的正常值为 $4.4\sim8.4$ L/min。

常用肺循环血流动力学参数的正常参考值，见表14－3。

表14－3　肺循环血流动力学参数的正常参考值

参数	平均值	正常值
Q(L/min)	6.4	4.4~8.4
PAP$_{systolic}$(mmHg)	19	13~26
PAP$_{disstolic}$(mmHg)	10	6~16
PAP$_{mean}$(mmHg)	13	7~19
PAOP(mmHg)	9	5~13
PCWP(mmHg)	10	8~12
RAP(mmHg)	5	1~9
PVR(dye·s^{-1}cm^3)	55	11~99

Q，肺血流量；PAP$_{systoli}$，肺动脉收缩压；PAP$_{mean}$，肺动脉平均压；PAP$_{disstolic}$，肺动脉舒张压；PAOP，肺动脉闭塞压；PCWP，肺毛细血管楔压；RAP，右房压；PVR，肺血管阻力

附：1 mmHg=0.133 kPa

（二）肺动脉高压血流动力学特点

肺动脉高压血流动力学特征是肺动脉压力和肺血管阻力进行性升高，右心排血量逐渐下降，最终导致右室扩张，肥厚进而功能衰竭。

肺动脉高压无症状期为安静状态下肺动脉压正常，活动后明显升高，但是心排血量基本正常；有症状期为安静状态下肺动脉压、肺血管阻力升高，心排血量下降是症状出现的主要原因，此期可出现右室扩张和肥厚；恶化期为肺阻力进一步升高，心排血量继续下降，导致肺动脉压力

也开始下降,此期肺循环血流动力学改变超过右室代偿范围,发生右心衰竭(图 14—1)。

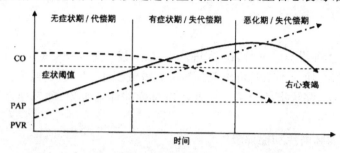

图 14—1　肺动脉高压不同时期血流动力学参数变化特点

（三）不同类型肺高血压血流动力学特点

1. 肺动脉压

安静状态下肺动脉平均压≥25 mmHg(3.3 kPa)即可定义为肺高血压。根据诊断分类不同,肺动脉高压的升高可以分为被动性(如肺静脉压力升高),运动相关性(心排血量增加所致),肺血管阻力增加性(肺循环自身病变)。

2. 毛细血管后性肺高压

又称肺静脉高压,肺毛细血管楔压≥15 mmHg(2.0 kPa),跨肺压差(TPG)正常;毛细血管前性肺高压,又称肺动脉高压,肺毛细血管楔压<15 mmHg(2.0 kPa),跨肺压差因肺血管阻力或心排血量增加而升高。

3. 肺静脉回流受阻

如左室功能不全和二尖瓣疾病可被动引起肺动脉压升高。一些少见疾病如肺血管中层纤维化和肺静脉闭塞性疾病,也可直接引起肺静脉回流受阻导致肺高压。

4. 肺血流增多

也可引起肺动脉压升高,如存在先天性左向右分流性心脏疾病。当肺血流明显增加和肺血管扩张能力达到最大时,肺血流略增加就可导致肺动脉压明显升高。

5. 肺血管阻力增加

主要与小肺动脉重构、血管收缩和原位血栓形成有关。根据影响因素不同将肺血管阻力分为两种类型:固定型和(或)可逆型。固定型成分与肺动脉阻塞、闭塞及重构有关;可逆型成分与肺血管张力变化有关,肺血管张力与肺血管内皮、血管平滑肌细胞、细胞外基质、循环血细胞和血液成分相互作用有关。肺动脉高压时肺血管阻力>3。肺血管阻力增加往往与远端小肺动脉或近端肺动脉面积明显减少有关。

六、临床表现

（一）症状

肺动脉高压早期无明显症状,往往病情发展至心功能失代偿才引发症状。我国注册登记研究结果表明,患者首发症状至确诊时间为(26.4±27.6)个月。首发就诊症状是活动后气短,发生率高达 98.6%。其后依次为胸痛、晕厥、咯血、心悸、下肢水肿及胸闷,发生率分别为29.2%、26.4%、20.8%、9.7%、4.2% 和 2.8%。

（二）既往史

采集病史时应注意询问:减肥药服用史,习惯性流产史,鼻出血,慢性支气管炎,HIV 感染史,肝病,贫血,甲状腺疾病,打鼾史及深静脉血栓史等。上述病史可以提示一些病因诊断,对患者进行准确的诊断分类有重要价值,例如鼻出血需要考虑患者是否合并遗传性出血性毛细血管扩张症。

（三）体格检查

肺动脉高压的体征没有特异性,P_2 亢进最为常见,发生率为 88.9%。其他常见体征有三尖瓣收缩期杂音;右心功能不全时可出现颈静脉充盈或怒张,下肢水肿;先天性心脏病合并肺动脉高压可出现发绀,杵状指（趾）等。另外还需对背部仔细听诊,如发现血管杂音应考虑肺动静脉畸形可能。

（四）WHO 肺动脉高压功能评级

1998 年第 2 次世界卫生组织肺高压专题会议就已提出肺动脉高压患者的心功能分级标准,即 WHO 功能分级。该分级与 NYHA 心功能分级的差别在于增加了晕厥的分级指标（表 14-4）。功能分级不但是治疗策略的依据,也是判断患者预后的重要资料。

表 14-4　世界卫生组织肺动脉高压患者功能分级评价标准

分级	描述
I	患者体力活动不受限,日常体力活动不会导致气短、乏力、胸痛或黑矇。
II	患者体力活动轻度受限,休息时无不适,但日常活动会出现气短、乏力、胸痛或近乎晕厥
III	患者体力活动明显受限,休息时无不适,但低于日常活动量时即出现气短、乏力、胸痛或近乎晕厥
IV	患者不能进行任何体力活动,有右心衰竭的征象,休息时可有气短和（或）乏力,任何体力活动都可加重症状

七、辅助检查

（一）心电图

肺动脉高压患者的心电图表现缺乏特异性,电轴右偏、I 导联出现 S 波、右心室高电压及右胸前导联可出现 ST-T 波改变有助于提示肺动脉高压。

（二）胸部 X 线检查

肺动脉高压患者胸部 X 线检查征象可能有肺动脉段凸出及右下肺动脉扩张,伴外周肺血管稀疏——"截断现象",右心房和右心室扩大。

（三）超声心动图

超声心动图是肺动脉高压疑诊患者最主要的无创检查手段。超声心动图检查的右心房大小、左心室舒张末期内径及心包积液等是评估病情严重程度、评价疗效和估计预后的重要参数,还可发现心内畸形、大血管畸形及左心病变,在肺动脉高压病因诊断中具有重要价值。但由于超声心动图检查易受操作者的经验、仪器型号等因素影响,并且不能准确测量肺动脉平均压、肺毛细血管楔压及心排血量等参数,因此不能用于确诊肺动脉高压。

（四）肺功能检查

特发性肺动脉高压、先天性心脏病相关性肺动脉高压和结缔组织病相关性肺动脉高压均存在不同程度的外周气道通气功能障碍和弥散功能障碍。其中结缔组织病相关性肺动脉高压患者的 DLco 下降最为明显。

（五）睡眠监测

睡眠监测为常规检查方法之一,大约 15% 的睡眠呼吸障碍患者可发生肺高压。

（六）胸部 CT、肺灌注扫描

胸部 CT、肺灌注扫描是诊断肺栓塞,肺血管畸形等肺血管疾病重要的无创检查手段。高分辨率胸部 CT 也是鉴别特发性肺动脉高压和肺静脉闭塞病重要方法。

（七）心脏 MRI 检查

心脏 MRI 可以测量右心室舒张末期容积、右心室壁厚度、右心室射血分数等参数，是评价右心功能的重要检查手段。

（八）右心导管检查

右心导管检查是诊断肺动脉高压唯一的金标准，也是指导确定科学治疗方案必不可少的手段。对病情稳定、WHO 肺动脉高压功能分级 Ⅰ～Ⅲ 级、没有明确禁忌证的患者均应积极开展标准的右心导管检查。右心导管检查时测定的项目包括：心率、右心房压、右心室压、肺动脉压（收缩压、舒张压和平均压）、肺毛细血管嵌压、心排血量、体循环血压、肺血管阻力和体循环阻力及导管径路各部位的血氧饱和度等。

（九）急性肺血管扩张试验

部分肺动脉高压尤其是特发性肺动脉高压的发病机制可能与肺血管痉挛有关，急性肺血管扩张试验是筛选这些患者的有效手段。国内急性肺血管扩张试验常选择腺苷或伊洛前列素。急性肺血管扩张试验阳性标准为：肺动脉平均压下降到 40 mmHg（5.3 kPa）之下，且下降幅度超过 10 mmHg（1.3 kPa），心排血量增加或至少不变。必须同时满足此 3 项标准，才可将患者诊断为试验结果阳性。初次检查阳性的患者服用足量的钙通道阻滞药治疗 12 个月时应及时随访，如果患者心功能稳定在 Ⅰ～Ⅱ 级，而肺动脉平均压基本或接近正常，则认为该患者符合钙通道阻滞剂长期敏感者的诊断标准。

（十）肺动脉造影

肺动脉造影是诊断肺栓塞、肺血管炎、肺血管肿瘤的金标准，在肺动脉高压诊断分类中具有重要价值。肺动脉造影显示的肺血管末端血液充盈状况对于判断患者肺动脉高压是否小动脉闭塞具有重要临床实用价值。需要注意，肺动脉造影并非肺动脉高压常规检查项目。血流动力学不稳定肺动脉高压患者进行肺动脉造影可能导致右心衰竭加重，甚至猝死。

（十一）6 min 步行距离试验

肺动脉高压患者首次入院后常规进行 6 min 步行距离试验。6 min 步行距离试验是评价患者活动耐量的客观指标，也是评价疗效的关键方法。另外首次住院的 6 min 步行距离试验结果与预后有明显相关性。进行 6 min 步行距离试验同时还应同时评价 Borg 呼吸困难分级，具体分级方法，见表 14-5。

表 14-5　Borg scale 分级

分级	描述
0 级	没有任何呼吸困难症状
0.5 级	呼吸困难症状非常非常轻微（刚刚能觉察到）
1 级	呼吸困难症状非常轻微
2 级	呼吸困难症状轻微（轻）
3 级	有中等程度的呼吸困难症状
4 级	呼吸困难症状稍微有点重
5 级	呼吸困难症状严重（重）
6 级	
7 级	呼吸困难症状非常重
8 级	
9 级	
10 级	呼吸困难症状非常非常非常严重（最重）

八、诊断及鉴别诊断

根据肺高血压最新诊断分类标准,肺高血压共分为 5 大类,21 亚类,30 余小类,因此只有遵循根据规范的诊断流程才能对肺高血压患者进行准确的诊断分类(图 14—2)。肺动脉高压的诊断和鉴别诊断要点如下所述。

(1)首先提高肺动脉高压的诊断意识,尽量早期诊断,缩短确诊时间。

(2)判断是否存在肺动脉高压的危险因素。

(3)完善常规实验室检查,对肺动脉高压进行详细分类诊断。

(4)右心导管检查及急性血管扩张试验确诊。

(5)对患者心肺功能进行评估,确定治疗策略。

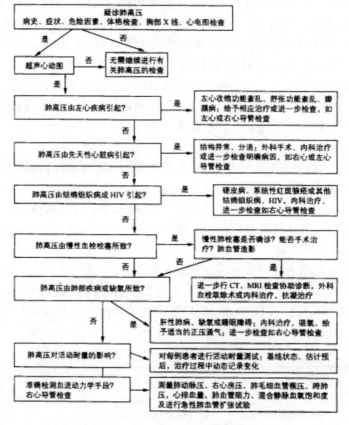

图 14—2 肺高血压的诊断流程

九、治疗

肺动脉高压的治疗大体分为 3 个不同阶段,第 1 个阶段通常称为"传统治疗时代",也叫做"零靶向治疗时代"。第 2 个阶段称为"不充分靶向治疗时代"。第 3 个治疗时代称为"多元化时代"。

传统治疗时代指 1992 年以前。这个阶段的治疗实际上是针对肺动脉痉挛,右心衰竭和肺血管原位血栓形成。药物有钙通道阻滞药(CCBs)、氧气、地高辛和利尿药、华法林。

1992 年起,随着依前列醇进入临床,肺动脉高压患者的预后发生了革命性改变。一直到

1999 年波生坦的出现,这期间依前列醇是唯一靶向治疗肺动脉高压药物,因此称为不充分靶向治疗时代,也有专家称为"FLOLAN 时代"。

1999 年以后,波生坦、曲前列素、西地那非等药物逐渐进入临床使各类肺动脉高压患者预后得到更好的改善,球囊扩张等介入治疗方法使慢性血栓栓塞性肺高压患者多了治疗的选择。药物治疗无效的危重患者可以选择房间隔打孔技术或者肺移植技术也成为全球性的专家共识,因此这个阶段称为"多元化新时代"。下面将着重强调治疗中几个重要部分。

(一)传统治疗

首先,除了合并房性心动过速,心房颤动等快速性心律失常,地高辛被推荐仅能应用于心排血量和心脏指数小于正常值的患者。利尿药应谨慎使用,短期改善患者症状之后,即应减量并逐渐停用,因右心室充盈压对于维持足够心排血量非常关键。华法林应用之前需评估患者有无禁忌证。如无禁忌,则部分凝血酶原活动度的国际标准比值(INR)应该控制在 1.5～2.5,主要是对抗肺血管原位血栓形成和发展。

其次需要着重强调急性肺血管反应试验结果是患者能否服用 CCBs 的唯一根据,因为试验阳性往往提示大量小肺动脉痉挛。而试验阴性,则提示血管重塑而闭塞是主要病理基础,此时使用 CCBs 则有导致体循环血压下降、矛盾性肺动脉压力升高、心力衰竭加重、诱发肺水肿等危险。

服用 CCBs 之后的 1 年随访结果又是患者是否为 CCBs 长期敏感者的唯一证据,只有 CCBs 长期敏感者才能长期服用 CCBs 并能显著获益。服用 CCBs 之前应该根据 24 h HOLTER 的结果评估患者的基础心率,基础心率较慢的患者选择二氢吡啶类;基础心率较快的患者则选择地尔硫䓬。

原则上对于各类肺动脉高压患者,禁忌使用血管紧张素转换酶抑制药,血管紧张素 Ⅱ 受体拮抗药和硝酸酯类等血管扩张药。

(二)靶向治疗

对急性肺血管扩张试验结果阴性,病情稳定的肺动脉高压患者,建议采用前列环素类药物、内皮素受体拮抗药、5 型磷酸二酯酶抑制药等新型血管扩张药进行靶向治疗或联合治疗。

目前国内可以使用的靶向治疗药物有波生坦,西地那非和万他维等。

1. 内皮素受体拮抗药

波生坦是非选择性内皮素受体拮抗药,是临床应用时间最长的口服靶向治疗药物,也是除了 FLOLAN 之外,目前唯一有 5 年生存率随访结果的治疗方法。目前国外大量的研究报道已经证实,该药物可以明确治疗特发性肺动脉高压,结缔组织病相关肺动脉高压,先心病相关肺动脉高压,艾滋病毒感染相关肺动脉高压,慢性血栓栓塞性肺高压,儿童肺动脉高压,右心衰竭早期心功能 Ⅱ 级的肺动脉高压患者。该药可改善患者的临床症状和血流动力学指标,提高运动耐量,改善生活质量和生存率,推迟到达临床恶化时间。国内研究也初步证实,波生坦可以安全有效治疗肺动脉高压患者。

目前推荐用法是初始剂量 62.5 mg,2/d,4 周,后续 125 mg,2/d,维持治疗。如无禁忌,是治疗心功能 Ⅱ 级、Ⅲ 级肺动脉高压患者的首选治疗。注意事项:①如患者是儿童,或体重＜40 kg,则用药剂量需要根据体重而调整为半量。如是体重＜20 kg 的婴幼儿患者,则建议剂量为 1/4 量。②由于具有潜在肝脏酶学指标升高作用。建议治疗期间监测肝功能,至少每月 1 次。如转氨酶增高小于等于正常值高限 3 倍,可以继续用药观察;小于正常值 3～5 倍,可以减半剂量继续使用或暂停用药,每2周监测一次肝功能,待转氨酶恢复正常后再次使用;小于正常值5~8倍,暂停用药,每2周监测一次肝功能,待转氨酶恢复正常后可考虑再次用药;小于正常值8倍以上时需要停止使用,不再考虑重新用药。转氨酶恢复正常后再次使用波生坦,大多数患者肝功能会保持正常。

波生坦和环孢素A有配伍禁忌,不推荐和格列本脲、氟康唑合用。

目前欧洲和美国分别有西他生坦和安贝生坦等选择性内皮素受体A拮抗药上市,也可以有效治疗肺动脉高压,但是长期预后资料尚需时日。

2.五型磷酸二酯酶抑制药

西地那非已被美国食品与药品管理局(FDA)批准用于肺动脉高压治疗,在国外上市的商品名"Revatio"。目前该药治疗患者的2年生存率已经在2008年美国胸科年会上公布,与传统治疗对比,确实明显延长了患者的生存时间。是值得推荐治疗肺动脉高压的重要方法。我国虽然还未批准治疗肺动脉高压的适应证,但是目前国内已有大量患者在接受或自发购买相同成分的"万艾可"用于治疗肺动脉高压,使用方法很不规范,甚至错误。因此亟待强调该药物正确临床使用方法。

根据SUPER研究结果以及国内外专家共识,西地那非被推荐的标准剂量是20 mg,3/d,且增加剂量不能增加疗效,但却增加不良反应发生率。

使用西地那非需要注意以下不良反应:腹泻、视觉障碍、肌肉疼痛、儿童发育增快以及头痛和潮红。

同类药物伐地那非虽然在国内外都没有适应证,但随机双盲安慰剂对照多中心临床试验(EVALUATION-1)正在进行,且前期开放对照研究也在2008年美国胸科年会公布,初步证明可以有效安全治疗肺动脉高压患者。因该药服用方便,5 mg,2/d即可,价格相对低廉,因此对于我国经济情况相对较差患者,是可以考虑尝试的方法。其不良反应与西地那非类似。

3.前列环素以及结构类似物

我国目前唯一上市药物是伊洛前列素(ILOPROST,商品名万他维),短期内吸入伊洛前列素可降低肺动脉压力和肺血管阻力,提高运动耐量,改善生活质量。但伊洛前列素是否可长期单独应用治疗肺动脉高压目前还没有很好的研究来证实。目前大多数有经验专家建议,对于心功能较差患者可短期应用,病情缓解之后应及时替换为口服制剂如五型磷酸二酯酶抑制药或内皮素受体拮抗药波生坦。另外,对于急诊室或者重症监护病房以及手术中遇到肺动脉高压危象,或者急性和(或)重度右心衰竭患者,伊洛前列素吸入或者静脉泵入是非常重要的治疗选择。

需要强调:前列腺素E_1(即前列地尔)与前列环素不同,不建议用于肺动脉高压的治疗。曲前列素在欧美上市多年,可以经皮下注射,静脉注射和吸入途径等多种方法给药,方便、安全、有效。在治疗肺动脉高压药物中是目前公认最好的前列环素类药物。

4.治疗目标

对于肺动脉高压这类恶性疾病,国内外专家倾向于"以目标为导向的靶向治疗",意即治疗之前,先预设治疗目标,随后给予靶向治疗方案。3个月为1个周期,检查患者是否达到治疗目标,如达到,继续治疗。如没有达到目标,更换方案或者联合治疗。一般来说,预先设定的治疗目标是下列生理指标至少50%改善,而其他指标没有恶化:如6 min步行距离、WHO

功能分级、Borg 呼吸困难指数、动脉氧饱和度、左心室舒张末内径、右心室内径、肺功能、平均肺动脉压、肺血管阻力、心排血指数、右心室射血分数、右心房平均压、右心室舒张末压和临床恶化事件等。

（三）联合治疗方案

1. 靶向联合方案

如果患者经单药治疗，没有达到预先设定的治疗目标或者病情仍进行性加重，建议采用联合治疗。目前尚无公认最佳联合治疗方案。根据专家经验，波生坦＋西地那非或波生坦＋伐地那非可能疗效最佳。

一般情况下，根据患者经济状况可以首选波生坦、西地那非或伐地那非来启动治疗。3 个月后评估，如达标，则继续治疗。如没有达标，则联合治疗。国内联合治疗，PDE5 抑制药一般不变动剂量，而波生坦先用 62.5 mg，2/d。如再次评估达标，继续治疗，如没有达标，则波生坦可以增加剂量至 125 mg，2/d。如仍未达标，可以考虑适当增加伊洛前列素，或者贝前列素。再不达标或继续恶化，考虑静脉使用伊洛前列素，择机进行肺移植或房间隔打孔。

2. 靶向治疗之外的综合治疗

他汀：初步研究证实可以加用，对抗肺动脉内皮的损伤。但需要进一步研究。

（四）介入治疗

对于肺血管炎或者血栓栓塞而导致的肺血管局部狭窄相关的肺动脉高压，可以考虑介入治疗。球囊扩张和支架置入可以明显改善患者的肺血液灌注，从而改善通气血流比值，提高动脉血氧饱和度，降低肺动脉阻力。其进一步机制有待于阐明。

（五）肺移植

药物治疗无效的肺动脉高压患者，可以考虑单侧、双侧或者部分肺叶肺移植。国外经验表明可有效纠正右心衰竭。国内经验有限。

（六）其他新技术

血管活性肠肽、弹性蛋白酶抑制药等都是初步证实有效的靶向治疗药物；而基因治疗，细胞移植治疗肺动脉高压的研究报道也初步显示其希望。同步起搏技术研究初步显示也可有效改善肺动脉高压患者的右心功能。但上述方法尚未成熟，仍在研究阶段，目前尚不能临床应用。

十、预后

肺动脉高压治疗较前有巨大进步，但是仍未令人满意。目前的治疗方法患者预后仍然差；治疗方法价格昂贵；治疗手段较少，成规模的专业治疗中心较少，诊断和治疗不规范，是患者预后差的重要原因。

（庞洪华）

第十五章　主动脉及周围血管疾病

第一节　多发性大动脉炎

多发性大动脉炎为主动脉及其主要分支的慢性进行性非特异性炎变,以引起不同部位的狭窄或闭塞为主。

本病在亚洲地区比较常见,而西欧国家罕见,多发生于青年女性,男女比例为1:(2～4),发病年龄以15～30岁为多。本病的病因尚不明确,目前认为可能因素有风湿性疾病(风湿热或系统性红斑狼疮)、感染(结核病或梅毒)、先天性血管异常、外伤等。

一般进展缓慢,预后视有无严重开发症和症状能否稳定而定,主要死因是脑出血。临床共分4型。

Ⅰ型:头臂动脉型,病变累及主动脉弓和头臂血管,也叫主动脉弓综合征。

Ⅱ型:主、肾动脉型,累及胸降主动脉和腹主动脉,无主动脉弓。

Ⅲ型:包括Ⅰ、Ⅱ型的特征。

Ⅳ型:上述三型均可合并肺动脉狭窄和闭塞,目前尚未发现大动脉炎单独侵犯肺动脉者。

一、临床表现

约3/4患者子青少年时发病,活动期可有全身症状,如发热、全身不适、食欲缺乏、体重下降、夜间盗汗、关节痛和疲乏等,病变动脉处可有局限性疼痛和压痛。

(一)头臂动脉型(即无脉病)

1.症状

(1)颈动脉和椎动脉狭窄或闭塞,可有不同程度的脑缺血,表现为头昏、眩晕、视觉障碍、头痛、记忆力减退、咀嚼时腭部肌肉疼痛。严重者有反复晕厥、抽搐、失语、偏瘫或昏迷。尤以头部上仰时,上述症状更易发作。

(2)锁骨下动脉或无名动脉狭窄或闭塞时,可出现单侧或双侧上肢缺血(可有一侧或双侧上肢无力、麻木酸痛,活动后上肢间歇性疼痛;伴有一侧或双侧上肢桡动脉搏动减弱或消失,上肢血压低或测不出)上肢无力,发凉,酸痛,麻木甚至肌肉萎缩。

(3)少数患者可发生锁骨下动脉窃血综合征,由于一侧锁骨下动脉或无名动脉有1/2以上狭窄闭塞,可引起同侧椎动脉的压力降低1.3 kPa(10 mmHg)以上,则可使对侧椎动脉的血液逆流入狭窄或闭塞侧的椎动脉和锁骨下动脉。此外当患侧上肢活动时,其血流量可增加50%～100%,此时在狭窄或闭塞部位的远端可引起虹吸现象,加重头部缺血,而发生一过性头晕或晕厥。

2.体征

(1)单侧或双侧颈动脉、桡动脉、肱动脉搏动减弱或消失。

(2)上肢血压明显降低或测不出,下肢血压则正常或增加。

(3)约半数患者于颈部或锁骨上部可听到Ⅱ级以上收缩期血管杂音,多数触不到细震颤。

(4)如有侧支循环形成,则血流经过扩大弯曲的侧支血管时,可产生连续性血管杂音。

（5）眼底视网膜贫血。

（二）主、肾动脉型

病变主要累及胸、腹主动脉及其分支，特别是肾动脉。

1. 症状

（1）胸、腹主动脉及其分支的狭窄或闭塞可引起单侧或双侧下肢缺血，产生下肢无力、发凉、酸痛、麻木、易疲劳和间歇性跛行等。

（2）双侧或单侧肾动脉狭窄或闭塞可引起顽固性高血压，甚至发生左侧心力衰竭症状。

（3）少数患者大动脉炎波及冠状动脉或冠状动脉口，发生心绞痛或心肌梗死。

2. 体征

（1）股动脉和足背动脉搏动减弱。

（2）下肢血压明显降低或测不出，而上肢血压增高。单纯胸或腹主动脉狭窄，则上肢血压高，下肢血压低或测不出；单纯肾血管性高血压，上下肢血压均增高，上肢舒张压常超过 16 kPa(120 mmHg)，下肢血压较上肢高 2.7 kPa(20 mmHg)左右；主动脉和肾动脉均狭窄，则上、下肢血压差更大。

（3）胸主动脉狭窄者于背部脊柱两侧或胸骨旁可听到收缩期血管杂音，严重者于胸壁可见表浅动脉搏动；肾动脉受累时 60%～90% 于上腹部可听到 II 级以上高调收缩期血管杂音，杂音出现率以双侧肾动脉受累较单侧为高。

（4）胸、腹主动脉严重狭窄产生侧支循环时，可出现连续性血管杂音。

（5）由高血压引起左心室肥厚、扩大、以至心力衰竭的体征。

（三）广泛型（混合型）

2/5 患者具有上述两种类型的临床症状和体征特点，病变广泛而多发，多数病情较重。

（四）肺动脉型

常呈多发性，病变程度较轻；晚期可出现肺动脉高压。表现为心悸、气短，肺动脉瓣区可闻及收缩期喷射音及收缩期杂音，肺动脉瓣第二音亢进等。

二、辅助检查

（一）实验室检查

动脉炎活动期，红细胞沉降率增快，C 反应蛋白增高，白细胞计数增多，部分患者有红细胞计数和血红蛋白量降低，血清蛋白降低而 α、γ 球蛋白增高，免疫球蛋白 G 和抗主动脉抗体增高。晚期则上述抗体效价降低。

（二）眼底检查

在头臂动脉型中可见视盘苍白、视神经萎缩、视网膜动静脉不同程度的扩张和相互吻合，末梢血管闭塞；在主肾动脉型及混合型可见高血压和眼底改变。

（三）心电图

主肾动脉型及混合型可见左心室肥大或伴有劳损，偶可出现心肌梗死改变。

（四）X 线检查

主肾动脉型及混合型可见左心室增大，若侵犯胸主动脉，可见主动脉弓凸出、扩张，甚至瘤样扩大，或者降主动脉变细、内收及搏动减弱等改变。

（五）血管造影

头臂动脉型可显示主动脉弓和（或）其分支受累部位血管边缘不规则，伴狭窄和狭窄后扩张，甚至闭塞；累及升主动脉者，可见升主动脉扩张，动脉瘤形成和主动脉反流。

主、肾动脉型可显示降主动脉或腹主动脉狭窄和阻塞，肾动脉亦可有狭窄和阻塞，前段狭窄后段血管可扩张，其附近可见粗大扭曲的侧支循环血管。

静脉肾盂造影可示患者肾缩小，肾盂显影浅淡。

（六）超声血管检查

可显示狭窄远端动脉的搏动强度和血流量减低。超声多普勒尚可探查主动脉及其主要分支狭窄或闭塞的部位、程度及血流减少情况（如颈动脉、锁骨下动脉、肾动脉等）。

（七）放射性核素

放射性核素肾图显示患侧肾脏有缺血性改变。

三、治疗

（一）内科治疗

1.抗感染治疗

如有活动性结核或链球菌感染，可应用抗结核药物及青霉素治疗，对抑制体内免疫机制可能有帮助。

2.激素

对急性活动期有助于制止或减缓病变的发展，对已有狭窄或闭塞的血管并无疗效。常用泼尼松龙 30～40 mg/d，清晨顿服；地塞米松 0.75～1.5 mg，每日 3 或 4 次。待炎症控制后，逐渐减量，并可用小剂量泼尼松龙长期维持。

3.免疫抑制药

硫唑嘌呤 50～100 mg，分次口服，也可用左旋咪唑、环磷酰胺等，一般常与激素合并应用，能更好的调节机体免疫功能。

4.抗凝药物

阿司匹林 50 mg，1/d；双嘧达莫 25 mg，3/d。

5.血管扩张剂

硝苯地平 10～20 mg，口服，3/d；烟酸 100 mg，3/d；妥拉唑啉（妥拉苏林）25～50 mg，3/d。

6.降压药物

目前多选用卡托普利 25～50 mg，3/d。

7.其他

右旋糖酐或羟乙基淀粉（706 代血浆）250 ml，静脉滴注，1/d，10 次为 1 个疗程；丹参注射液 2～4 ml，每日 1 或 2 次，肌注。

（二）手术治疗

有严重临床表现时可考虑施行血管重建术：血管旁路移植术、颈总动脉—锁骨下动脉吻合术、动脉血栓内膜剥脱术加自体大隐静脉片增补术等。对单侧肾动脉受累而肾动脉较细无法施行肾动脉重建手术者，如患侧肾脏萎缩不明显，可考虑自体肾脏移植术。肾脏萎缩已很明显者，可考虑患侧肾脏切除术。

（三）中医治疗

1.辨证论治

（1）瘀血内停，脉络痹阻：胸部憋闷、气短、眩晕、肢麻以及桡动脉摸不见。

治法：活血化瘀，宣痹通络，养阴清热。方药：银花藤45～60 g，玄参20～25 g，当归20～30 g，丹参30 g，川芎10～15 g，赤芍15 g，桃仁12 g，红花9 g，桂枝9～12 g，海风藤（或用络石藤）15 g，薏苡仁30 g，甘草12 g。

（2）湿热蕴结，瘀阻血脉：症见下肢静脉曲张并发湿疹样皮炎等。

治法：清热燥湿。方药：白鲜皮30 g，马齿苋30 g，苦参30 g，苍术15 g，黄柏15 g。将上药用纱布包扎好，加水煎煮后，过滤去渣，趁热熏洗患处，每日1或2次，每次1 h。如有创口，熏洗后再常规换药。

2.专方专药

（1）复方丹参片：4片，3/d。

（2）活血通脉片：5片，3/d。

（3）益气活血片：4片，3/d。

三、治愈好转标准

1.治愈标准

手术治疗后症状及体征基本消失，血压、实验室及X线检查恢复正常。

2.好转标准

内科和手术治疗后，症状减轻，血压未恢复正常。

第二节 主动脉瘤

主动脉瘤就是主动脉的病理性的扩张。真性动脉瘤是血管变宽涉及血管的3层；假性动脉瘤是动脉局部破裂，由血块或邻近组织封住而形成。

可由于动脉粥样硬化，血管中层囊性坏死，梅毒感染，细菌感染，风湿性主动脉炎及创伤引起。其中最常见病因为动脉粥样硬化。

一、临床分型

（1）根据形态可分为：①梭形主动脉瘤；②囊状主动脉瘤；③夹层血肿。

（2）根据部位可分为：①升主动脉瘤包括valsalva窦瘤；②主动脉弓瘤；③降主动脉瘤，在左锁骨下和膈肌之间；升主动脉瘤、主动脉弓瘤和降主动脉瘤统称胸主动脉瘤；④腹主动脉瘤，最常见，远端一般到肾动脉。

预后主要与动脉瘤大小，共存的冠状动脉和脑血管疾病的严重程度有关，随着瘤体增大，易增加破裂的危险。对于直径<5 cm的瘤体，5年破裂的危险是1‰～2‰；>5 cm者为20%～40%。

二、临床表现

主动脉瘤一般无症状，通常是在常规检查时发现，或者为了别的原因，进行X线或超声波检查时意外发现,然而当瘤体膨胀时可引起疼痛或压迫侵蚀邻近组织也可引起症状,症状的严重程度与瘤体膨胀的速度和位置有关。

(一)症状

(1)一般都在动脉瘤逐渐增大时发生疼痛,性质为深部钻孔样痛,部位:胸主动脉瘤多在上胸部或者背部,肩胛下向左肩、颈部上肢放散,腹主动脉瘤则主诉下背部疼,但也可有很大变异。

(2)疼痛的强度增加可能预示着即将破裂。

(3)压迫邻近组织如上腔静脉、肺动脉、气管、支气管、肺和左喉返神经、食管,可引起上腔静脉综合征、呼吸困难、咳嗽、喘鸣,甚至继发感染、咯血、声音嘶哑、吞咽困难、呕血等。

(4)降主动脉瘤可侵蚀椎体,压迫脊髓,引起截瘫。

(二)体征

(1)主动脉弓搐可在胸骨上窝触及异常搏动。

(2)腹主动脉瘤可在腹部正中偏左触及一韧性包块,搏动明显,在瘤体部可闻及收缩期杂音。

(3)升主动脉瘤可影响主动脉根部,引起主动脉瓣关闭不全,听诊主动脉瓣区可闻及舒张期杂音。

(4)压迫上腔静脉可出现颜面、颈部及上肢水肿。

三、辅助检查

1.胸、腹部放射线摄片

可以看到动脉瘤的钙化轮廓,但 25% 患者没有钙化,X 线平片看不到。

2.超声心动图

可描绘出动脉瘤的横径和长度以及附壁血栓,并可多次重复提供系列资料。

3.CT 和磁共振检查

可确定瘤体大小和部位,而且正成为金标准。

4.动脉造影

可为外科手术估价动脉瘤,易带来合并症的危险,如出血、过敏和动脉栓塞,并且由于附壁血块,可能低估管腔的大小。

四、治疗

(一)内科治疗

控制高血压,治疗并发病如冠心病、糖尿病、心功能不全。

(二)外科治疗

(1)瘤体膨胀速度较快、任何大小的动脉瘤或伴有临床症状者,手术切除用移植物置换为首选。

(2)瘤体直径>6.5 cm 者,即使无症状者,也应进行外科手术。

(3)瘤体直径 4~5 cm 者,无高度手术危险时,推荐手术治疗。

(4)支架植入。

第三节　主动脉夹层分离

主动脉夹层是动脉内膜撕裂，多数为环形，少数是横行撕裂，常沿升主动脉右侧壁发生，在该部位静水剪切力最高。

常见致病因素是高血压，有时伴有主动脉粥样斑块溃疡面，另一病因是中层囊状坏死，如马方综合征，先天性心血管病，主动脉二瓣化，主动脉缩窄，正常妊娠第3个月（可能是激素的变化，改变主动脉结构，容易产生破裂）。

一、临床分型

1. Debakey 将其分为 3 型

Ⅰ型：内膜撕裂在升主动脉，累及至降主动脉。

Ⅱ型：限于升主动脉，多见于马方综合征。

Ⅲ型：位于降主动脉，左锁骨下动脉开口远端开始，包括或超过胸主动脉。

2. Daily 分为 2 型

A 型：夹层累及升主动脉（近端夹层）。

B 型：限于降主动脉（远端夹层）；从处理的观点，分 2 型更实际、有用。

二、临床表现

（一）症状

1. 疼痛

突然发作，撕裂样痛，非常剧烈伴有出汗，部位可局限在前胸或后背，肩胛间区，典型的可随分割的延伸而移动。

2. 其他症状

头晕、呼吸困难、软弱无力。

（二）体征

（1）血压高或血压低，脉搏摸不到。A 型夹层（近端）可引起心包积血、心脏压塞、急性主动脉瓣关闭不全，出现洪脉，脉压大，主动脉瓣区可听到舒张期杂音，放射至胸骨右缘。

（2）压迫周围组织：一是颈动脉，可引起半身不遂、麻木或脊髓缺血、截瘫；二是上腔静脉，出现上腔静脉综合征；三是上颈神经节，可出现霍纳综合征。

三、辅助检查

（一）心电图

可能有 ST－T 改变，如无心肌缺血表现，可与心肌梗死鉴别。

（二）X 线检查

升主动脉夹层出现上纵隔增宽，降主动脉夹层，表现降主动脉较升主动脉增宽，常可见左侧胸腔积液。

（三）CT 及磁共振检查

皆可证明夹层诊断，并确定破入点，内膜裂片、夹层范围和真假腔。

（四）主动脉血管造影

为估价和准备手术可以进行。

（五）超声心动图

诊断升主动脉夹层敏感性为80％～100％，主动脉弓和降主动脉夹层几乎无用，食管超声检查对升、降主动脉夹层较准确、敏感，但要求有较高的技术和患者的合作。

四、治疗方法

1.一般治疗

严格卧床，密切监测血压、心率、出入量。

2.止痛

吗啡10 mg，肌注。

3.控制血压

使收缩压降至12.0～14.6 kPa(90～110 mmHg)，用静脉点滴办法，密切监测调整用量。

4.减低心肌收缩力和速度

应用β受体阻滞药。

5.外科治疗

病情稳定，明确诊断及类型，争取外科治疗。

第四节　雷诺综合征

雷诺现象是一组综合征，由于寒冷或情绪激动引起发作性的手指（足趾）苍白、发绀继之变为潮红。原发者称为雷诺病；继发于其他疾病或原因，则称为雷诺现象。

多发生在20～40岁，女性多于男性，女性∶男性为5∶1，起病缓慢，开始冬季发作，时间短，逐渐出现遇冷或情绪激动即可发作。一般为对称性手指，足趾亦可发生，但较前者少。

病因尚不清楚，为肢端小动脉痉挛。

一、临床表现

（一）症状

平时无主诉，发作时手足冷，麻木，偶有疼痛。

（二）体征

不发作时，体格检查正常。

典型发作时，以掌指关节为界，手指发凉、苍白、发绀、潮红。疾病晚期，逐渐出现手指背面汗毛消失，指甲生长变慢，粗糙，变形，皮肤萎缩变薄而且发紧（硬皮病指），指尖或甲床周围形成溃疡，并可引起感染。

二、辅助检查

激发试验：将手浸泡在10～15 ℃水中，可诱发典型发作。

三、鉴别诊断

一旦诊断成立,应寻找是否为继发的雷诺现象。

(1)全身性硬皮病:80%～90%患者。

(2)系统性红斑狼疮:20%。

(3)皮肌炎或多发性肌炎:可致雷诺现象。

(4)类风湿关节炎:不常见。

(5)四肢动脉粥样硬化:50岁以上患者四肢动脉粥样硬化。

(6)血栓性脉管炎:不常见。

(7)原发性肺动脉高压:不常见。

(8)创伤、药物:创伤、药物可致雷诺现象,如麦角诱导药、长春新碱、巴比妥酸等。

四、治疗

(一)西医治疗

(1)保暖:避免不需要的暴露于寒冷环境,戴手套,身体保暖。

(2)戒烟。

(3)药物治疗:①钙拮抗药:硝苯地平 10～30 mg,3/d;地尔硫卓(硫氮卓酮)30～90 mg,3/d。②利舍平 0.25～0.5 mg,4/d。③α受体拮抗药:哌唑嗪 1～5 mg,3/d。

(4)外科治疗:对药物无反应者可考虑行交感神经切除术。

(二)中医治疗

1.辨证论治

(1)阴寒型:肢体发凉,冰冷呈苍白或淡红色,受寒冷即引起发作,冬季症状加重。舌质红苔薄白,脉细稍数。治疗可内服阳和汤加味(见血栓闭塞性脉管炎),兼服参茸大补丸、参桂再造丸。

(2)血瘀型:肢体持续性青紫、发凉、胀痛,受寒症状加重,手指稍肿,舌质绛或有瘀斑,脉细沉。

益气通脉汤:生黄芪、丹参、鸡血藤各30 g,当归、牛膝、赤芍各15 g,川芎、桃仁、红花、地龙各10 g。水煎服,每日1剂。

(3)湿热型:手指或足趾发生溃疡、坏疽、发红、肿胀、疼痛,或有炎症。舌苔黄,舌质红。

四妙勇安汤加味。兼服牛黄清心丸。

2.专方专药

(1)中药熏洗:朴硝30 g,川椒13 g,苏木30 g,荆芥、防风、秦艽、红花各10 g,细辛3 g、威灵仙15 g。先熏后洗每次20～30 min,每日1或2次。

(2)丹参注射液、维生素 B_1、当归注射液、血管舒缓素等穴位注射。取穴:上肢可取曲池、外关、内关等;下肢可取足三里、三阴交、绝骨、血海等。

五、治愈好转标准

1.治愈标准

治疗后,症状体征消失,激发试验阴性。

2.好转标准

治疗后,症状体征减轻,激发试验好转。

第五节　血栓闭塞性脉管炎

血栓闭塞性脉管炎是一种炎性闭塞性血管病,累及上、下肢远端,小、中动脉和静脉、头部、内脏和冠状血管也可侵犯。

最常见于 40 岁以下男性,在亚洲发病率高,病因不清楚,和吸烟肯定有关。

一、临床表现

特征表现受累肢体三联症:雷诺现象,游走性表浅静脉血栓性静脉炎,跛行。

1.症状

疼痛,间歇性跛行,行走时加重,休息后好转,尤以夜间明显。严重者手指缺血,指甲萎缩,溃疡,指尖坏疽。游走性表浅血栓性静脉炎,红肿、疼痛。

2.体征

肱动脉和腘动脉搏动正常,桡、尺和(或)胫侧脉搏减弱或消失,患肢肌肉指(趾)甲萎缩,重症可出现溃疡和坏疽。

二、辅助检查

1.动脉造影

远端血管变光滑、细,近端血管无粥样硬化改变。

2.病理检查

受累血管活检可确定诊断。

三、治疗

(一)西医治疗

(1)戒烟。

(2)肢体保暖早期下肢运动锻炼,促进侧支循环,防止外伤。

(3)药物治疗:可选用血管扩张药。抗凝和糖皮质激素无效。①烟酸:50～100 mg,每日 3 或 4 次。②妥拉唑啉(妥拉苏林):25 mg,3/d。

(4)介入治疗:大血管动脉旁路移植术。

(5)外科手术:所有措施失败,出现坏疽时,截肢。

(二)中医治疗

(1)毛冬青:每日 200～300 g 冲服或煎服。

(2)毛冬青针剂:每次 2～4 ml,每日 1 或 2 次,肌内注射。

(3)复方丹参注射液:每次 2～4 ml,每日 1 或 2 次,肌内注射。亦可用 20 ml 加入 5％葡萄糖溶液 500 ml 内静脉滴注,每日 1 次,一般 2～4 周为 1 个疗程。

(4)莪术油:以 0.3％莪术油 50 ml,加入 5％葡萄糖溶液 500 ml 内静脉滴注,每日 1 次,14 次为 1 个疗程。

四、治愈好转标准

1. 治愈标准

(1)供血明显增加,症状消失,功能恢复。

(2)截肢后症状消失,创面愈合。

2. 好转标准

治疗后供血改善,症状减轻,创面缩小。

第六节 闭塞性动脉硬化

闭塞性动脉硬化由于动脉硬化供给肢体血液的动脉管腔狭窄或堵塞,引起一系列缺血表现。

常见原因是动脉粥样硬化,最高发病率在 60～70 岁的男性,有高血压、高胆固醇血症和糖尿病以及吸烟者发病率增加。

一、临床表现

1. 症状

患肢间歇性跛行,疼痛,痉挛,麻木或肌肉疲劳感。行走时发生,休息时缓解。严重阻塞者休息时也出现疼痛,夜间疼痛加剧。肢体抬高时加重,下垂位置减轻。

2. 体征

阻塞部位远端脉搏减轻或消失,血压降低或测不出。血管狭窄上方可闻及收缩期杂音。患肢肌肉萎缩,皮肤温度减低。毛发脱落,指甲变厚,后期可出现趾、足或小腿溃疡,坏疽。

二、辅助检查

(一)非创伤性检查

1. 血管超声

双重超声图,B 型影像和脉冲多普勒。

2. 动脉压记录

正常人踝臂动脉压比>1.0,患肢<1.0,严重缺血比例可以<0.5。

(二)创伤性检查

1. 血管造影

一般在血管再通治疗前,确定解剖部位,程度。

2. 磁共振血管造影

比血管造影准确。

三、治疗

(一)西医治疗

1. 一般治疗

戒烟,控制糖尿病,治疗高血压、高脂血症,患肢皮肤保持清洁、干燥,防止寒冷和创伤,遇有感染及时治疗。对症控制疼痛,可应用止痛药或麻醉药,血管扩张药未证明有效,可能有害。

可可碱 400 mg,3/d。可增加红细胞变形性,减低血液黏滞性。

2.外科治疗

(1)PTLA(经皮穿刺腔内成形术)。

(2)狭窄动脉内膜切除术。

(3)血管搭桥术。

(4)有坏疽、溃疡不能进行外科手术者,动脉内给予 PGE。

(5)截肢:进行性坏疽、溃疡。

(二)中医治疗

1.辨证论治

(1)脉络寒凝:患肢发凉,麻木酸胀,间歇性跛行。舌暗淡、苔白润,脉弦紧。

治宜温通血脉。阳和汤加减:熟地黄、黄芪、鸡血藤各 30 g,党参、当归、干姜、赤芍、怀牛膝各 15 g,地龙 12 g,麻黄 6 g。水煎服,每日 1 剂。

(2)脉络瘀阻:患肢胀疼,怕冷及肢端发凉,间歇性跛行。舌暗淡,苔白,脉弦细。

治宜益气活血通脉。方药:生黄芪、丹参、鸡血藤各 30 g,当归、牛膝、赤芍各 15 g,川芎、桃仁、红花、地龙各 10 g。水煎服,每日 1 剂。

(3)瘀久化热:患肢疼痛,喜凉恶暖,夜间痛甚,皮肤温度增高,自觉灼热,间歇性跛行加重。舌暗,苔白或薄黄,脉细数。

治宜滋阴清热,活血通络。方药:玄参、忍冬藤、当归、赤芍各 15 g,牛膝、泽兰、石斛各 10 g,红花、制乳没各 6 g,地龙 10 g,蜈蚣 3 条。水煎服,每日 1 剂。

(4)毒热型:患肢溃疡,热盛肉腐成脓,局部坏死,溃疡溢脓,甚则溃疡深入肌层烂断肌腱,口干欲饮。舌暗红,苔白或少苔,脉细数。

治宜清热利湿解毒,活血止痛。方药:①解毒活血方。忍冬藤、地丁、连翘、赤小豆各 30 g,花粉、当归、玄参各 15 g,赤芍、牛膝、川楝子各 10 g,红花、生甘草各 6 g。水煎服,每日 1 剂。②四妙勇安汤加减。银花、玄参、蒲公英、丹参、鸡血藤各 30 g,当归、牛膝、连翘各 15 g,石斛、赤芍各 12 g。水煎服,每日 1 剂。③蝉蜕 10 g,地龙、牛膝、生牡蛎、当归各 15 g,僵虫 10 g,银花、玄参各 30 g,穿山甲、重楼各 10 g,蒲公英 30 g,甘草 6 g。水煎服,每日 1 剂。

2.专方专药

(1)温脉通:由桂枝、当归、黄芪、制川乌、干姜等组成,每次 8 片,每日 3 次。

(2)外用洗药:①伸筋草、透骨草、川草乌、秦艽、红花、苏木、松节、川椒等水煎外洗。②脱疽洗药。桂枝、红花、乳香、没药、干姜、川椒、透骨草、千年健、鸡血藤、樟脑(后下),水煎外洗。具有温经散寒、活血止痛功效。③黄柏、大黄、重楼各 30 g,水煎外洗。④蒲公英、连翘、银花、黄柏、赤芍各 30 g,苦参、白芷、牡丹皮、甘草各 12 g。水煎外洗,适用于坏疽继发感染、创口脓液较多者。

(3)生肌玉红膏或蛋黄油膏纱条:用于创面肉芽新鲜,脓水少者。

四、治愈好转标准

1.治愈标准

(1)患肢供血明显增加,症状消失,功能恢复,创面愈合。

（2）截肢后症状消失，创面愈合。

2.好转标准

治疗后患肢供血改善，症状减轻，创面缩小。

第七节　梅毒性心血管病

梅毒性心血管病系由梅毒螺旋体进入主动脉外膜滋养血管，引起慢性炎症、血管闭塞，而后发生主动脉中层弹力纤维和肌肉层坏死、纤维化瘢痕形成，导致主动脉炎、主动脉瘤、冠状动脉口狭窄和主动脉瓣关闭不全等病变，出现相应的临床表现。少数病例亦可侵入心肌。本病为后天性传染，多在受染后10～25年始出现心血管的临床症状和体征。

梅毒螺旋体侵入人体后，进行性破坏黏膜皮肤、黏膜骨骼或实质性的损害，未经治疗发展至三期（晚期）梅毒，即直接侵害心血管系统。引起滋养血管闭塞性动脉炎，使大血管的内膜、中层坏死，伴有弹力组织破坏，特别是在升主动脉和主动脉弓的横向段，引起单纯主动脉炎、主动脉瘤、囊状动脉瘤、或冠状动脉开口狭窄，症状一般出现在感染后10～40年，主动脉反流比动脉瘤更常见，是后者2～4倍。先天性梅毒，不发生心血管并发症。因此诊断梅毒性心血管病应具备冶游史，梅毒血清试验阳性。

一、梅毒性单纯性主动脉炎

（一）临床表现

1.症状

一般无症状，偶有轻微胸部不适，故临床很难早期发现，有梅毒感染史。

2.体征

通常侵犯升主动脉近端，特别是主动脉根部，导致主动脉扩张和主动脉瘤形成，偶尔累及主动脉弓或降主动脉，听诊在主动脉瓣区第二音亢进，呈金属音伴有轻度喷射样收缩期杂音。

（二）辅助检查

1.梅毒血清试验

（1）快速血清反应素试验 RPR（rapidplasma reagin）：用于初筛，一期阳性率70％，二期阳性率100％，三期阳性率低。

（2）梅毒螺旋体血凝试验 TPHA（treponemal pollidum hemagglutmation）：系间接凝集试验1：80以上为阳性。

（3）梅毒螺旋体制动试验 TPI（treponemal pollidum immobilizing）：此试验特异性敏感性均高。但由于不易得到足够的螺旋体，很少用于临床。

（4）荧光螺旋体抗体吸收试验：该试验敏感性高，特异性强，虽经治疗，仍可持续阳性数年，甚至终生，不宜做疗效监测，操作亦麻烦。

2.X线检查

升主动脉局部增宽、膨凸，主动脉收缩搏动增强，主动脉壁有时可见线条状钙化。伴主动脉粥样硬化者，钙化常发生于主动脉弓，呈块状。

二、梅毒性主动脉瓣关闭不全

（一）临床表现

1.症状

主动脉瓣关闭不全是临床最常见的类型，早期五症状或仅有心悸和头部搏动感，心前区不适，感染后 10～25 年方产生症状，表现为左心功能不全和肺淤血症状，最后可引起全心衰竭。一旦出现心力衰竭，病情常迅速进展，反复发作肺水肿，严重威胁生命。

2.体征

（1）心浊音界向左扩大，胸骨右缘第 2～3 肋间浊音界增宽，心尖冲动增强，呈抬举感。

（2）主动脉瓣区可闻及收缩期和舒张期杂音，胸骨右缘最响；心尖区常可听到较轻隆隆性舒张期杂音，由于主动脉瓣关闭不全，反流冲击正在开放的二尖瓣前叶，产生相对性二尖瓣狭窄所致杂音，也称 Austin－Flint 杂音。

（3）主动脉瓣区第二心音亢进、减弱或消失，视累及主动脉瓣病变程度而定。炎症仅累及主动脉瓣环者，主动脉瓣区第二心音亢进；病变累及主动脉瓣，呈纤维性变或瓣叶活动减弱者，主动脉瓣区第二心音减弱或消失，心力衰竭时心尖区可闻舒张期奔马律。

（4）主动脉瓣关闭不全较重时，常伴有脉压增大、水冲脉、周围动脉可出现枪击音、毛细血管搏动及大动脉处来回性杂音（Duroziez 征）等周围血管体征。

（二）辅助检查

1.心电图

可见有心室肥厚及心肌劳损表现，左胸导联可有 ST 段下降与 T 波倒置。

2.X 线检查

心脏左室扩大，心影呈靴形，主动脉局限性扩张。

3.超声心动图

主动脉根部增宽，主动脉瓣开放及关闭速度增加，左室扩大，二尖瓣前叶可有细颤波。

4.梅毒血清试验

呈阳性反应。

三、梅毒性主动脉瘤

通常发生在升主动脉，多为囊状，偶成梭形，一般不形成夹层，由于升主动脉扩张，使主动脉环伸展扩大，产生主动脉瓣关闭不全，瓣膜正常。

梅毒亦可侵犯主动脉窦，可影响冠状动脉开口，产生心绞痛症状，亦可损害主动脉弓、降主动脉，累及腹主动脉较少见，约 1/10，但一般在肾动脉以上。由于瘤体进展缓慢，早期可无症状。主要由于瘤体压迫侵蚀周围组织，引起一系列症状。

（一）临床表现

梅毒性主动脉瘤由于其发生部位不同，具有不同的临床表现。

1.升主动脉瘤（体征性主动脉瘤）

升主动脉瘤常向前、右及上部扩大，在增大过程中虽已有明显体征，但症状仍可不十分显著。

（1）肿瘤向前扩大，可引起胸骨右缘第 1～2 肋间局部隆起并有搏动。

(2)肿瘤向右扩大,可压迫上腔静脉而出现面部、上肢水肿和青紫、胸壁静脉怒张;压迫右支气管和右肺可发生呼吸急促和铜音样咳嗽,常伴发肺部感染;压迫肺总动脉可产生肺动脉狭窄的症状和体征。

(3)肿瘤压迫神经、肋骨或胸骨,可出现胸痛。

(4)膨大的动脉瘤可发生破裂,破入肺动脉可出现类似动脉导管未闭的连续性杂音,破入心包腔可发生急性心脏压塞症状与体征,破入胸腔的可发生突然死亡。

2. 主动脉弓部动脉瘤(症状性主动脉瘤)

主动脉弓部动脉瘤在早期即可压迫周围组织结构而出现症状。

(1)肿瘤压迫食管可出现吞咽困难;压迫上腔静脉出现面部、上肢水肿和胸壁静脉怒张;压迫交感神经丛可出现一侧瞳孔缩小和(或)一侧皮肤无汗;压迫左喉返神经可出现声音嘶哑;压迫膈神经可出现嗝逆和胸痛。

(2)左侧支气管受压可引起哮喘和铜音样咳嗽,因支气管狭窄可发生肺不张和反复肺部感染。

(3)肿瘤向前胸突出时,查体可见胸部局部隆起,有搏动。

(4)心脏一般无明显扩大,在升主动脉瘤部位可听到收缩期杂音,肺静脉和奇静脉受压可出现胸腔积液体征。

(5)少数患者可出现肿瘤破裂入气管,引起大量咯血和窒息致死。

3. 主动脉窦动脉瘤

(1)三个主动脉窦部可发生动脉瘤、瘤体长大,凸入心脏内,逐渐增大,可压迫附近组织造成右心室流出道狭窄、主动脉瓣关闭不全、房室传导阻滞或冠状动脉栓塞。

(2)瘤体未破时,多无明显症状,也可有心悸、胸痛、心绞痛、房室传导阻滞或主动脉瓣关闭不全和右心室流出道狭窄的症状和体征。

(3)瘤壁逐渐变薄,可破裂入右心房、右心室、肺动脉、左心房、左心室或心包腔。其中以右主动脉窦动脉瘤破入右心室最为多见。

(4)瘤体破入肺动脉、右心室或右心房,可在胸骨左缘第3～4肋间听到响亮的、连续性机器声样杂音,可触及细震颤,心浊音界增大,可有舒张压减低,脉压增大,出现水冲脉和毛细血管搏动。

4. 主动脉降部动脉瘤

(1)早期可无症状或体征。

(2)很大的动脉瘤如压迫食管可引起吞咽困难,压迫支气管可出现咳嗽、气急及反复呼吸道感染。

(3)压迫肋骨或胸椎可有剧烈胸痛,在后胸壁可见到搏动。

5. 腹主动脉瘤

(1)该型动脉瘤较少见。

(2)动脉瘤压迫脊柱或其他器官可出现持续性或阵发性上腹痛。

(3)查体在肿瘤部位可触及搏动并伴有细震颤。

(二)辅助检查

1. X线检查

可见升主动脉呈囊状或梭形扩张,透视下可见瘤体呈膨胀性搏动及对周围器官压迫及侵蚀现象。

2. 超声心动图

可观察主动脉瘤的大小及形态。

3. 主动脉造影

可确定瘤体的位置、形态、范围及分支情况。

4. 梅毒血清试验

呈阳性反应。

四、梅毒性冠状动脉开口狭窄

(一)临床表现

常与主动脉瓣关闭不全同时存在。冠状动脉口狭窄发生缓慢,冠状动脉常有丰富侧支循环形成,早期患者可无明显症状。

冠状动脉口狭窄严重者可发生心绞痛,易发生于夜间及静息状态,用血管扩张药效果不佳,有些患者可在出现症状后期短期内死亡。

心肌梗死的发病率较低,但如并发冠状动脉粥样硬化,心肌梗死的发病率较高。

(二)辅助检查

冠状动脉造影:显示冠状动脉口狭窄。

五、心肌梅毒性瘤

主要为心肌树胶样变,也叫树胶样肿。是晚期梅毒最常见的并发症。自青霉素问世以来很少见,可以是单个或多个。

(一)临床表现

(1)较常见的为局限性病变,位于左心室的间隔部,可无自觉症状。

(2)肿瘤位于希氏束或束支部位,心电图可有左束支传导阻滞,较大的心肌梅毒性瘤,可导致假性二尖瓣狭窄,可出现相应症状与体征。

(3)弥漫性树胶样变可使心脏明显增大,最终可发生顽固性心力衰竭。

(二)辅助检查

1. 心电图

可见左束支传导阻滞。

2. 超声心动图

心脏扩大,室壁搏动异常。

3. 梅毒血清试验

呈阳性反应。

六、治疗方法

(一)对症治疗

当患者有心功能不全及心绞痛发作时,应对症治疗使病情稳定后再行病因治疗。

(二)驱梅治疗

腰穿脑脊液正常,对青霉素不过敏时,青霉素为首选;腰穿脑脊液不正常者,应按神经梅毒治疗。

（1）单纯性梅毒性主动脉炎：可给予青霉素 40 万～80 万 U/d，肌注，10～15 d；苄星青霉素 240 万 U，肌注，每周 1 次，共 3 周；青霉素过敏者可服红霉素 2～3 g/d，10～20 d 为 1 个疗程。

（2）梅毒性主动脉瓣关闭不全伴心绞痛或心力衰竭：驱梅治疗前应先给予铋剂作准备，常用次水杨酸铋油剂每次 0.1～0.2 g，肌内注射，每 4 日 1 次，8～10 次后再给予青霉素治疗。

青霉素开始剂量宜小，首次 20 万 U 肌内注射，2～3 d 无反应后再逐渐增加剂量，100 万 U/d，10 d 为 1 个疗程。治疗过程应注意 Jarisch－Herxheimer 反应，出现心绞痛加重，心电图 ST－T 的明显恶化，则应减少剂量或暂停驱梅治疗。

（三）手术治疗

梅毒性主动脉瘤可行瘤体切除血管移植术；主动脉瓣关闭不全可行人造瓣膜置换术；冠状动脉口狭窄可行冠状动脉口内膜截除术或冠状动脉旁路手术。

七、治愈好转标准

1. 治愈标准

症状消失。梅毒血清学呈阴性反应，心功能达Ⅰ级。

2. 好转标准

经内科治疗，症状减轻，外科手术后心脏缩小，杂音消失，心功能恢复达Ⅰ级，梅毒血清学呈阴性反应。

第八节　血栓性静脉炎

四肢静脉可以广泛分为浅表的和深部的血栓性静脉炎，即静脉血栓形成，伴有静脉壁的炎症；表浅血栓性静脉炎不引起栓子的并发症，深静脉血栓形成是肺栓塞的常见原因。

易患因素：血液淤滞、血管损伤和高凝状态。

一、病因

1. 化学药物刺激

如抗生素、烃化剂、造影剂等静脉注射刺激，长期静脉输液，损伤血管壁引起炎症及血栓形成。下肢静脉曲张，合并慢性感染、缺氧等因素，致使血管壁损伤，并在管腔内形成血栓。

2. 整形外科手术

特别是髋、膝部手术，胸、腹部手术，如胰腺癌、肺、泌尿生殖系统、胃和乳腺癌。

3. 创伤后

如脊柱、骨盆、股骨、胫骨骨折。

4. 妊娠后期

产后第 1 个月以及应用雌激素。

二、临床表现

表浅血栓性静脉炎一般很容易发现,沿浅表静脉走行,发红、触痛及呈索条状。深静脉血栓性静脉炎多发生在下肢,约一半患者无症状,而第一症状是出现肺栓塞。

1.症状

小腿疼痛,行走时加重,轻者下肢沉重感。

2.体征

患肢肿胀,沿静脉走行有触痛,踝部(脚)背屈时痛,髂股、腘静脉血栓可触及索状物,有压痛,表浅静脉膨胀,组织水肿,同时可伴有全身症状,发热,白细胞增高,由于大量应用中心静脉导管,上肢深静脉血栓发病率也在增加,一旦发生其症状相似于下肢,静脉压增加,颈、面部或胸部静脉膨胀。

3.脓毒症的血栓性静脉炎

在穿刺及导管部位可以发现一炎性敏感的索状物。

三、辅助检查

1.非创伤性检查

双重静脉超声(即 B 型和脉冲 Doppler);阻抗体积描记法;MRI。

2.创伤性

静脉造影。

四、预防与治疗

(一)预防

(1)对有深静脉血栓形成的高危患者及有关临床情况如一般或矫形手术,可以在术前 2 h 给予小剂量低分子肝素钠 5 000 U,术后每 8~12 h 5 000 U 皮下注射。

(2)在骨折和矫形外科亦可用华法林使凝血酶原时间达到 INR2.0~3.0。

(3)在腿部使用体外充气加压装置,预防深静脉血栓形成。

(二)治疗

1.浅表静脉血栓静脉炎

卧床休息、患肢抬高、局部热敷、理疗。

2.深部静脉血栓

卧床、抬高患肢 1~2 周,保持大便通畅以防止栓子脱落,预防肺栓塞。

(1)肝素:立即静脉从输液小壶滴入 7 500~10 000 U,继之 1 000~1 500 U/h。同时查 APTT 二倍对照值,维持 5~7 d。

(2)低分子肝素:4 000~6 000 U,每日 1 或 2 次皮下注射。

(3)华法林:与肝素重叠 4~5 d,查凝血酶原时间使达到 INR2.0~3.0,抗凝治疗应维持 3~6 个月。

(4)溶栓:尚未证明溶栓治疗在预防肺栓塞比抗凝治疗更有效。但早期溶栓药给予可以加速血块溶解,保护静脉瓣和减少发生静脉炎综合征的可能性。

五、治愈好转标准

1. 治愈标准

治疗后,静脉回流通畅,症状、体征消失。

2. 好转标准

治疗后,静脉回流好转,症状、体征减轻。

(葛国栋)

第十六章　先天性心血管疾病

第一节　心房间隔缺损

心房间隔缺损是最常见的先天性心脏血管病之一,女性较多见,男女比例约为1:(2~4)。

一、胚胎学

胚胎发育初期,心房只有一个腔,在胎儿成长过程的第4周,在原始心房的背部上方,从中线生长出第一隔膜,将心房分隔为左右两半。同时在房室交界处也分别从背侧和腹侧向内生长出心内膜垫,在发育过程中这两片心内膜垫逐渐长大并互相融合,心内膜垫其上方与心房间隔相连,下方生长成为膜部室间隔,与室间隔肌部相连接,在房室间隔的两侧生长成为房室瓣组织。心房的第一隔呈马蹄形向心内膜垫方向生长,其前后部分分别与相应的心内膜垫互相连接,而在马蹄形的中央部分则留有新月形的心房间孔,称为第一孔(原发孔)。第一隔的中央部分与心内膜垫互相连接,第一孔闭合,此时第一隔上方组织又自行吸收形成另一个心房间孔,称为第二孔(继发孔)。由在第一隔的右侧心房壁生长出另一个也成马蹄形的隔组织(第二隔)的上部遮盖了第一隔的继发孔。第二隔的中部卵圆形缺口称卵圆孔,其马蹄形的前下端与腹侧的心内膜垫融合后分成两部分,一部分向后沿第一隔组织的底部生长与第二隔的后下端相连接,形成卵圆孔的下缘。另一部分参与形成下腔静脉瓣。卵圆孔左侧被第一隔组织(卵圆瓣)所衬盖,由此形成的浅窝称为卵圆窝(图16-1)。心房间隔的发育在胚胎的第8周完成,但在卵圆窝与卵圆瓣的上部,两侧心房仍留有血液通道,但由于卵圆瓣起着活门作用,胚胎时右心房压力比左心房高,血液仅能从右心房的卵圆窝第二孔流入左心房,卵圆孔与卵圆瓣的全部融合则在出生后完成。出生时卵圆孔仍持续存在有20%~30%。但多数只留下细小的裂隙。

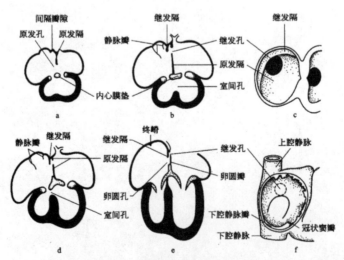

图16-1　胚胎期心房间隔发育示意

a.胚胎30 d;b.33 d;c.33 d时右侧面观;d.37 d;e.新生儿;f.新生儿时心房间隔右侧面观

在胎儿时期肺无呼吸功能，呈不张状态，肺动脉的血流仅很少量进入高阻力的肺循环，大多数通过未闭的动脉导管进入降主动脉，从脐动脉送往胎盘换氧。左侧心腔的血液绝大部分由右心房通过卵圆孔进入左心房、左心室，继而进到主动脉完成体循环。

二、病理解剖

根据胚胎发育进程中的不同阶段的障碍，心房间隔缺损可分成下列几种类型。

（一）卵圆孔未闭

由于出生后肺扩张，新生儿用肺呼吸，肺血管阻力下降，肺血流增多，左心房的压力比右心房高，从而使卵圆瓣紧盖卵圆窝。但在 20％～25％ 的成人中，可留下极细小的裂隙，即使卵圆孔与卵圆瓣在解剖上未融合，在正常的生理情况下不产生心房间的分流，无多大的临床意义。但当合并有肺动脉瓣狭窄、右心室流出道梗阻或任何病理情况下的重度肺动脉高压时，右心室的压力显著增高，右心房压力也继而增高，使该活瓣开放，则右心房的血液可通过未闭的卵圆孔进入左心房，产生右向左分流。

（二）第一孔型心房间隔缺损（原发孔型）

从胚胎发育过程的角度看，因心内膜垫发育不全，未能与第一隔中央部分留有的新月形第一孔（原发孔）融合，使出生后第一孔未闭合，因此实属于心内膜垫缺损（现称房室管畸形或房室通道畸形）一类。第一孔型心房间隔缺损是房室管畸形中最轻症的，但此型甚少见。缺损位于心房间隔的下部，呈半月形，其下缘为房室瓣瓣环，上缘为第一隔的下缘，冠状窦开口位于缺损的后上方，二尖瓣、三尖瓣无异常，心室间隔完整（图16-2）。如果心内膜垫发育不全的程度加重，除第一孔型心房间隔缺损外，尚有二尖瓣或伴有三尖瓣的裂缺，产生瓣膜关闭不全，但室间隔膜部无缺损，此时称为部分型房室共道，为房室管畸形中最常见的类型。心内膜垫发育不全的程度更重时，则为完全型房室共道，此时第一孔型心房间隔缺损加上心室间隔膜部缺损外，二尖瓣和三尖瓣均发育不全，左、右房室环互相沟通，形成共同房室环，共同房室环的前半叶和后半叶替代了二尖瓣和三尖瓣。

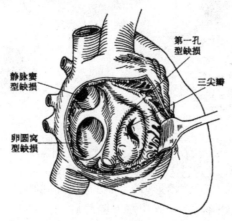

图16-2　第一孔型心房间隔缺损解剖示意

（三）第二孔型心房间隔缺损（继发孔型）

在胚胎发育过程中第一隔上方组织自行吸收形成另一个心房间孔，称为第二孔（继发孔），由第二隔与第一隔融合遮盖第二孔形成卵圆窝，当此阶段发育障碍时构成继发孔型心房间隔缺损，是常见的先天性心脏病，占 10％～15％。按缺损所在的部位可分成以下数型：①中央缺损型(卵圆窝型)最常见,约占心房间隔缺损中 70％,缺损位于房间隔中部卵圆窝处,缺损面积可较大,直径为 2～4 cm 或更大。缺损的边缘较完整,其下缘与二尖瓣及三尖瓣环之间常仍有间隔组织分开。可为单个巨大缺损,也可因被不规则的条索状残留的第一隔组织(卵圆瓣)分隔呈筛状的许多小孔。②静脉窦型缺损(高位缺损),位于上腔静脉与右心房交界处,约占心房间隔缺损中 5％～10％,根据胚胎发育称为静脉窦型房间隔缺损。通常伴有部分性肺静脉(右肺静脉)畸形引流入右心房。③低位缺损,累及下腔静脉开口,位于心房间隔的后下部,相当于正常冠状窦在右心房开口处的位置,可同时有冠状静脉窦缺损和左侧上腔静脉引流入左心房(图 16-3)。心房间隔完全缺失,如此时心室间隔仍然完好,则形成一房两室的三心腔畸形。此种畸形极为少见,预后甚为不良,其表现与一般心房间隔缺损有所不同。

心房间隔缺损患者除非缺损甚小,心脏多增大,以右心室及右心房为主,常肥厚与扩大并存,左心房与左心室则不扩大,肺动脉及其分支扩大而主动脉则较小。在第一孔型心房间隔缺损伴有二尖瓣关闭不全时,则左心室也有增大。心房间隔缺损合并有二尖瓣狭窄的患者称为心房间隔缺损二尖瓣狭窄综合征或 Lutembacher 综合征,此时右心室和右心房显著增大,因二尖瓣狭窄使左心房血液流入左心室受限,使左心房血液流入右心房增多,故左心房不增大,而右心容量更增加,右心房和肺动脉总干增大更明显。

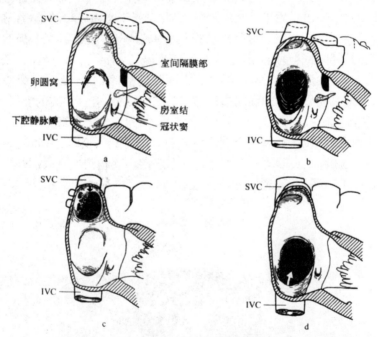

图 16-3 从右心房观察第二孔型心房间隔缺损解剖示意
a. 正常心房间隔;b. 卵圆窝型;c. 静脉窦型缺损;d. 低位缺损

房间隔缺损常合并其他先天性畸形,较常见的有肺静脉畸形引流入右心房、肺静脉瓣狭窄,二尖瓣狭窄、二尖瓣关闭不全、畸形的左上腔静脉、心室间隔缺损、动脉导管未闭等。此外,还可以伴有瓣膜脱垂。心房间隔缺损常出现在有发绀的先天性心脏血管病中,如三尖瓣闭锁、大血管转位等。

三、病理生理

由于左心房的压力通常高于右心房,因此心房间隔缺损的分流一般是左向右,分流量的大小随缺损的大小及两侧心房的压力差而不同。如缺损极大则两侧心房的压力相等,此时分流的方向将取决于两侧心室的阻力,即取决于肺循环与周围循环(体循环)的阻力,由于右心室的阻力通常较低,因此分流仍是左向右。由于右心室不但接受由上下腔静脉流入右心房的血液,而且同时也接受由左心房流入右心房的血液,右心室的工作负荷增加,排血量增大,大量的血液在从右心房到右心室、肺血管,进入左心房,最后又回到右心房这一途径中进行无效循环,此时肺循环血流量增加,甚至可达体循环血流量的 4 倍,而体循环血流量正常或稍降低。肺动脉与右心室压可能正常或增高,肺动脉阻力可能增高。右心室与肺动脉收缩压之间可能由于相对性的肺动脉瓣狭窄而有显著的压力差。在晚期的病例由于长期肺血流量增加,导致肺小动脉内膜增生,管腔狭窄,肺小动脉阻力增高而引起显著的肺动脉高压。在显著的肺动脉高压或右心衰竭使右心房压力高于左心房时,可以出现右向左分流,当动脉血氧饱和度<85%时(正常 94%～98%)可出现发绀。在高位和低位的缺损中上腔静脉和下腔静脉的血液也可有一部分直接流入左心房,但一般不引起发绀。

四、临床表现

(一)症状

本病的症状随缺损的大小而轻重不一,轻者可完全无症状,仅在体格检查时发现本病,这是本病在成人先天性心脏血管病中最为常见的主要原因。第一孔未闭型缺损一般较大,症状常较明显。

有症状者表现为劳累后心悸、气急、乏力、咳嗽与咯血。患儿可能有进食困难,易患呼吸道感染,甚至发育障碍。患者并无发绀,但有前述引起右向左分流的情况则可出现发绀。显著的肺动脉高压常在 20 岁以后出现,因此发绀出现的年龄较晚。初生婴儿由于胎儿期的肺循环高阻力状态尚存在,可能有短期的右向左分流而有短暂的发绀。

在疾病后期可以出现右心衰竭,有静脉充盈、肝肿大、水肿、发绀等表现。本病可有阵发性房性心动过速、心房颤动等心律失常。偶有由于扩大的肺动脉压迫喉返神经而引起声音嘶哑,但并发感染性心内膜炎者少见。若存在右向左或双向分流时可使从静脉系统形成的血栓由右心房进入左心房而引起动脉栓塞。

(二)体征

缺损小的患者可能无明显的体征。缺损较大者发育较差,皮肤苍白,体格瘦小,而左侧前胸由于长期受增大的右心室向前推压而隆起,有些患者甚至有胸部脊柱的后突或侧突。望诊与触诊时,可发现心前区有抬举性而弥散的心搏。叩诊时心浊音界增大。听诊时在胸骨左缘第 2 肋间可听到Ⅱ～Ⅲ级的收缩期吹风样喷射型杂音,大多不伴有震颤,但在第 1 及第 3 肋间胸骨左缘往往亦有同样响度的杂音,此杂音是由于肺循环血流量的增多和相对性肺动脉瓣狭窄所致。部分患者,在胸骨左缘下段甚至心尖部,可听到舒张期低调杂音,由相对性三尖瓣狭窄所引起,与流经三尖瓣口的血量增多有关,手术治疗后大多消失。肺动脉瓣区第二心音多数增强,并有明显分裂,这种分裂在深吸气时多不加重,称固定分裂。部分患者尚可听到出现在杂音之前、第一心音之后的短促而高亢的肺动脉收缩喷射音(收缩早期喀喇音)。并发显著肺动脉高压时,左向右分流量减少以至消失,并可出现右向左分流,患者有发绀。肺动脉瓣区第二心音的分裂此时可不甚显著。沿胸骨左缘可有高调的吹风样递减型舒张期杂音,为相对性肺动脉瓣关闭不全所致。

伴有二尖瓣关闭不全的患者(常见第一孔未闭型),在心尖部常有响亮、高调的吹风样收缩期杂音,而在三尖瓣区有低调的隆隆样舒张期杂音。伴有二尖瓣脱垂者,心尖部可有收缩中、晚期喀喇音和收缩晚期杂音。伴有二尖瓣狭窄者,心尖部有低调的隆隆样舒张期杂音,第一心音亢进。

伴有肺动脉瓣狭窄的患者,则胸骨左缘第2肋间的杂音甚响,且常有震颤。而肺动脉瓣区第二心音则减弱。

晚期患者发生心力衰竭,肺部出现啰音,颈静脉怒张,肝肿大,周围水肿。三尖瓣区可出现吹风样收缩期杂音,为相对性三尖瓣关闭不全所致。发生心房颤动者心室率快而不规则,心音强弱不等,并有脉搏短绌。

五、辅助检查

(一)X 线检查

典型的 X 线改变有:肺门血管呈主动性充血,肺总动脉明显凸出,肺门血管影粗而搏动强烈,形成所谓肺门舞蹈。肺野中肺血管也变粗。并发显著肺动脉高压时则周围肺纹细小。心影中度到高度增大,以右心室及右心房扩大为主,因而心脏被向左推移,心影大部分在左侧胸腔内。主动脉弓影则缩小(图 16-4)。第一孔未闭型缺损而伴有二尖瓣关闭不全者则左心室亦有增大。伴有二尖瓣狭窄时肺动脉可呈瘤样扩张,常被误认为肿瘤,右心房、右心室的增大更为显著。

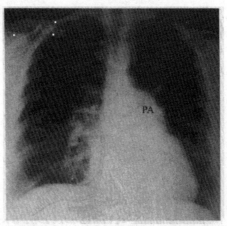

图 16-4　心房间隔缺损的胸部 X 线片

心脏增大,肺动脉总干突出(PA),肺门血管影增粗,主动脉结小

(二)心电图

心电图的变化有三类主要表现:完全性右束支传导阻滞、不全性右束支传导阻滞和右心室肥大,伴心电轴右偏,其中以不全性右束支传导阻滞较为多见(图 16-5),此变化可能是由于室上嵴肥厚所致,而并非真正的右束支传导阻滞。心电图改变是由于右心室舒张期负荷过重之故。此外 P 波可能增高,显示有右心房增大。P-R 间期在约 20% 的患者中延长。第一孔未闭型缺损的病例则 P-R 间期延长较常见,尚有电轴左偏,并可能有左心室肥大的表现。晚期可出现心房颤动或扑动。

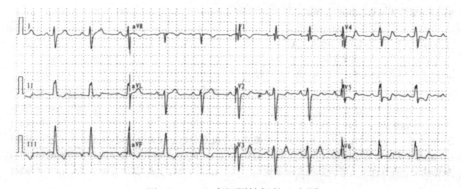

图 16－5　心房间隔缺损的心电图

图示电轴右偏,不全性右束支传导阻滞

（三）超声心动图检查

经胸二维超声心动图的心尖四腔心切面,可显示右心房、室扩大,三尖瓣叶开放幅度增大,心房间隔处可见回声脱失,此切面对提示心房间隔缺损的可靠性较高,而且可帮助观察缺损的类型、部位、大小。右心声学造影是确诊心房间隔缺损的最佳无创方法,从肘静脉注入声学造影剂,可观察到在心房间隔的右心房侧出现负性显影区,其面积的大小取决于分流量的多少(图 16－6)。左心房出现声学造影的回声,是心房水平右向左分流的重要证据。经食管超声心动图为诊断心房间隔缺损的最佳方法,可清晰显示整个心房间隔的形态结构,明确缺损部位、大小、心房间隔周边残存组织多少以及与周边组织结构的毗邻关系,是确定可否行经皮心房间隔封堵术必需的检测手段。

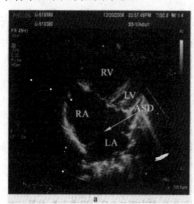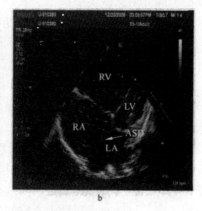

图 16－6　Ⅱ孔型心房间隔缺损右心声学造影

a.胸骨旁四腔心切面示心房间隔中段见回声缺损(箭头所示);b.胸骨旁四腔心切面,右心造影示右心房、右心室显影后,左心房内相继显影,示有右向左分流

ASD,心房间隔缺损;LA,左心房;LV,左心室;RA,右心房;RV,右心室

卵圆孔未闭者经胸超声心动图检查常产生假性回声脱落,经食管超声心动图往往可清晰显示整个心房间隔的卵圆窝部位比较细微的形态结构,卵圆孔未闭者多显示该部位回声呈两层,中间有斜行缝隙,通过多普勒超声检查或声学造影,可观察到该缝隙有少量右向左分流,将提高卵圆孔未闭的检出率。

（四）心导管检查和选择性心血管造影

右心导管检查可发现右心房的血氧含量较上腔静脉高出 0.019 vol 以上,心导管可能通过缺损而由右心房进入左心房，这在从股静脉送入心导管时机会最大甚至再通过二尖瓣而进入左心室。在第一孔未闭型的病例，心导管如进入左心房时，多在右心房下部进入，而且极易于随即进入左心室。

通过右心导管检查，还可以了解肺动脉压力和阻力、分流量的大小，发现同时伴有的器质性肺动脉瓣狭窄，或由于通过肺动脉瓣的血流量增多而引起功能性的肺动脉瓣狭窄。选择性心血管造影在诊断本病中不常用。如要判定是否有第一孔未闭型缺损或有无二尖瓣关闭不全，可做左心室造影。

目前多由超声心动图和彩色多普勒超声技术替代心导管检查和选择性心血管造影。但对于存在较显著肺动脉高压的患者，为了进一步确定肺动脉高压为阻力性抑为高动力性，以提供是否适合外科手术治疗时，需做右心导管检查，测定肺动脉压和肺小动脉楔嵌压，计算肺总动脉和肺小动脉的阻力。

六、诊断与鉴别诊断

根据典型的体征、X线、心电图、超声心动图所见，诊断本病不太困难。但需要与瓣膜型单纯肺动脉口狭窄、心室间隔缺损、部分性肺静脉畸形引流、原发性肺动脉高压等相鉴别。

（一）胸骨左缘正常生理性杂音

正常儿童可在胸骨左缘第 2 肋间听到 Ⅱ 级吹风样收缩期杂音，伴有第二心音分裂或亢进，常易与本病缺损较小、体征不明显者相混淆。如进行 X 线、心电图检查发现有本病的征象；可以做超声心动图结合声学造影得到确诊。

（二）瓣膜型单纯肺动脉口狭窄

可在胸骨左缘第 2 肋间听到响亮的收缩期杂音，X 线片上可见右心室肥大，肺总动脉凸出，心电图有右心室肥大、不全性右束支传导阻滞等变化，因此和心房间隔缺损有相类似之处。但肺动脉口狭窄的杂音较响，传导较广，常伴有震颤，而肺动脉瓣第二音则减轻或听不见。X 线片上可见肺纹稀少，肺野清晰等可资鉴别。超声心动图可见肺动脉瓣病变。右心导管检查发现右心室与肺动脉间有较明显的收缩期压差而无分流。

（三）较大的心室间隔缺损

因左向右分流量较大，其 X 线和心电图表现可与心房间隔缺损相似，肺动脉瓣区第二音可以亢进或分裂，因此可能造成与心房间隔缺损鉴别上的困难。但心室间隔缺损的杂音为全收缩期反流型，最响处的位置较低，常在第 3、4 肋间，多伴有震颤，除右心室增大外，左心室亦常有增大等可资鉴别。超声心动图显示心室间隔有回声的失落，右心导管检查发现分流部位在心室水平。但在心房间隔缺损的患者，作右心导管检查时，由于血液在右心房中混合不均，可以出现层流现象，在右心房中未能抽出含氧量高的血液标本，但血流在右心室得到充分的混合，因而右心室的血标本含氧量高于右心房，可以造成心室间隔的错误的诊断，因此在分析心导管材料时，须全面考虑才可避免错误。

此外，一种特殊类型的心室间隔缺损即左心室—右心房沟通的患者，其体征类似高位心室间隔缺损，而右心导管检查的结果则类似心房间隔缺损，可由超声心动图予以鉴别。

（四）部分性肺静脉畸形引流

可引流入右心房或右心房附近的静脉，可产生于右心房部位的左向右分流，其所引起的血流动力学改变与心房间隔缺损极为相似。因此临床表现亦颇类同，从临床症状和体征进行鉴别有时几乎不可能。但临床常见的是右侧肺静脉畸形引流入右心房与心房间隔缺损的合并存在,右心导管检查时心导管可以从右心房不经左心房而直接进入肺静脉,胸部 X 线断层显像可见畸形引流的肺静脉影,有助于诊断。超声心动图在单纯性者容易遗漏,当在四腔心切面应注意寻找四根肺静脉在左心房的开口,如有肺静脉的入口显示不清时,应考虑本病的可能,则需行经食管超声心动图检查,可清晰地显示所有四支肺静脉的入口。

（五）特发性肺动脉高压

特发性肺动脉高压的体征和心电图的表现与心房间隔缺损颇相类似。X 线检查也可发现肺动脉总干凸出,肺门血管影增粗,右心室和右心房增大,但肺野不充血或反而清晰。右心导管检查发现肺动脉压明显增高而无左向右分流的证据。超声心动图除了可显示右心房、室增大,右心室流出道增宽外,最主要可显示肺总动脉和左、右肺动脉内径扩张,但未发现存在心内分流。特发性肺动脉高压者,肺动脉系统扩张的程度较左向右分流性心血管疾病者轻,且心室的容量改变也较轻。

七、防治

预防主要是在妊娠期中避免前述足以引起先天性心血管畸形的因素。已患本病时,则宜避免过度劳累和感染,以免引起心力衰竭。

本病主要治疗方法是非开胸心脏介入行心房间隔缺损封堵术和开胸手术进行直视修补两种方法。第二孔型心房间隔缺损多采用经皮心房间隔缺损封堵术治疗,成人可在局麻下进行。与手术修补比较,无须开胸,创伤性小,住院时间短,且疗效肯定。可能的并发症有封堵器的移位或脱落造成动脉栓塞、心房穿破等,但在有经验的术者中极少发生。对于心房间隔缺损的类型不适于做封堵术的,或合并有部分性或完全性肺静脉畸形引流,或其他心血管畸形者则宜行外科手术纠治。

本病的病情常是进行性的,因此凡 X 线和心电图上有肯定变化、超声心动图证实心房部位有左向右分流,宜及早进行心脏介入或手术干预,手术越早越能避免本病对右心室功能的不良的影响。当发展到有显著肺动脉高压,肺动脉压等于或高于周围动脉压,或已有双向或右向左分流时,则失去心脏介入和手术治疗的机会。第一孔未闭型缺损常需修补二尖瓣,易导致房室束的损伤,可能造成房室传导阻滞而需安置人工心脏起搏器。

做开胸手术的部分患者在术后可发生心包切开综合征,严重者需用肾上腺皮质激素治疗。在做心脏介入或开胸心脏手术纠治前已有心房颤动的心律失常者,术后心房颤动一般不会消失,常需再用电复律或药物治疗。在手术后的 10～20 年内部分患者还是可能出现心律失常,较常见的心律失常依次为心房扑动、心房颤动、频发房性期前收缩和室上性心动过速,较少见的有病窦综合征,房室传导阻滞和交接处性心动过速。

对病程已届后期,不能采取心脏介入或开胸心脏手术纠治者,可予以内科对症治疗。

八、预后

本病预后与缺损大小相关,平均自然寿命约 50 岁,亦有存活到 70 岁者。但缺损大者易发生肺动脉高压和心力衰竭,预后差。第一孔未闭型缺损预后更差。

第二节 心室间隔缺损

心室间隔缺损可以为单独畸形,也可作为法洛四联症或艾森门格综合征的一部分而存在,亦常见于主动脉干永存、大血管错位、心内膜垫缺损、右心室双出口、肺动脉瓣闭锁等畸形中。一般所称心室间隔缺损是指单纯的心室间隔缺损。单纯的心室间隔缺损甚为常见,但在成人中其检出率低于心房间隔缺损,可能由于部分的心室间隔缺损能自然闭合有关。本病在男性略多见。

一、胚胎学

在胎儿期的第 2 个月,肌肉部分的心室间隔在心室的下部沿心室的前缘向上生长,将心室分隔为两腔。到达心室的上部后,此间隔的后缘与房室管的后心内膜垫融合而趋于完整,但其前缘则并不完整而遗留一孔,称为心室间隔孔。在正常情况下,此孔在胎儿期第 8 周,由于动脉球的间隔向下伸长与心室间隔及后心内膜垫相融合而关闭,心室间隔乃完全长成。心室间隔缺损的形成大多数是由于动脉球的间隔不能完全关闭心室间隔孔或间隔肌小梁发育不全留下小孔所致。

二、病理解剖

一个完整的心室间隔是由后心内膜垫纤维组织组成的膜部心室间隔和三个肌肉组成的心室间隔构成。三个肌肉组成的心室间隔为:①流入道间隔,从三尖瓣延伸至三尖瓣附着处。②小梁间隔,从心尖流入道至流出道的光壁部分。③流出道间隔或漏斗部间隔延伸到肺动脉瓣(图 16-7)。

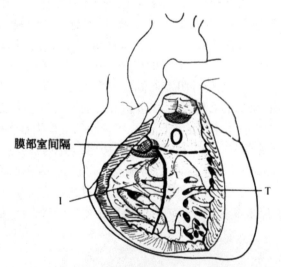

图 16-7 构成心室间隔的解剖示意

I. 流入道间隔;T. 肌小梁间隔;O. 流出道间隔

1980 年 Soto 等提出一种便于手术治疗选择的心室间隔缺损分类(图 16-8),缺损分成:①在心室间隔膜部的膜周部缺损,包括房室通道型的心室间隔缺损。②完全围绕肌肉组织的肌肉部缺损。③漏斗部间隔（或流出道间隔）内由主动脉瓣或肺动脉瓣形成缺损边缘的干下缺损。膜周部缺损可延伸至流入道间隔、肌小梁间隔或流出道间隔。房室通道型心室间隔缺损（左心室右心房间隔缺损），是一种延伸入流入道间隔的膜周缺损，位于三尖瓣叶的下后，向前伸到左心室流出道，其上缘为三尖瓣瓣环，其下缘为心室间隔的顶部，较少见。膜周部心室间隔缺损与三尖瓣的前尖、隔侧尖交界有关，也和主动脉瓣相关，这些瓣膜的瓣环常形成缺损的部分边缘。10％的心室间隔缺损在漏斗部间隔或流出道间隔，大部分室缺是干下型，由主动脉瓣瓣环或肺动脉瓣瓣环构成缺损边缘。少数缺损在漏斗部间隔，周围完全是肌肉组织，称漏斗部肌部缺损。

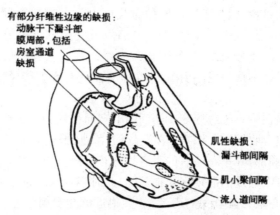

图 16－8　根据部位的室间隔缺损的分类示意

　　缺损的大小直径为 0.2～3.0 cm 不等，膜部缺损大多数较大而肌肉部则较小。巨大的缺损或心室间隔缺失则可形成极少见的单心室，如此时心房间隔完整则形成一室两房畸形。缺损边缘可因血流的冲击而增厚，右心室面向缺损的内膜亦因同样的理由而增厚，此两处可能因感染性心内膜炎而有赘生物。心脏房室传导组织可能维持正常途径或向后下偏移。

　　心脏本身的增大多数不显著，缺损小者以右心室增大为主，缺损大者则左心室的肥厚与扩大较右心室显著。有肺动脉高压时右心室显著肥厚与扩大，高位而大的心室间隔缺损则肺总动脉扩大。

　　心室间隔缺损可与肺动脉瓣狭窄、右心室异常肌束、心房间隔缺损、动脉导管未闭、大血管错位、主动脉瓣关闭不全、主动脉口狭窄、主动脉缩窄等合并存在。

三、病理生理

　　由于左心室收缩压高于右心室，因此心室间隔缺损所造成的分流是从左到右，故一般无发绀。轻度的患者，左向右的分流量小，肺循环血流量仅较体循环血流量略为增高。重度的患者，左向右的分流量大，肺循环的血流量可为体循环血流量的 3～5 倍。大量血流冲击肺血管床，久而久之肺循环的阻力可增加，产生肺动脉高压。但在心室间隔缺损的患者中，肺动脉的高压也可能因为先天性的缺陷使胎儿期中肺循环的高阻力状态持续到出生后而引起，此种肺动脉高压在婴儿期即可出现，患者的肺小动脉呈现中层肥厚。当肺动脉阻力逐渐增大使肺动脉显著高压时，若右心室压力水平仍略低于左心室，左向右的分流虽仍存在，但分流量可能甚小。当肺动脉高压明显高于体循环血压时，在心室部位可出现双向或右向左分流，引起发绀，后者即称为艾森门格综合征。左向右的分流量大而使肺动脉压力增高，但尚无肺动脉阻力的增高时,称为高动力性肺动脉高压。部分左向右分流量大有肺动脉高压的患者可逐渐发生右心室漏斗部狭窄,而使肺动脉压有所降低。

心室间隔缺损有自然闭合的趋势,一般在1岁半内完全闭合或缺损变小。小的心室间隔缺损易发生感染性心内膜炎,通常是右心室心内膜炎,抗生素治疗效果常较好。大的室间隔缺损在婴儿期即可出现难治性心力衰竭而死亡。

四、临床表现

(一)症状

缺损小分流量小的患者,相当于以往所称的 Roger 病,一般无症状,预后良好。缺损大而分流量大者,可有发育障碍、心悸、气急、乏力、咳嗽、反复肺部感染等症状,以后出现心力衰竭。肺动脉高压而有右向左分流的患者,可出现发绀。有些患者则仅在心力衰竭、肺部感染或体力活动时出现发绀。本病易发心内膜炎,个别患者伴有心脏传导阻滞。

(二)体征

本病的典型体征是在胸骨左缘第3、4肋间的响亮而粗糙的全收缩期反流性杂音,常达Ⅳ级以上。此杂音占据整个收缩期,常越过第二心音主动脉瓣成分而将心音淹没,并在心前区广泛传播,有时也传向颈部,几乎在所有的患者均伴有震颤。缺损位于间隔的肌肉部的患者,由于肌肉收缩可在心脏收缩期的后期将缺损关闭,此时杂音就不是全收缩期而仅在收缩期的前部出现。缺损大、左心室分流量大的患者,心尖附近可能有第三心音和由于二尖瓣相对性狭窄所引起的舒张期隆隆样杂音。肺动脉瓣区第二音多亢进与分裂,此种分裂在深吸气时可加强。肺动脉阻力增加而引起肺动脉高压时,收缩期杂音所占时间缩短,肺动脉瓣区可出现收缩期喷射音(收缩早期喀喇音)和喷射性收缩期杂音,且第二心音亢进。当肺动脉高压显著时,典型的胸骨左缘第3、4肋间的收缩期杂音可能减轻或消失,心尖部的杂音也消失,肺动脉瓣区可能有由于相对性肺动脉瓣关闭不全而引起的舒张期吹风样杂音,患者往往出现发绀。

缺损大的患者一般发育差,较瘦小。有右向左分流的患者,有发绀及杵状指(趾),发生心力衰竭的患者,有相应的心力衰竭的体征。

五、辅助检查

(一)X线检查

X线表现与缺损的大小及其引起的血流动力学改变有关。缺损小的患者,分流量小,心肺X线检查均无明显的改变,或只有轻度的肺动脉段凸出。大的心室间隔缺损,有不同程度的左向右分流,X线改变很显著,有左和右心室的扩大,肺总动脉轻度至中度凸出,肺门血管影轻度至中度增大,可能有肺门舞蹈,肺血管影轻度至中度增粗,主动脉影则正常或较小。有肺动脉显著高压时,X线表现以右心室增大为主,亦可见右心房增大,肺动脉段显著凸出,肺门血管影粗大,搏动强而远段肺血管影细小,主动脉影小(图16—9)。

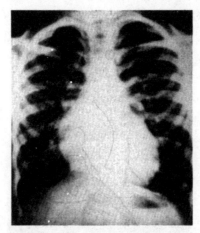

图 16-9　心室间隔缺损的胸部 X 线片示肺动脉扩大、肺血增多

(二)心电图检查

缺损小者,心电图在正常范围内。缺损大者,可有右束支传导阻滞、左心室肥大的表现。肺动脉高压者,可有左、右心室合并肥大和右心室肥大等改变。本病胸导联的过渡区 QRS 波的振幅常甚大,也可有 P 波增宽或增高的改变(图 16-10)。

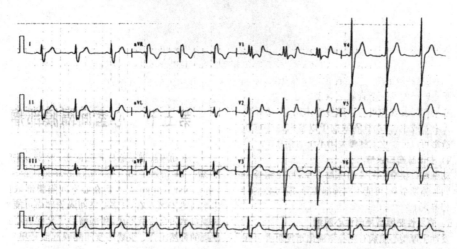

图 16-10　心室间隔缺损的心电图示完全性右束支传导阻滞和右心室肥大

(三)超声心动图检查

心室间隔缺损二维超声心动图直接的征象是室间隔回声的连续中断,断端部位回声增强,可显示缺损的部位、形态甚至大小和类型。二维图像还可显示心室间隔缺损的血流动力学变化,及其所产生的左、右心房室的扩大、肺动脉的扩张等继发性改变,结合彩色和连续多普勒超声技术可以判别左向右、右向左或双向分流以及分流量的大小、肺动脉压力的增高的程度。也可作声学造影了解血液分流的方向。二维超声心动图对小的肌肉部心室间隔缺损容易漏诊,但可通过彩色多普勒超声观察到血流通过心室间隔缺损的部位,从而对肌肉部的心室间隔缺损作出明确的诊断。当经胸超声心动图显示不清时,可行经食管超声心动图进一步明确。

(四)心导管检查和心血管造影

右心导管检查的主要变化是在右心室的水平有左向右分流,凡右心室血氧含量高于右心房达 0.009 vol 以上,即可认为在心室水平有左向右分流的存在。本病伴有肺动脉高压者颇多,故右心导管检查时,常可发现肺动脉与右心室压力增高。部分患者肺楔嵌压增高,反映左心房压和左心室舒张末期压增高。选择性左心室造影,一般通过周围动脉逆行送猪尾巴导管进入左心室进行造影,在侧位或左前斜位片上,可见左心室显影时,右心室内出现造影剂(图16-11)。目前多由超声心动图和彩色多普勒超声技术替代此项检查。但对于存在较显著肺动脉高压的患者,为了进一步确定肺动脉高压为阻力性抑为高动力性,以提供是否适合外科手术治疗时,可考虑作右心导管检查,测定肺动脉压和肺小动脉楔嵌压,计算肺总动脉和肺小动脉的阻力。

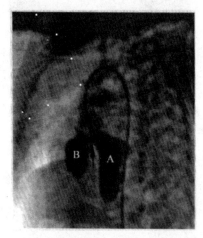

图 16-11　左心室造影显示心室间隔缺损的左向右分流

图示选择性左心室造影,左心室(A)显影后造影剂通过心室间隔缺损(箭头)使右心室(B)显影

六、诊断与鉴别诊断

根据临床表现、X 线、心电图、超声心动图的发现,诊断本病不太困难。本病需与下列情况相鉴别。

(一)肺动脉瓣口狭窄

漏斗部型的肺动脉口狭窄,杂音常在胸骨左缘第 3、4 肋间,易与心室间隔缺损的杂音混淆。但前者肺循环不充血,肺纹理稀少,超声心动图可作出鉴别。但心室间隔缺损和漏斗部型的肺动脉口狭窄可以合并存在,形成所谓的"非典型的法洛四联症",且可以无发绀,因此需注意鉴别。

(二)心房间隔缺损

大的心室间隔缺损,尤其在儿童患者,需与心房间隔缺损鉴别。

(三)心室间隔缺损

伴有主动脉瓣关闭不全需要与动脉导管未闭、主动脉窦瘤破裂入右心或主、肺动脉隔缺损鉴别。位置较高的心室间隔缺损如恰位于主动脉瓣之下,可能将主动脉瓣的一叶拉下,或由此瓣叶下部缺乏支持而被血流冲击脱垂进入心室,而产生主动脉瓣关闭不全。此时心室间隔缺损本身所引起的收缩期杂音,加上主动脉瓣关闭不全所引起的舒张期杂音,可在胸骨左缘第 3、4 肋间处产生来往性杂音,与上述这些畸形所产生的连续性杂音有些类似。但仔细听诊时可发现此杂音缺乏典型的连续性,X 线和超声心动图的发现均可与动脉导管未闭、主动脉窦瘤破裂入右心或主、肺动脉隔缺损予以鉴别。逆行性主动脉造影可以证实主动脉瓣关闭不全的存在。

（四）主动脉瓣口狭窄

主动脉瓣口狭窄中的主动脉瓣下型，可在胸骨左下缘听到收缩期杂音，可能不向颈部传导，需与心室间隔缺损相鉴别。

（五）原发性肥厚型梗阻性心肌病

原发性肥厚型心肌病有左心室流出道梗阻者可在胸骨左下缘听到收缩期杂音，其位置和性质与心室间隔缺损的杂音相类似。但此病杂音在下蹲时减轻，半数患者在心尖部有反流性收缩期杂音，脉搏呈双峰状，X线片示肺无主动性充血，心电图呈左心室肥大和劳损的同时有异常深的Q波，超声心动图未能发现在心室水平有左向右分流，而显示左心室腔小，心室间隔明显肥厚，左心室后壁也增厚，包括乳头肌部分，但左心室后壁的增厚程度较心室间隔轻呈不对称，使左心室在收缩时，二尖瓣前瓣叶收缩期前移（SAM现象），造成流出道狭窄。结合连续多普勒超声技术可测出左心室与流出道的收缩期压力阶差。右心导管检查未能发现有分流，而左心室腔与流出道之间存在压力阶差。选择性左心室造影显示左心室腔小，肥厚的室间隔凸入心腔。

七、治疗

本病的治疗的方法是非开胸心脏介入行心室间隔缺损封堵术和开胸手术进行直视修补。不适于施行封堵术者，则施行外科手术纠治。一般心室间隔缺损直径＞1 cm者，主张在2～3岁前行心脏介入封堵或外科手术，小的心室间隔缺损可在学龄前予以处理，若很小的心室间隔缺损，X线、心电图和超声心动图均无房室增大表现，肺动脉压力正常者，可不必手术，但注意预防感染性心内膜炎，并随访心腔的大小。

八、预后

本病的预后随缺损的大小和肺动脉高压的有无而有不同。缺损不大者预后良好，其自然寿命甚至可达70岁以上。小的心室间隔缺损有可能在2～3岁内可能自行关闭，但以后则自然闭合的可能性极小。缺损大者婴儿期即可出现心力衰竭，但以后可能好转数年。有肺动脉高压者预后差，如大量分流仍属左向右，则可发生左心室衰竭，以后再发生右心室衰竭，如分流主要为右向左则发生右心衰竭。

第三节　动脉导管未闭

动脉导管未闭是常见的先天性心血管畸形，占先天性心脏病的20％左右，女性为男性的2～3倍。约10％合并其他心血管畸形，本病的发生与母亲妊娠第1～3个月感染风疹密切有关。

一、胚胎学

动脉导管位于左肺动脉基部与降主动脉起始部之间的管道，胎儿时肺呈萎缩肺状态，肺血管的阻力大，右心室血液绝大部分通过动脉导管进入降主动脉，供应下半身的需要，只有极小部分的血液进入尚未发挥作用的肺。出生后肺膨胀,肺循环压力下降,右心室血液从肺动脉进入肺部,在出生后 20 h 左右动脉导管功能上闭合,形成动脉韧带,此功能上的闭合与出生后肺动脉压力的降低、肺通气引起的血氧分压突然升高以及与血管活性物质合成和代谢变化均有关。而内皮增殖和纤维化则缓慢地进行,因此需要几周的时间才完成解剖上的关闭。95%在 1 年内闭合,其中 80%出生后 3 个月内闭合。在 1 周岁后仍未闭合则为动脉导管未闭,因 1 年后自然闭合的可能性极小。

二、病理解剖

动脉导管连接左肺动脉或肺动脉总干与降主动脉,位于左锁骨下动脉开口之下(图 16—12),未闭的动脉导管其长度和直径可有很大的不同,最长可达 3 mm,最短仅 2~3 mm,直径多数 5~10 mm,最粗可超过 20 mm,最细者仅 1 mm。最常见的是圆柱形(管型),也可为漏斗型。大多是动脉导管的主动脉端较粗,大于肺动脉端,偶尔相反;最少见动脉导管极短,主动脉和肺动脉直接沟通成为窗形。有时动脉导管的两端较细,中段膨大呈哑铃状或明显膨大呈动脉瘤状。本病可与其他先天性心血管病合并存在,常见的是主动脉缩窄、大血管转位、肺动脉口狭窄、心房间隔或心室间隔缺损等。

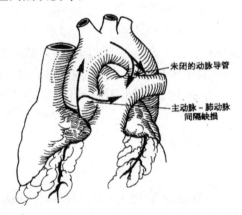

图 16—12　动脉导管未闭与主动脉—肺动脉隔缺损解剖示意

三、病理生理

在无并发症的动脉导管未闭,主动脉压力高,故不论在心脏收缩期或舒张期中,血液的分流均由左向右,即由主动脉流向肺动脉,此时肺动脉接受右心室和主动脉两处的血液,肺循环血流量增加,肺血管遂扩大与肥厚,搏动增强。由于主动脉血液不但在收缩期而且在舒张期也流入肺动脉,因此周围动脉舒张压下降,脉压增宽。分流量的大小,取决于动脉导管口径的粗细与主动脉和肺动脉间的压差。左向右分流时,肺动脉同时接受右心室和自主动脉分流来的血液,使左心室血量增多,加重左心室的容量负荷,左心室扩大、肥厚以致左心功能衰竭。长期肺动脉血流增加,引起肺小动脉反射性痉挛,后期发生肺小动脉管壁增厚、硬化、管腔变细,阻力增加,形成肺动脉高压。右心室负荷增加,以后出现左、右心室合并肥大,以至于全心衰竭。当肺动脉压力高于主动脉时则出现右向左分流,由于动脉导管多开口于降主动脉左锁骨下动脉的远侧,躯体下半部动脉血氧含量降低,出现特征性的下肢明显发绀,称为差异性发绀。

四、临床表现

（一）症状

症状随病变的轻重程度而不同，轻型者无症状，较重者出现的症状主要为心悸、气急、咯血、咳嗽、乏力、胸闷等。小儿可有心动过速、出汗、活动受限制、体重不增、发育迟缓、屡发肺炎甚至左心衰竭。部分病例发生感染性动脉内膜炎，常发生在未闭动脉导管的肺动脉开口端。重症者可发生心力衰竭。肺动脉高压而有右向左分流出现差异性发绀。未闭动脉导管瘤样扩张和破裂很少见。偶尔未闭的动脉导管内形成血栓被冲入肺血流造成肺栓塞。

（二）体征

典型体征是在胸骨左缘第 2 肋间有连续性机器声样杂音，此杂音甚响，有如机器开动的轰隆声，占据几乎整个收缩期与舒张期，在收缩末期最响。此杂音可向左上胸、颈及背部传导，个别病例最响位置可能在第 3 肋间。绝大多数伴有震颤，震颤以收缩期为多，呈连续性者则舒张期的震颤较轻。肺动脉瓣区第二心音增强或分裂，但多数被杂音所掩没不易听到。随着肺动脉压力增高达到与主动脉的舒张压相等时，连续性舒张期部分逐渐减弱缩短，甚至完全消失，仅有收缩期杂音。肺动脉压力极度增高时，因主动脉与肺动脉间分流量减少，或呈双向，甚至右向左分流，杂音可完全消失，或仅有相对性肺动脉瓣关闭不全的舒张期杂音。分流量大者，由于体循环舒张压的降低，脉压增大，可产生水冲脉、股动脉枪击音和毛细血管搏动等类似于主动脉瓣关闭不全的周围血管征。少数患者在心尖部可听到二尖瓣相对性狭窄所引起的舒张期隆隆样杂音。

五、辅助检查

（一）X 线检查

少数轻型患者 X 线检查时可能无异常发现。分流量较大的患者，可见肺总动脉凸出，且超出增大的主动脉结影。肺充血，肺门血管影变粗而搏动明显，一般肺门血管的搏动不如心房间隔缺损所引起的那样显著。分流量大者，可有左心房和左心室增大。半数患者的主动脉增宽，有肺动脉高压者右心室也增大。左前斜位摄片有时可在降主动脉开始部见主动脉骤然向内收缩，形成所谓的漏斗征。偶尔可在主动脉弓的下端附近见到未闭的动脉导管小片的钙化影（图 16—13）。

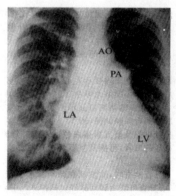

图 16—13　大的动脉导管未闭的胸部 X 线片
图示增大的主动脉（AO）、肺动脉（PA）、左心房（LA）和左心室（L）

（二）心电图检查

可能正常，一般为左心室肥大和左心房肥大。左心室增大者，左侧心前区各导联除 R 波增高外，S 波常较深，S－T 段可抬高，而 T 波直立。这是由于左心室舒张期容量负荷过重所致。肺动脉显著高压者右心室可增大，此时心电图显示左、右心室合并肥大图形。

（三）超声心动图检查

可在大动脉短轴切面清楚显示肺总动脉在分出左肺动脉处有一异常管道与降主动脉沟通，为未闭的动脉导管。可测出管径的粗细、长短，并可确定解剖形态为管型、窗型、漏斗型、哑铃型或动脉瘤型。并可用彩色多普勒超声检查加以验证。又可显示左心室扩大，心室间隔活动增强，左心房增大，主动脉增宽。

（四）心导管检查和选择性心血管造影

右心导管检查可发现肺动脉血标本的血氧含量较右心室高出 0.005 vol 以上（多数达 0.02 vol），说明在肺动脉水平有左向右分流，肺动脉与右心室压力可正常或增高。部分患者检查时右心导管可通过未闭的动脉导管，由肺动脉进入降主动脉。逆行主动脉造影，可见主动脉和肺动脉同时显影，并可使未闭的动脉导管显影，此外还可能看到同时存在的动脉畸形，如主动脉缩窄。有了综合性超声心动图检查技术后，诊断本病一般不需做右心导管检查。

六、诊断与鉴别诊断

根据典型的杂音、X 线、心电图和超声心动图的改变，可以相当准确地作出本病的诊断。但应与其他有连续性杂音的疾病加以鉴别。

（一）先天性主－肺动脉隔缺损

此病与较大的动脉导管未闭极为相似，同样地引起左向右分流，产生相同的临床表现。与动脉导管未闭的不同点为此病分流的部位较前者低，杂音最响的部位较动脉导管未闭者低一肋间且较向右，但此点并非绝对可靠，较可靠的鉴别方法是应用二维超声心动图和多普勒超声技术，在大动脉短轴切面可显示两条半月瓣发育完好的大动脉之间有间隔缺损。

（二）主动脉窦动脉瘤破裂入右心

由于先天性、梅毒或感染性心内膜炎的原因，产生主动脉窦部动脉瘤侵蚀并穿破至肺动脉、右心房或右心室，从而引起左向右分流。其临床表现亦酷似动脉导管未闭，同样有连续性机器样杂音。但此病有突然胸痛的历史，例如突然心悸、胸部不适、并感觉左胸有声响等，随后发生心力衰竭，此病杂音的位置较动脉导管未闭者为低，其舒张期的部分较响，都可作为鉴别的依据。

（三）心室间隔缺损伴有主动脉瓣脱垂

此病可在胸骨左缘听到收缩期和舒张期来往性杂音，与动脉导管未闭的连续性杂音有些相似，但杂音的位置在胸骨左缘第 3、4 肋间，且杂音缺乏典型的连续性，超声心动图检查可较易予以区分。

（四）其他足以引起类似动脉导管未闭杂音的疾患

如冠状动静脉瘘、冠状动脉肺动脉瘘、左上肺动静脉瘘、胸壁的动静脉瘘等，也需考虑鉴别。

此外本病在婴儿期或肺动脉显著高压时，可能只有收缩期杂音，要注意和心室间隔缺损、心房间隔缺损、肺动脉瓣狭窄等相鉴别。

七、防治

预防本病与预防其他先天性心脏病相同。鉴于孕妇在妊娠初期患风疹者,出生的婴儿患本病者较多,故妊娠期防止患风疹对预防本病有重要意义。本病易发生感染性动脉内膜炎对未施行手术治疗者要注意预防此并发症。

动脉导管未闭诊断确立后如无禁忌应及早予以封堵或手术干预。经皮导管封堵术能封堵绝大多数的动脉导管未闭患者,目前已成为首选的治疗措施。不适于做封堵术者,则做外科手术纠治。

有心力衰竭或感染性动脉内膜炎的患者,在两者得到控制后亦可施行手术。若动脉内膜炎,抗生素不能控制感染时,也可考虑施行手术,术后动脉内膜炎可较易得到控制。显著肺动脉高压出现右向左分流有发绀者,则只能内科对症处理。

八、预后

分流量小者预后好,许多并无症状患者中有些寿命如常人。但分流量大者可发生心力衰竭,有肺动脉高压而发生右向左分流者预后均差。个别患者肺动脉或未闭的动脉导管破裂出血可迅速死亡。

第四节　单纯肺动脉瓣狭窄

单纯性肺动脉瓣狭窄在先天性心脏病人群中所占的比例为 8%～10%,男女比例大体相等,肺动脉狭窄的患者中约有 90% 为单纯性肺动脉瓣狭窄,它有别于右心室漏斗部狭窄和肺动脉总干及其分支狭窄,但可继发或并发瓣下狭窄,可单独存在也可伴有其他心脏畸形如法洛四联症、卵圆孔未闭等。若跨瓣压差＜4.0 kPa(30 mmHg),一般不会出现明显的临床症状,即使不经手术纠正,也可像健康人一样正常生活。发病年龄多为 10～20 岁,极少数患者可并发感染性心内膜炎。

一、病因及解剖

在人体心脏胚胎发育的第 6 周,在肺动脉腔内膜开始形成 3 个瓣膜的原始结节,并向腔内生长,继而吸收变薄形成 3 个肺动脉瓣,当孕妇发生宫内感染尤其是风疹病毒感染时,肺动脉瓣膜则容易在成长发育过程中发生障碍,3 个瓣叶的交界处发生融合,当右心室收缩时,它们成为一个圆顶状突起的鱼嘴状口,即形成肺动脉瓣狭窄。大多数病例为 3 个瓣叶互相融合,少数为双瓣叶融合,瓣缘常增厚,有疣状小结节,偶尔可形成钙化斑。严重的肺动脉瓣狭窄可以引起右心室排血受阻,右心室肌肥厚以及肺动脉主干扩张。

二、病理生理机制

由于肺动脉口狭窄,使右心室排血受阻,右心室腔内压力增高,右心室收缩期过度负荷,增高幅度与肺动脉口狭窄程度成正比,而肺动脉内压力则保持正常或稍有下降,所以右室腔与肺动脉内存在跨瓣压力阶差,其压力阶差随着肺动脉口狭窄程度加重而增大。一般根据右心导管所测的压力,当跨瓣压力阶差在 5.3 kPa(40 mmHg)以下属于轻度肺动脉口狭窄,对右心排血影响不大,当跨瓣压力阶差在 $5.3 \sim 13.3$ kPa($40 \sim 100$ mmHg)属于中等度肺动脉口狭窄时,右室排血开始受到影响,尤其运动时右心排血量降低,当跨瓣压阶差 >13.3 kPa(100 mmHg)时则右室排血明显受阻,甚至在静息状态下右心排血量也减少,右室负荷显著增加。随着病程的延长,右心室逐渐肥大,以致右室心肌劳损,右心室腔扩大导致三尖瓣环扩大,产生三尖瓣相对性关闭不全。长期的右心室负荷增加,可导致右心衰竭,患者会出现颈静脉怒张、肝大、腹水以及下肢水肿等症状。

三、临床表现

(一)症状

成人肺动脉瓣狭窄患者其症状轻重与肺动脉瓣狭窄的严重程度、右心室收缩功能和三尖瓣的反流程度密切相关。轻度狭窄患者可无明显症状,严重肺动脉瓣狭窄的患者主要症状包括劳累后气急、乏力、心悸,甚至部分患者在剧烈活动后出现晕厥。

(二)体征

轻、中度狭窄患者的发育不受影响,故可无明显的体征,而严重狭窄者其发育较差,可见身材瘦小,在胸骨左缘第 2 肋间隙可听到粗糙的收缩期杂音,常伴细震颤。肺动脉瓣区第 2 心音减弱。在伴卵圆孔未闭或房间隔缺损的患者,当右心房压力升高,心房水平有右向左分流而出现时可有发绀及低氧血症。伴有右心衰竭的患者可出现颈静脉怒张,肝大及腹水等征象。

四、辅助检查

(一)X 线检查

轻度狭窄患者的 X 线表现可能无异常,中重度狭窄的患者可见肺血管影细小,整个肺野异常清晰,肺动脉总干弧凸出,右心室增大。重度狭窄的病例其心影可呈球形。

(二)心电图检查

轻症病例仍可无异常表现。中重度狭窄患者的心电图可有不完全性右束支传导阻滞、右心室肥大或者右心室肥大伴心前区广泛性 T 波倒置。部分患者还可出现右心房肥大。总之,其心电图变化主要和右心室内压力相关。

(三)超声心动图检查

二维超声心动图可见肺动脉瓣在收缩期呈圆顶状膨入肺动脉,多数病例还伴有瓣叶不同程度增厚、缩短、回声增强,活动度小,严重病例伴有右室壁增厚。在 M 型超声,可见肺动脉瓣曲线显示 a 波加深,>7 mm。彩色多普勒血流显像见肺动脉瓣口出现收缩期射流束,呈五彩斑点状。并可根据简化的伯努力方程估测压力阶差。

(四)心导管检查

轻度狭窄的病例一般不需进行右心导管检查,中重度狭窄的患者在行球囊扩张术前或排除是否合并其他畸形时,可行该检查。右心导管检查可见右心室压力升高,肺动脉压力正常或降低,右室和肺动脉之间存在压差。将导管由肺动脉退至右心室可记录连续测压曲线。

五、诊断与鉴别诊断

临床上的一些体征会提示该病的存在,如体检发现肺动脉瓣区的收缩期杂音、X 线胸片上的右心室肥大等。超声心动图和右心导管检查可明确诊断。但心前区的杂音需与房间隔缺损、室间隔缺损相鉴别。与房间隔缺损相比,肺动脉瓣狭窄的杂音较响,P$_2$减低或缺如,X线见肺纹理稀少,肺野清晰。

六、治疗

一般轻中、度狭窄的病例预后良好,严重狭窄的病例应及时治疗。20世纪80年代之前,外科手术行肺动脉瓣切开术是治疗该病的唯一手段,该方法是在体外循环下,切开狭窄的瓣膜。但随着医学的发展,经皮球囊肺动脉瓣膜成形术已经成为治疗单纯性肺动脉瓣狭窄的首选治疗方法。手术后如果遗留残余狭窄仍可进行再次的球囊瓣膜成形术。该术式的机制为球囊充盈时可产生高达3个大气压的压力,作用于狭窄的瓣口可引起瓣口周围最薄弱的地方撕裂,融合瓣膜的交界处撕裂,瓣膜钙化处裂开等。目前的介入治疗的适应证为:①右心导管检查发现右室的收缩压>8.0 kPa(60 mmHg)或跨瓣压差>5.3 kPa(40 mmHg);②心电图和胸部X线检查均提示肺动脉瓣狭窄合并右心室肥大或伴有劳损等。一般建议尽量在学龄前施行手术为好。经皮球囊肺动脉瓣成形术的常见并发症有心律失常、肺动脉瓣反流、肺动脉损伤以及右室流出道的痉挛等,多数发生于术中球囊充盈时或扩张后。长期的随访表明大多数患者在接受该术式后的远期疗效较好。

第五节　先天性主动脉瓣狭窄

先天性主动脉瓣狭窄可为单叶式、二叶式或三叶式,少见的为四叶式。50%的先天性主动脉瓣狭窄为二叶式,30%为三叶式。此两种瓣叶畸形在儿童期瓣口可无明显狭窄,但异常的瓣叶结构由于涡流冲击发生退行性变,引起瓣叶增厚、钙化、僵硬,最终导致瓣口狭窄,还可合并关闭不全。成人以先天性二叶主动脉瓣最为常见。由于畸形所致湍流对瓣叶的长期创伤引起纤维化和钙化,形成椭圆或窄缝形狭窄瓣口,为成人孤立性主动脉瓣狭窄的常见病因。

一、临床表现

瓣膜功能正常时可无任何症状体征。瓣膜功能出现狭窄或关闭不全时表现为相应的症状,如活动后气急、心悸、乏力等,重症者可有心绞痛或晕厥,甚至突然死亡。

二、诊断要点

(1)有或无上述症状出现。
(2)胸骨右缘第二肋骨间有粗糙的收缩期喷射样杂音。
(3)超声心动图示主动脉瓣膜狭窄表现,并可测量压力阶差和瓣膜口面积。
(4)左心室造影显示主动脉瓣膜狭窄影像。

三、治疗

(一)介入治疗
主动脉瓣球囊成形术常作为血流动力学不稳定患者的行瓣膜置换术前的过渡方法。
其适应证为:①主动脉瓣峰值收缩压大于6.7 kPa(50 mmHg)且心排血量正常时,无主动脉瓣关闭不全;②不适合外科手术或拒绝接受外科手术,球囊成形术可减轻症状或改善心功能者;③患者并发心源性休克和多脏器功能衰竭,如在术后行外科治疗有可能获得良好结果者;④耐受性较差的重度主动脉瓣狭窄需要急诊非心脏外科手术者。

禁忌证为:①有心导管检查禁忌者;②伴有中度以上的主动脉瓣反流;③单叶式主动脉瓣、瓣膜重度钙化、瓣膜脱垂或瓣膜赘生物者。

(二)外科治疗

对于有瓣膜狭窄且有相应症状,跨瓣压力≥6.7 kPa(50 mmHg)时,宜行瓣膜切开术或换瓣手术;对于瓣膜关闭不全,心脏进行性增大者,应考虑换瓣手术治疗。

第六节　法洛四联症

在青紫型先天性心脏病中,法洛四联症最多见。发病率约占先天性心脏病的10%,占发绀型先心病的50%。由于四联症的解剖变化很大,可以极其严重伴有肺动脉闭锁和大量的侧支血管,也可仅为室间隔缺损伴流出道或肺动脉瓣轻度狭窄,因此其手术疗效和结果有较大差异。目前一般四联症的手术治疗死亡率已降至5%以下,如不伴有肺动脉瓣缺如或完全性房室通道等,其死亡率低于2%。

一、病理解剖

四联症意味其心脏有四种畸形,包括:室间隔缺损、主动脉骑跨、右室流出道梗阻和右心室肥厚。这些畸形的基本病理改变是由于漏斗部的圆锥隔向前和向左移位引起的(图16-14)。

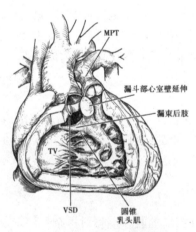

图16-14　四联症病理解剖

(一)室间隔缺损

非限制性的缺损,由漏斗隔及隔束左移对位不良引起,因此可称为连接不良型室间隔缺损。室间隔缺损上缘为移位的漏斗隔的前部;室间隔缺损的后缘与三尖瓣隔前瓣叶相邻;其下缘为隔束的后肢,而前缘为隔束的前肢。传导束穿行于缺损的后下缘。虽然室间隔缺损通常位于主动脉下,但当漏斗隔缺如或发育不完善时,缺损可向肺动脉部位延伸,或形成肺动脉瓣下缺损。

（二）主动脉骑跨

主动脉根部向右移位，使主动脉起源于左、右心室之间。主动脉与二尖瓣纤维连接总是存在，即使在极度骑跨的病例亦如此。当主动脉进一步骑跨，瓣下形成圆锥时被认为右心室双出口。四联症的主动脉骑跨程度不同，但对手术的意义不是很大。

（三）右室流出道梗阻

由于漏斗隔发育不良，漏斗部向前、向左移位引起右室流出道梗阻。从漏斗隔向右室游离壁延伸的异常肌束亦可造成梗阻。肺动脉瓣环一般小于正常，肺动脉瓣叶常增厚且与肺动脉壁粘连，二瓣畸形多见，仅有少量病例肺动脉瓣狭窄成为流出道最窄部位。梗阻亦可发生在肺动脉左、右分支的任何水平，有时可见一侧分支发育不良。左肺动脉可以缺如，而起源于动脉导管。也有局限性左右肺动脉开口狭窄。

（四）右心室肥厚

随着年龄增长，右心室肥厚进行性加重，包括调节束和心室内异常肌束的肥厚。增粗进一步加剧右心室梗阻，使右心室压力增高，甚至超过左心室压力，患者青紫加剧，出现缺氧发作。右心室肥厚晚期使心肌纤维化，影响右心室舒张功能。

并发畸形包括：①肺动脉瓣缺如：大约5％四联症病例伴肺动脉瓣缺如。右室流出道梗阻位于狭窄的肺动脉瓣环，常有严重肺动脉瓣反流。瘤样扩张的肺动脉干和左、右肺动脉分支可压迫支气管分支。②冠状动脉畸形：5％病例伴冠状动脉畸形，最多见为左前降支起源于右冠状动脉，横跨右室流出道，右心室流出道切口易造成其损伤。其次为双左前降支，室间隔的下半由右冠状动脉供应，上半由左冠状动脉供应，且存在粗大右室圆锥支。右冠状动脉起源于左主冠状动脉横跨右室流出道较少见。临床上还见过冠状动脉行走于心肌层内，如粗大圆锥支行走在右心室流出道肌层内，流出道切口时，往往损伤冠状动脉。

四联症主要伴随畸形最多见的为房间隔缺损、动脉导管未闭、完全房室间隔缺损和多发室间隔缺损。其他少见的还有左上腔静脉残存、左前冠状动脉异常起源和左、右肺动脉异常起源等。

二、病理生理

四联症的青紫程度取决于右室流出道的梗阻。出生时发绀不明显，随年龄增长，由于右室漏斗部肥厚的进展，到6～12个月时，发绀才趋向明显。这时漏斗部水平的梗阻较为突出，由于肺循环血流的极度减少和心室水平右向左分流增加使低含氧血大量流入主动脉，导致体循环血氧饱和度降低，临床就出现发绀，这些病例可发生缺氧发作。缺氧发作的病理生理为右室流出道继发性痉挛。在四联症伴肺动脉狭窄时外周肺动脉可发育不良，但通常肺动脉分支大小尚可。肺动脉分支外观显小主要因为肺循环内压力和流量的降低。这些病例持续发绀是由于肺血流的梗阻较恒定。

三、临床表现

（一）症状

发绀为四联症病例的主要症状，常表现在唇、指（趾）甲、耳垂、鼻尖、口腔黏膜等毛细血管丰富的部位。出生时发绀多不明显，生后3～6个月（有的在1岁后）渐明显，并随年龄增长及肺动脉狭窄加重而发绀越重。约20％～70％患婴有缺氧发作病史，发作频繁时期多是生后6

～18个月,发作一般与发绀的严重程度无关,即发绀严重者也可不发作,发绀轻者也可出现频繁的发作。发作时表现为起病突然,阵发性呼吸加深加快,伴发绀明显加重,杂音减弱或消失,重者最后发生昏厥、痉挛或脑血管意外。缺氧发作的机制是激动刺激右室流出道的心肌使之发生痉挛与收缩,从而使右室流出道完全堵塞所致。蹲踞在1～2岁患儿下地行走时开始出现,至8～10岁自知控制后不再蹲踞,蹲踞现象在其他畸形中也少见,发绀伴蹲踞者多可诊断为四联症。

（二）体征

心前区略饱满,心尖搏动一般不移位,胸骨左缘可扪及右室肥厚的右心抬举感。收缩期杂音来源于流出道梗阻,室缺多不发出杂音,杂音越响、越长,说明狭窄越轻,右室到肺动脉血流量也越多,发绀也越轻;反之杂音越短促与柔和,说明狭窄越重,右向左分流也越多,肺动脉的血流量也越少,发绀也重。缺氧发作时杂音消失。第一心音正常。由于主动脉关闭音掩盖了原本轻柔的肺动脉关闭音,因此,第二心音往往单一。在有较大侧支血管供血时,患儿背部和两侧肺野可闻及连续性杂音。肺动脉瓣缺如病例常伴呼吸窘迫症状,且可闻及肺动脉反流的舒张期杂音。较年长患儿可见杵状指（趾）。

四、辅助检查

（一）心电图

心电图表现为右室肥厚。与新生儿期的正常右室肥厚一致,在3～4个月龄前不能清楚地反映出任何畸形。电轴右偏同样存在,而左室肥厚仅见于由分流或侧支血管引起的肺血流过多病例。其他异常心电图少见。

（二）胸片

右心室肥厚引起心尖上翘和肺动脉干狭窄使心脏左上缘凹陷形成靴型心。心脏大、小基本正常,肺动脉段相对凹陷。当侧支血管较多时,外周肺纹理常紊乱和不规整。肺血流不对称多见于左、右肺动脉狭窄或左、右肺动脉无汇合。25%病例示右位主动脉弓。

（三）多普勒超声心动图

超声心动图能很好地显示对位不良型室间隔缺损,主动脉骑跨和右室流出道梗阻。冠状动脉开口和大的分支有时亦能显示。外周肺动脉显示需要心脏导管检查。目前国内大部分医院根据超声心动图检查直接手术。

（四）心导管和心血管造影

心血管造影可较好显示右室流出道狭窄的范围,左、右肺动脉分支狭窄程度和有无汇合。主动脉造影可显示主肺动脉侧支血管。与横膈水平降主动脉的比较可估测肺动脉瓣环和肺动脉干及其分支的大小,以决定手术方案。左室功能通常正常,但在长期缺氧或存在由手术建立的体肺分流、明显主肺动脉侧支血管、主动脉瓣反流等造成的慢性容量负荷过度时,左室功能可能受到影响。长期发绀或肺血流过多病例,需行肺血管阻力和肺动脉压力测定以估测是否存在肺动脉高压。导管通过右流出道的刺激会促成缺氧发作,因此在导管检查中不要轻易尝试,因为血流动力学参数并不重要,右室压力总与左室相等且肺动脉压力肯定较低。

五、诊断

四联症的诊断:在临床上一般出生后6个月逐渐出现青紫、气促,当开始走步后出现蹲踞。体格检查胸骨左缘第 2～4 肋间可有喷射性收缩期杂音伴肺动脉第二音减弱。心电图示电轴右偏,右室肥厚,X 线肺野缺血,肺动脉段凹陷,心影不大或呈靴形,通过超声及心血管造影可以确诊。

六、鉴别诊断

(1)完全性大动脉错位:出生后即严重青紫,呼吸急促,生后 1～2 周可发生充血性心力衰竭,X 线示肺充血,心影增大有时呈蛋形,一般无右位主动脉弓,上纵隔阴影较狭窄。四联症除严重型或肺动脉闭锁者外,一般发绀生后数月始出现,不发生心力衰竭,X 线示肺缺血,心影不大,可有右位主动脉弓,上纵隔阴影多增宽。

(2)肺动脉瓣狭窄伴心房水平有右向左分流:本病较少出现蹲踞现象,听诊左第 2 肋间有粗糙喷射性收缩期杂音及收缩期喀喇音伴震颤。心影可大,肺动脉总干有狭窄后扩张,心电图示右室严重肥厚伴劳损的 ST-T 段压低现象,超声心动图可以确诊。

(3)右室双出口伴肺动脉瓣狭窄:临床症状与四联症极相似,本病较少蹲踞,喷射性收缩期杂音较四联症更粗长些,X 线示大心脏,超声心动图与心血管造影才能确诊。

(4)完全性房室间隔缺损伴肺动脉瓣狭窄:此型常伴二尖瓣和三尖瓣畸形,临床上可出现二尖瓣关闭不全的反流性杂音并传至腋下部。心影扩大,右房亦大,心电图多示电轴左偏伴P-R 延长及右室肥厚。左室造影可见二尖瓣向前及向下移位,伴左室流出道狭窄伸长的鹅颈征。本病亦可称四联症伴房室隔缺损。

七、治疗

早期由于四联症的手术死亡率较高,一般主张 1 岁左右行根治手术。如严重缺氧可以行姑息性手术,如体、肺动脉分流术或右心室流出道补片扩大术。随着婴幼儿心脏外科的飞速发展,手术操作技术,体外循环转流方法和术后监护水平的不断提高,手术年龄趋向小年龄化。早期手术的优越性在于减少右心室继发性肥厚,否则右心室在长期高阻力下心肌纤维化和心室顺应性降低,甚至到晚期左心室功能也受到影响。同时四联症的肺血流减少,使肺血管发育受到影响,导致肺内气体交换的毛细血管床和肺泡的比例减少。在出生最初几年肺组织继续发育,但如手术年龄超过此阶段,将导致肺组织气体交换的面积减少。

波士顿儿童医院提出 4～6 周内手术,除以上理由外,认为四联症出生后大部分患儿的动脉导管存在,而动脉导管组织随着出生后逐渐收缩关闭,引起左肺动脉狭窄或闭锁,因此在此前手术可以保证左侧肺血流不影响其今后的发育,虽然大部分患儿需要右心室流出道跨瓣补片扩大,但与大年龄组比较无统计上差异。

我们目前主张在 6 个月时手术,如无明显缺氧和发绀,生长发育不受影响,也可在 1 岁左右手术。这样既不影响肺血管床发育,防止右心室肥厚心肌纤维化,也可提高婴幼儿手术耐受性,提高手术成功率。

(一)根治手术

1. 切口

胸部正中切口,常规建立体外循环。

2. 术中探查

充分游离主肺动脉及左、右肺动脉,探查左、右肺动脉大小。

3.经心室途径修复四联症的方法

大多数病例采用心室途径修复四联症。与经心房途径相比,它可不过多切除肌肉的情况下扩大漏斗部,过分切除肌肉可能导致广泛的心内膜瘢痕形成。在没有过分牵拉三尖瓣环的情况下良好暴露VSD,避免了三尖瓣的牵拉损伤以及传导束的损伤(图16-15)。

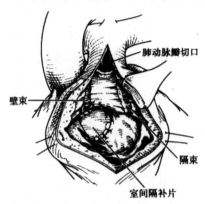

图16-15 经心室途径修复四联症的方法

在体外循环降温期间。游离肺动脉分支区域,包括左肺动脉起始部和主肺动脉。通常有动脉韧带存在,如果存在动脉导管未闭,应当在体外循环开始后立即结扎。测量主肺动脉和肺动脉瓣环的直径,肺动脉瓣环和主肺动脉小于正常的2~3个标准差是跨环补片的适应证。

在降温期间确定右心室流出道切口位置,切口应尽量远离大的冠状动脉分支。保存向心脏顶端延伸的右冠状动脉的主要分支是极其重要的。如果切口要跨过瓣环,切口应当沿着主肺动脉向上弯曲,要远离右肺动脉起始部。如果左肺动脉起始部有超过轻微的狭窄,切口应当向这一狭窄区域延伸至少3 mm或4 mm。

限制漏斗部心室切口的长度很重要,切口的长度由圆锥隔的长度决定,四联症患者的圆锥隔长度变化相当大。如果圆锥隔发育不良或缺如,切口的长度应当限制在5~6 mm范围之内。切口不该超过调节束和右室游离壁连接处,即三尖瓣前乳头肌起源处。

离断壁束和隔束在圆锥隔的融合,一般只需要切断圆锥隔的壁束。切口尽量离开上述融合点,保留VSD的心内膜缝合面,因为缝线缝在切断的肌肉上时很容易撕脱。心内膜为VSD的缝线提供支持,关闭VSD时缝线缝合部位的心内膜都不能破坏,否则易产生术后残余分流。

保留调节束尤其重要。它连接前游离壁到后室间隔,是右心室的中流砥柱作用。儿童的调节束或许十分肥大,能造成右室流出道阻塞。这种情况下调节束应当部分但不是完全切除。在较大儿童,连接隔束的室间隔表面可能有异常的肌肉束,也应当切除。新生儿和小婴儿很少有肌束需要切除。单纯肌束的切除是很有效的。

室间隔缺损可以选择间断缝合或连续缝合技术。间断缝合应用5/0双头针带垫片缝线,每一针间断缝合后进行牵拉可以暴露下一针缝合的位置。当圆锥乳头肌沿顺时针方向行走时,缝线应位于VSD下缘上大约2 mm的位置。虽然传导束没有像膜部VSD和流入道VSD暴露良好,但它的位置靠近VSD的后下缘。缝合VSD后下角时仍应当小心。利用三尖瓣和主动脉瓣之间存在纤维连接,通过三尖瓣隔瓣的右房面放置缝线,垫片位于右房侧。三尖瓣腱索相当纤细,尽量避免挂住腱索影响术后三尖瓣功能。

　　连续缝合采用 5/0 Prolene 双头针带垫片缝线,第一针缝合的位置大约在 3 点处,穿过室缺补片后,将补片推入室缺位置后打结,然后先顺时针方向缝合,在室缺后下缘传导束部位,沿室缺边缘右室面进针,较浅不要穿到左室面,因为传导束走在室间隔的左室面。到三尖瓣隔瓣时穿出至右心房侧,然后缝合另一头,向上沿室缺上缘至主动脉瓣环,到三尖瓣隔瓣后穿出打结。

　　流出遭切口补片扩大或跨瓣补片扩大,补片的前端要剪成椭圆型,而不是三角型,这非常重要,否则将导致补片远端狭窄。用补片的远端扩大左肺动脉,用补片的末端扩大心室切开后下端。应用 6/0 或 5/0 的 Prolene 线连续缝合。一般从切开肺动脉的左侧、距顶端 1 cm 处开始缝合。补片应当有足够的宽度,当有血液充盈时肺动脉有正常的外观。为了检查补片是否足够的宽度,放置一个有相同于扩大直径的 Hegar 扩张器以防止缝合缩小,在瓣环水平尤其重要。在心室切开的顶端,缝线应在补片上有足够的宽度,这样补片与心室的缝合处鼓起防止心室切口处残余梗阻。

　　开放主动脉阻断钳后,通过右上肺静脉置入左心房测压管,置心外膜临时起搏导线,通过在右室漏斗部放置肺动脉测压管,连续缝合右心房切口。术后第一天拔出肺动脉测压管,在拔出导管时,持续观察肺动脉压力,从肺动脉拉回至右室,可以测量残余的右室流出道压力阶差。

　　在撤离体外循环前,多巴胺 5 μg/(kg·min) 通常是有益的。如果病儿不能撤离体外循环,几乎总是有一定程度的残余解剖问题。复温结束后按常规脱离体外循环并评估血流动力学,测定 RV/LV 收缩压比值,是否存在严重流出道梗阻。如 RV/LV 收缩压比值大于 0.7 而未置跨瓣补片,则重新开始体外循环置入跨瓣补片;如已置跨瓣补片,需排除肺动脉分支狭窄、外周肺动脉发育不良、残余室缺或残留漏斗部梗阻等原因。排除这些情况存在时,一般右室高压耐受性较好,可预计 24~48 小时后压力会渐渐消退。右室压力的上升常因动力性右室流出道梗阻,特别在三尖瓣径路未行流出道补片病例。

　　4. 经右心房途径修复四联症的方法

　　完全通过右房径路时,先处理流出道梗阻,注意室缺前缘和主动脉瓣位置并仔细辨认漏斗隔的壁束范围,示指抵于心外右室游离壁处有助显露。一般只要离断壁束,不需要处理隔束,仅切开肥厚梗阻的异常肌束即可。流出道通畅后可经三尖瓣行肺动脉瓣膜交界切开,如显露不佳,可行肺动脉干直切口完成肺动脉瓣膜交界切开。(图 16-16)

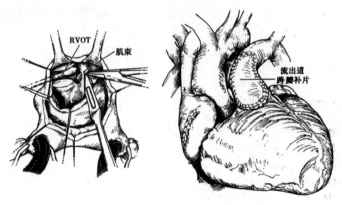

图 16-16　经右心房途径修复四联症的方法

室间隔缺损采用连续或间断缝合,方法和经心室途径修复四联症的方法相同。

（二）姑息手术

1. 体－肺动脉分流术

目前应用最多的是改良 Blalock－Taussig 分流术。改良 Blalock－Taussig 分流建在主动脉弓的对侧（无名动脉的同侧），使锁骨下动脉较易达到肺动脉而不造成扭结。由于新生儿锁骨下动脉细小，多数医师在新生儿期行改良 B－T 分流时，在无名动脉和肺动脉间置入聚四氟乙烯人造血管。管道直径一般 4 mm，太大易造成充血性心衰。

改良 B－T 分流的一大优点是可在任何一侧进行而不用考虑主动脉弓部血管有无异常，由于根治时拆除方便，常选右侧径路。近年来采用胸骨正中切口进路，必要时在体外循环下进行，使手术的成功率进一步提高。

2. 右室流出道补片扩大术

肺动脉重度发育不良病例可保留室间隔缺损行右室流出道补片扩大术。此手术可保持对称的肺动脉血流，同时避免了体－肺动脉分流时可能造成的肺动脉扭曲。然而，多数四联症伴肺动脉狭窄病例，肺动脉发育不良是由本身缺乏肺动脉血流引起，对增加肺血流术式的反应迅速，因此，保留室缺时肺血流突然增多可造成严重的充血性心衰和肺水肿。无肺动脉汇合病例，需行一期肺动脉汇合手术，可同时行右室流出道补片扩大术。

（三）术后处理

术后常规使用呼吸机辅助呼吸，充分给氧。四联症根治术后应强调补充血容量的重要性，特别是对年龄稍大的患者，由于术前红细胞增多，血细胞比容高，血浆成分少，侧支循环丰富，术后血容量尤其是血浆容量会明显不足，胶体渗透压低而出现组织水肿，不利于微循环的改善。低心排综合征是术后主要并发症和死亡原因之一，应在充分补充血容量的基础上给予强心利尿治疗，可酌情选用多巴胺、多巴酚丁胺、肾上腺素等药物，洋地黄类药物和利尿药能明显改善心功能，应常规使用。术后可能出现室上性心动过速、室性心律失常，多和血容量不足或心功能不全有关，应针对病因治疗，洋地黄类药物常常有效。室性期前收缩也可能和低血钾有关，除积极补钾外，可加用利多卡因等对症处理。

术前慢性缺氧、肾功能减退及术中或术后肾脏缺血性损害，特别是术后发生低心排综合征，常常并发肾衰竭，应严密观察尿量、电解质、BUN、肌酐等变化，高度重视心功能的维护和补充足够的血容量。要保持血压平稳和良好的组织灌注，必要时应按肾功能减退予以处理。

第七节　主动脉缩窄

主动脉缩窄在各类先天性心脏病中占 5%～8%。它的主要病变是主动脉局限性短段管腔狭窄或闭塞引致主动脉血流障碍，极少数患者有家族史。国内较少见。多见于男性，男女比例为(4～5)：1。

一、病理解剖

主动脉缩窄最常见于动脉导管或动脉韧带与主动脉连接的相邻部位。缩窄段主动脉外表轮廓向内凹陷，但动脉韧带附着处主动脉壁凹陷不明显，甚或略为突出。缩窄段及其相邻部位界限明显,长度一般均在 1 cm 以内。可分为导管前型和导管后型。导管前型,缩窄部位在左锁骨下动脉至动脉导管入口处一段中,占据主动脉弓的后半或后 1/3。通常合并动脉导管未闭。导管后型主动脉缩窄的部位多在动脉导管交接处的远端,不合并动脉导管未闭。左心室肥厚,缩窄段前的主动脉常扩大或形成动脉瘤。

一、病理生理

主动脉缩窄时左心血流至缩窄段血流受阻,使缩窄上部血压升高,头部及上肢供血正常或增加,而下肢血压降低,血液供应减少。在缩窄段的周围出现侧支循环,锁骨下动脉与降主动脉分支间产生吻合。婴儿型主动脉缩窄常伴动脉导管未闭,部分肺循环的静脉血经未闭动脉导管进入降主动脉,致右心负担加重,下半身和下肢发绀。

二、临床表现

(一)症状

本病主要有 3 组症状:①由于颈部及上肢血压高产生的症状,如头痛、头晕、耳鸣、失眠、鼻出血等。严重者可有脑血管意外和心力衰竭。②由于下肢血液供应不足而产生的症状,如下肢无力、发冷、酸痛、麻木,甚至间歇性跛行等。③由于侧支循环而增粗的动脉压迫附近器官产生的症状,如压迫脊髓而下肢瘫痪,压迫臂神经丛引起上肢麻木与瘫痪等。这些症状均在疾病发展到严重程度时方才出现。一般轻型病例可无症状。

(二)体征

上肢脉搏搏动增强,股动脉及足背动脉搏动减弱或消失。上肢血压明显高于下肢。在肩胛骨附近、腋窝、胸骨旁和中上腹部可见到持续性杂音或触到震颤。此外,由于广泛的侧支循环,有的病例在背部肩胛骨周围,可扪到搏动及震颤。

三、辅助检查

(一)X 线检查

肺血管阴影正常,左心室扩大,升主动脉扩张并略向右凸出。由于长期受增粗的肋间动脉压迫,可在部分肋骨后段的下缘形成切迹。

(二)心电图检查

心电图可正常或出现左心室肥大及劳损。

(三)超声检查

二维超声可直接探及主动脉缩窄征象;多普勒超声于缩窄部位可见高速喷射的湍流,并可判断是否合并心内其他畸形。

(四)CT 和磁共振显像血管成像

可见主动脉缩窄的部位、长度和形态。尚可显示扩张的侧支循环血管。

(五)左心导管检查及心血管造影

将导管自肘部或股动脉逆行送至缩窄段主动脉的上下方记录压力曲线,可见缩窄段上方主动脉内压力增高。缩窄段内或缩窄段以下主动脉压力降低。将造影剂注入缩窄段上方主动脉内进行选择性造影,可使缩窄段主动脉显影,以了解缩窄段的部位、长度、缩窄的程度等。

四、诊断与鉴别诊断

本病的临床表现及各项检查均有一定的特征性改变,诊断一般无困难。首先应与高血压病以及多发性大动脉炎相鉴别。凡年轻患者患高血压均应考虑本病的可能性,应检查下肢动脉搏动,测量下肢血压,听诊心脏等以寻找诊断线索。

五、治疗

轻度狭窄病例不需治疗,但多数患者需内科治疗,主要是控制感染性心内膜炎,纠正心力衰竭及预防感染和血压突然升高。外科手术可纠正畸形,改善预后,但再狭窄和再手术率较高。一般建议手术年龄 10～30 岁最为合适。如症状严重,则在儿童期即应施行手术。目前的介入治疗包括球囊扩张和带膜支架置入术,但对于严重主动脉缩窄介入治疗难度较大,球囊扩张血管时容易使血管内膜撕裂,出现主动脉破裂,导致患者死亡。

六、预后

严重病例婴儿期就可因心力衰竭而死亡。未经治疗病例约半数在 30 岁前死亡,75% 在 50 岁内死亡。主要死因是脑血管意外、主动脉壁间分离、感染性心内膜炎和心力衰竭。

第八节 三尖瓣下移畸形

一、病理解剖

三尖瓣下移畸形又称埃勃斯坦畸形,是较为少见的先心病,但在我国并不太少。本病是指部分或整个三尖瓣瓣叶没有附着正常部位的三尖瓣环上,瓣膜本身亦有发育不良而呈螺旋形向下移位,异常附着于右心室壁上,因而将右心室分成两个腔,真正的三尖瓣环与下移的三尖瓣附着处之间的右心室腔(原右心室流入道),壁较薄称为"房化右心室",和右心房连成一大心腔,其功能亦类似于右心房。下移的三尖瓣附着处至肺动脉瓣环之间的右心室腔,称为"功能性右心室",其解剖结构与正常的右心室基本相同,功能可接近正常,但相对萎缩(图 16－17)。三尖瓣瓣叶均可出现程度不同的发育不良,瓣膜短小、增厚、粘连、融合,或变薄、形成结节等。下移的瓣膜一般为三尖瓣的隔瓣和后瓣,重度三尖瓣下移瓣膜可过长,并有不同程度地与右心室壁粘连或融合,瓣膜游离活动度降低(图 16－18)。三尖瓣前瓣叶多异常增长,呈篷帆状、增厚、活动受限。可伴有三尖瓣关闭不全,偶有轻度的三尖瓣狭窄。多合并有心房间隔缺损或卵圆孔未闭,还可合并其他的心血管畸形,如心室间隔缺损、动脉导管未闭或肺动脉闭锁等。

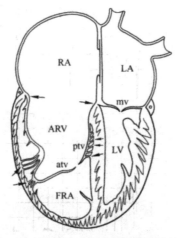

图 16-17 三尖瓣下移畸形的病理解剖示意

RA. 右心房;LA. 左心房;ARV. 房化右心室;FRA. 动能右心室;mv. 二尖瓣;atv. 三尖瓣前瓣叶;ptv. 三尖瓣隔瓣叶

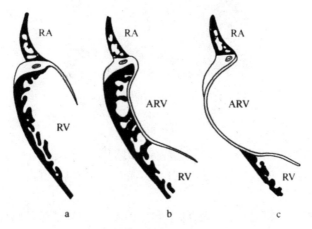

图 16-18 三尖瓣下移畸形右侧房室环断面示意

a. 正常人三尖瓣起自三尖瓣环,将右心房和右心室分开;b. 轻型三尖瓣下移畸形;c. 重型三尖瓣下移畸形,瓣膜可过长,不同程度地与右心室壁粘连或融合

RA. 右心房;RV. 右心室;ARV. 房化右心室

二、病理生理

本病血流动力学异常的程度取决于三尖瓣畸形与下移的程度,下移程度越重,其三尖瓣关闭不全显著,"房化右心室"就越大,"功能右心室"也就越小,其收缩能力越差,不仅减少右心室排血量,而且"房化右心室"与"功能右心室"出现矛盾的收缩、舒张运动,更加重血流动力学的紊乱。当右心房增大和压力增高时,又存在心房间隔缺损或卵圆孔未闭,即可发生右向左分流而出现发绀。15%～30%的患者有右心室游离壁或右后间隔的 B 型预激综合征,可出现室上性心动过速、心房颤动。

三、临床表现

临床症状轻重不一,与畸形的程度以及是否合并其他病变有关。包括气急、心悸、乏力、头昏和右心衰竭表现等。约80%患者有发绀,可有阵发性心动过速史。

体征:心脏浊音界增大但搏动弱。心前区可听到3、4个心音,第一心音可分裂,其延迟出现的成分多认为是三尖瓣的开瓣音,第二心音分裂而肺动脉瓣成分减轻,常有心房音。胸骨左缘下部有柔和的收缩期杂音,可能伴有舒张期隆隆样杂音。肝脏可肿大并有收缩期搏动。

四、辅助检查

(一)X线检查

示心影增大常呈球形,搏动弱,右心房可甚大,肺血管影正常或减少(图16—19)。轻型的患者心影可正常或仅稍大。

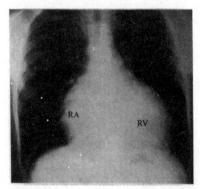

图16—19 三尖瓣下移畸形胸片示心脏增大呈球形
RA.右心房;RV.右心室

(二)心电图检查

示右心房肥大,完全性或不全性右束支传导阻滞,P—R间期可延长,胸导联R波电压低,V_1和V_4有S—T段和T波改变等。可有右心室游离壁或右后间隔的B型预激综合征。

(三)超声心动图检查

二维超声心动图可以获得足够的解剖学和血流动力学的详细资料作出诊断。可清晰地观察到三尖瓣叶的发育不良、缺如、移位的程度以及下移的三尖瓣叶的附着点,房化右心室和功能右心室的大小,为外科医生提供患者适合于做三尖瓣成形术还是做人工瓣膜置换术的可靠信息。通常不需做心导管检查和心血管造影(图16—20)。

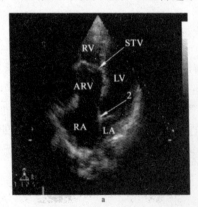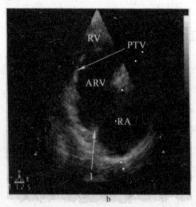

图16—20 三尖瓣下移畸形的超声心动图
a.心尖四腔心切面示三尖瓣隔瓣下移(STV箭头);b.胸骨旁右心流入道切面示三尖瓣后瓣下移(PTV箭

头)

1. 二尖瓣瓣环;2. 三尖瓣瓣环;STV. 下移的三尖瓣隔瓣;PTV. 下移的三尖瓣后叶;ARV. 房化右心室;LA. 左心房;LV. 左心室;RA. 右心房;RV. 右心室

(四)右心导管检查

示右心房腔甚大,右心房压力增高,压力曲线 a 波和 v 波均高大,提示三尖瓣关闭不全。右心室和肺动脉压可正常或轻度增高。房化右心室可记录到心房压力曲线,而其腔内心电图显示为右心室的腔内心电图,存在特征性的压力－电分离的现象(图 16－21)。心导管的顶端要在心尖部或流出道处才能记录到右心室型的压力曲线。如有房缺或卵圆孔未闭者可在心房水平发现右向左分流。检查过程中可能发生严重的心律失常,因此心导管检查宜慎重进行。选择性右心室或右心房造影可显示畸形的三尖瓣及巨大的右心房和较小的功能右心室(图 16－22)。

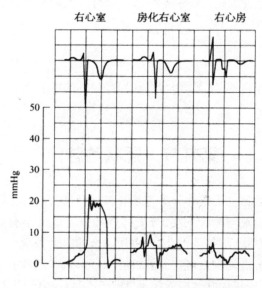

图 16－21　右心房、房化右心室、右心室的腔内心电图和腔内压力曲线

上行为心腔内心电图,下行为心腔内压力曲线。房化右心室的腔内心电图与右心室腔内心电图相同而压力曲线与右心房相同,显示存在压力－电分离的现象

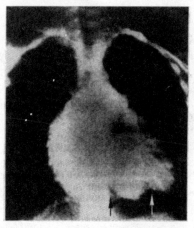

图 16－22　三尖瓣下移畸形的心血管造影

自上肢注入造影剂后,示右心房明显扩大。黑箭头示三尖瓣环处,白箭头示下移的三尖瓣附着处,两者之

间为房化右心室

（五）磁共振断层显像

显示巨大的右心房,三尖瓣叶下移和右心室流入道的心房化。

五、诊断与鉴别诊断

本病有发绀者需与三尖瓣闭锁和其他发绀型先天性心血管病相鉴别,无发绀者需与心肌病和心包积液等相鉴别。

六、治疗

心功能Ⅰ～Ⅱ级者,内科对症处理,在随访中有中重度或进行性发绀、交叉性栓塞、右心室流出道梗阻者或心功能Ⅲ级则需作手术纠治。可行三尖瓣修复重建术或人工瓣置换术,以后者效果好。

七、预后

轻型的患者预后较好,心脏显著增大者预后差,70%的患者在 20 岁前由于右心衰竭或肺部感染而死亡。

第九节　冠状动脉瘘

冠状动脉瘘为冠状动脉主干或其分支与某心腔/血管间存在先天性异常通道。90%以上存在左向右分流。临床表现与瘘管大小、分流部位和分流量大小有关。分流量小可无症状,仅体征中有杂音和周围血管征,甚至无杂音,自然闭合的机会很少。

先天性冠状动静脉瘘极为少见,包括冠状动静脉瘘、冠状动脉右心室瘘、冠状动脉右心房瘘和冠状动脉肺动脉瘘、冠状动脉微血管瘘等(图 16-23)。由于此时冠状动脉的血液直接流入右侧心腔或冠状静脉,相当于在右侧心腔水平产生左向右分流,同时这部分血液不流经心肌,可引起部分心肌缺血。

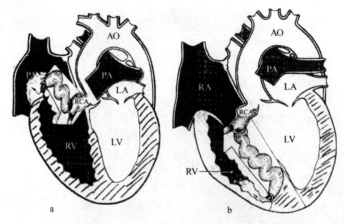

图 16-23　右冠状动脉右心房瘘(a)和右冠状动脉右心室瘘(b)示意

患者多无症状或有心悸、胸痛等。常由于胸前有连续性杂音而被发现,易被误诊为动脉导管未闭。视分流部位的不同,杂音的舒张期部分可较收缩期部分响、轻或可消失。分流大者可有脉压增宽、毛细血管搏动、水冲脉等周围动脉征。胸部 X 线检查可能见肺血管影增加。心电图多属正常,可能有左或右心室肥大或心肌缺血的表现。分流量小者右心导管检查时血氧分析可能不会发现左向右分流的存在,往往由选择性指示剂稀释曲线测定才能查出。在过去选择性冠状动脉造影是确定其起源、解剖诊断的唯一方法。

除心血管造影外,综合性超声心动图技术是诊断本病最可靠的无创性方法。尤其是二维超声心动图可显示扩张的冠状动脉及其走行和引流部位等直接征象,同时可显示冠状动静脉瘘所导致的心腔扩大等表现。彩色多普勒超声技术可通过彩色血流的显示,观察到粗大的冠状动静脉瘘的异常走行,如局部形成瘤体,可清晰地显示瘤体出入口部位的血流呈五色彩镶嵌色。经食管超声心动图能较清晰地显示冠状动脉扩张的部位,冠状动静脉瘘走行方向、途径、开口处、引流部位,及其与周围心血管组织结构的关系,提供较好的诊断信息。

鉴别诊断要考虑动脉导管未闭、主动脉窦动脉瘤破裂入右心、主动脉-肺动脉间隔缺损、心室间隔缺损合并主动脉瓣关闭不全等。

本病预后一般较好,临床多无症状,因而多不需要手术。但本类患者亦可能发生充血性心力衰竭、心肌缺血或感染性心内膜炎。

有心脏增大和心力衰竭者,则应考虑手术治疗。成功的手术应是动静脉瘘闭塞而维持或改善冠状动脉的供血。冠状动静脉瘘和冠状动脉肺动脉瘘可行结扎术或经皮心导管栓塞术,冠状动脉右心室或右心房瘘,则需要在体外循环下进行直视修补。

冠状动脉微血管瘘极为罕见,为冠状动脉终末分支微小冠状动脉与左心室有沟通,血液从冠状动脉末端微小血管直接排入左心室腔,由于存在"窃血"现象,引起心肌缺血,患者可有心绞痛症状。冠状动脉造影可见如同"下雨"样在左心室形成"烟雾症"的表现。多数认为预后良好,无症状者,可随访观察,有症状者可应用抑制心肌收缩和降低氧耗的药物,一般不作手术。

(葛国栋)

第十七章 心血管病的介入治疗

第一节 概述

介入放射学(IVR)作为新兴的边缘学科,是集影像诊断与微创治疗为一体的新兴学科。是以影像诊断学和临床诊断学为基础,在医学影像设备的引导下,结合临床治疗学原理,利用穿刺针、导管及其他介入器材,对疾病进行治疗或采集组织学、细菌学及生理、生化资料进行诊断的学科。

Interventional Radiology 一词由 Margulis 提出。Seldinger 创立经皮血管穿刺技术即Seldinger 技术,它是采用穿刺针、导丝和导管的置换来完成血管内置管操作,这使过去需要由专业外科医生来完成的繁杂的工作变得简单和安全。Dotter 和 Judkin 介绍了经皮穿刺利用同轴导管系统使粥样硬化性外周血管狭窄得到扩张和再通技术,为后来球囊成形术和内支架成形术的广泛应用奠定了基础。

我国介入放射学起步较晚,但发展迅速,已成为与内科、外科并列的三大诊疗学科之一。

一、介入放射学内容

介入放射学主要包括血管性介入放射学、心脏介入治疗学和非血管性介入放射学三大部分。

(一)血管性接入技术

(1)经导管血管栓塞术(肿瘤栓塞、出血止血、异常血管闭塞、治疗脾亢)。

(2)经导管局部药物灌注术(肿瘤化疗、药物灌注)。

(3)经导管腔内血管成形术(血管狭窄扩张、闭塞再通成形)。

(4)经皮血管内异物和血栓取出术。

(二)心脏介入技术

(1)心血管瓣膜成形术。

(2)射频消融术。

(3)冠脉血管成形术。

(4)先心病介入治疗。

(三)非血管介入技术

(1)经皮针吸活检术。

(2)经皮局部药物注射术。

(3)经皮穿刺内、外引流术。

(4)经皮椎间盘切割术。

(5)内支架置放术。

(6)输卵管再通术。

(7)囊肿固化术。

(8)腹水－静脉转流术。

（9）结石处理技术。

二、Seldinger 技术

Seldinger 技术是利用导管、导丝等介入器材，在影像设备监视下进行的插管技术（图 17—1）。该技术简便、安全、易操作，改变了过去直接穿刺血管造影或切开插管的方法，而且也大大减少了并发症。

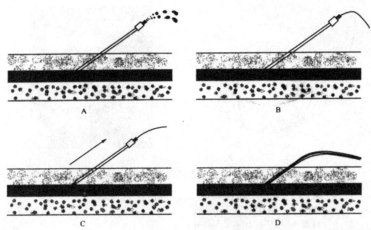

图 17—1　Seldinger 技术

（一）穿刺部位

穿刺的血管包括动脉和静脉。动脉穿刺最常用的部位是股动脉，也可以选择其他动脉穿刺，如肱动脉、腋动脉、锁骨下动脉及颈动脉。静脉穿刺常用的部位是股静脉和颈静脉。

（二）麻醉方法

一般采用局部麻醉，不合作者或婴幼儿需作全麻。

（三）Seldinger 穿刺法

用尖刀片挑皮肤 2 mm。皮肤开口处一定要在血管的正前方稍向足侧处，以便斜行穿入动脉，使以后的操作均在与血管同一斜面上进行。

穿刺针穿刺时的斜面要始终向上，这有利于导丝推进。用带针芯的穿刺针以 30°～40°角经皮向血管快速穿刺，穿透血管前壁，见血液从针尾射出，即引入导丝，退出针，通过导丝引入导管鞘，将导管经导管鞘插入血管内送至靶血管即可造影。

三、介入治疗常用器材

（一）导管

在介入放射学中，导管是主要器材。根据使用目的不同，可分为造影导管、引流导管和球囊扩张导管等。一般导管直径用 F（Franch）表示，球囊长度和直径用厘米（cm），导管内径用英寸表示（图 17—2）。

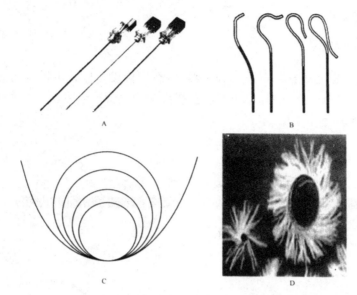

图 17-2　介入治疗常用器材

A. 穿刺针;B. 导管;C. 导丝;D. 弹簧圈

（二）导丝

导丝是将导管选择性插入的重要器材。通过穿刺针的外套管利用导丝交换法送入导管，或者经导管利用导丝导向性能，将导管选择性插入。导丝的直径用英寸表示。

根据物理特性和用途的不同，导丝可分为超滑导丝、超硬导丝、交换导丝及溶栓导丝等（图 17-2）。

（三）导管鞘

使用导管鞘的目的是为了避免导管反复出入组织或管壁对局部造成损伤，尤其在血管操作时避免损伤血管壁。导管鞘由带反流阀的外鞘和能够通过导丝的中空内芯组成，用硅胶制成的反流阀在防止血液外逸同时，可以反复通过相应口径的导管，而血管壁不会受损伤;内芯较硬，前端呈锥状，以保证导管鞘可以顺利沿导丝送入。导管鞘的外套管直径用 F 表示，内芯的直径用英寸表示。

（四）穿刺针

穿刺针是最基本的器材。无论是在血管系统介入放射学，还是在非血管系统介入放射学中都需要用穿刺针先建立通道，然后才能进行下一步操作，如血管穿刺、组织活检及胆管穿刺等。

穿刺针的主要用途在于建立通道后，通过导丝导入各种导管进行下一步操作，或者直接经建立的通道获取病变组织、抽吸内容物或注入药物等。

穿刺针根据用途的不同分为带针芯的穿刺针和单纯用于血管穿刺的中空穿刺针等多种（图 17-2）。

（五）活检针

穿刺活检针一般用于非血管系统介入放射学。根据穿刺针头的形态和抽取组织细胞的方式，可分为细胞抽吸针和组织切割针两大类。抽吸针多为细针，主要用于获取细胞学和细菌学材料，包括 Chiba 针和 Turner 针。切割针有粗有细，取材较多，用于组织学检查，按其构造可分为两类：一类为具有切割作用的针尖，包括 Madayag 针和 Greene 针等；另一类为针远端具有一活检窗，如 Westcott 针。近年出现的自动或弹射式活检枪属于切割针范畴。该针使用弹射装置，在激发扳机后，切割针弹射入病变获取组织材料。活检枪使用简便、快速且减少了患者的痛苦，现在临床上广泛使用。

（六）支架、滤器

支架用于对狭窄管腔支撑以达到恢复管腔流通功能之用，广义上分为内涵管和金属支架，狭义上仅指金属支架。内涵管仅用于非血管系统，其内腔直径远小于金属支架所能达到的内径，由于管腔内沉积物的粘着，容易短期内出现再狭窄；但是可以通过介入放射学技术或内镜将其取出后，重新留置。金属支架分为自涨式和球囊扩张式，它可用于血管系统和非血管系统管腔狭窄或建立新的通道。

滤器是一种能够滤过血栓的特殊装置，通常用于下腔静脉血栓的滤过，防止肺栓塞的发生。

（七）栓塞剂

原则上讲，任何可以使血管闭塞的物质都可以作为栓塞剂。根据栓塞目的选择适当的栓塞剂，才能达到预期效果。

栓塞剂的使用原则：栓塞剂在使用时，必须保证能够在 X 线或其他影像手段下显影，释放或留置的全程必须在 X 线或其他影像手段监视下完成，否则易造成异位栓塞、过度栓塞或栓塞剂反流。

栓塞剂按性质分为：生物栓塞剂、海绵类栓塞剂、簧圈类栓塞剂、可脱落球囊、组织坏死剂、黏胶类栓塞剂、微粒、微球、微囊类栓塞剂、碘油和中药类栓塞剂。按栓塞时间长短分为：短效栓塞剂、中效栓塞剂、长效栓塞剂。

1. 生物栓塞剂

生物栓塞剂多数取自患者自体组织，如肌肉、皮下组织和自体血凝块等，少数取自同种异体或异种组织，如干冻硬脑膜、牛心包膜等。由于生物栓塞剂取材往往需要另作切片，甚至损伤组织，所以现在已经放弃使用。

（1）血凝块（gore）：自体血凝块是一种短期栓塞剂，可在 6～24 小时分裂消散，因此，可用于非永久栓塞。虽然如此，但是自体血凝块常常在 24～48 小时再通，有时甚至长达 14 天仍可见栓塞。自体血凝块是较早应用于临床的栓塞物之一，易取得，弹性好，便于注入，无生物适应性问题。

（2）冻干硬脑膜（lyodura）：冻干硬脑膜为片状，容易制备，不被吸收，具有较好的可塑性，使用时裁成 0.2 mm×0.2 mm×0.2 mm 微粒，与稀释的对比剂一同注入，无不良反应。

2. 海绵类栓塞剂

（1）明胶海绵（gelfoam）：属于中期栓塞剂。它是蛋白胶类物质，无毒、无抗原性，是外科常用的止血剂。明胶海绵制备方便，可根据需要切割成任意大小的碎块，是最有价值的栓塞材料，且价格低廉、安全有效、有良好的可压缩性和遇水再膨胀性。

明胶海绵的栓塞机制除了机械栓塞外，其海绵状框架可被红细胞填塞，在血管内引起血小板凝集和纤维蛋白原沉积，快速形成血栓。此外，它引起血管痉挛也促进血栓形成。血管栓塞后 14～19 天开始吸收，3 个月后可完全吸收。

（2）聚乙烯醇（PVA）：属于永久性栓塞剂。它是一种海绵物质，有大小不等的孔，可压缩到 1/15～1/10 体积,遇水膨胀。

聚乙烯醇的栓塞机制也是一种机械性阻塞,使用时要用比明胶海绵更多的颗粒和更长的时间才能完成栓塞。其作用与用法同明胶海绵相似,另外具有下列特点:①不被机体吸收,自身化学降解十分缓慢,可造成血管的长期阻塞;生物相容性好,不招致严重炎性和异物反应;很少引起血管痉挛。②可压缩性和再膨胀性优于明胶海绵,利于栓塞较大口径血管,但其摩擦系数较大,注射较困难,较易引起导管堵塞。

3. 簧圈类栓塞剂

不锈钢圈(steel coil)属于永久性栓塞剂。在钢圈全长均附有 Dacron 线,常用的直径有 3 mm、5 mm 和 8 mm(图 17-2)。不锈钢圈的主要特点有:永久性栓塞;栓塞定位准确;能通过较细的导管完成较大直径的血管栓塞;能由 X 线平片长期随访观察。不锈钢圈常用于动静脉畸形、动静脉瘘、真性与假性动脉瘤的栓塞等。

4. 可脱落球囊

用于栓塞脑内动静脉畸形。各种可脱落球囊投放的原理与方式完全不同,常用的有 Debrun 球囊和 Serbinenko 球囊。

5. 组织坏死剂

无水乙醇(Ethanol)是最常用的一种良好的血管内组织坏死剂。它容易取得,没有严重的全身性反应,安全可靠,栓塞后侧支循环不容易建立,因此被广泛应用。

无水乙醇具有强烈的蛋白凝固作用,能造成局部血管内皮和血管周围组织坏死,破坏与其接触的血液有形成分及蛋白质,使之成为泥浆样,阻塞毛细血管床。同时它又可以直接破坏此动脉供养的组织器官。加上继发性的广泛血栓形成,使无水乙醇成为良好的永久性栓塞剂。它的另一特点是栓塞后侧支循环不容易建立,缺点是不能作 X 线跟踪,注射时有一过性疼痛。

6. 黏胶类

多用于血管畸形的栓塞。黏胶类栓塞剂均为液态物质,操作较固态栓塞剂难控制。主要有蓝色组织胶(histoacryl blue 或 NBCA)和 EVAL(ethylene vinyl alcohol copolymer)等。

7. 微球、微囊、线段类

是指直径均在 50～200 μm 大小的颗粒状栓塞剂。通常将大块物质如明胶海绵、干脑膜或真丝线段处理成微小颗粒时称微粒,将某种物质如乙基纤维制成能包裹其他药物的微小囊袋称为微囊,而微小实体,如矽球、钢球等称为微球。

(1)微球(microspheres):矽球是最早应用的微球,kato 制成含抗肿瘤药物的乙基纤维素微球,这一方法将化疗与栓塞结合在一起,首次提出化疗性栓塞的概念。所制微球能栓塞微小动脉,克服了中枢性栓塞剂栓塞后容易在短期形成侧支循环的缺点,又弥补单纯药物灌注时,药物一冲即过的不足。

(2)真丝微粒与线段:真丝线段或微粒有良好的生物相容性,能有效地闭塞血管,加工容易、易推注,取材方便,价廉、无需进口等优点。

8. 碘油

碘油的治疗作用主要在于其能与抗癌药制成乳剂或悬浊剂,作为抗癌药物载体,使药物能以高浓度长时间贮留于肿瘤内缓慢释放,增强了药物的抗癌作用。肝动脉内注入碘油抗癌药化疗栓塞剂是临床上治疗肝癌的常用方法。

9.中药类

白芨(bletilla striata)和鸦胆子油微囊临床应用较多。

四、血管性介入技术

(一)血管球囊成形和支架术

动脉血管狭窄的主要病因是动脉粥样硬化。动脉粥样硬化除先天基因因素外,主要诱因包括高血脂、高血糖和高血压,其他因素包括吸烟、饮酒等不良习惯。血管狭窄的少见病因还有大动脉炎,动脉纤维肌结构不良等。大动脉炎在我国北方地区较为多见,多见于青少儿,以女性为多。发病原因仍不十分明了,可能和机体免疫机制失常有关。动脉纤维肌结构不良为先天因素,但发病多以青年女性为主。动脉硬化主要累及大、中动脉,尤其是冠状动脉、脑血管、颈部动脉、主动脉、髂股动脉、肾动脉等等。而糖尿病所致的下肢动脉硬化以中小动脉为主,即腘及膝下小动脉受累较重引起所谓糖尿病足。大动脉炎主要累及头臂动脉、腹主动脉及其分支,如肾动脉、肠系膜上动脉、腹腔动脉等。纤维肌结构不良主要累及头臂动脉和肾动脉。

血管狭窄或闭塞性病变一方面会导致相应供血器官的缺血、缺氧,引起相应缺血症状,如下肢动脉狭窄引起跛行;另一方面还会引起血流动力学改变,激发体内的内分泌、代谢等系统异常反应,如肾动脉狭窄引起高血压、水钠潴留等。血流动力学改变还会引起局部凝血功能异常,形成的血栓和粥样硬化斑块在高速血流冲击下容易脱落,引起远端血管的栓塞。如脑梗死的病因有 25%～50% 与颈动脉狭窄直接相关。

经皮腔内血管成形和支架术系指应用球囊导管、支架等器械扩张或再通由于各种原因所致的血管狭窄或闭塞性病变的一种微创治疗方法。主要包括球囊血管成形术和血管腔内支架置入术等。目前,腔内血管成形与支架术已成为血管狭窄和闭塞性病变的首选治疗方法,其应用范围也由肢体动脉、肾动脉、冠状动脉等扩展至颈动脉、颅内动脉、静脉、人造血管和移植血管的狭窄和闭塞。与此同时,血管超声、磁共振与 CT 血管造影等血管疾病诊断新技术的不断提高,也促进了血管成形与支架技术的进一步发展和应用。

1.血管球囊扩张成形术(percutaneous transluminal balloon angioplasty,PTA)

Dotter 和 Judkins 率先使用同轴导管系统治疗了 1 例下肢动脉粥样硬化性狭窄引起下肢缺血的患者,从而创立了经皮血管腔内成形术的最初技术。但是,由于同轴导管对穿刺部位及病变部位的血管损伤较大,又不能到达远处细小和弯曲的血管,这项技术在其出现后的头10 年内并未得到广泛认可。Gruntzig 发明了双腔球囊导管,标志着血管成形技术时代的到来。球囊导管的设计是一项具有划时代意义的发明,开创了真正腔内血管成形治疗的篇章。球囊导管的组成可分为导管和球囊两部分。根据需要导管设计成不同的长度和直径。最细的球囊导管直径不足 1 mm,最粗的球囊导管直径也只有 2～3 mm。但是导管前端携带的球囊可做成不同的直径,用来扩张不同大小的血管。由于球囊导管携带的球囊在到达靶血管病变部位之前是呈微缩或抽空状态,其外径几乎和球囊导管一致。所以,球囊可随导管到达身体包括冠状动脉、颅内动脉、足背动脉等多部位血管。到达病变血管后,体外通过球囊导管的尾端将球囊充盈达到扩张狭窄血管的作用(图 17—3)。

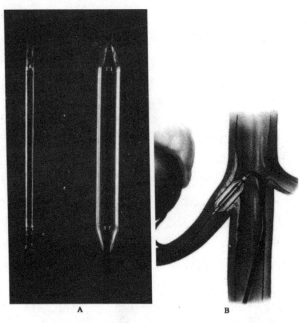

图 17-3　PTA 球囊及扩张狭窄血管示意图

A:PTA 球囊图片,左为充盈之前;右为充盈之后;B:球囊充盈,对肾动脉狭窄病变进行扩张

　　球囊扩张后狭窄动脉管腔的增大主要是由于血管内膜和中膜的局限性撕裂,血管结构(尤其是中膜)的伸展及动脉粥样硬化斑块的断裂造成的。因此,球囊血管成形术是一种损伤血管壁成分的机械性治疗方法。球囊血管成形术的疗效与血管病变的部位、性质、应用的器械及术者的经验等多种因素有关。目前,虽然球囊血管成形术对冠状动脉、肢体动脉狭窄的治疗亦取得较为满意的近期疗效,但单纯球囊血管成形术仍存在一些不容忽视的问题。由于血管壁的弹性回缩、原有病变进展以及球囊对血管壁损伤后的过度修复等原因,约有 30% 以上的病变血管在球囊血管成形术后 6 个月内发生再狭窄,严重影响了球囊血管成形术的远期疗效,也直接导致了新的血管腔内技术的产生。

　　2.血管腔内支架置入术

　　血管支架是采用特殊金属材料制成的不同结构的圆筒形网状支撑器,置于血管狭窄处,使之保持通畅。

　　球囊对狭窄的血管扩张后,球囊导管需撤出体外。由于血管壁的弹性作用,有一部分狭窄血管扩张后会因弹性回缩,残留较重的狭窄。还有部分狭窄血管扩张过程中因血管受到机械损伤,发生血管壁夹层或内膜部分脱落造成急性血栓等并发症,引起扩张血管的急性闭塞。为了解决球囊扩张残留狭窄、扩张失败和近期再狭窄等,支架便在 20 世纪 80 年代后期研究发明并逐渐成为球囊血管成形术的最有效的补充和替代技术,成为国内外应用最为广泛的解决和维持血管再通的血管置入材料。

　　支架主要由金属材料制成。支架依据其释放或体内置入方式不同分为自膨式和球扩式。自膨式支架具有一定弹性,在产品上市时已经预装在输送器前端。当输送器将支架送至预定部位后,通过不同方式回撤外鞘管,将支架释放。支架则依靠其弹性膨胀固定在狭窄血管部位。自膨式支架具有一定弹性,所以柔韧性相对较好。迂曲血管更适合自膨式支架。但其缺点是定位较球扩式支架准确性相对较差。因此,对定位要求很高的部位如肾动脉不适合自膨式支架。

　　球囊扩张式支架输送器就是球囊扩张导管。球囊扩张式支架上市时支架已经固定在球囊上。当支架通过球囊导管(输送器)送至预定狭窄血管部位后,充盈球囊就将支架释放或置入血管内(图17-4)。球扩式支架可以说没有弹性,从出厂时的压缩状态到置入后的功能状态,全靠球囊的被动扩张。该类支架靠球囊扩张释放(置入),所以定位准确,被广泛用于冠状动脉和肾动脉。但其支架柔韧性较差,支架不适合过于迂曲的血管和过长病变。也不适用于近体表和活动较多的部位,比如颈动脉、股浅动脉等。

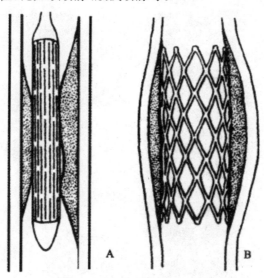

图17-4　球囊扩张式支架示意图
A:支架释放之前;B:支架释放之后

　　支架表面涂以药物,以防止支架置入后发生再狭窄,该类支架又称为药物洗脱支架(Drug Eluting Stent,DES)。药物洗脱支架主要用于冠状动脉狭窄的治疗。对于其他血管狭窄的支架市场上尚没有成熟的药物洗脱支架。该类支架表面药物主要为雷帕霉素和紫杉醇类药物。冠状动脉介入治疗的大量临床研究证实了药物洗脱支架对防止支架后再狭窄的作用,可有效地降低再狭窄的同时,大大扩展了支架治疗的适应证。

　　金属支架与人工血管材料结合,制作成"覆膜支架"或"支架-人工血管",英文称为 stent-graft(SG)。目前使用最多的 stent-graft 有以下三种:

　　(1)用于胸腹主动脉瘤和动脉夹层腔内修复治疗的大血管 stent-graft。

　　(2)主要用于外周血管的覆膜支架。临床上主要用于封堵四肢血管的破裂出血、动静脉瘘、腔内修复四肢动脉瘤和用于治疗门脉高压经颈静脉肝内门腔分流术的分流道等。

　　(3)覆膜球扩式支架。该类支架是在冠状动脉球扩式支架基础上覆以聚四氟乙烯(PT-FE)膜而制成的。但真正用于冠状动脉狭窄的治疗甚少。目前更多的是用于较为细小的动脉如颈内动脉、肾动脉等,治疗动脉破裂出血、动静脉瘘以及封堵动脉瘤等。

　　3.临床应用

　　(1)颈动脉狭窄支架成形术(carotid angioplasty and stenting,CAS)颈动脉狭窄的主要危害就是脑梗死。一方面颈动脉严重狭窄会直接导致所供应脑组织的血流减少,引起相应脑组织的缺血、缺氧表现,严重时则可发生脑梗死。但更为重要的是由于颈动脉狭窄引起局部血流动力学的改变,后者进一步导致局部的血栓形成。加上狭窄的动脉局部血流增速等原因,容易引起血栓和粥样斑块组织脱落。这些斑块组织随血流进入脑血管引起栓塞性脑梗死。传统的颈动脉狭窄的治疗是颈动脉内膜剥脱术(carotid endarterectomy,CEA)。但是由于开放性手术带来的颅神经损伤和心血管严重事件等并发症,使得 CEA 在我国至今未能广泛开展。CAS 操作相对容易,随着技术和器材的不断进步,其安全性和有效性已经接近或超过 CEA,而且其适应证更加广泛。目前 CAS 在全球,包括我国迅速推广,有望替代传统的颈动脉内膜剥脱术,成为颈动脉狭窄治疗的首选方法(图 17-5)。

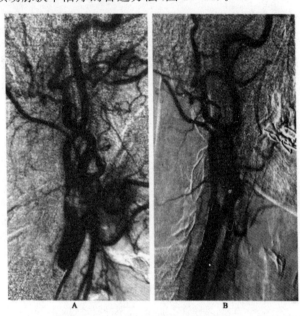

图 17-5 颈动脉狭窄支架成形术
A:术前;B:术后

(2)冠状动脉狭窄内支架成形术:是开展腔内血管成形和支架最为广泛和最为成功的血管部位。由于国内外冠状动脉血管介入治疗均由心内科医生完成,在内科教科书中将另有叙述。

(3)锁骨下动脉狭窄成形术:锁骨下动脉严重狭窄可导致上肢缺血症状,如无脉、静息痛等。伴有锁骨下动脉窃血综合征(subclavian steal syndrome,SSS)患者可表现为上肢活动时出现椎基底动脉或冠状动脉系统(内乳动脉冠脉搭桥术后)的缺血症状。锁骨下动脉支架成形术操作比较容易,并发症很低。因此,支架成形术已成为锁骨下动脉狭窄的首选治疗。

(4)肾动脉狭窄成形术:肾动脉狭窄使肾脏缺血,一方面可引起肾性高血压,另一方面可导致肾功能不全。经皮肾动脉腔内成形和支架术(percutaneous transluminal renal angio-plasty/stenting,PTRA/S)适应证范围较外科治疗更为广泛,并发症少而轻微。目前,PTRA/S 已成为治疗肾动脉狭窄的首选方法,技术成功率接近 100%,80% 以上的患者术后血压和肾功能有不同程度的改善(图 17-6)。

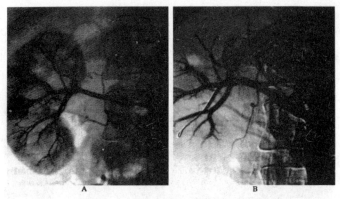

图 17—6　肾动脉狭窄支架成形术前后
A:术前;B:术后

（5）下肢动脉狭窄的血管成形和支架术:腹主动脉末端、髂动脉、股腘动脉以及膝下动脉的狭窄可引起下肢缺血症状。临床表现为不同程度的跛行和静息痛,严重时更会出现组织破溃形成溃疡,甚至不得不截肢。下肢动脉狭窄的介入技术日益成熟,越来越多的患者接受血管腔内成形和支架治疗（图 17—7）。尤其是糖尿病致膝下小动脉的狭窄,目前主要由介入治疗完成。

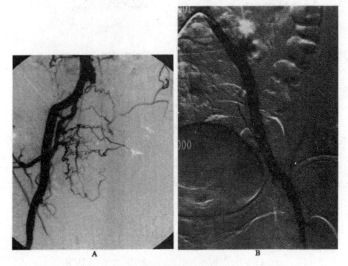

图 17—7　左侧髂总动脉完全闭塞支架成形术前后

A:腹主动脉造影示左侧髂总动脉远段完全闭塞,不显影;B:经介入技术开通并放置支架后,髂总动脉再通,血流通畅

（6）腹主动脉瘤内支架术:腹主动脉瘤（abdominal aortic aneurysm,AAA）主要是由动脉硬化引起腹主动脉壁的局部薄弱,继而扩张、膨出形成的。当腹主动脉瘤足够大时,就会导致破裂,后者死亡率高达 90% 以上。目前,采用经股动脉小切口置入腹膜血管支架治疗腹主动脉瘤已经成为腹主动脉瘤的主要治疗方法。手术创伤小,适应证广,疗效肯定。

（7）布－加综合征:布－加综合征（Budd—Chiaris yndrome,BCS）是指由于原发或继发原因造成下腔静脉和肝静脉部分或完全阻塞,使下腔静脉回心血流或肝静脉出肝血流受阻,导致下腔静脉高压或窦后性门脉高压而引发的一系列症候群。在我国河南、山东、江苏和河北等地发病率较高。根据病变类型患者临床表现不同,肝静脉狭窄往往症状较重。可出现严重门静脉高压症状,如腹水、食道静脉曲张和消化道出血。而下腔静脉病变为主的患者症状往往较轻,主要表现为下肢静脉曲张,严重者可出现下肢组织坏死、溃疡。腔内血管成形支架术使90%以上患者免去开刀手术。介入治疗操作相对简单、安全,成功率也和外科手术相同(图17—8、图17—9)。

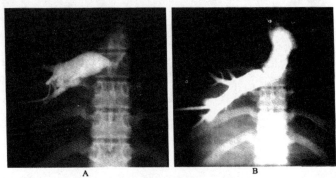

图 17—8　布—加综合征、肝静脉闭塞

A:经皮肝穿肝静脉造影示右肝静脉入下腔静脉开口处闭塞;B:经介入技术开通肝静脉并置入支架后造影示血流入下腔静脉通畅

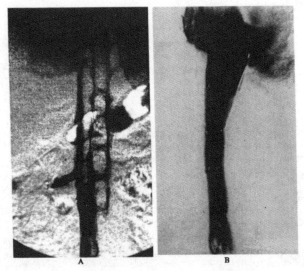

图 17—9　布—加氏综合征、下腔静脉狭窄

A:治疗前造影示肝段下腔静脉严重狭窄;B:置入支架后造影狭窄完全消失

(8)门脉高压肝内门腔静脉支架分流术:经颈静脉肝内门腔静脉分流术(transjugular intrahepatic portosystemic shunt,TIPS)是治疗门脉高压症的一项介入放射学技术。它是利用金属内支架在肝静脉和门静脉之间建立有效的分流通道,从而达到降低门脉压力,达到控制食管静脉曲张破裂出血和促进腹水吸收的目的(图17—10)。TIPS是介入放射里程碑式手术之一。通过简单的经皮穿刺,就可完成外科手术复杂的分流和断流目的,达到甚至超过传统外科分流和断流手术的临床疗效。TIPS技术的成功率>95%,对门脉高压引发的大出血和顽固性腹水疗效肯定,而且具有创伤小、安全、操作简单的优点。

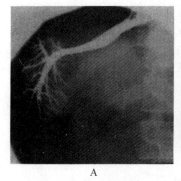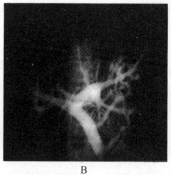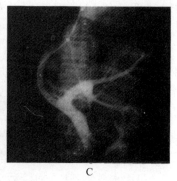

A B C

图 17—10　经颈静脉肝内门腔静脉分流术(TIPS)

A:经颈静脉途径导管置入右肝静脉造影;B:TIPS 穿刺针经肝静脉进入门静脉造影;C:对穿刺通道扩张,置入支架,分流成功后造影

（二）血管栓塞术

血管栓塞术是通过导管技术,将栓塞物有选择性地注入病变组织或器官的血管内使之闭塞,从而达到治疗的目的。血管栓塞术是介入放射学的主要治疗手段之一。其临床应用主要包括:

(1)控制各种原因引起的出血,如肺出血、消化道出血、泌尿生殖道出血、外伤性脏器损伤出血、肿瘤出血及医源性出血等。

(2)治疗血管出血性疾病,常见有动脉瘤、动静脉畸形、动静脉瘘等。

(3)肿瘤的栓塞治疗,是肿瘤介入放射学的主要组成部分,将在后面详细介绍。

(4)功能性器官栓塞,如脾脏、肾脏等器官,通过栓塞供血动脉的方法,可以取得与外科手术切除相同或相近的疗效。血管栓塞术在临床应用广泛,是临床各科医生处理急性出血性病变的首选诊断和治疗方法。

1.常用栓塞物

栓塞物的种类有很多种。根据性状不同,可分为固体栓塞物和液体栓塞物;根据能否被吸收,可分为暂时栓塞物和永久栓塞物;根据理化特征不同,可分为物理栓塞物、化学栓塞物和生物栓塞物等。下面是常用的栓塞物:

(1)明胶海绵:是临床最常用的栓塞剂之一。医用海绵来源方便,价格低廉。使用时根据需要可以制作成不同大小的颗粒。明胶海绵广泛应用于出血、肿瘤及血管疾病的栓塞治疗。明胶海绵属于非永久性栓塞物,较大血管的栓塞可在近期发生血管再通。

(2)碘化油:能够选择性长时间滞留在肝癌等恶性肿瘤,被大量用于恶性肿瘤尤其是肝癌的栓塞治疗。特别是碘化油作为末梢血管栓塞剂还能与化疗药物充分混合成乳剂,达到栓塞、化疗的双重效果。

(3)螺圈(又称弹簧圈):由不锈钢、钽、镍钛等金属制作而成。输送到预定部位后释放,根据预制形态与大小可永久栓塞不同大小的血管或动脉瘤。目前是临床最常用的栓塞物之一。一般弹簧圈是指通过 0.035 英寸内腔的普通导管输送;而为内腔 0.018 英寸以下微导管设计的栓塞圈通常称为微圈。目前,微圈的应用已远远超过普通螺圈,广泛用于脑动脉瘤和脏器出血的栓塞治疗。

(4)聚乙烯醇(polyvinyl alcohol,PVA,商品名 Ivalon):早期也是作为一种海绵,用于心血

管外科手术中。目前厂家制作成颗粒作为永久栓塞物。市场上有各种大小规格的剂型可供选择。近年国内外最多的是用于子宫肌瘤的栓塞治疗。

(5)异丁基-2-氰丙烯酸(isobutyl-2-cyanoacrylate,IBCA):为组织黏合剂,遇到离子性物质如血液和造影剂就会迅速聚合、固化,从而闭塞血管。使用时一般与碘化油以一定比例混合,既可控制其聚合速度,又便于X线下监视。主要用于脑血管畸形的治疗。

(6)可脱球囊固定在导管上的球囊在到达预定栓塞部位后,用造影剂充盈至病变血管或动脉瘤完全闭塞,然后使球囊完全脱离。临床可脱球囊主要用于海绵窦动静脉瘘的封堵治疗。其缺点是有自然塌陷、萎缩,使病变再通。

(7)无水酒精:注入血管后会迅速导致小血管内膜损伤、蛋白凝固,继而引起血管内广泛凝血和闭塞。酒精是一种末梢永久性栓塞剂,其栓塞范围、程度与注射速度和浓度直接相关。临床主要用于恶性肿瘤的姑息治疗和血管畸形与静脉曲张的硬化治疗。

2.栓塞物输送导管

栓塞物是靠各种导管输送到治疗部位的。常用的导管有3种,即血管造影导管4～5 F,微导管1.0～3.0 F和球囊闭塞导管3～5 F(1 F即表示导管外径周长为1 mm)。

3.栓塞技术要点

血管入路采用Seldinger经皮穿刺技术。动脉插管多经股动脉、腋肱动脉和桡动脉入路;静脉多采用股静脉和颈内静脉入路。血管栓塞术前,常需进行详尽的血管造影检查,并尽可能进行选择性血管造影。在充分了解病变的性质、范围、组成结构的前提下,制订包括栓塞范围、栓塞程度及栓塞物种类与计量在内的栓塞方案。栓塞中,应于透视下密切观察,仔细操作,防止误栓塞的发生。

4.栓塞后反应

血管栓塞的并发症主要有栓塞后综合征,包括疼痛、发热、恶心、呕吐等症状。对症治疗后可缓解。其他还有组织器官坏死、异位栓塞及感染等,正确的治疗方案和细致规范的操作可以预防和减少此类并发症的出现。

5.临床应用

(1)头颈部病变栓塞治疗:①脑动脉瘤:是颅内出血的主要病因,多发生于中老年人。表现为颅内动脉的局限性扩张,CTA、MRA可作出初步诊断。血管造影仍然是诊断动脉瘤的最终手段。脑动脉瘤好发于后交通动脉、前交通动脉及大脑中动脉等处。脑动脉瘤栓塞主要使用可控性电离解脱或机械解脱微弹簧圈。当弹簧圈完全塞满动脉瘤后将输送导丝与弹簧圈解脱。近年,脑动脉瘤介入治疗技术进展迅速。除微弹簧圈栓塞外,根据病变需要还使用覆膜支架、液体胶等治疗动脉瘤。②脑动静脉畸形:为先天性血管发育异常。病变破裂出血,常引起蛛网膜下腔出血、脑室内出血和脑内出血,从而产生相应的神经症状。介入栓塞治疗也是一种有效的治疗手段。主要适用于病变分布广泛、位置深在、周围有重要功能区的患者。栓塞物多采用液体胶类。③颌面部、头颈血管畸形:血管畸形是传统外科治疗的难题。手术无法彻底切除、容易复发。介入治疗以血管腔内硬化和动脉栓塞为主,虽然通常需要反复治疗,但在控制病情发展方面效果显著。尤其对局限性的静脉畸形效果最佳,多数可以治愈。

(2)肺部病变栓塞治疗:①咯血:每日咯血量大于500 ml称为大咯血,可引起窒息,导致死亡,需要紧急治疗。咯血主要源于支气管动脉,有时还有肋间动脉和锁骨下动脉的分支参与,少数来源于肺动脉。某些出血病变可以由两支或两支以上血管供血,所以需全面细致观察,防止遗漏,否则达不到止血目的(图17-11)。栓塞物常采用明胶海绵与PVA颗粒。对于动静脉畸形、血管瘤及一些出血量大的病灶可采用不锈钢圈进行栓塞。②肺动静脉畸形:肺动静脉畸形是指肺动脉和肺静脉之间存在的异常交通,病变血管迂曲、扩张。肺动静脉畸形大多可以行动脉导管栓塞治疗。通过对供血动脉的栓塞,达到阻断血管短路的目的。肺动静脉畸形栓塞物一般采用弹簧圈或可脱球囊,对于多发小动静脉畸形,可以采用明胶海绵或PVA颗粒栓塞。

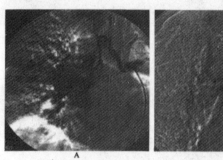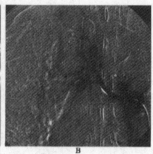

图17-11　支气管动脉栓塞术

A:栓塞前右支气管动脉增粗,分支增多、迂曲;B:栓塞后分支完全闭塞

　(3)腹部病变栓塞治疗:①消化道出血:消化道出血的原因很多,绝大多数病变位于消化道本身,如良性溃疡、血管畸形、消化道肿瘤、外伤和胃肠道术后医源性出血等造成。但是也可由肝脏或胆道出血经由胆道引流入胃肠道造成。急性胃肠道出血量较大,必须持续输液或输血才能保持患者生命体征稳定,或更严重时应积极采用血管造影诊断。发现出血部位后给予栓塞治疗。栓塞方案需依据出血部位、范围、供血特点等决定。目前临床上越来越多地使用微弹簧圈进行栓塞,后者定位准确,栓塞效果肯定。肝脏、胆道出血也是微弹簧圈栓塞治疗的最佳适应证之一(图17-12,图17-13)。②泌尿生殖道出血:不论是肾脏外伤还是肿瘤都可能导致泌尿道出血(图17-14)。通过肾动脉栓塞治疗可以达到有效的止血目的。生殖道出血主要由于妇科肿瘤、早产、异位妊娠和产后等原因引起,往往出血凶险,死亡率较高。栓塞治疗安全、有效,是止血的首选方法。③精索静脉曲张:可引起阴囊疼痛、坠胀等症状,多发生于左侧。严重者可导致不育,需要积极治疗。治疗的常用方法主要有手术结扎和精索内静脉栓塞治疗。栓塞前常规造影,可明确静脉曲张程度及范围,制订栓塞方案。栓塞物多采用硬化剂和不锈钢圈,疗效肯定。④肢体血管病变栓塞治疗:肢体血管病变主要包括动静脉畸形、动静脉瘘与血管瘤等。治疗的主要目的是阻断血液分流,改善远端肢体血供,降低心脏负荷。栓塞物包括明胶海绵、PVA颗粒、无水酒精和弹簧圈等等。

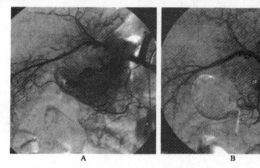

图17-12　消化道大出血栓塞治疗

A:血管造影见胃十二指肠动脉前弓分支假性动脉瘤并出血,B:微圈栓塞该支动脉后造影动脉瘤与出血消失

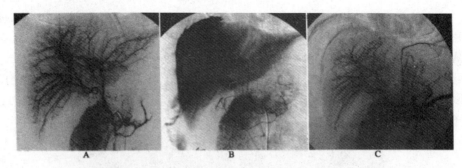

图 17—13 肝破裂大出血栓塞治疗

A、B:肝动脉造影见左肝动脉分支假性动脉瘤与出血,C:微圈栓塞后动脉瘤消失、出血停止

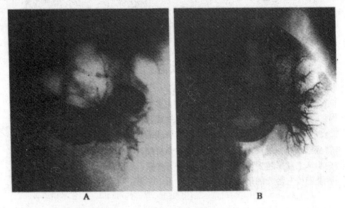

图 17—14 反复发作性血尿栓塞治疗肾动脉假性动脉瘤并动静脉瘘

A:肾动脉造影示:肾门区假性动脉瘤并动静脉瘘,肾动脉分支显影不佳,肾静脉明显扩张;B:使用螺圈(coil)栓塞假性动脉瘤后,肾动脉分支显示良好,动静脉瘘消失

(三)血管灌注术

血管灌注术是指经导管将某种血管应用的药物直接注入靶组织或靶器官,从而达到提高局部药物浓度进而提高药物疗效的作用。换言之,血管灌注术就是借助导管的平台,将各种药物或生物制剂输送到目的部位。目前,药物灌注术主要的临床应用有两个方面,即血管局部溶栓术和肿瘤动脉药物灌注化疗术。后者将在肿瘤介入放射学部分进一步介绍。血栓形成与栓子脱落引起的动静脉血管闭塞是临床上的常见病,临床上可出现心肌梗死、脑梗死、肺梗死、肢体缺血坏死及肠坏死等严重后果。传统的治疗方法包括全身抗凝和静脉溶栓治疗、外科血栓切除或血管搭桥术等。新的介入技术血管局部溶栓术为血栓性疾病提供了新的治疗手段。与静脉全身给药相比,血管局部给药使血栓局部的药物浓度得到了极大提高,而由药物引起的出血等副作用则明显降低。

血管药物灌注术的临床应用:

1.脑血管溶栓术

脑血栓系来自颅外的血栓栓子或脑血管局部形成的血栓阻塞脑动脉所致。研究表明,脑组织对缺血的耐受时间仅为数小时,因此,能否在梗死区脑组织发生不可逆损伤之前溶解血栓,开通闭塞的脑血管,是脑血栓治疗的关键。与传统的静脉给药法相比,早期选择性动脉内接触性溶栓极大地提高了血栓局部的药物浓度,是目前治疗急性脑血栓最为有效的方法之一。

2. 外周动脉溶栓、取栓术

外周动脉内血栓形成或血栓造成血管栓塞,引起梗阻远端肢体苍白、肢冷、疼痛,严重者可发生坏疽。长期以来,急性动脉血栓栓塞多采取手术治疗,创伤大,疗效却并不理想。20 世纪 80 年代初发展起来的动脉内溶栓、取栓术,开创了介入治疗急性血栓栓塞的新途径。在局部使用溶栓药物的基础上还可同时进行介入取栓术,主要应用经皮导管抽吸/粉碎的方法清除引起血管闭塞的急性、亚急性血栓或脱落栓子,从而恢复闭塞血管远端的血流(图 17—15)。

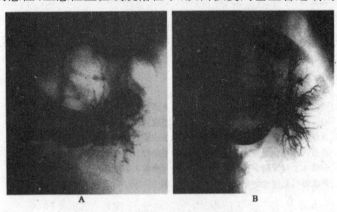

图 17—15　左侧肱动脉急性血栓栓塞

A:治疗前血管闭塞;B:经溶栓、去栓术后血管通畅

3. 深静脉血栓、肺动脉栓塞与下腔静脉滤器置放术

深静脉血栓形成(deep venous thrombosis, DVT)和肺动脉栓塞(pulmonary embolism, PE)属常见病、多发病,临床上并不鲜见。较大栓子引起的肺动脉栓塞可导致患者猝死。局部药物溶栓术目前主要用于大面积肺栓塞,通常结合肺动脉局部碎栓、取栓术。

下腔静脉滤器(inferior vena cava filter, IVCF)植入术是预防 PE 的主要方法,也是静脉溶栓、取栓术的安全保证(图 17—16)。对已经发生 PE 的患者,有抗凝禁忌证的 DVT 患者,下腔静脉、髂静脉内有浮动血栓的 DVT 患者,以及准备行 DVT 溶栓、取栓术的患者和需要接受易导致 DVT 脱落的手术(如骨科手术及下肢、腹盆部手术)的患者等需要积极放置 IVCF,防止肺栓塞。

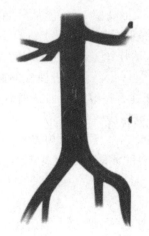

图 17—16　IVCF 滤器示意图

第二节　冠状动脉粥样硬化性心脏病的介入治疗

经皮冠状动脉介入术(PCI)是指经导管通过各种方法开通狭窄或闭塞的冠状动脉,从而达到解除狭窄、改善心肌血供的治疗方法。由德国人 Andreas Grüntzig 在局麻下,经股动脉穿刺,采用自制的球囊导管成功扩张了首例患者的前降支狭窄病变。由此,经皮腔内冠状动脉球囊成形术得到发展,现代介入心脏病学也因此而开始。1986 年第一枚支架植入人冠状动脉,经过 20 多年的发展,冠状动脉介入治疗的器械和技术不断得到改进和提高,介入治疗的适应证也不断拓宽,已经成为治疗冠心病的重要方法。对存在大面积心肌缺血的冠心病患者,尤其是急性冠状动脉综合征(ACS)患者,PCI 能显著改善患者的预后,尤其对 ST 段抬高急性心肌梗死(STEMI)。

一、PCI 的适应证

随着介入治疗器械的改进和技术的进步以及辅助治疗药物的进展,PCI 的适应证有了很大的扩展。当然,对某个具体患者治疗方案的选择除了依据病变的特征外,还需要考虑其合并疾病如糖尿病、肾功能状态、全身情况是否能耐受开胸手术以及是否耐受抗血小板药物等。2009 年我国冠心病介入治疗指南对 PCI 的适应证也作了推荐。

(一)慢性稳定型心绞痛

PCI 是缓解慢性稳定型冠心病患者症状的有效方法之一,虽与药物治疗相比,总体上不能降低死亡及心肌梗死(MI)的发生率,但有证据表明,在有较大范围的心肌缺血患者中 PCI 仍比药物治疗具有优势。因此对慢性稳定型心绞痛患者,PCI 的主要适应证为有效药物治疗的基础上仍有症状的患者以及有明确较大范围心肌缺血客观证据的患者。慢性完全闭塞病变适合 PCI 术、外科手术高风险患者(LVEF<35%)或多支血管病变无糖尿病且病变适合 PCI 者,也可首选 PCI 术。而对多支血管病变合并糖尿病以及无保护的左主干病变者,冠状动脉旁路搭桥手术(CABG)为首选。推荐对冠状动脉的原发病变常规行支架植入术,对 CABG 术后的患者,静脉桥血管病变也推荐常规植入支架。

(二)非 ST 段抬高型 ACS

包括不稳定型心绞痛和非 ST 段抬高型 MI。能从早期介入治疗中获益的主要是中高危的患者,因此 PCI 的指征应建立在危险分层的基础上。有下列情况者建议在患者就诊后 120 分钟内行紧急冠状动脉造影和介入治疗:①经积极药物治疗后仍有顽固性或反复发作心绞痛并伴心电图上 ST 段压低(>0.2 mV);②心衰或进展性的血流动力学不稳定;③危及生命的心律失常。对具有其他中高危特征并有持续性心肌缺血者,如血清心肌标志物显著升高、有动态 ST 段改变、心功能不全,或伴糖尿病、肾功能不全、MI 后,或有血运重建术病史者,应早期行血管造影术和 PCI(入院 72 小时内)。建议常规置入支架。对低危患者,不建议进行常规的介入性检查,但出院前应进行必要的评估,根据心功能、心肌缺血情况和再发心血管事件的危险采取相应的治疗。

(三)急性 STEMI

PCI 能有效降低 STEMI 总体死亡率,但 PCI 的获益受下列因素影响:患者发病时间、梗死部位及心功能状况所构成的总体危险度、患者年龄及合并疾病情况、医师经验及导管室人员熟练配合程度以及患者从入院到球囊扩张(D—to—B)的时间。因此对有经验的中心,若 D—to—B 时间在 90 min 内,所有发病 12 小时内的 STEMI 患者均适合行直接 PCI 术,对发病 12~24 小时、仍有缺血证据,或有心功能障碍或血流动力学不稳定或严重心律失常者也应行 PCI 术,建议植入支架。下列情况下首选直接 PCI 术:①溶栓禁忌证患者;②发病>3 小时;③心源性休克,年龄<75 岁,MI 发病>36 小时,休克<18 小时。对溶栓后 45~60 min 后仍有持续心肌缺血症状或表现,或心源性休克、心衰等血流动力学不稳定或心电不稳定者,可行补救性 PCI。溶栓成功后有再发 MI 或有可诱发的心肌缺血等患者,也需要 PCI。

二、主要的 PCI 技术

(一)经皮冠状动脉球囊扩张术(PTCA)

采用股动脉途径或桡动脉途径,将指引导管送至待扩张的冠状动脉口,再将相应大小的球囊沿导引钢丝送至靶病变处,根据病变的性质和部位选择不同的时间和压力进行扩张,可重复多次直到造影结果满意或辅以其他治疗措施。由于单纯球囊扩张术后有发生夹层撕裂和冠状动脉急性闭塞的风险以及再狭窄率高等局限性,目前单纯球囊扩张术很少单独用于治疗冠状动脉病变,但该技术是其他介入治疗手段如支架植入术等的基础。单纯球囊扩张术可用于直径较小的分支血管病变,支架内再狭窄病变等的处理。

(二)冠状动脉支架术

早期支架的出现是为了解决冠状动脉夹层所致的血管急性闭塞,进一步研究显示,与单纯球囊扩张术相比,支架能使术后 6 个月内再狭窄率明显降低到 20%~30%,因此极大改善了冠心病介入治疗的效果。目前,绝大部分患者(90%左右)在球囊扩张后或其他介入技术(高频旋磨、定向旋切、激光等)治疗后均需要支架植入,支架被用于治疗各种病变包括慢性完全闭塞病变、分叉病变、左主干病变、静脉桥血管病变以及急性心肌梗死相关冠状动脉病变等。

支架的材料主要是不锈钢,近来也采用钴镍或钴铬合金。再狭窄仍是影响裸金属支架(BMS)置入术长期效果的主要缺陷,近些年研制的药物洗脱支架(DES)能明显抑制内膜的增生而降低支架内再狭窄的发生。这些支架在金属表面增加具有良好生物相容性的涂层,并能释放具有抑制组织增生的药物(如西罗莫司、紫杉醇等)。这些 DES 的共同点是利用细胞毒性药物在局部的释放,抑制细胞增殖周期中的某个环节从而防止平滑肌细胞增生。临床试验的结果显示其再狭窄率较 BMS 降低 90%左右,不过第一代 DES 因延迟内皮愈合可能带来的极晚期支架内血栓形成(1 年后)增加的安全性问题,也引起了临床工作者的关注,更安全且有效的新型 DES 的研制正在进行中。

支架植入术的主要操作过程同球囊扩张术,冠状动脉内支架预装于球囊导管上,经指引导丝送到需要治疗的部位,用一定的压力充盈扩张球囊就可以将支架释放于局部。不过由于支架的病变通过能力不如球囊,因此对病变的球囊预扩张或旋磨等处理措施能提供支架植入术的成功率,支架性能(柔顺性、推送性)等的不断改进,也保证了支架植入术的成功。病变形态是影响支架植入术成功率和效果的重要因素(表 17—1)。当然,支架植入的技术如是否扩张充分、贴壁完全,是否充分覆盖病变或边缘夹层等,也显著影响近期的安全性和远期的疗效。

表 17-1　美国心脏病学会和美国心脏病协会对冠状动脉粥样硬化病变的分类(支架时代)

低危组	中危组	高危组
局限性病变(长度<10 mm)	管型病变(长度 10～20 mm)	弥漫性病变(长度>2 cm)
向心性	偏心性	近端节段重度扭曲
容易达到病变部位	近端节段中度扭曲	显著成角的节段(>90°)
非成角病变(<45°)	病变节段中度成角,45°～90°	存在桥侧支血管
形态光滑	形态不规则	完全闭塞>3 个月
无或轻度钙化	中至重度钙化	不能保护主要的分支
管腔未完全闭塞	管腔完全闭塞<3 个月	移植静脉退行性变伴易碎病变
非切口处病变	位于切口处	
无重要分支血管累及	分叉处病变,需要 2 根导丝	
无血栓	存在部分血栓	

(三)高频旋磨术(HFRA)

HFRA 是采用超高速旋转的磨头将动脉粥样硬化斑块研磨成极细小的微粒,从而消除斑块、增大管腔。研磨下的微粒通常不会堵塞远端血管而是进入微循环后经肝脏细胞清除。旋磨导管的磨头呈橄榄形,有不同直径供选择,前半部分的表面镶有细小的钻石,导管经驱动器高速推动(17～19 万转/分)研磨硬的病变,而不影响有弹性的正常管壁。

HFRA 的主要适应证为:①钙化病变;②球囊不能扩张的病变;③长病变;④开口处病变;⑤成角病变和分叉处病变;⑥慢性完全闭塞性病变;⑦支架内再狭窄病变;⑧远端血管的病变。

禁忌证为:①血栓性病变;②退行性变的静脉桥血管病变;③有夹层征象的病变。重度钙化球囊无法通过或无法扩张的病变最适合 HFRA,大多数病例在旋磨后需辅以其他方法(球囊扩张和(或)支架),以达到残余狭窄<30%的目的并降低再狭窄的发生。

(四)冠状动脉内定向旋切术(DCA)

旋切术是指通过导管技术将堵塞管腔的物质切除并取出体外。由于 DCA 导管较硬,一般仅适用于直径较大的冠状动脉近段病变。

其主要适应证为:①偏心性病变;②溃疡性病变;③开口处病变,尤其在无钙化、血管直径在 3 cm 以上的开口处病变;④分叉处病变:无钙化并且主干血管和累及的分支血管直径均大于 2.5 mm;⑤局限性大隐静脉桥病变;⑥左主干病变;⑦PTCA 后效果不理想;⑧再狭窄病变。

禁忌证为:①钙化病变;②成角病变。

(五)激光冠状动脉成形术

利用激光可消融斑块等组织的特点,通过光导纤维将激光引入病变处,并向该处发放激光,从而达到消除血管狭窄目的。目前可供临床使用的激光设备主要有以下几种:氩激光、准分子激光、脉冲染料激光、钬铱:YAG 激光及激光加热球囊。由于并发症多及再狭窄率高,目前很少使用。

(六)超声血管成形术

超声血管成形术是一种顶端装有可发射超声装置的导管,所发射的低频(20 kHz)高能的超声波,在组织和细胞中产生空化作用引起 1～3 个大气压大的内爆炸,使斑块瓦解而达到血管再通的目的。该技术曾被认为很有前途,后发现碎裂的斑块体积过大易发生无 Q 波 MI,未能在临床上推广使用。

(七)冠状动脉内血栓去除术

血栓去除术主要用于富含血栓的病变。目前供临床使用的这类技术有超声血栓消融术、负压抽吸术、腔内斑块切吸(TEC)导管等,主要用于富含血栓的冠状动脉病变和退行性变的大隐静脉桥血管病变,旨在球囊扩张或支架植入前消除血栓或易碎的病变。有夹层分离者属绝对禁忌。这些技术的临床益处尚待证明。

三、围 PCI 术期的药物治疗方案

支架对机体来讲是异物,植入人体后可引起血小板聚集而诱发血栓形成。近年来,随着作用较强的抗血小板药物如血小板 ADP 受体拮抗剂的应用及支架的改进,支架内血栓的发生率明显降低。稳定型冠心病择期行 PCI 术者,推荐术前 1 天(至少 6 小时前)服用氯吡格雷 300 mg 及阿司匹林 300 mg,术中静脉肝素化 100 U/kg(维持 ACT 300～350 s)。对 ACS 患者行急症 PCI 术者,术前氯吡格雷负荷量可用 300～600 mg,在术中应用肝素抗凝的基础上,术前和术中加用血小板糖蛋白 Ⅱb/Ⅲa 受体拮抗剂,能减少高危 ACS 患者缺血性心血管事件的发生而改善预后。近年来研究显示,PCI 术中使用直接凝血酶拮抗剂(比伐卢定),抗凝有效性相似而出血的发生率可降低。术后联用小剂量阿司匹林(100 mg/d)和氯吡格雷(75 mg/d)维持,双联抗血小板药物使用的时间随临床情况和植入的支架类型而异。对急性冠状动脉综合征患者,无论植入何种类型的支架,术后双联抗血小板药物均应使用 12 个月。对稳定型心绞痛植入 BMS 者,双联抗血小板使用 1 个月;植入 DES 者,双联抗血小板使用至少 12 个月;对某些支架内血栓高危人群或重要部位如左主干植入 DES 等,双联抗血小板药物使用时间还可延长。随后,能耐受者,长期服用小剂量阿司匹林维持;不能耐受阿司匹林者,可用氯吡格雷(75 mg/d)作为替代长期维持。阿司匹林的主要不良反应是消化道不良反应和消化道出血,若出现消化道出血,也可使用西洛他唑作为替代与氯吡格雷联用。由于噻氯匹定有骨髓抑制的严重不良反应,现已极少作为 PCI 的围术期用药。

四、并发症

PCI 术的并发症包括局部和全身两类,严重并发症的发生率为 1% 左右,与操作相关的死亡率一般 <0.5%。心脏局部的并发症包括冠状动脉夹层撕裂、血栓形成、急性闭塞(包括分支血管)和 MI、血管穿孔(严重者可导致心包填塞)、各种心律失常(包括危及生命的室速和室颤)等,穿刺部位可出现血肿、假性动脉瘤和动静脉瘘等。经股动脉穿刺者偶可发生腹膜后血肿。心脏外的并发症包括:脑血管意外(包括栓塞和出血)、出血(除穿刺部位外,最常见于消化道)、对比剂肾病、下肢深静脉血栓和肺栓塞(见于制动卧床时间长者)。术者应仔细操作、密切监护,心导管室必须配备监护和抢救设备及时发现并及时处理各类并发症。

第三节　经皮球囊瓣膜成形术

经皮球囊瓣膜成形术(PCBV)是用介入手段对狭窄的瓣膜进行扩张,解除狭窄以治疗瓣

膜狭窄病变的方法。通过增大球囊内压力以辐射力形式传递到狭窄的瓣膜组织上,使瓣叶间粘连的结合部向瓣环方向部分或完全地撕开,从而解除瓣口梗阻,而不是瓣口的暂时性扩大。能部分代替开胸手术,具有创伤小,相对安全,术后恢复快等优点。目前应用最广的是二尖瓣成形术。我国目前主要用于二尖瓣和肺动脉瓣狭窄的病例,三尖瓣狭窄者相当少见;主动脉瓣成形术使主动脉瓣狭窄的瓣口面积增加有限,严重并发症多,死亡率高,再狭窄的发生早,术后血流动力学、左心室功能改善和生存率均不如外科瓣膜置换术,所以主张用于高龄不宜于施行换瓣手术者,或作为重症患者短期不适合手术治疗的过渡性治疗。

一、经皮球囊肺动脉瓣成形术

经皮球囊肺动脉瓣成形术(PBPV)指经皮穿刺股静脉,行右心导管检查测定右心室压力和跨肺动脉瓣压力阶差,行右心室造影显示肺动脉瓣狭窄所特有的射流征,测量瓣环直径,并观察右心室流出道是否狭窄和是否有狭窄后肺动脉的扩张;沿导引钢丝将球囊导管送至狭窄处,快速手推(相当于 3~4 个大气压的压力)1∶3 或 1∶4 稀释的造影剂入球囊,使其扩张,从开始扩张球囊至吸瘪球囊总约 10 s,3~5 min 后可重复,直至球囊扩张时的腰鼓征消失。术后复测右心室和跨肺动脉瓣压力阶差。疗效评估:术后跨瓣压差<3.3 kPa(25 mmHg)为优,3.3~6.7 kPa(25~50 mmHg)为良,>6.7 kPa(50 mmHg)为差。

1. PBPV 适应证

(1)Milo 分型为 I 型的右心室与肺动脉间收缩压差大于 4.0 kPa(30 mmHg)的单纯肺动脉瓣狭窄合并继发性流出道狭窄;

(2)严重肺动脉瓣狭窄合并心房水平右向左分流;

(3)婴幼儿法洛四联症频繁缺氧发生,药物不能控制,或是病情严重者,或是其他复杂先天性心脏病伴有肺动脉瓣狭窄暂时不能承受根治术者,采用 PBPV 行姑息治疗;

(4)瓣膜发育不良型肺动脉瓣狭窄(应用超大球囊扩张法);

(5)外科手术后肺动脉瓣口再狭窄。

2. PBPV 禁忌证

(1)沙漏样畸形的瓣膜发育不良型肺动脉瓣狭窄。

(2)合并心内其他畸形者。

(3)单纯肺动脉瓣狭窄分型为 Milo III 型。

(4)肺动脉瓣二叶畸形的肺动脉瓣狭窄。

(5)合并重度心力衰竭。

3. PBPV 并发症

(1)心律失常:房性、室性心律失常较常见,由导管刺激心房壁和心室壁引起的大多为一过性房性期前收缩、房速、室性期前收缩、短阵室速、窦性心动过缓或窦性暂停,后者多为单球囊法引起,球囊阻塞肺动脉瓣口,多为一过性。房室传导阻滞极为少见。

(2)漏斗部反应性狭窄:在较严重的肺动脉瓣狭窄病例,增高的右心室压力可致使流出道的肌肉代偿性肥厚,当瓣膜的狭窄解除后,右心室压力骤降,代偿性肥厚的部分在右心室强力收缩时造成完全性阻塞,严重者可发生猝死。另外右心室流出道的刺激或过大的球囊损伤了右心室流出道的内膜也可引起右心室流出道的痉挛。PBMV 术后的漏斗部反应性狭窄多不需外科手术治疗,一般术后 1~2 年消失。有人认为流出道激惹、痉挛可用普萘洛尔治疗。

(3)肺动脉瓣关闭不全:发生率低,大多为轻、中度,对血流动力学影响不大。

二、经皮球囊二尖瓣成形术

经皮球囊二尖瓣成形术(PBMV)指经皮穿刺股静脉,置入右心导管和房间隔穿刺针,行房间隔穿刺,送球囊导管入左心房,至左心室中部。将稀释造影剂注入球囊前部、后部和腰部,依次扩张球囊。在球囊前部扩张时将球囊后撤,使其卡在二尖瓣的狭窄处,用力快速推注造影剂,使球囊全部扩张,腰鼓征消失,迅速回抽球囊内造影剂(时间约 $3\sim5$ s),球囊撤回左心房。术前可预防性用洋地黄或口受体阻滞剂,控制心室率<120 次/分。停用利尿剂(心力衰竭者除外)以免影响心室的充盈。术后用抗生素 3 天,阿司匹林 300 mg/d,共 1~2 周。

房间隔穿刺是 PBMV 的关键步骤,但也是 PBMV 发生并发症或失败的主要原因。穿刺部位宜选卵圆窝处,它位于房间隔中点稍偏下,为膜性组织,较薄易于穿刺;穿刺部位过高进入主动脉或左心室,过低进入冠状静脉窦或损伤房室交界处组织,或将下腔静脉进入右心房处误认为房间隔而穿破下腔静脉,因此,房间隔穿刺是 PBMV 的关键。

1. 房间隔穿刺的禁忌证

(1)严重心脏移位或异位,影响定位和穿刺针的固定。

(2)主动脉根部瘤样扩张。

(3)脊柱和胸廓严重畸形。

(4)左心房血栓或近期有体循环栓塞。既往通过股动脉、不需穿刺房间隔的逆向技术目前已淘汰。

有两种手段评价即刻效果:血流动力学和心脏超声心动图。手术疗效评定:心尖部舒张期杂音减轻或消失,左心房平均压≤1.5 kPa(11 mmHg)。跨瓣压差≤1.1 kPa(8 mmHg)为成功,≤0.8 kPa(6 mmHg)为优。瓣口面积≥1.5 cm² 为成功,≥2.0 cm² 为优。

超声心动图(包括经食管超声心动图)在心脏瓣膜介入治疗中为一种无创、可重复、安全、可靠、价廉的评价瓣膜结构和功能,房、室大小和附壁血栓的检测方法。对心脏瓣膜介入手术适应证的选择、术后评价、随访是必不可少的手段。超声心动图将瓣叶的活动度、瓣膜增厚、瓣下病变和瓣膜钙化的严重程度分别分为 1~4 级,定为 1~4 分,4 项总分为 16 分。一般认为瓣膜超声积分≤8 分时 PBMV 的临床效果较好。

2. PBMV 的理想适应证

(1)中至重度单纯瓣膜狭窄,瓣膜柔软,无钙化和瓣下结构异常,听诊闻及开瓣音提示瓣膜柔软度较好。

(2)窦性心律,无体循环栓塞史。

(3)有明确的临床症状,无风湿活动。

(4)心脏超声积分<8 分。

3. PBMV 的相对适应证

(1)瓣叶硬化、钙化不严重。

(2)心房颤动患者食管超声心动图证实左心房内无血栓(但需要抗凝治疗 2~4 周)。

(3)曾做分离手术后再狭窄而无禁忌者。

(4)严重二尖瓣狭窄合并重度肺动脉高压,或心、肝、肾功能不全,不适于外科手术者。

(5)伴中度二尖瓣关闭不全或主动脉瓣关闭不全。

（6）心脏超声积分 8～12 分。

4. PBMV 的禁忌证

（1）二尖瓣狭窄伴中至重度二尖瓣或主动脉反流，主动脉瓣狭窄。

（2）瓣下结构病变严重，二尖瓣有明显的钙化。

（3）左心房或左心耳有血栓者，为相对禁忌证，可予华法林抗凝 4～6 周或更长后复查超声心动图，血栓消失者或左心耳处血栓未见增大或缩小时，也可进行 PBMV。术中应减少导管在左心房内的操作，尽量避免导管顶端或管身进入左心耳。有报道左心房后壁有血栓，经 6～10 个月长期华法林抗凝后行 PBMV 获得成功。房间隔、二尖瓣入口或肺静脉开口处有附壁血栓者为绝对禁忌证。

（4）体循环有栓塞史者（若左心房无血栓）也为相对禁忌证，抗凝 6 周后可考虑。

（5）合并其他心内畸形。

（6）高龄患者，应除外冠心病。

（7）超声心动图积分＞12 分。

5. PBMV 的并发症

心脏压塞（0.5%～12%）、重度二尖瓣关闭不全（大多与非瓣叶性撕裂有关，如腱索断裂）、体循环栓塞（脑栓塞多见）、医源性房水平分流（10%～40%）、心律失常。PBMV 因并发症需紧急手术者发生率约 1.5%，死亡率 0～3%，主要死亡原因是二尖瓣撕裂导致的急性肺水肿。

总体来说，PBMV 远期疗效较好，主要视手术后即刻治疗效果而定，手术成功者的心功能得到明显改善，死亡率显著下降。瓣膜再次狭窄是远期的主要并发症，其诊断标准是：瓣膜面积丢失当初获得的 50% 以上，同时瓣膜面积＜1.5 cm²。其发生率在 3～5 年间为 2%～40%。部分患者可以再次行扩张术。

三、经皮心脏瓣膜置换术

经皮心脏瓣膜置换治疗是近年来应用于治疗心脏瓣膜疾病的新方法。目前，新型经皮瓣膜介入治疗主要针对主动脉瓣狭窄和二尖瓣反流。研究发现，1/3 的严重症状性主动脉瓣狭窄和二尖瓣反流的老年患者，由于高龄、左室射血分数较低以及共患病比率较高等原因不适宜接受外科手术。然而，这些高危患者有可能从介入瓣膜手术中受益。需注意的是，经皮瓣膜治疗，尤其是经皮主动脉瓣置换术（PAVR）应严格限制用于风险较高，且不适宜接受外科手术的患者。

研究证实 PAVR 术可以明显改善左室功能、延长患者寿命、减轻痛苦，特别是对于既往有左室功能不全的患者，能减少症状。标准的 PAVR 术所需要的材料包括瓣膜、平台和传送系统（带有三叶生物瓣的圆形平台，且瓣叶需具有良好的血流动力学特点）。目前所使用的经导管人工主动脉瓣有自膨胀式和球囊扩张式两种。自膨胀式主要为 CoreValve 公司的产品，最新一代产品为 ReValving™，采用猪心包制备瓣膜，可经 18F 的鞘管输送，有经验的术者操作成功率可达 98%。球囊扩张式为 Edwards 公司的产品，早期的为 Cribier－Edwards™，它是一个由马的心包瓣膜组成的球囊扩张型不锈钢装置，并且通过无鞘导管（FlexCath）传送。装置可以沿顺行、逆行或经心尖部送入，不会产生明显的瓣周漏，在瓣环或是瓣环下区域有附着点。最新一代为采用牛心包的 Edwards－SAPIEN™ 产品，输送直径为 22F～24F。PAVR

术需要由心血管介入医生、影像学专家和麻醉师甚至心脏外科医生的团队协作,初步的研究结果是令人鼓舞的。

EVEREST Ⅰ是应用 Evalve MitraClip(一种经皮二尖瓣修复装置)经皮修复功能性二尖瓣反流的 Ⅰ期临床研究,纳入 6 例心功能Ⅲ级的严重二尖瓣反流患者(反流程度 3＋或 4＋级),排除了风湿性心脏病和感染性心内膜炎等器质性心脏病所致的二尖瓣反流,所有患者成功接受经皮 Evalve MitraClip 治疗,术后 30 天无严重不良事件,6 例患者的二尖瓣反流程度均有不同程度改善。研究表明,功能性二尖瓣反流患者经皮腔使用 MitraClip 边对边修复二尖瓣的治疗可以有效降低二尖瓣反流程度,治疗成功率高,且较为安全。

第四节　射频消融术

射频导管消融(RFCA)自应用于临床以来,已使快速心律失常患者的治疗发生了划时代的变化。至今我国有 24 个省、自治区、直辖市的 100 多家医院开展了这项技术,迄今已成为根治阵发性室上性心动过速与特发性室速的最有效和安全的治疗方法。

射频电能通过导管尖到组织,在电极—组织介面上产生阻性加热(resistive heating)与传导性加热,致使组织细胞内外水分驱散,组织烘干,产生凝固性坏死。破坏致心律失常源的心肌组织、房室旁道、部分特殊传导系统,以治疗或控制心脏节律紊乱。

一、适应证选择

(一)明确适应证

①预激综合征合并阵发性心房颤动(房颤)并快速心室率引起血流动力学障碍者或已有充血性心力衰竭(CHF)者。②房室折返性心动过速(AVRT)、房室结折返性心动过速(AVNRT)、房性心动过速(房速)、典型心房扑动(房扑)和特发性室性心动过速(室速,包括反复性单形性室速)反复发作者、或合并有 CHF 者、或有血流动力学障碍者。③典型房扑,发作频繁、心室率不易控制者。④非典型房扑,发作频繁、心室率不易控制者(仅限有经验和必要设备的医疗中心)。⑤不适当的窦性心动过速(不适当窦速)合并心动过速性心肌病。⑥慢性房颤合并快速心室率且药物控制效果不好、合并心动过速性心肌病者进行房室交界区消融。

(二)相对适应证

①预激综合征合并阵发性房颤心室率不快者。②预激综合征无心动过速但是有明显胸闷症状,排除其他原因者。③从事特殊职业(如司机、高空作业等),或有升学、就业等需求的预激综合征患者。④房室折返性心动过速、房室结折遗性心动过速、房速、典型房扑和特发性室速(包括反复性单形性室速)发作次数少、症状轻者。⑤阵发性房颤反复发作、症状严重、药物预防发作效果不好、愿意根治者。⑥房扑发作次数少、症状重者。⑦不适当窦速反复发作、药物治疗效果不好。⑧梗死后室速,发作次数多、药物治疗效果不好或不能耐受(仅限有经验和必要设备的医疗中心)。⑨频发室性期前收缩,症状严重,影响生活、工作或学习。

(三)非适应证

①预激综合征无心动过速、无症状者。②不适当窦速药物治疗效果好者。③阵发性房颤药物治疗效果好或发作少、症状轻者。④频发室性期前收缩,症状不严重,不影响生活、工作或学习者。⑤心肌梗死后室速,发作时心率不快并且药物可预防发作者。

(四)儿童 RFCA 的选择

小儿射频消融适应证与成人有所不同,选择患者时要考虑到不同类型心律失常的自然病程、消融的危险因素、是否合并先天性心脏病,以及年龄对以上各因素的影响。决定是否应对患儿进行射频消融手术时,不仅应考虑具体患者不同的临床特点,还有赖于医生的个人经验及不同电生理室进行射频消融的成功率与并发症的发生率。

1. 明确适应证

①年龄小于 4 岁,有房室折返性心动过速、典型房扑,心动过速呈持续性或反复性发作,有血流动力学障碍,所有抗心律失常药物治疗无效者;或有显性预激综合征右侧游离壁旁路,心动过速呈持续性发作,有血流动力学障碍者。②年龄大于 4 岁,有房性心动过速,心动过速呈持续性或反复性发作,有血流动力学障碍,所有抗心律失常药物治疗无效者;或有房室折返性心动过速、特发性室性心动过速,心动过速呈持续性或反复性发作,有血流动力学障碍者;预激综合征伴晕厥者;预激综合征合并房颤并快速心室率者。③房室结折返性心动过速,年龄小于 7 岁,心动过速呈持续性或反复性发作,有血流动力学障碍,所有抗心律失常药物治疗无效者;或年龄大于 7 岁,心动过速呈持续性或反复性发作,有血流动力学障碍者。

2. 相对适应证

①年龄小于 4 岁,有房室折返性心动过速、典型房扑,心动过速呈持续性或反复性发作,有血流动力学障碍者;有显性预激综合征右侧游离壁旁路,心动过速呈持续性或反复性发作者。②年龄大于 4 岁,有房性心动过速,心动过速呈持续性或反复性发作,有血流动力学障碍,除胺碘酮以外的抗心律失常药物治疗无效者;房室折返性心动过速、特发性室性心动过速,心动过速呈持续性或反复性发作者;预激综合征合并房颤,心室率不快者。③房室结折返性心动过速,年龄小于 7 岁,心动过速呈持续性或反复性发作,有血流动力学障碍,除胺碘酮以外的抗心律失常药物治疗无效者;年龄大于 7 岁,心动过速呈持续性或反复性发作者。④先天性心脏病手术前发生的房室折返性心动过速和房室结折返性心动过速,术前进行射频消融治疗,可缩短手术时间和降低手术危险性者。⑤先天性心脏病手术获得性持续性房扑,除外因心脏手术残余畸形血流动力学改变所致,真正意义的切口折返性房性心动过速者。

3. 非适应证

①年龄小于 4 岁,有房室折返性心动过速、房室结折返性心动过速、典型房扑,心动过速呈持续性或反复性发作,无血流动力学障碍者;有显性预激综合征右侧游离壁旁路心动过速发作次数少、症状轻者。②年龄大于 4 岁,有房性心动过速,心动过速呈持续性或反复性发作,有血流动力学障碍,除胺碘酮以外的抗心律失常药物治疗有效者;房室折返性心动过速、房室结折返性心动过速和特发性室性心动过速,心动过速发作次数少、症状轻者。③先天性心脏病手术后"切口"折返性房性心动过速,因心脏手术残余畸形血流动力学改变所致者。

二、术前准备、术中监护和术后处理

术前应了解患者的病情并对其进行体检,复习心电图(窦性心律与快速心律失常)、超声心动图和 X 线胸片等资料;停用所有抗心律失常药物至少 5 个半衰期;对有器质性心脏病的患者,应认真做好心脏病性质和心功能的评价。了解心脏、主动脉和周围动脉病变的情况,控制心绞痛和心力衰竭;向患者及家属说明手术过程,指导患者进行配合,并获签字同意;需全身麻醉者应通知麻醉科。RFCA 后无并发症的患者可在一般心内科病房观察,穿刺动脉的患者应卧床 12～24h,沙袋压迫穿刺部位 6～12h。仅穿刺静脉的患者应卧床 12～24h。注意检测血压、心率和心动图的变化以及心包填塞、气胸、血管并发症的发生。有并发症的患者经及时处理后,在 CCU 内监护。

出院前常规复查超声心动图和 X 线胸片,术后建立随访制度,尤其应注意消融后 3～6 个月内的复发。术后口服阿司匹林(50～150mg/d)1～3 个月。

三、房室折返性心动过速的射频消融治疗

AVRT 是由房室旁路参与的快速心律失常,国内统计在所有阵发性室上性心动过速(PSVT)中约占 45%～60%。AVRT 中有 95% 为经房室结前传、旁道逆传的窄 QRS 型心动过速(顺向型,othodromic),其 QRS 形态与窦性心律时相同;另 5% 为经旁道前传、房室结逆传的宽 QRS 型心动过速(逆向型,antidromic),其 QRS 形态与窦性心律下的预激图形相同。国外报道 60% 的旁道既有前传功能也有逆传功能呈双向传导,另 40% 仅有逆传功能呈单向传导,国内的报道与之相反。绝大多数左侧旁道可以通过经主动脉拟行途径在二尖瓣环的心室侧进行消融,少数情况下可能需要经房间隔穿刺在二尖瓣环的心房侧消融或者在冠状窦内进行消融;右侧旁路在三尖瓣环的心房侧进行消融。目前,RFCA 治疗 AVRT 已具有很高的成功率,而且非常安全。中国生物医学工程学会心脏起搏与电生理分会组织的注册登记显示,RFCA 治疗 AVRT 的成功率高达 97.5%,复发率仅为 2.8%,并发症率为 1.0%,因此已经成为这类心律失常的一线治疗方法。尽管如此,不同经验的术者或者中心的成功率仍有差别。

(一)解剖定位

1.左侧旁道

①左前壁旁道:冠状窦导管进入后伸向前方,从再次弯曲到顶端。②后间隔左侧旁道:从冠状窦口向左 2cm 以内。③左侧壁旁道:后间隔左侧外界到左前壁起始。④中间隔左侧旁道:希氏束导管与冠状窦导管间三角区。

2.右侧旁道

①右前间隔旁道:右室前顶端到希氏束之间。②后间隔右侧旁道:右室后顶端到冠状窦口之间。③右侧壁旁道:右前间壁到右后间隔外侧之间。④中间隔右侧旁道:冠状窦口上方到希氏束之间。

治疗前进行常规电生理检查,明确心动过速的发生机制和分辨左、右侧旁道。

(二)消融

1.左侧旁道的 RFCA

消融方法和途径有经动脉逆行法和穿间隔法。

经动脉逆行法:

抗凝:放置动脉鞘管后静脉注射肝素 2000～3000U,操作中每小时追加 1000U。

标测:①右前斜位 30°,必要时取左前斜位,消融电极沿二尖瓣环细标心室最早激动点(EVA)或心房最早逆传激动点(EAA)。②消融靶点:显性旁道者窦性心律时,双极标测法记录到 EVA,或单极标测法记录到 QS 波形;心室起搏或 AVRT 时,记录到 EAA;局部电位的振幅稳定,伴或不伴有旁道电位,瓣上时 A∶V≤1,瓣下时 A∶V<1。③多旁道指相距 2cm 以上的两条或多条旁道,应逐条标测消融。

消融：①窦性心律、心室起搏或 AVRT 时消融，输出功率 15～30W 或预定温度 70℃，试放电 5～10s，有效则继续放电至 30～60s；如无效应停止消融，重新标测靶点。②消融过程中，若阻抗急剧升高，导管移位或患者述不适，应立即停止消融。必要时撤出消融导管，清除消融所附炭化焦痂。③消融成功后 30min 重复心房、心室刺激，证实旁道传导功能被阻断。

2.右侧旁道的射频消融治疗时一般不需抗凝

标测：①左前斜位 45°～60°，消融电极沿三间瓣环细标 EVA 或 EAA。②消融靶点：显性旁道者窦性心律时记录到的 EVA 绝大多数表现为 A、V 波融合，少数患者 A、V 波间有等电位线，但只要确定为 EVA 即可作为消融靶点。局部心室激动比体表心电图 Delta 波提前至少 20ms，A∶V≤1；隐匿性旁道者心室起搏或 AVRT 时记录到的 EAA 绝大多数表现为 V、A 波融合，少数 V、A 波间可有等电位线，但只要确定为 EAA 即可作为消融靶点，AVRT 时 EAA 最为准确，A∶V≤1。邻希氏束旁道系指位于记录到最大希氏束电位位置附近、能记录到可识别的小 H 波部位的旁道，标测应在诱发出 AVRT 时进行。

消融：①窦性心律、心室起搏或 AVRT 时消融，输出功率 20～40W 或预定温度 70℃，试放电 10s，有效则继续放电至 60s，可做 1～2 次 60s 的巩固放电。如无效停止消融，重新标测靶点。②消融过程中，若阻抗急剧增高，导管移位或患者述不适，应立即停止消融。必要时撤出消融导管，清除消融电极所附炭化焦痂。③消融成功后 30min 重复心房、心室刺激，证实旁道传导功能被阻断。

（三）评价

射频消融旁道是治疗房室折返性心动过速、心房颤动或其他快速房性心律失常伴旁道前传的安全有效方法。国内外大系列临床研究证实左、右侧旁道的 RFCA 成功率和死亡率分别91％～97％和 82％～92％，总并发症发生率和死亡率分别为 2.1％和 0.2％。主要的并发症有：心包填塞、房室阻滞、瓣膜损伤和血管并发症等。

四、房性快速心律失常的射频消融

（一）房性心动过速的射频消融

消融前应进行常规电生理检查以确诊房速。

1.标测

①激动标测：根据房速时高位右房、冠状窦、希氏束等处记录的 A 波提前情况初定房速移位灶或折返环的关键部位，右房房速用 1～2 根消融导管、左房房速用 1 根消融导管通过未闭卵圆窗孔或穿房间隔区在右、左房内标测，寻找最早 A 波，所记录 A 波比体表心电图最早 P 波提前 25ms 以上，即可作为消融靶点。②隐匿性拖带标测：用比房速稍快的频率起搏，起搏时的 P 波形态和心内激动顺序与房速时的相同，且心动过速不终止，此为隐匿性拖带。用消融导管作隐匿性拖带标测初定房速起源部位，寻找最短的刺激信号至 P 波（S－P 间期）的部位作为消融靶点。临床上以激动标测常用，隐匿性拖带标测对折返性房速标测有帮助。

2.消融

在房速时放电 10s，输出功率 15～30W，如有效，继续放电至 60s，巩固放电 60s。最好采用温控消融。

3.成功消融终点

采用各种心房刺激方式（包括静脉滴注异丙肾上腺素）均不能诱发房速。消融成功后观察 30min 重复上述刺激。

(二)心房扑动的射频消融治疗

射频消融前进行常规电生理检查,确诊房扑,记录房扑时的心房激动顺序以及窦性心律随机时冠状窦口起搏的心房激动顺序。

1. 标测

①解剖定位法:三尖瓣环隔瓣心房侧至下腔静脉开口的连线即为连续消融线(靶点),如依此线消融房扑不能终止,可重复消融 1～2 次。如房扑仍不能终止,可将三尖瓣环心房侧至冠状窦口或从冠状窦口至下腔静脉开口的连线作为消融线(靶点)。②局部电位法:在右房下后部冠状窦口附近标测较体表心电图 F 波提前 40ms 以上、呈隐匿性拖带且最短 S—P 间期的部位作为消融靶点。

2. 消融

消融电极导管可选择顶端电极长度为 4mm 或 8mm 的,输出功率 20～40W 或设定温度 70℃。连续消融时每一部位放电 20～30s,消融电极紧贴心房壁回撤 3～5mm,依消融线进行消融。如消融过程中房扑终止,则继续完成消融线的消融。局部电位标测时,试放电 10～20s,如有效继续放电至 90s,巩固放电 60s。如试放电无效则需要重新标测。

3. 成功消融终点

①采用各种心房刺激方式(包括静脉滴注异丙肾上腺素)均不能诱发房扑。②为减少复发率于消融后在冠状窦口起搏,心房刺激顺序与消融前相比发生改变,即低位右房电位延迟出现。消融成功后观察 30min 重复上述刺激。

(三)评价

房性心动过速(简称房速)约占阵发性室上性心动多速(简称室上速)的 5% 左右,近年来 RFCA 治疗房速的病例在逐渐增加,其成功率为 60%～90%、并发症<1%、复发率为 10%～30%,无死亡病例报道。对于心房扑动(简称房扑)主要是 Ⅰ 型房扑 RFCA 成功率为 75%～93%、复发率为 7%～44%,无死亡病例报道。对心房频率快(340～430 次/分钟)的 Ⅱ 型房扑 RFCA 成功率较低。RFCA 治疗房颤尚处在探索阶段,方法还有待于完善。

五、房室结折返性心动过速的射频消融

(一)方法

治疗前进行常规心内电生理检查,证实心动过速的机制为房室结折返。

1. 标测

有"解剖定位"和"电图定位"两类方法。推荐将两者结合的"解剖－电图"定位法。①X 线透视选用右前斜位 30°、后前位或左前斜位 40°～50°。经股静脉穿刺放入消融导管。②估计冠状窦口的大小及其与希氏束电极之间的距离。从后下到前上,将冠状窦口下缘到希氏束电极之间分为 3 个区域,依次为后区(P)、中区(M)和前区(A)。从后向前,再将每一区域分为两个小区,即 P_1、P_2,M_1、M_2 及 A_1、A_2 区。③在冠状窦口边缘与三尖瓣环之间(P 区)以消融导管远端的第 1、2 级电极记录心内电图。如果房波明显小于室波(A:V≤0.5)、房波较宽、无 H 波且心电波形稳固,可作为靶点试消融。④若无消融可能成功的标志,可在冠状窦口到希氏束电极之间的区域,从后下逐步向前上,寻找新的靶点。

2. 消融

消融可能成功的标志为消融时出现交界区搏动,若无此现象,一般为无效放电。出现以下情况,应立即停止消融:①交界区心律的频率过快。②交界区心律时逆传心房出现阻滞。③P—R间期延长,出现Ⅱ度或Ⅲ度AVB。④X线透视见消融电极位置改变。⑤阻抗升高。

3. 消融功率和时间

10～30W,试放电10～20s,若出现上述消融可能成功的标志,且没有需要停止消融的情况发生,可延长消融时间,其中至少一次连续放电时间在30s以上。消融过程中应严密观察消融电极位置有无改变。

4. 成功消融终点

①心房程序刺激时A—H间期跳跃现象消失,且不能诱发AVNRT。②慢径前传功能仍存在,但不能诱发AVNRT,静脉滴注异丙肾上腺素后仍不能诱发。若出现心房回波,不应超过1个。符合以上两条标准之一者可视为消融成功。成功消融后在导管室观察至少30min再进行程序刺激。仍不能诱发AVNRT时方可结束操作。

(二)评价

AVNRT是另一种最常见的PSVT,国内统计约占所有PSVT的40%～50%。根据房室结双径路的电生理特性可将AVNRT分为慢快型(占80%)、快慢型(占10%)和慢慢型(占10%)三种。AVNRT的消融多在窦性心律下放电,虽然消融部位即可选择慢径,也可选择快径,但大量研究表明,消融慢径的成功率(98%～100%)高于消融快径(82%～96%),而复发率(0%～2%)和Ⅲ°房室传导阻滞(AVB)发生率(0%～1%)均低于消融快径(分别为5%～14%和0%～10%)。因此,目前一般多采用慢径消融治疗AVNRT。

六、房室交界区的RFCA和改良控制快速房性心律失常的心室率

(一)房室交界区消融的方法

术前应常规电生理检查,如为持续性房颤,则免予电生理检查。自静脉系统在房室交界区标测记录到达大H波为靶点。消融输出功率20～40W,试放电10s,消融治疗后出现交界区心律或P—R间期延长或AVB,巩固放电1～2次,每次30s。试放电无效可继续放电达30s,仍未出现Ⅲ度AVB应重新标测消融。对于反复消融难以成功者可穿刺动脉在左室主动脉瓣下消融希氏束。

出现持续Ⅲ度AVB为成功消融终点,成功放电后观察30分钟。

置入永久性起搏器后至少48h保持起搏频率≥80次/分钟,以防止与缓慢心率有关的恶性心律失常发生。此后根据病情需要调整起搏频率。

(二)房室交界区改良

①标测与消融:同房室结慢径的方法。②成功消融终点为持续性房颤时放电后心室率≤90次/分钟,静脉滴注异丙肾上腺素(1～5ng/min)时心室率≤120次/分钟,成功放电后观察30分钟。

(三)评价

对于药物难以控制心室率的快速房性心律失常,通过消融房室交界区形成Ⅲ度AVB,可有效控制心室率。其成功率为70%～95%,一般在90%以上,并发症低于2%,与消融手术有关的死亡率0.1%。虽然这种方法能有效控制心室率,但不能消除血栓栓塞的危险和恢复心

房收缩功能,并需要置入永久性起搏器,还偶有晚期猝死的情况,所以适应证应从严掌握。最近应用选择性消融右房后、中间隔区域或改良房室交界区的方法,可控制慢性房颤的心室率,并可避免安装永久性起搏器。鉴于其成功率不是很高,加之对方法学尚有争议,故宜慎重抉择,并做好安装永久起搏器的准备。

七、室性心动过速的射频消融治疗

（一）常规电生理检查

证实室性心动过速(VT)。左室 VT 消融时需抗凝(同左侧旁道消融)。

（二）标测

(1)体表心电图可以对特发性室性心动过速(IVT)的起源部位做出大致判断。典型左室 IVT 发作时 12 导联心电图呈右束支阻滞图形伴电轴左偏,病灶位于间隔后部左后分支分布范围;右室 IVT 以起源于右室流出道常见,发作时心电图 QRS 波群呈左束支传导阻滞图形,电轴正常或右偏。对于器质性心脏病并发的 VT 体表心电图定位不可靠。

(2)IVT 的标测有激动标测和起搏标测。对于血流动力学稳定的持续性 IVT,一般采用激动标测,寻找 IVT 发作时最早心室激动处消融。成功消融靶点的局部电图较体表心电图提前多在 20ms 以上。左室 IVT 的靶点电图在 V 波前常有一高频低振幅电位,而右室 IVT 的靶点电图 V 波前一般无异常电位。起搏标测应力求记录到 12 导联心电图的 QRS 波图形与 VT 发作时完全一致。

(3)除上述 IVT 的标测方法外,心肌梗死后 VT 与扩张型心肌病引起的 VT 还可采用隐匿性拖带与舒张期碎裂电位标测法。

(4)符合以下条件为束支折返性室速:窦性心律时 QRS 波群多为完全性左束支阻滞或室内阻滞图形;VT 时每个 V 波前都能记录到希氏束电位(H)或右束支电位(RB);每个 VT 时 H－V 间期相同,等于或长于室上性波动的 H－V 间期;V－V 间期的变化总是继发于 H－H 间期或 RB－RB 间期的变化。需要注意的是,束支折返性 VT 常合并起源于心肌的单形性 VT。

（三）消融

功率 10～30W,试放电 10～15s,如有效则继续放电至 60s,巩固放电 1～2 次,每次 30～60s,束支折返性 VT 应记录到 RB 处消融。

（四）成功消融终点

①静脉滴注异丙肾上腺素时程序刺激不能诱发原 VT。②束支折返性 VT 成功消融后,窦性心律的 QRS 波为右束支阻滞图形。

（五）评价

目前适用于 RFCA 治疗的室性心动过速(室速)主要是发作时血流动力学相对稳定的室速。根据有无器质性心脏病基本可分为特发性室速和器质性心脏病室速。前者指现有的诊断技术尚不能发现明确器质性心脏病临床证据的室速,这部分室速多起源于局灶心肌,射频消融治疗的成功率较高;后者主要包括与心肌瘢痕有关的室速和少数束支折返性室速。与心肌瘢痕有关的室速的发生机制为围绕瘢痕运行的折返激动,由于通过传统的标测系统常难以确定这类室速折返环路的关键部位,故射频消融的结果不理想。束支折返性室速的消融成功率较高。Stevenson 总结的不同类型室速的消融结果见表 17－2。

表 17－2　室速的类型与消融结果（Stevenson）

室速类型	机制	消融成功率	并发症风险
特发性室速			
起源于右室流出道	自律性升高	80%～90%	低
起源于左室间隔面	折返	90%	低
MI 后可标测的室速	折返		
室速发作减少		70%～80%	5%～10%
室速完全消失		50%～67%	5%～10%
其他瘢痕相关性室速	折返		
RV 发育不良＋RV 扩张		姑息性	?
非缺血性心肌病		60%	低
束支折返性室速	折返	100%	AV 传导阻滞

八、小儿快速心律失常的射频消融治疗

（一）方法

小儿患者穿刺困难，易误伤动脉，心肌壁薄易导致心脏穿孔。不同年龄小儿的解剖生理特点不同。用药及剂量也有差异，消融应由儿科心血管专业医师操作或配合下进行。根据患儿年龄、身高和体重选用 1～6F 电极导管。如涉及左心导管操作，常规使用肝素。放入动脉鞘管后即刻静脉给予肝素 25～50U/kg，以后每小时追加首次量的半量（总量不超过 2000U）。术后口服肠溶阿司匹林，每次 2～3mg，每日 1 次，连服 3 个月。

射频消融治疗前应常规行电生理检查及标测，操作程序与成人相同。消融部位不同，所用功率不同。左侧旁道 15～20W、右侧旁道 25～40W、房室结 10～30W。

儿童正处于生长发育阶段，与成人相比放射线对其更具危害性，术中应在患儿身体下方（视机器球管设置部位而定）放置防护脖套和铅衣。总透视时间不应超过 40min，对疑难病例应严格掌握在 60min 以内。

（二）评价

RFCA 对儿科患者亦是安全和有效的。14 岁以下小儿快速心律失常消融成功率：AVRT 和 AVNRT 为 82%～95%、房扑 67%、IVT38%～75%，自律性房速成功率较高。

虽然经导管射频消融在治疗儿童快速心律失常的许多方面与成人类似，但有其特殊性。AVRT 在小儿快速心律失常中最为常见，消融疗效肯定。AVNRT 预后相对良好，且消融中一旦发生Ⅲ度 AVB，需安装起搏器，适应证选择应从严。自律性房扑和持续性交界区反复性心动过速（PJRT），易导致心肌病，为 RFCA 适应证。小儿房扑和房颤的 RFCA 尚处探索阶段。

九、射频消融治疗的并发症

快速心律失常的 RFCA 治疗较为安全，总并发症约 5%，主要包括穿刺部位出血、血肿或感染、心包积液、心脏穿孔/心包填塞、气胸、血栓形成或栓塞、血管损伤、AVB、冠状动脉痉挛、瓣膜反流、各种心律失常及死亡等。欧洲心脏病学会心律失常协作组的 68 个中心对报道的 4398 例患者的资料进行了总结，结果显示室速射频消融的并发症明显高于室上速，达 7.5%，

其中血栓栓塞的并发症明显增加(2.8%),其原因可能和室速的 RFCA 需时较长及导管在左室腔内操作导致血栓脱落有关(表 17－3)。Ⅲ度 AVB 为 RFCA 治疗的严重并发症,多见于消融 AVNRT 和位于间隔部的房室旁路,也可见于消融起源于后间隔的左室 IVT。

目前,我国快速心律失常 RFCA 治疗工作发展迅速,许多中小医院也已在或准备开展这一项目。在这一情况下应更注意提高术者的技术水平与培训,选择病例时应先易后难,逐步发展,严格控制适应证。

表 17－3　欧洲多中心室性心动过速 RFCA 治疗的并发症(n＝320)

并发症	例数	百分比(%)
室性心动过速/心室颤动	8	2.53
Ⅲ度房室传导阻滞	1	0.31
穿刺部位大量出血	2	0.63
心脏穿孔、心包填塞	1	0.31
心包积液	2	0.63
动脉血栓形成	1	0.31
肺栓塞	2	0.63
外周静脉血栓	2	0.63
脑栓塞(一过性)	2	0.63
脑栓塞(持续性)	2	0.63
死亡	1	0.31
总数	21	7.5

第五节　先天性心血管病的心导管介入治疗

先天性心脏病的介入治疗有两类。一类是姑息性的,目的为改善患者全身状况,争取及早外科治疗。主要是心房间隔缺损造口术:将顶端带球囊的心导管穿过心房间隔、充盈球囊后,从左房向右房迅速拉回,在心房间隔上造成缺损或使原有缺损扩大,增加左右两侧的沟通,改善全身的血氧饱和度。适合于完全性大血管转位、完全性肺静脉畸形引流等发绀性先天性心脏病。另一类是根治性的,用于治疗房间隔缺损、动脉导管未闭、室间隔缺损、冠状动－静脉瘘、先天性肺动脉瓣狭窄等。随技术的进步,大多的先天性缺损可经导管行封堵治疗,而避免了创伤大的开胸手术。

一、动脉导管未闭封堵术

尽管未闭动脉导管形状、大小各异,但绝大多数能经导管进行封堵。传统的方法有:

(1)Porstmann 法(海绵塞),适用于年龄 7 岁以下、动脉导管直径＜5 mm、形状为漏斗型的病例。

(2)Rashkind 法(双面伞器),适用于年龄＞6 个月、体重＞6 kg、动脉导管直径 2～7 mm 的任何类型病例。

(3)Sideris 法(纽扣或补片),适应于年龄＞3 个月、窗型以外的任何类型及大小的病例。

(4)Coil法(弹簧圈),单个弹簧圈适合于任何年龄、动脉导管直径<3 mm 的病例,同时置放多个弹簧圈适用于动脉导管直径<4.5 mm 的病例。

(5)Amplatzer 法(蘑菇伞),封堵伞是一种由记忆合金制成的蘑菇形的自膨胀型装置,伞内缝有聚酯纤维片以促进血栓形成。装置植入后数分钟内可以形成血栓而关闭动脉导管,该器械的出现几乎代替了以上各种装置(图17-17)。

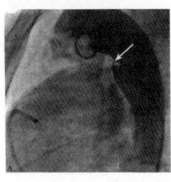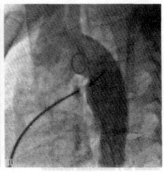

图 17-17　动脉导管未闭封堵前后的图像

A. 封堵前,主动脉造影显示由主动脉至肺动脉的分流(箭头处);B. 封堵后,主动脉造影示主动脉至肺动脉的分流消失,箭头所指部位为封堵器所在部位

(一)适应证

动脉导管未闭患者的各种形态、大小的未闭动脉导管,体重>5 kg。

(二)禁忌证

(1)肺动脉阻力>8 Woods U,或肺循环阻力与体循环阻力之比>0.4。

(2)合并其他需要外科修补的先天性心脏疾患,如室间隔缺损、主动脉峡部狭窄等。

(3)体重<5 kg。

(4)盆腔静脉或下腔静脉血栓、败血症、反复肺感染、各种严重感染、医院内的各种感染、预计生存期<3 年的恶性疾病。

(5)超声显示心腔内血栓。

(三)术后用药

阿司匹林 75~100 mg/d,6 个月。6 个月内行有创性检查时,预防感染性心内膜炎。

(四)并发症及疗效评价

应用以往的动脉导管未闭封闭装置,曾有器械脱落、异位栓塞、机械性溶血等并发症,患者还会因为导管刺激发生一过性心律失常和血管的并发症。采用 Amplatzer 封堵器以来,上述并发症明显减少。

二、房间隔缺损的介入治疗

用于房间隔缺损封堵的器械主要有:Sideris 法纽扣式补片、Starflex 心脏封堵器、Amplatzer 封堵器等。目前最有前途的是后两者。Amplatzer 房间隔封堵器是一种由记忆合金制成的双碟状自膨胀式伞状装置,该器械的两个碟片由一腰部将其分开,与动脉导管未闭封堵器一样,碟片内缝有聚酯纤维片,便于血栓形成。本节着重介绍 Amplatzer 封堵器的应用(图17-18,图17-19)。

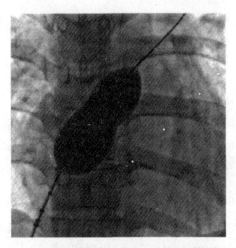

图17-18　房间隔缺损球囊充盈造影剂后球囊腰征基本消失

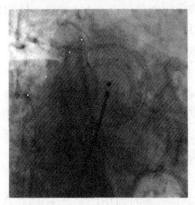

图17-19　房间隔缺损 Amplatzer 封堵器释放后

（一）适应证

（1）超声心动图示房间隔继发孔型缺损的证据。

（2）直径小于或等于 36 mm。

（3）明显的左向右分流（＞1.5）或右室容量负荷过重的证据。

（4）缺损边缘距冠状静脉窦、主动脉根部及右上肺静脉入口处至少 5 mm。

（4）患者有矛盾性栓塞的病史或由于分流造成的房性心律失常。

（二）禁忌证

（1）用该装置不能封堵的多发性房缺。

（2）合并有需要手术修补的其他先天性心脏异常（如室间隔缺损、动脉导管未闭等）。

（3）原发孔缺损。

（4）冠状静脉窦型房间隔缺损。

（5）肺静脉异位引流。

（6）肺动脉阻力＞7 Woods U,或周围动脉血氧饱和度＜94％的心房水平的右向左分流。

（7）新近发生的 MI、不稳定型心绞痛及失代偿性充血性心衰。

（8）右室或（和）左室失代偿,射血分数＜30％。

（9）败血症或反复肺部感染;其他禁忌证尚有预期寿命＜2 年的恶性疾病、超声心动图示心腔内血栓证据、体重<8 kg、胃炎、消化性溃疡及出血性疾患、不能服用阿司匹林者。

（三）术后用药

氯吡格雷 75 mg/d，4 周；阿司匹林 75～100 mg/d，6 个月。感染性心内膜炎的预防同 PDA 封堵术。

（四）并发症及疗效评价

在进行房间隔缺损封堵过程中应注意避免让空气进入释放系统，气体栓塞可导致一过性脑缺氧或室颤。另外，部分患者会有残余分流，操作不当可致双面伞脱落或瓣膜关闭不全及肺静脉或冠状静脉窦回流障碍。

三、其他先天性心脏病的介入治疗

室间隔缺损也可以用封堵器堵塞，CardioSEAL 封堵器、Rashkind 双面伞装置、纽扣封堵器和 Amplatzer 室间隔缺损封堵器被用来封堵肌部和（或）膜周部的室间隔缺损，其成功率不同。大多数人认为室间隔心尖部和中部肌部 VSD 最适合使用经导管封堵治疗。由于缺损在室间隔的位置低、通常远离半月瓣、房室瓣、肌小梁。随器械的改进，膜部室间隔缺损也越来越多使用封堵治疗。使用圈套器可以用来从左心室穿过缺损部位建立"对穿"导丝系统从而建立右室至左室的导管通道。当在室间隔缺损左心室面的伞部分打开、造影和 TTE 均证实位置合适后，将整个系统回撤，封堵器的位置应该固定，然后小心地回撤鞘在右心室展开右心的封堵伞。高位膜部室间隔缺损封堵时应注意避免影响主动脉瓣。室间隔缺损封堵术后并发症中比较严重的 AVB，可在术后数天迟发，需引起注意。严重者需要植入永久起搏器，有取出封堵器后房室传导功能恢复正常的报道。

第六节　周围血管病的介入治疗

周围动脉的粥样硬化病变都可考虑应用类似于冠状动脉粥样硬化的各种介入疗法进行治疗。血栓性闭塞性脉管炎仍以药物治疗为主。非外科性下腔静脉阻断术或下腔静脉滤器可防止下肢静脉血栓脱落引起的肺动脉栓塞，选择性注入溶栓药物以溶解血栓栓塞，以带球囊的导管协助取出动脉或静脉内的血栓等，亦是较常用的介入性疗法。近来还使用带膜支架治疗腹或胸主动脉瘤。肾动脉狭窄的球囊扩张和支架植入术可用于治疗继发性高血压和肾功能不全的患者。颈动脉狭窄病变可进行球囊扩张及放置支架，但术中要防止发生脑栓塞，远端血管保护装置可减少栓塞的发生。

（葛国栋）

参考文献

[1]曹国伟. 新编心血管疾病的治疗与护理. 天津：天津科学技术出版社，2008.

[2]程友琴. 心内科重症监护临床手册. 北京：人民军医出版社，2010.

[3]胡大一，马长生. 心血管内科学. 北京：人民卫生出版社，2008.

[4]胡大一. 心血管疾病防治基本知识与技能. 北京：人民卫生出版社，2011.

[5]胡大一. 心血管内科. 北京：北京科学技术出版社，2010.

[6]胡健. 心血管系统与疾病. 上海：上海科学技术出版社，2008.

[7]黄婼. 现代心血管疾病诊断和治疗. 天津：天津科学技术出版社，2008.

[8]康维强. 现代分子心血管病学. 北京：人民卫生出版社，2011.

[9]李晓鲁，孙惠文，刘海涛，等. 心内科疾病诊疗手册. 西安：第四军医大学出版社，2009.

[10]刘璐，韩霞. 心内科常见疾病诊疗新进展. 昆明：云南科技出版社，2010.

[11]刘平，徐建新，赵艳芳，等. 心内科诊疗精要. 北京：军事医学科学出版社，2008.

[12]刘树琴. 现代临床心血管疾病诊断治疗学. 天津：天津科学技术出版社，2010.

[13]刘祥礼，古爱军，金妍，等. 心血管基础与临床. 长春：吉林人民出版社，2009.

[14]罗心平，施海明. 实用心血管内科医师手册. 上海：上海科学技术出版社，2010.

[15]马业新，曾和松. 心血管病诊疗指南. 北京：科学出版社，2005.

[16]潘朝曦. 心血管病的防治和康复. 苏州：苏州大学出版社，2010.

[17]苏定冯. 心血管药理学. 北京：科学出版社，2010.

[18]田海明，王毅. 临床心血管病综合征. 合肥：安徽科学技术出版社，2010.

[19]王成章，张莉，宋全，等. 心血管科疾病诊疗手册. 上海：第二军医大学出版社，2009.

[20]魏仁敏. 心血管内科学. 北京：中国科学技术出版社，2007.

[21]吴立群，秦永文，廖德宁，等. 现代心血管疾病治疗学. 北京：北京大学医学出版社，2008.

[22]胥磊. 心血管疾病的诊疗与护理. 天津：天津科学技术出版社，2009.

[23]杨天伦. 心血管内科学住院医师手册. 北京：科学技术文献出版社，2009.

[24]于建华. 实用心内科诊疗. 北京：军事医学科学出版社，2008.

[25]袁凤娟，贾建华，于素芹，等. 现代心血管病学. 天津：天津科学技术出版社，2009.

[26]袁景亮，李振吉，袁锐三，等. 心血管急症治疗学. 济南：山东大学出版社，2005.

[27]袁祖贻. 心血管内科手册. 北京：科学出版社，2008.

[28]张继明. 临床常见心血管疾病的最新治疗. 天津：天津科学技术出版社，2008.

[29]张开滋，肖传实，邢福泰，等. 临床心血管遗传病学. 北京：科学技术文献出版社，2010.

[30]张七一. 高血压及心血管疾病治疗学. 北京：人民卫生出版社，2010.

[31]张世亮，吴波，刘素荣，等. 心血管疾病中西医结合诊疗学. 天津：天津科学技术出版

社，2010.

[32]张泽灵. 心脏内科疾病诊断治疗指南. 北京:中国协和医科大学出版社，2004.

[33]赵水平. 临床心脏内科新理论和新技术. 长沙:湖南科学技术出版社，2005.08.

[34]朱妙章. 心血管生理学基础与临床. 北京:高等教育出版社，2011.

[35]邹建刚,杨荣. 心血管内科精要. 南京:江苏科学技术出版社，2010.